Manual Ilustrado
de Doenças da Vulva

DIRETORIA DA ABPTGIC-SP

Diretora Presidente: Marcia Farina Kamilos

Diretora Vice-Presidente: Adriana Bittencourt Campaner

Primeira Diretora Administrativa: Cecilia Maria Roteli Martins

Segunda Diretora Administrativa: Neila Maria de Góis Speck

Primeira Diretora Tesoureira: Yoshiko Aihara Yoneda

Segunda Diretora Tesoureira: Maria Ascension P.V. de Almeida

Diretora de Relações-Públicas: Maricy Tacla Alves Barbosa

Diretora Científica: Marcia Fuzaro Terra Cardial

Conselho Fiscal: André Luis Ferreira Santos e Angelica Sales Barcelos Souza

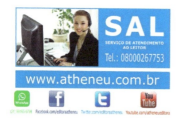

Manual Ilustrado de Doenças da Vulva

EDITORES

Adriana Bittencourt Campaner

Marcia Fuzaro Terra Cardial

Márcia Farina Kamilos

André Luis Ferreira Santos

Cecilia Maria Roteli Martins

Neila Maria de Góis Speck

Maricy Tacla Alves Barbosa

ABPTGIC
Capítulo de São Paulo

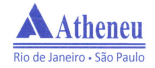

Rio de Janeiro • São Paulo

EDITORA ATHENEU

São Paulo	—	Rua Maria Paula, 123 – 8º andar
		Tel.: (11) 2858-8750
		E-mail: atheneu@atheneu.com.br
Rio de Janeiro	—	Rua Bambina, 74
		Tel.: (21) 3094-1295
		E-mail: atheneu@atheneu.com.br

CAPA: Lucas Terra Cardial
PRODUÇÃO EDITORIAL: Adielson Anselme

CIP-BRASIL. CATALOGAÇÃO NA PUBLICAÇÃO
SINDICATO NACIONAL DOS EDITORES DE LIVROS, RJ

M251

Manual ilustrado de doenças da vulva/Adriana Bittencourt Campaner... [et al.]. –
1. ed. – Rio de Janeiro : Atheneu, 2020.

Inclui bibliografia e índice
ISBN 978-85-388-1077-3

1. Vulva – Doenças. 2. Vagina – Doenças. I. Campaner, Adriana Bittencourt.

20-63347
CDD: 618.16
CDU: 618.16

Leandra Felix da Cruz Candido- Bibliotecária- CRB-7/6135

05/03/2020   12/03/2020

Campaner, A.B.; Cardial, M.F.T.; Kamilos, M.F. et. al.
Manual Ilustrado de Doenças da Vulva

© *Direitos reservados à EDITORA ATHENEU – Rio de Janeiro, São Paulo, 2020.*

Editores

Adriana Bittencourt Campaner

Médica Chefe da Clínica de Patologia do Trato Genital Inferior e Colposcopia/Infecções Genitais. Mestre e Doutora em Medicina. Assistente de Ensino do Departamento de Obstetrícia e Ginecologia da Faculdade de Ciências Médicas da Santa Casa de São Paulo (FCMSCSP). Membro da Diretora da Associação Brasileira de Patologia do Trato Genital Inferior e Colposcopia (ABPTGIC).

Marcia Fuzaro Terra Cardial

Professora Doutora Assistente da Disciplina de Ginecologia da Faculdade de Medicina do ABC (FMABC). Chefe do Setor de PTGI e Colposcopia da Faculdade de Medicina do ABC (FMABC).

Márcia Farina Kamilos

Responsável pelo Setor de Patologia do Trato Genital Inferior e Colposcopia (PTGI) do Hospital Heliópolis UGA 1 (SP). Médica Colaboradora e Pesquisadora da Departamento de Ginecologia do Hospital das Clínicas da Faculdade de Medicina da Universidade de São Paulo (FMUSP). Diretora Presidente da Associação Brasileira de Patologia do Trato Genital Inferior e Colposcopia (ABPTGIC) – Capítulo de São Paulo.

André Luis Ferreira Santos

Mestre e Doutor pela Universidade Estadual de Campinas (Unicamp). Professor Responsável pela Disciplina de Ginecologia da Universidade de Taubaté (UNITAU-SP). Médico Responsável pelo Serviço de Patologia do Trato Genital Inferior e Colposcopia da Clínica Dr. André Luis Ferreira Santos. Médico Responsável pelo Atendimento Ginecológico no Centro de Referência em DST/AIDS da Prefeitura de Taubaté e Região. Membro da Diretoria da Associação Brasileira de Patologia do Trato Genital Inferior e Colposcopia (ABPTGIC – Capítulo de São Paulo).

Cecília Maria Roteli Martins

Mestre e Doutora pela Universidade Estadual de Campinas (Unicamp). Vice-Presidente da Comissão Nacional de Vacinas da Federação Brasileira das Associações de Ginecologia e Obstetrícia (FEBRASGO). Membro da Diretoria da Associação Brasileira de Patologia do Trato Genital Inferior e Colposcopia (ABPTGI – Capítulo de São Paulo).

Neila Maria Góis de Speck

Professora Adjunta do Departamento de Ginecologia da Escola Paulista de Medicina da Universidade Federal de São Paulo (EPM/Unifesp). Membro da Diretoria da Associação Brasileira de Patologia do Trato Genital Inferior e Colposcopia (ABPTGIC – Capítulo de São Paulo).

Maricy Tacla Alves Barbosa

Doutora em Ginecologia pela Faculdade de Medicina da Universidade de São Paulo (FMUSP). Médica Assistente do Hospital das Clínicas da Faculdade de Medicina da Universidade de São Paulo (HC-FMUSP). Chefe do Setor de Patologia do Trato Genital Inferior e Colposcopia. Membro da Diretoria da Associação Brasileira de Patologia do Trato Genital Inferior e Colposcopia (ABPTGIC – Capítulo de São Paulo).

Editores

Colaboradores

Adriana Bittencourt Campaner

Médica Chefe da Clínica de Patologia do Trato Genital Inferior e Colposcopia/Infecções Genitais. Mestre e Doutora em Medicina. Assistente de Ensino do Departamento de Obstetrícia e Ginecologia da Faculdade de Ciências Médicas da Santa Casa de São Paulo (FCMSCSP). Membro da Diretora da Associação Brasileira de Patologia do Trato Genital Inferior e Colposcopia (ABPTGIC).

Ana Carolina Silva Chuery

Mestrado em Ciências pela Universidade de São Paulo (USP). Doutorado em Ginecologia pelo Departamento de Ginecologia da Universidade Federal de São Paulo (Unifesp). Médica Colaboradora do Ambulatório de Doenças Vulvares do Núcleo de Prevenção de Doenças Ginecológicas (Nuprev, Unifesp).

Ana Katherine Gonçalves

Médica Ginecologista. Professora Livre-Docente pela Universidade Estadual de Campinas (Unicamp). Professora-Associada da Universidade Federal do Rio Grande do Norte (UFRN).

André Luis Ferreira Santos

Mestre e Doutor pela Universidade Estadual de Campinas (Unicamp). Professor Responsável pela Disciplina de Ginecologia da Universidade de Taubaté (UNITAU-SP). Médico Responsável pelo Serviço de Patologia do Trato Genital Inferior e Colposcopia da Clínica Dr. André Luis Ferreira Santos. Médico Responsável pelo Atendimento Ginecológico no Centro de Referência em DST/AIDS da Prefeitura de Taubaté e Região. Membro da Diretoria da Associação Brasileira de Patologia do Trato Genital Inferior e Colposcopia (ABPTGIC – Capítulo de São Paulo).

Anelise Damiani da Silva Citrin

Residência em Clínica Médica pela Pontifícia Universidade Católica do Rio Grande do Sul (PUCRS). Residente de Dermatologia pela Faculdade de Medicina do ABC (FMABC).

Angélica Sales Barcelos

Mestre em Ciências da Saúde pela Faculdade de Ciências Médicas da Santa Casa de São Paulo (FCMSCSP). Título de Especialista em Ginecologia e Obstetrícia pela Febrasgo. Título de Qualificação em Patologia do Trato Genital Inferior e Colposcopia. Pós-Graduação em Sexualidade Humana. Professora de Saúde da Mulher na Faculdade de Medicina Santa Marcelina (FASM). Preceptora da Residência Médica de Ginecologia e Obstetrícia do Hospital Santa Marcelina – Itaquera.

Caetano da Silva Cardial

Mestre em Ginecologia pela Faculdade de Ciências Médicas da Santa Casa de São Paulo (FCMSCSP). Coordenador do Serviço de Ginecologia Oncológica da Disciplina de Ginecologia da Faculdade de Medicina do ABC (FMABC). Especialista em Cirurgia Oncológica. Certificação em Ginecologia Oncológica pela European Society Gynaecological Oncology (ESGO).

Carla Rabello de Freitas

Residência em Clínica Médica pela Faculdade de Medicina do ABC (FMABC). Residente de Dermatologia pela FMABC.

Cecília Maria Roteli Martins

Mestre e Doutora pela Universidade Estadual de Campinas (Unicamp). Vice-Presidente da Comissão Nacional de Vacinas da Federação Brasileira das Associações de Ginecologia e Obstetrícia (FEBRASGO). Membro da Diretoria da Associação Brasileira de Patologia do Trato Genital Inferior e Colposcopia (ABPTGI – Capítulo de São Paulo).

Débora Terra Cardial

Médica Residente da Faculdade de Medicina do ABC (FMABC).

Denise Reis Longhi Steiner

Coordenadora do Serviço de Dermatologia da Universidade de Mogi das Cruzes (UMC). Presidente da Sociedade Brasileira de Dermatologia (SBD) – 2013/2014. Especialista pela Sociedade Brasileira de Dermatologia (SBD).

Érico Pampado Di Santis

Dermatologista Doutor pela Universidade Federal de São Paulo (Unifesp). Coordenador do Curso de Cirurgia Cosmética Dermatológica da Universidade de Mogi das Cruzes (UMC). Delegado do Conselho Regional de Medicina do Estado de São Paulo (Cremesp).

Fernanda de Araújo Cardoso

Mestre em Medicina pela Faculdade de Ciências Médicas da Santa Casa de São Paulo (FCMSCSP). Docente do Curso de Medicina da Faculdade Santa Marcelina. Pós-Graduanda Visando Doutorado da FCMSCSP.

Fernanda Gonçalves Moya

Médica Patologista do Serviço de Anatomia Patológica do Hospital do Servidor Público Estadual de São Paulo (IAMSPE). Médica Patologista do Serviço de Dermatologia do Hospital das Clínicas da Faculdade de Medicina da Universidade de São Paulo (HCFMUSP). Médica Patologista do Laboratório ACTA.

Fernanda Kesselring Tso

Graduação em Medicina. Residência em Ginecologia e Obstetrícia e Doutora em Ciências pela Universidade Federal de São Paulo (Unifesp). Médica Assistente do Departamento de Ginecologia da Universidade Federal de São Paulo (Unifesp). Título de Especialista pela Federação Brasileira das Associações de Ginecologia e Ostetrícia (FEBRASGO). Título de Qualificação em Patologia do Trato Genital Inferior e Colposcopia pela Associação Brasileira de Patologia do Trato Genital Inferior e Colposcopia (ABPTGIC).

Flávia Salomão D'Ávila

Médica Especialista Colaboradora da Associação Brasileira de Patologia do Trato Genital Inferior e Colposcopia (ABPTGIC – Capítulo de São Paulo).

Francisco Alves Moraes Neto

Mestre em Patologia pela Universidade Estadual Paulista "Júlio de Mesquita Filho" (Unesp) – Câmpus Botucatu. Médico Patologista do Hospital Amaral Carvalho – Jaú (SP).

Gianna Roselli Venâncio

Professora Afiliada do Departamento de Obstetrícia e Ginecologia da Faculdade de Medicina do ABC (FMABC). Médica Colaboradora da Diretoria da Associação Brasileira de Patologia do Trato Genital Inferior e Colposcopia (ABPTGIC – Capítulo de São Paulo). Mestre em Ciências da Saúde pela Faculdade de Medicina do ABC (FMABC). Pós-Graduação em Auditoria Médica e Direito Médico.

Helena P. Giraldo Souza

Mestre e Doutora pela Universidade Estadual de Campinas (Unicamp). Ginecologista e Obstetra pela Faculdade de Medicina da Universidade Estadual Paulista "Júlio de Mesquita Filho" (Unesp) – Câmpus Botucatu.

Jefferson Alfredo de Barros

Mestre em Ciências da Saúde pela Faculdade de Medicina do ABC (FMABC). Médico Dermatologista, Assistente da Disciplina de Dermatologia da FMABC. Médico Colaborador do Ambulatório de Patologias Vulvares da Faculdade de Medicina do ABC (FMABC) e da Universidade Federal de São Paulo (Unifesp).

José Eleutério Junior

Professor-Associado do Departamento da Saúde da Mulher, da Criança e do Adolescente da Faculdade de Medicina da Universidade Federal do Ceará (FMUFC). Chefe do Departamento da Saúde da Mulher, da Criança e do Adolescente da Faculdade de Medicina da Universidade Federal do Ceará (FMUFC). Presidente da Sociedade Brasileira de Doenças Sexualmente Transmissíveis (SBDST).

Joziani Beghini

Mestre e Doutora pelo Departamento de Tocoginecologia da Faculdade de Ciências Médicas da Universidade Estatual de Campinas (Unicamp). *Fellowship* em Imunologia Vaginal e Doenças Vulvovaginais na Divisão de Imunologia e Doenças Infecciosas do Departamento de Ginecologia da Faculdade de Medicina da Cornell University, Nova York, EUA. Médica Assistente do Ambulatório de Infecções Genitais Femininas (AIGF) do Centro de Atenção Integral à Saúde da Mulher (CAISM) da Universidade Estadual de Campinas (Unicamp) (2008-2016). Título de Especialista em Patologia do Trato Genital Inferior e Genitoscopia pela Associação Brasileira de Genitoscopia (ABPTGIC).

Julisa Chamorro Lascasas Ribalta

Professor Sênior Livre-Docente do Departamento de Ginecologia. Membro do Núcleo de Prevenção de Doenças Ginecológicas da Disciplina de Ginecologia Geral do Departamento de Ginecologia da Escola Paulista de Medicina da Universidade Federal de São Paulo (EPM-Unifesp).

Lana Maria de Aguiar

Doutora. Médica Assistente. Chefe do Setor de Patologia Vulvar Benigna da Disciplina de Ginecologia do Departamento de Obstetrícia e Ginecologia do Hospital das Clínicas da Faculdade de Medicina da Universidade de São Paulo (HCFMUSP).

Lenira Maria de Queiroz Mauad

Mestre em Ginecologia pela Universidade Estadual Paulista "Júlio de Mesquita Filho" (Unesp) – Câmpus Botucatu. Responsável pelo Programa de Prevenção do Câncer Ginecológico e pelo Ambulatório de Patologia do Trato Genital Inferior do Hospital Amaral Carvalho – Jaú (SP).

Marcela Grigol Bardim

Fisioterapeuta. Doutora pelo Programa de Pós-Graduação em Tocoginecologia pela Universidade Estadual de Campinas (Unicamp).

Márcia Farina Kamilos

Responsável pelo Setor de Patologia do Trato Genital Inferior e Colposcopia (PTGI) do Hospital Heliópolis UGA 1 (SP). Médica Colaboradora e Pesquisadora da Departamento de Ginecologia do Hospital das Clínicas da Faculdade de Medicina da Universidade de São Paulo (FMUSP). Diretora Presidente da Associação Brasileira de Patologia do Trato Genital Inferior e Colposcopia (ABPTGIC) – Capítulo de São Paulo.

Marcia Fuzaro Terra Cardial

Professora Doutora Assistente da Disciplina de Ginecologia da Faculdade de Medicina do ABC (FMABC). Chefe do Setor de PTGI e Colposcopia da Faculdade de Medicina do ABC (FMABC).

Marcos Roberto Martins

Graduado em Medicina pela Universidade de Taubaté (UNITAU). Residência Médica em Patologia no Hospital das Clínicas da Faculdade de Medicina da Universidade de São Paulo (HC-FMUSP) – Ribeirão Preto. Estágio em Patologia Molecular no Instituto de Patologia Molecular da Universidade do Porto (Ipatimup), Porto, Portugal. Mestrado em Patologia pela Escola Paulista de Medicina da Universidade Federal de São Paulo (EPM/Unifesp). Professor-Assistente de Patologia Médica na Faculdade de Medicina da UNITAU. Responsável Técnico do Serviço de Anatomia Patológica do Laboratório Acta Medicina Diagnóstica.

Maria Ascension Pallares Varela de Almeida

Professora Afiliada do Departamento de Ginecologia da Faculdade de Medicina do ABC (FMABC). Membro da Diretoria da Associação Brasileira de Patologia do Trato Genital Inferior e Colposcopia (ABPTGIC – Capítulo de São Paulo).

Mariana Carmezim Beldi

Médica Colaboradora do Setor de Patologia do Trato Genital Inferior e Colposcopia do Hospital das Clínicas da Universidade de São Paulo (HCFMUSP).

Maricy Tacla Alves Barbosa

Doutora em Ginecologia pela Faculdade de Medicina da Universidade de São Paulo (FMUSP). Médica Assistente do Hospital das Clínicas da Faculdade de Medicina da Universidade de São Paulo (HC-FMUSP). Chefe do Setor de Patologia do Trato Genital Inferior e Colposcopia. Membro da Diretoria da Associação Brasileira de Patologia do Trato Genital Inferior e Colposcopia (ABPTGIC – Capítulo de São Paulo).

Neila Maria Góis de Speck

Professora Adjunta do Departamento de Ginecologia da Escola Paulista de Medicina da Universidade Federal de São Paulo (EPM/Unifesp). Membro da Diretoria da Associação Brasileira de Patologia do Trato Genital Inferior e Colposcopia (ABPTGIC – Capítulo de São Paulo).

Paulo Cesar Giraldo

Professor Titular de Ginecologia com Livre-Docência em Imunidade Vaginal da Universidade Estadual de Campinas (Unicamp). Responsável pelo Ambulatório de Infecções Genitais Femininas (AIGF) do Centro de Atenção Integral à Saúde da Mulher (CAISM/Unicamp) do Hospital da Mulher Prof. Dr. José Aristodemo Pinotti. Pós-Doutorado na Cornell University, Nova York, EUA. Ex-*Fellow* da Welll Cornell Medical College, Nova York, EUA.

Renata Aparecida Belotto

Especialista em Ginecologia e Obstetrícia, Patologia Cervical e Colposcopia, DST–AIDS. Mestre em Biofotônica Aplicada às Ciências da Saúde. Doutora em Medicina com ênfase em Laserterapia. Pós-Doutoranda do Departamento de Física Aplicada da Universidade de São Paulo (USP). Professora de Medicina da Faculdade das Américas. Responsável pela Pesquisa Clínica em Laserterapia do Hospital Pérola Byington.

Renata Robial
Mestre em Ciências pela Faculdade de Medicina da Universidade de São Paulo (FMUSP). Título de Especialista em Ginecologia e Obstetrícia e Patologia do Trato Genital Inferior.

Rodrigo Itocazo Rocha
Médico Assistente da Divisão de Cirurgia Plástica do Hospital das Clínicas da Faculdade de Medicina da Universidade de São Paulo (HCFMUSP).

Rose Luce Gomes do Amaral
Médica Ginecologista. Doutora pelo Programa de Pós-Graduação em Tocoginecologia – Universidade Estadual de Campinas (Unicamp).

Sérgio Mancini Nicolau
Professor Adjunto Livre-Docente do Departamento de Ginecologia da Escola Paulista de Medicina da Universidade Federal de São Paulo (EPM/Unifesp). Chefe da Disciplina de Ginecologia Oncológica do Departamento de Ginecologia da EPM/Unifesp.

Vera Lúcia Cruz
Mestre em Ciências da Saúde pela Faculdade de Medicina do ABC (FMABC). Especialista em Ginecologia e Obstetrícia pela Federação Brasileira das Associações de Ginecologia e Obstetrícia (FEBRASGO). Preceptora da Residência Médica em Mastologia da Faculdade de Medicina do ABC (FMABC).

Yoshiko Aihara Yoneda
Médica Graduada na Faculdade de Ciências Médicas da Santa Casa de São Paulo (FCMSCSP). Residência Médica na Santa Casa de Misericórdia de São Paulo. Curso de Especialização em Ginecologia Obstétrica e Colpocitologia no Kitasato University, Japão. Título de Especialista em Ginecologia e Obstetrícia e Ginecologia pelo Conselho Regional de Medicina (CRM). Título de Especialista em Citopatologia pelo CRM. Título de Qualificação em Colposcopia pela Associação Brasileira de Patologia do Trato Genital Inferior e Colposcopia (ABPTGIC).

Homenagem

O mundo da vulva tem despertado o interesse do ginecologista geral e sua complexidade nos estimula ao aprofundamento de seu estudo.

Prestamos nossa sincera homenagem à Dra. Lana Maria Aguiar, que dedicou sua vida ensinando e inspirando a todos nós da Associação Brasileira de Patologia do Trato Genital Inferior e Colposcopia (ABPTGIC) – Capítulo de São Paulo.

Prefácio

Este *Manual Ilustrado de Doenças da Vulva* não pretende ser um tratado completo sobre as enfermidades da vulva nem esgotar todo o tema, muito menos impor condutas inquestionáveis. Esta obra apresenta abordagens tanto gerais como abrangentes sobre o assunto a todos os ginecologistas, dermatologistas e clínicos gerais que se preocupam com a saúde das mulheres, sendo ao mesmo tempo um livro de consulta prático para os problemas encontrados na vida diária do ginecologista geral.

Este compilado, com suas documentações fotográficas, é fruto do atendimento diário às pacientes com patologias ginecológicas do trato genital inferior, tanto na clínica privada como no ambiente universitário, somado ao estudo continuado da medicina e à convivência com colegas residentes e alunos que nos estimularam a aprofundar e pesquisar sobre o tema.

Há aproximadamente 40 anos, orientada pelo Prof. Cosme de Guarnieri Neto, fomos introduzidos ao estudo das Patologias da Vulva, ainda com poucas informações sobre o líquen escleroso da vulva. Pacientes que apresentavam manchas e placas brancas na vulva e com muito prurido eram tratadas com propionato de testosterona, isolado ou associado a corticosteroide.

Essas pacientes ficavam muito agradecidas e isto nos incitou a tratá-las habitualmente. Por esse motivo, foi criado o Setor de Patologia da Vulva Benigna da Disciplina de Ginecologia do Departamento de Obstetrícia e Ginecologia do Hospital das Clínicas da Faculdade de Medicina da Universidade de São Paulo.

Participaram deste livro não apenas os professores que militam na Patologia do Trato Genital Feminino, como os convidados de excelência em sua área de atuação. A Patologia Vulvar tem ganhado vários adeptos que se atualizam periodicamente. Essa atualização não é fácil. Desta maneira, esta obra serve como guia sobre as doenças da vulva e sua publicação servirá como base de estudos e auxílio nas condutas de casos.

O livro mostra imagens e condutas para que sejam tomadas decisões de tratamento. Esperamos, desta maneira, contribuir para aguçar a curiosidade na busca constante por novos diagnósticos e tratamento, a fim de aliviar os sintomas das pacientes.

Lana Maria de Aguiar

Sumário

1. Anatomia Vulvar, 1
Julisa Chamorro Lascasas Ribalta
André Luis Ferreira Santos
Adriana Bittencourt Campaner

2. A Vulva nas Diferentes Fases da Vida, 7
Gianna Roselli Venâncio
Adriana Bittencourt Campaner

3. Exame da Vulva, 19
Maria Ascension Pallares Varela de Almeida
Marcia Fuzaro Terra Cardial
Adriana Bittencourt Campaner

4. Classificação das Desordens Vulvares, 47
Ana Carolina Silva Chuery
Neila Maria de Góis Speck

5. Anomalias Congênitas, 61
Mariana Carmezim Beldi
Ana Carolina Silva Chuery
Maricy Tacla Alves Barbosa

6. Doenças Vulvares na Infância, 69
Fernanda de Araújo Cardoso
Adriana Bittencourt Campaner
Flávia Salomão D'Ávila
Angélica Sales Barcelos

7. Líquen Escleroso, 91
Marcia Fuzaro Terra Cardial
Maria Ascension Pallares Varela de Almeida

8. Líquen Simples Crônico, 105
Ana Carolina Silva Chuery
Mariana Carmezim Beldi
Maricy Tacla Alves Barbosa

9. Líquen Plano, 117
Lenira Maria Queiroz Mauad
Francisco Alves Moraes Neto

10. Desordens Dermatológicas, 131
Jefferson Alfredo de Barros
Anelise Damiani da Silva Citrin
Carla Rabello de Freitas

11. Lesões Hipercrômicas, 145
Fernanda Kesselring Tso
Ana Carolina Silva Chuery

12. Infecções Vulvares, 157
Cecília Maria Roteli Martins
Renata Robial

13. Úlceras Vulvares de Etiologia Infecciosa, 167
Cecília Maria Roteli Martins
Renata Robial
André Luis Ferreira Santos

14. Úlceras Vulvares de Etiologia Não Infecciosa, 177
Lana Maria de Aguiar
Gianna Roselli Venancio
Marcia Fuzaro Terra Cardial

15. Condiloma Acuminado, 187
Fernanda Kesselring Tso
Neila Maria de Góis Speck

16. Tumores Benignos, 199
Adriana Bittencourt Campaner
Marcia Farina Kamilos

17. Cisto e Abscesso Ductal da Glândula de Bartholin, 219

Márcia Farina Kamilos

18. Lesões Intraepiteliais Escamosas, 235

Márcia Farina Kamilos
Adriana Bittencourt Campaner

19. Doença de Paget *in Situ, 257*

Adriana Bittencourt Campaner
Márcia Farina Kamilos

20. Melanoma *in Situ* e Invasor da Vulva, 267

André Luis Ferreira Santos
Érico Pampado Di Santis
Fernanda Gonçalves Moya
Marcos Roberto Martins

21. Câncer Vulvar Epitelial, 281

Caetano da Silva Cardial
Sérgio Mancini Nicolau
Débora Terra Cardial

22. Outras Neoplasias Invasoras, 289

Caetano da Silva Cardial
Sérgio Mancini Nicolau
Débora Terra Cardial

23. Miscelânea, 295

Lana Maria de Aguiar
Marcia Fuzaro Terra Cardial

24. Atrofia Genital e Novas Tecnologias para Seu Tratamento | *Laser* de CO$_2$ Fracionado, 305

Marcia Fuzaro Terra Cardial
Vera Lúcia Cruz

25. Radiofrequência Linear Contínua, Pulsada e Fracionada Microablativa | Aplicações Vulvovaginais, 315

Márcia Farina Kamilos
Adriana Bittencourt Campaner

26. Terapias Fotônicas em Patologia Vulvar, 343

Renata Aparecida Belotto

27. **Higiene Genital, 353**
    Paulo Cesar Giraldo
    Helena P. Giraldo Souza
    José Eleutério Junior
    Joziani Beghini
    Rose Luce Gomes do Amaral

28. **Depilação, *Piercing* e Tatuagens, 367**
    Jefferson Alfredo de Barros
    Anelise Damiani da Silva Citrin
    Carla Rabello de Freitas

29. **Hipertrofia de Pequenos Lábios, 375**
    Ana Carolina Silva Chuery
    Neila Maria de Góis Speck

30. **Aspectos Éticos da Cosmiatria Vulvar, 385**
    André Luis Ferreira Santos
    Érico Pampado Di Santis
    Denise Reis Longhi Steiner

31. **Vulva do Transgênero Feminino, 391**
    Rodrigo Itocazo Rocha
    Marcia Fuzaro Terra Cardial

32. **Vulvodínia, 407**
    Paulo Cesar Giraldo
    Marcela Grigol Bardim
    Rose Luce Gomes do Amaral
    Ana Katherine Gonçalves
    José Eleutério Junior

    Índice Remissivo, 407

Anatomia Vulvar

Julisa Chamorro Lascasas Ribalta
André Luis Ferreira Santos
Adriana Bittencourt Campaner

◆ Embriologia

No final da segunda semana e princípio da terceira semana do desenvolvimento embrionário, proliferam na porção caudal do disco germinativo células ectodérmicas que irão se deslocar para a linha média, definindo o sulco primitivo; ladeadas por pequenas saliências que se invaginam nesse sulco, determinam a formação do mesoderma ao longo do disco embrionário. Este passa a ter três camadas: ectoderma, mesoderma e endoderma.

As células mesodérmicas intraembrionárias encaminham-se para a porção cefálica do disco até a placa precordal e formarão a membrana bucofaríngea. O mesmo processo ocorre em direção caudal, no ponto de encontro entre o ectoderma e o endoderma do disco, formando uma película bilaminar: a membrana cloacal. Em seguida, pela presença do septo urorretal, de origem mesodérmica, entre o alantoide e o intestino primitivo, essa membrana irá se dividir em duas: a membrana urogenital, anteriormente, e membrana anal, posteriormente.

No período indiferenciado do embrião, a partir da terceira semana de desenvolvimento nota-se a projeção de eminências do mesênquima formando as pregas cloacais ao redor da membrana cloacal. Estas se unem cranialmente e formam a eminência cloacal, que em breve prolifera e recebe a denominação de tubérculo genital. Quando há a separação da membrana cloacal em duas, o mesmo ocorre com as pregas cloacais, que passarão a ser denominadas pregas genitais — as anteriores — e pregas anais — as posteriores.

Simultaneamente, ocorre a formação das saliências genitais, que no sexo masculino darão origem às pregas escrotais e no sexo feminino serão os lábios maiores do pudendo. A partir desse momento, os genitais externos diferenciam-se em masculino e feminino. Na mulher, o tubérculo genital originará o clitóris; as pregas genitais não se fundem e formam os lábios menores do pudendo. O sulco urogenital permanece aberto, denominado vestíbulo, onde se abrem o óstio uretral externo, o óstio vaginal, os óstios das glândulas vestibulares menores — as parauretrais de Skene, e das vestibulares maiores — as glândulas de Bartholin — oriundas do seio urogenital, homólogas às bulbouretrais masculinas. Por ação hormonal dos estrógenos placentários e maternos, ocorre acúmulo de tecido adiposo à frente da sínfise púbica, formando o monte do púbis recoberto por epitélio ectodérmico. Desse modo, constitui-se a vulva ou o pudendo feminino.

♦ Anatomia

Como explicado pelo desenvolvimento embriológico, o genital externo da mulher corresponde à vulva ou ao pudendo feminino e é composto pelo monte do púbis e pelos lábios maiores do pudendo, definindo a rima do pudendo (ou rima vulvar) e os lábios menores do pudendo circundando o vestíbulo vulvar. Este apresenta cranialmente o clitóris, os óstios externos da uretra e da vagina, as glândulas vestibulares maiores e menores e os bulbos do vestíbulo. Posteriormente, a região entre a rima vulvar e o ânus é denominada corpo perineal (Figuras 1.1 a 1.3).

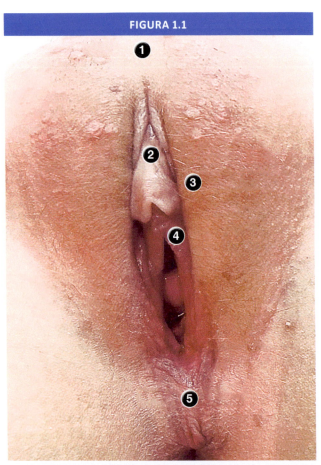

FIGURA 1.1

Vulva: *monte de Vênus, lábios e clitóris*. (**1**) Monte de Vênus; (**2**) Prepúcio e frênulo do clitóris; (**3**) Grande lábio; (**4**) Pequeno lábio; (**5**) Corpo perineal.
Fonte: foto do arquivo pessoa do Dr. André Luis Ferreira Santos.

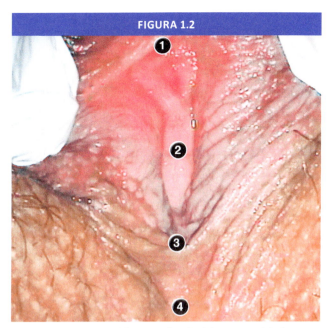

Vulva: *pequenos lábios e carúnculas*. (**1**) Comissura labial anterior; (**2**) Carúnculas himenais; (**3**) Comissura labial posterior ou fossa navicular; (**4**) Corpo perineal.
Fonte: foto do arquivo pessoal da Dra. Adriana Bittencourt Campaner.

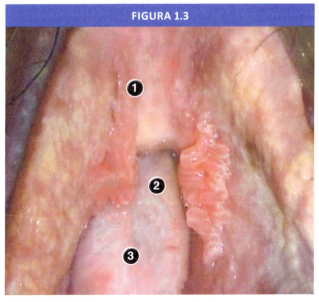

Vulva: *vestíbulo*. (**1**) Uretra; (**2**) Região vestibular; (**3**) Carúnculas himenais.
Fonte: foto do arquivo pessoal da Dra. Adriana Bittencourt Campaner.

Anatomia Vulvar · Capítulo 1

O monte do púbis, também chamado de Vênus, é formado por coxim gorduroso, recoberto de epiderme pilosa, de formato triangular de base superior e anteriormente, significa a comissura dos lábios maiores e inferiormente esconde o clitóris (ver Figura 1.1).

Os lábios maiores do pudendo são homólogos ao escroto do homem. Delimitam a rima do pudendo e prolongam-se posteriormente diminuindo de tamanho e unindo-se a aproximadamente 3 cm da borda anal. O seu revestimento cutâneo contém glândulas sebáceas, sudoríparas e pelos grossos, especialmente nas suas porções laterais, que se pigmentam após a puberdade. Nas áreas mediais, a pele é glabra, rosada e úmida, entrando em contatos com os lábios menores do pudendo no sulco interlabial. Relata-se que entre a pele e o tecido adiposo dos lábios maiores há fina camada muscular lisa análoga ao dartos do sexo masculino. Simões et al. (2014) afirmam que o ligamento largo do útero termina no eixo do tecido adiposo dos lábios maiores.

Em geral, os lábios menores do pudendo são assimétricos, de espessura variável e formam o limite do vestíbulo. Essas pregas cutâneas têm em seu eixo tecido conjuntivo frouxo, com fibras elásticas, rico em vasos e colágeno reticular, mas pobre em células adiposas. Os lábios menores do pudendo são recobertos pela semimucosa, pois sua epiderme não contém a camada granulosa e córnea, e desprovidos de glândulas sudoríparas e pelos. Porém têm várias glândulas sebáceas de abertura livre, sem folículos pilosos. A pele varia de rosada a pigmentada, segundo a ascendência racial da mulher e a paridade. Habitualmente encontram-se escondidos na mulher madura, exceto as muito magras. Cada lábio menor contribui para a formação do prepúcio do clitóris anteriormente e para o frênulo do clitóris, posteriormente. De formato semilunar, apresentam-se maior em sua porção média, estreitando-se posteriormente, e fundem-se aos lábios maiores. Nas mulheres mais jovens, pode-se notar prega transversal unindo as bases dos lábios menores, porém, após o parto, essa trave se desfaz. Durante a excitação sexual, os lábios menores tornam-se túrgidos, aumentam de espessura e são muito sensíveis pela riqueza de terminações nervosas e receptores sensoriais, principalmente ao toque (ver Figuras 1.1 e 1.2).

O vestíbulo é uma região triangular entre os lábios menores do pudendo. Apresenta em seu assoalho as aberturas dos óstios da uretra, vagina e glândulas vestibulares, desde o frênulo do clitóris anteriormente até a fossa navicular posteriormente, entre a linha de implante do hímen e o encontro dos lábios maiores. O hímen é delicada membrana de eixo conjuntivo revestido por epitélio escamoso não queratinizado de origem endodérmica, cujo formato varia de semilunar a circular, perfurado ou não, de acordo com atividade sexual e partos, quando, então, apresenta pequenas projeções – as carúnculas himenais (ver Figuras 1.2 e 1.3).

As glândulas vestibulares menores são formações mucosas da lâmina própria do assoalho vestibular, encontradas ao longo da linha média, desde o clitóris até o óstio da vagina. As glândulas vestibulares maiores abrem-se na base dos lábios menores, próximo à inserção do hímen, e correspondem às glândulas bulbouretrais do homem; respondem pela lubrificação do introito vaginal.

Na comissura anterior. dois corpos eréteis formam o clitóris, com glande rudimentar, sendo revestido de epitélio estratificado plano queratinizado. Os corpos cavernosos do clitóris iniciam-se logo abaixo dos ramos descendentes do púbis e sãorecobertos por denso tecido conjuntivo e fibras do músculo isquiocavernoso. O clitóris tem trajeto ascendente e logo curva-se para o sentido descendente. Diferente da estrutura masculina, não contém em seu interior o trajeto da uretra. Mede aproximadamente 2 cm, é muito sensível e está ligado à excitabilidade sexual feminina.

Os bulbos do vestíbulo são compostos por tecido erétil de forma aparentemente piramidal com base para trás e ápice para frente, localizam-se na base dos lábios menores e voltam-se para o assoalho do vestíbulo e para o diafragma urogenital a cada lado. Possuem plexo venoso em comunicação com o corpo cavernoso do clitóris e terminam junto às glândulas vestibulares maiores. São cobertos pelos músculos bulbo-esponjosos e, durante excitação sexual, aumentam de volume por conterem muitos vasos sanguíneos.

◆ Irrigação vascular e inervação

Como descrevem Simões et al., a irrigação arterial do períneo e da genitália externa ocorre pelas artérias pudendas externas e internas. As artérias emitem ramos retais para os músculos elevadores do ânus e para o bulbo da vagina, e ramos perineais para o clitóris. A veia dorsal do clitóris drena o tecido erétil e dirige-se para a veia dorsal profunda, terminando no plexo vesical. O restante da vulva é drenado pelas veias pudendas.

Os vasos linfáticos acompanham os vasos sanguíneos drenando a linfa para linfonodos sacrais, ilíacos internos, inguinais e os últimos, ilíacos externos, por sua vez, o fazem para os linfonodos comuns, a cada lado, e posteriormente para os linfonodos lombares.

O nervo pudendo, oriundo da raiz sacral S3, passando próximo à tuberosidade isquiática, emite ramos perineais retal inferior e dorsal do clitóris e em todo o períneo e o ânus.

◆ Histologia

Como descrito em sua anatomia, a vulva apresenta-se revestida de epitélio escamoso queratinizado com pelos, glândulas sebáceas e sudoríparas e corpúsculos sensoriais e dolorosos nas regiões do púbis e dos lábios maiores. Abaixo do epitélio, encontra-se a derme, constituída por tecido conjuntivo ricamente vascularizado, com numerosos corpúsculos neurossensoriais que reagem ao toque e à dor. Numerosos elementos de defesa imunológica disseminam-se por toda essa região.

Continuando em sentido centrípeto, o epitélio dos lábios maiores dirige-se para os sulcos interlabiais, neste momento como pele glabra, isto é, sem pelos, embora mantendo os elementos sudoríparos e sebáceos. As faces externas e parcialmente as faces internas dos lábios menores recobrem-se do mesmo epitélio escamoso queratinizado sem pelos e de coloração mais clara do que os locais descritos. A porção restante dos lábios menores, a partir da linha de Hart, passa a apresentar epitélio escamoso não queratinizado, delicado, úmido, sensível, congesto quando em estado de excitação sexual. Nessa porção de transição, esse revestimento costuma ser definido como semimucosa. A derme é menos espessa do que nos lábios maiores e também há menor número de elementos sebáceos e sudoríparos. A vascularização é rica e a sensibilidade do local bem desenvolvida, e ainda há menor quantidade de camada gordurosa na profundidade.

Como já explicado, os lábios menores juntam-se na comissura anterior formando o prepúcio do clitóris com as mesmas características epiteliais escamosas. No assoalho do vestíbulo, estende-se a mucosa de epitélio escamoso não queratinizado, de coloração rosada, úmida, revestindo todo o espaço entre as bases dos lábios menores, circundando os orifícios glandulares vestibulares menores e maiores – as glândulas de Bartholin –, além das glândulas parauretrais ou de Skene. Todas com importante função na lubrificação durante a atividade sexual.

A epiderme do períneo e da região perianal é a mesma do restante da vulva, de epitélio escamoso queratinizado com poucos fâneros junto ao centro tendíneo do períneo e com alguns pelos na borda anal. A derme, como no restante da região, é bastante vascularizada, com muitos receptores sensoriais e elementos de resistência orgânica, todos localizados sobre tecido gorduroso, variável de acordo com a distribuição corporal de cada mulher. A riqueza de células melânicas lhe confere variação de coloração, sendo mais escura nos casos de persistência de processos inflamatórios, estendendo-se até as raízes das coxas, e mais claras nas mulheres de origem caucasiana.

♦ Bibliografia

Costa AMM, Soares Jr. JM, Simões M, Baracat EC, Simões RS. Embriologia do trato genital inferior. In: Martins NV e coeditores. Patologia do Trato Genital Inferior. 2. ed. SP: Revinter; 2014:15-31.

Langman J. Langman's Medical Embryology – Human Development. Trad. Junqueira LCU. SP: Atheneu; 1966:138-55.

Robert R, Labat JJ, Riant T et al. The pudendal nerve: clinical and therapeutic morphogenesis, anatomy and phisiopathology. Neurochirurgie. 2009; 55:463-9.

Simões RS et al. Anatomia descritiva e topográfica do trato genital. In: Martins NV e coeditores. Patologia do Trato Genital Inferior. 2. ed. Roca; 2014:21-31.

A Vulva nas Diferentes Fases da Vida

Gianna Roselli Venâncio
Adriana Bittencourt Campaner

◆ Introdução

A vulva corresponde ao conjunto de órgãos genitais femininos externos também denominado pudendo. Faz parte do sistema reprodutor e é composto por monte púbico ou monte de Vênus, grandes lábios ou lábios maiores, pequenos lábios ou lábios menores, vestíbulo vulvar, clitóris, óstio da uretra ou meato uretral, introito vaginal e períneo. Durante as diferentes fases da vida, a vulva passa por modificações decorrentes das alterações hormonais.

Após o nascimento, a vulva ainda apresenta efeitos estrogênicos maternos. Durante a puberdade, a vulva sofre influência dos esteroides gonadais e adrenais; e no período reprodutivo, dos hormônios ovarianos. Na gestação e no parto, a vulva e a vagina adaptam-se ainda mais a essas situações. Na menopausa, sofre atrofia e, devido a esse fato, muitas mulheres apresentam incontinência urinária, aumentando o risco de dermatite. Neste capítulo, serão abordadas as diferentes fases da vulva e suas modificações.

◆ Infância

No período neonatal, a vulva apresenta-se congesta, e o clitóris encontra-se desproporcional, apresentando-se maior do que na infância, em virtude dos efeitos do estrogênio materno. O hímen é espesso, dificultando a visualização do meato ureteral e do orifício himenal (Figuras 2.1 e 2.2).

Nessa fase, os grandes lábios normalmente são congestos e hipercrômicos; nas crianças pós-termo ou pequenas para a idade gestacional, a vulva assemelha-se à de mulheres na senilidade (vulva senil neonatal). Os pequenos lábios mostram-se espessos no primeiro mês e tornam-se mais finos na infância. Nas prematuras, essas estruturas não são visíveis e pode-se observar aumento do clitóris. A hipertrofia unilateral de pequenos lábios geralmente associa-se a hipodesenvolvimento dos grandes lábios do mesmo lado. O meato uretral é uma estrutura de difícil visualização; pode estar encoberto por vérnix ao nascimento ou ser confundido com as dobras himenais. Localiza-se logo acima do orifício himenal. As glândulas de Bartholin são visíveis, e as glândulas de Skene apresentam-se bem formadas.

FIGURA 2.1

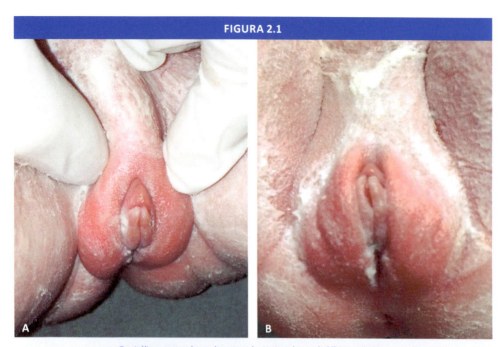

Genitália externa de recém-nascida. Note edema de lábios e clitóris.
Fonte: acervo das Dras. Gianna Roselli Venâncio e Adriana Bittencourt Campaner.

FIGURA 2.2

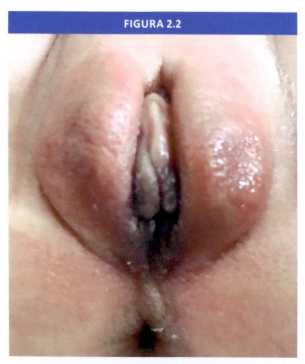

Vulva de criança com 2 dias de vida, ainda sob efeito estrogênico materno.

Após algumas semanas, há diminuição dos efeitos estrogênicos e, por volta da quarta à oitava semana após o parto, os grandes lábios perdem a gordura, e a saliência do clitóris e os pequenos lábios diminuem.

Na infância, a pele vulvar é fina e desprotegida, apesar de os pequenos lábios serem desproporcionais aos grandes lábios por não apresentarem os coxins de gordura na raiz da coxa e nos grandes lábios, nem os pelos da mulher adulta. Nessa fase, os grandes lábios são finos, e o tecido adiposo subcutâneo é escasso. Geralmente, não chegam a cobrir o introito vaginal. Os pequenos lábios são delgados e não protegem o vestíbulo das infecções externas. O clitóris apresenta-se bem menor do que ao nascimento e a glande do clitóris começa a ser visualizada; ele é pequeno em relação às outras estruturas vulvares (em média entre 0,5 e 2 cm de comprimento por 0,3 a 0,9 cm de largura). O meato uretral é facilmente visível e mais afastado do orifício himenal do que na criança neonatal (Figuras 2.3 e 2.4).

O hímen perde a turgescência que o caracteriza ao nascimento, apresentando-se como uma membrana de espessura variável, habitualmente delgada, com um orifício geralmente central e circular, de 0,5 cm de diâmetro que, às vezes, pode obstruir a saída de secreções vaginais, predispondo às infecções vulvovaginais. Entre 7 e 9 anos de idade, pode medir 0,7 cm e, na pré-menarca, 1,0 cm. O orifício himenal pode ter variadas formas. A espessura da pele diminui, visto que a gordura subcutânea do monte púbico e dos grandes lábios, presente ao nascimento, também reduz.

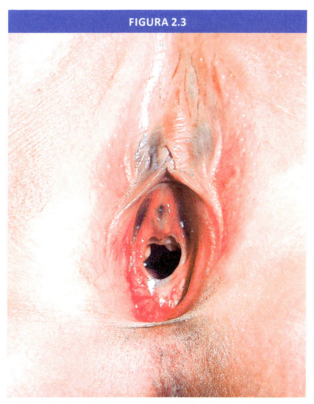

FIGURA 2.3

Vulva de criança de 3 anos de idade. Hipoestrogenismo fisiológico.

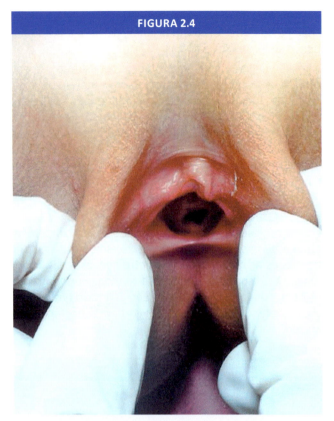

Exame da genitália externa de criança de 6 anos de idade.
A tração dos lábios maiores facilita a visualização do introito e
do terço inferior da vagina.

A vulva localiza-se muito próximo ao ânus e, portanto, é exposta constantemente à contaminação. Nessa faixa etária, os mecanismos de defesa da vulva e da vagina ainda estão debilitados pela falta da função trófica exercida pelos estrogênios.

♦ Puberdade e fase adulta

Quando se aproxima a puberdade, a secreção de hormônio liberador de gonadotrofina (GnRH) tende a aumentar, resultando na maturação sexual da menina. Até esse momento, a jovem ainda não desenvolveu as características sexuais secundárias, o amadurecimento dos seios e os pelos pubianos. O nível de esteroides sexuais é quase nulo, uma vez que ovários e glândulas adrenais estão "bloqueados". Portanto, nessa fase a vagina e a vulva representam apenas estruturas meramente anatômica e sem qualquer função.

Sob estímulo estrogênico, tornam-se evidentes as características sexuais secundárias na puberdade, que se inicia entre 8 e 13 anos de idade, e na qual ocorre o desenvolvimento das mamas (telarca) e dos pelos axilares e pubianos (pubarca). Durante a puberdade, a vulva e a vagina adquirem características maduras de uma maneira sequencial, em resposta à maturação adrenal e gonadal. Em decorrência da produção hormonal, nas proximidades da menarca, a jovem apresenta leucorreia fisiológica.

Os grandes lábios estão sujeitos às variações endócrinas do ovário, portanto, a turgescência, a cor e a umidade dessas estruturas constituem um índice de funcionamento desse órgão. Há acúmulo de tecido gorduroso local. Os folículos pilosos e as glândulas sebáceas vão amadurecer somente na puberdade, quando estimulados pela suprarrenais. Os pequenos lábios podem ser pequenos ou hipertróficos, às vezes assimétricos, o que não tem maior significado clínico. A glande do clitóris da menina entre os 11 e 15 anos de idade não passa de 3 × 3 mm, e nas jovens entre os 15 e 19 anos de idade, mede 5 × 5 mm. A hipertrofia do clitóris sugere ao profissional a hipótese de problema com origem androgênica.

Na adolescente, o hímen se espessa devido ao revestimento epitelial e ao tecido conjuntivo intermediário; a coloração se altera de avermelhada para rosa pálida. Em determinados casos, o hímen se torna tão espesso e resistente que pode ser necessária a incisão cirúrgica. Existem múltiplas variantes na forma do hímen. Os hímens imperfurados, que são raros, requerem himenotomia simples antes da menarca.

Depois da puberdade, o órgão genital feminino concretiza seu tamanho adulto. Contudo, nessa faixa etária ainda é possível notar uma pequena diferença de espessura dos grandes lábios. Nessa fase, é normal que a gordura subcutânea dessa região diminua. Nessa etapa de vida, podem ser descobertas malformações genitais (Figuras 2.5 a 2.9).

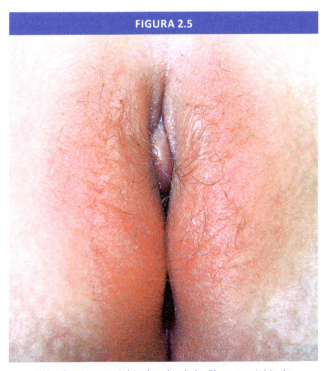

FIGURA 2.5

Vulva de criança no início da puberdade. Observa-se início do crescimento dos pelos locais (estágio Tanner 2).

A Vulva nas Diferentes Fases da Vida — Capítulo 2

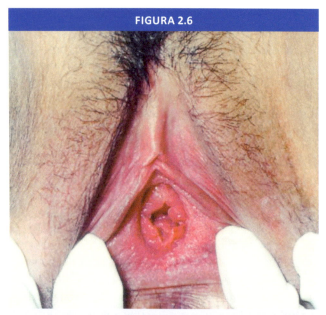

FIGURA 2.6

Exame da genitália externa de adolescente de 14 anos de idade sexualmente ativa (note que a laceração himenal da borda atinge a base de implantação). Os pelos ainda não atingiram a raiz da coxa (estágio P4 de Tanner).

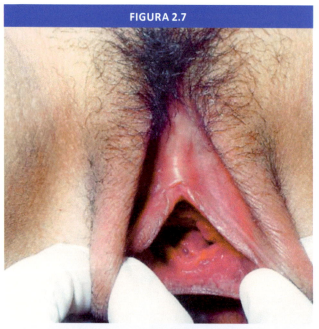

FIGURA 2.7

Exame da genitália externa de adolescente de 14 anos de idade sexualmente ativa; a tração dos lábios maiores facilita a visualização do introito e do terço inferior da vagina.

FIGURA 2.8

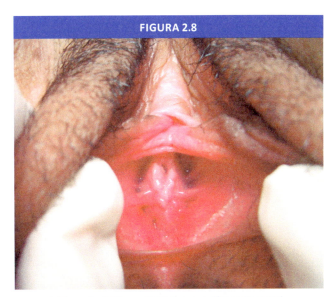

Adolescente de 15 anos de idade com malformação genital – ausência de vagina.

FIGURA 2.9

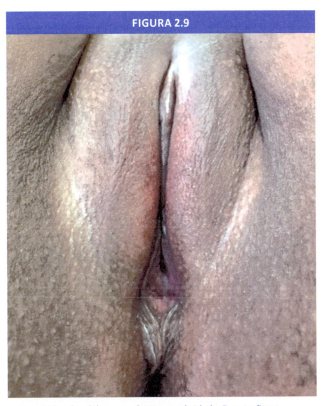

Vulva de adolescente de 19 anos de idade. Bom trofismo, com desenvolvimento completo da genitália.

Após os 30 anos de idade, a quantidade de colágeno começa a se reduzir no corpo da mulher e o efeito dessa perda afeta também o órgão genital feminino, causando flacidez nos grandes lábios. Outra alteração comum que pode se iniciar nessa idade é o escurecimento dos pequenos lábios, em decorrência de alterações hormonais e envelhecimento (Figuras 2.10 e 2.11).

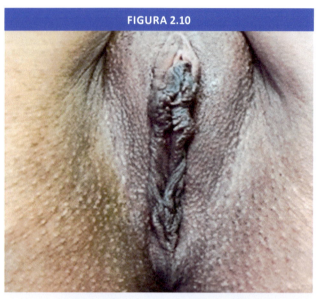

FIGURA 2.10
Vulva de mulher de 30 anos de idade.

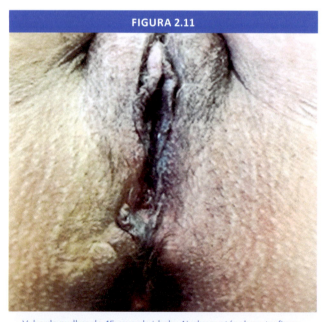

FIGURA 2.11
Vulva de mulher de 45 anos de idade. Ainda mantém bom trofismo, podendo-se observar cicatriz de episiotomia à direita.

Durante a gestação, as modificações hormonais tornam a vulva ainda mais vascularizada, o que altera sua coloração nessa fase da vida feminina, ficando edemaciada e azulada (sinal de Jacquemier-Kluge) e tornando-se evidente após a oitava semana. A artéria pudenda interna (ramo da artéria ilíaca interna) e a artéria pudenda externa (ramo da artéria femoral) são responsáveis pelo suprimento sanguíneo dessa região (Figuras 2.12 e 2.13).

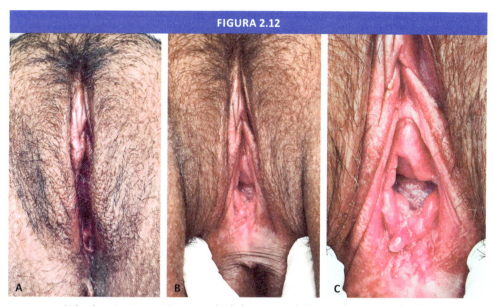

FIGURA 2.12

Vulva de gestante com 16 semanas de idade gestacional. Note excelente turgor da pele, mucosa edemaciada e mais arroxeada.

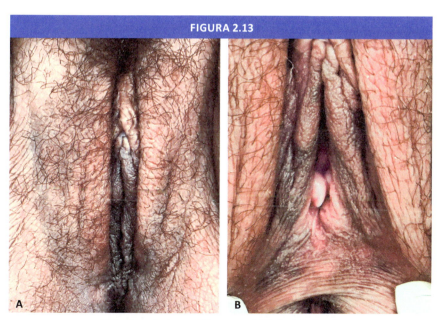

FIGURA 2.13

Vulva de gestante com 26 semanas de idade gestacional.

A Vulva nas Diferentes Fases da Vida

Capítulo 2

♦ Climatério

A perimenopausa inicia-se tipicamente após os 45 anos de idade e dura aproximadamente 4 anos. O estabelecimento da menopausa determinado após um ano do período menstrual final. No Brasil, a média foi de 47,5 a 49 anos de idade. Com a chegada da menopausa, a vulva pode apresentar, além do aumento da flacidez nos grandes lábios, ressecamento gradativo na mucosa vaginal.

A diminuição dos hormônios causa grande impacto na saúde da vulva e da vagina, favorecendo infecções genitais e urinárias. Após a menopausa, os pelos pubianos tornam-se cinza e esparsos, os grandes lábios perdem gordura subcutânea, e os lábios menores atrofiam. O hipoestrogenismo é causa importante da perda de proteção do tegumento, ocasionando a diminuição da proteção na região vulvar, com predomínio da flora perianal.

A vulva perde tônus em virtude da diminuição na produção de colágeno, e a as paredes da vagina tornam-se mais finas e lisas. A redução da lubrificação pode levar a ferimentos em exames ginecológicos ou no ato sexual. Nos grandes lábios, há diminuição de colágeno, da espessura da pele e da secreção das glândulas sudoríparas e sebáceas. Os pequenos lábios tornam-se proeminentes, e as glândulas de Bartholin atrofiam. Nessa fase, o clitóris pode conservar seu tamanho normal ou estar discretamente aumentado, devido aos androgênios, provenientes do estroma ovariano e suprarrenal.

À medida que as mulheres envelhecem, a pele da vulva torna-se menos elástica, e a gordura subjacente e os tecidos conjuntivos podem se romper. Essas alterações podem ocasionar grande variedade de distúrbios e sintomas que resultam em irritação vulvar, como vaginite atrófica, dermatite por incontinência, intertrigo vulvar, infecções fúngicas secundárias à incontinência urinária, infecções bacterianas, prurido e inflamação perianal e úlceras de decúbito (Figuras 2.14 a 2.17).

A diminuição do estrogênio promove afilamento, ressecamento e rigidez nos tecidos vulvar e vaginal, dificultando o sexo. O pH torna-se mais alcalino, deixando a região mais propensa a infecções. As secreções vaginais diminuem, reduzindo a lubrificação e, consequentemente, ocasionando desconforto no coito.

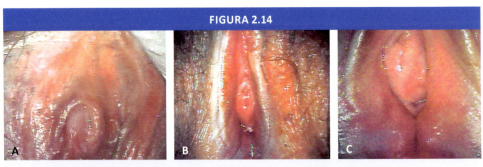

FIGURA 2.14

Vulvoscopia de paciente na pós-menopausa. Observam-se redução dos coxins gordurosos, do turgor da pele, do tamanho dos lábios menores e atrofia epitelial.

FIGURA 2.15

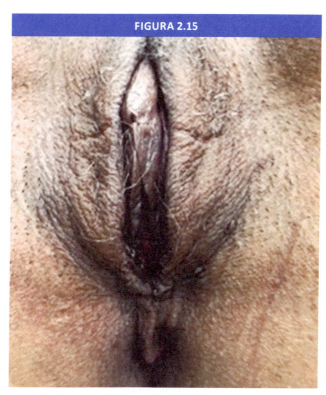

Vulva de paciente de 50 anos de idade. Observa-se redução dos coxins gordurosos e do turgor da pele.

FIGURA 2.16

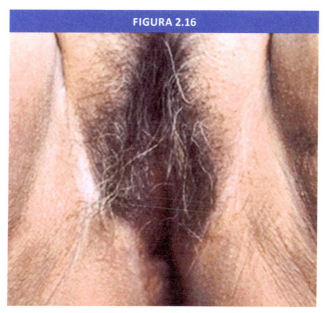

Vulva de paciente de 58 anos de idade.

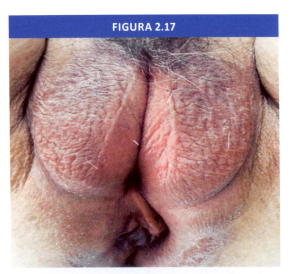

FIGURA 2.17

Vulva de paciente de 72 anos de idade – ainda mantém coxins gordurosos, mas com redução do turgor da pele e pelos.

♦ Bibliografia

Cibley LJ, Cibley LJ. Cytolytic vaginosis. Am J Obstet Gynecol. 1991; 165(4 pte 2):1245-9.

Cozzolino AL, Maggio SBC, Cosentino DM. Pubertard. En: Roura LC (ed). Tratado de Ginecologia, Obstetrícia y Medicina de La Reproducción. Madrid: Panamericana; 2003. p. 126-35.

Cowell CA. The gynecologic examination of infants, children, and young adolescent, in pediatric and adolescent gynecology. Pediatr Clin North Am. 1981; 28(2):247-66.

Deliveliotou AE. What is menopause? An overview of physiological changes. In: Farage MA, Miller KW, Woods NF, Maibach HI (eds.). Skin, Mucosa and Menopause –Management of Clinical Issues. Heidelberg: Springer-Verlag; 2015. p. 3-14.

Erickson KL, Montagna W. New observations on the anatomical features of the female genitalia. J Am Med Womens Assoc. 1972; 27:573-81.

Farage MA, Maibach HI. Lifetime changes in the vulva and vagina. Arch Gynecol Obstet. 2006; 273(4):195-202.

Farage MA, Maibach HI. Morphology and physiological changes of skin and mucosa. Curr Probl Dermatol. 2011; 40:9-19.

Federação Brasileira das Associações de Ginecologia e Obstetrícia (FEBRASGO). Climatério: Manual de Orientação. São Paulo: Febrasgo; 2004. p. 13-104.

Federação Brasileira das Associações de Ginecologia e Obstetrícia (FEBRASGO). Trato Genital Inferior: Manual de Orientação. São Paulo: Febrasgo; 2010. p. 95.

Lewis FM. Vulval symptoms after the menopause- not all atrophy! Post Reprod Health. 2015; 21(4):146-50.

Harper WF, McNicol EM. A histological study of normal vulval skin from infancy to old age. Br J Dermatol. 1977; 96:249-53.

Jones IS. A histological assessment of normal vulval skin. Clin Exp Dermatol. 1983; 8:513-21.

Magalhães MLC. Exame ginecológico na infância. In: Magalhães MLC, Andrade HHSM. Ginecologia Infanto Juvenil. Rio de Janeiro: Medsi; 1998. cap. 8, p. 53-8.

Malheiros AFA. Vulvovaginites na infância [monografia on-line]. 2002. Disponível em: http://www.uff.br/mmi/ped/vulvovaginite.pdf. Acesso em 1o de maio de 2019.

Piato S. Fisiologia e desenvolvimento. In: Ginecologia da Infância e Adolescência. São Paulo: Atheneu; 1991. cap. 2, p. 7-15.

Valenzuela E, Luengo X. Semiología ginecológica y urológica infanto-juvenil. En: Molina R, Sandoval J, González E. Salud Sexual y Reproductiva en la Adolescencia. Santiago/Chile: Editorial Mediterráneo Ltda; 2003. cap.15, p. 182-203.

Zeiguer BK, Uriarte AM. Abordaje y examen ginecológico. En: Sociedad Argentina. Ginecologia Infanto Juvenil. Manual de Ginecologia Infanto-Juvenil. Buenos Aires: Ascune Hnos; 1994. cap. 1, p. 13-21.

Zeiguer BK. Examen en las adolescentes. En: Ginecologia Infanto-Juvenil. 2. ed. Buenos Aires: Medica Panamericana; 1987. cap. 4, p. 62-70.

Zugaib M, Vieira RP. Zugaib Obstetrícia. São Paulo: Manolo; 2016. cap. 4, seção 2, p. 4.

Exame da Vulva

Maria Ascension Pallares Varela de Almeida
Marcia Fuzaro Terra Cardial
Adriana Bittencourt Campaner

◆ Introdução

A vulva constitui a parte externa dos órgãos genitais femininos e, apesar da facilidade de visualização, seu exame possui características diferenciadas do exame físico de outros órgãos, devido a condições pessoais, culturais, sociais e religiosas, entre outras.

O examinador deve estar atento ao ambiente do atendimento, o qual, além de proporcionar condições de segurança, higiene, conforto e privacidade, deve ter iluminação adequada, uma vez que a vulva pode ser afetada por diversas doenças, fundamentalmente de origem dermatológica, mas cuja manifestação pode ser muito diferente no epitélio genital e as alterações podem ser bastante discretas.

Além do exame cauteloso, também é essencial uma anamnese detalhada com as seguintes informações: idade, *status* hormonal, ciclo menstrual, doenças sistêmicas, uso de medicações, hábitos como esportes e rotinas de higiene, exposição a irritantes, atividade sexual, experiências sexuais traumáticas etc. Pesquisar antecedentes familiares relevantes.

Devem ser registrados a duração dos sintomas, os fatores precipitantes ou agravantes e os tratamentos prévios. Também devem ser investigadas as funções vesical, gastrintestinal e as artropatias de quadril e coluna, que podem exercer papel significativo nos sintomas vulvares.

Para evitar constrangimento, o examinador deve explicar previamente os procedimentos que serão realizados e as suas finalidades, manter a paciente coberta e apenas descobri-la o suficiente para permitir o exame.

◆ Etapas do exame

Inspeção estática

É realizada com a mulher em posição ginecológica, com a região genital exposta e adequadamente iluminada. Deve-se iniciar pela região púbica, depois pelos grandes lábios, pequenos lábios, sulcos labiais, clitóris, vestíbulo, fúrcula, região perineal e perianal.

A vulva apresenta variações anatômicas que podem ser congênitas, algumas relacionadas com a idade, outras provocadas pelo parto vaginal, ou ainda devido a alterações cicatriciais decorrentes de cirurgias prévias, como mutilações por fatores culturais ou plásticas estéticas. As variações mais comuns no aspecto normal da vulva, incluem: pigmentação, tamanho e assimetria dos pequenos lábios (Figura 3.1), tamanho da abertura vaginal, papilomatose vulvar (Figura 3.2), proeminência das glândulas sebáceas denominadas grânulos de Fordyce (Figura 3.3), eritema (Figura 3.4), tamanho e densidade dos pelos pubianos e tamanho do clitóris, bem como "enfeites" locais (Figura 3.5).

As principais lesões que podem acometer a vulva, e que serão detalhas em seus respectivos capítulos, incluem: cistos sebáceos (Figura 3.6), sinéquia vulvar (Figura 3.7), lesão herpética (Figura 3.8), molusco contagioso (Figura 3.9), dermatite atópica (Figura 3.10), doença de Paget (Figura 3.11), psoríase (Figura 3.12), líquen simples crônico (Figura 3.13), líquen plano erosivo (Figura 3.14), lentigo simples (Figura 3.15), melanose (Figura 3.16), vitiligo (Figura 3.17), pólipo epitelial (Figura 3.18), líquen escleroso (Figuras 3.19 e 3.20), líquen escleroso associado a vitiligo (Figura 3.21), câncer vulvar (Figura 3.22), dentre outras.

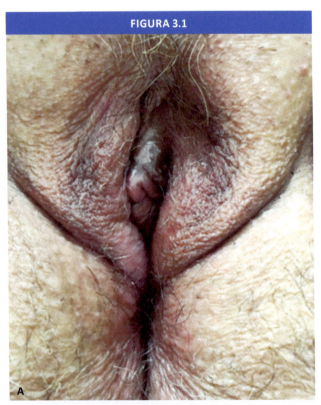

FIGURA 3.1

Vulva: pequenos lábios de tamanhos variados e assimétricos.
Fonte: fotos do arquivo pessoal das Dras. Maria Ascensio Pallares Varela de Almeida, Marcia Fuzaro Terra Cardial, Adriana Bittencourt Campaner e Yoshiko Aihara Yoneda.

FIGURA 3.1

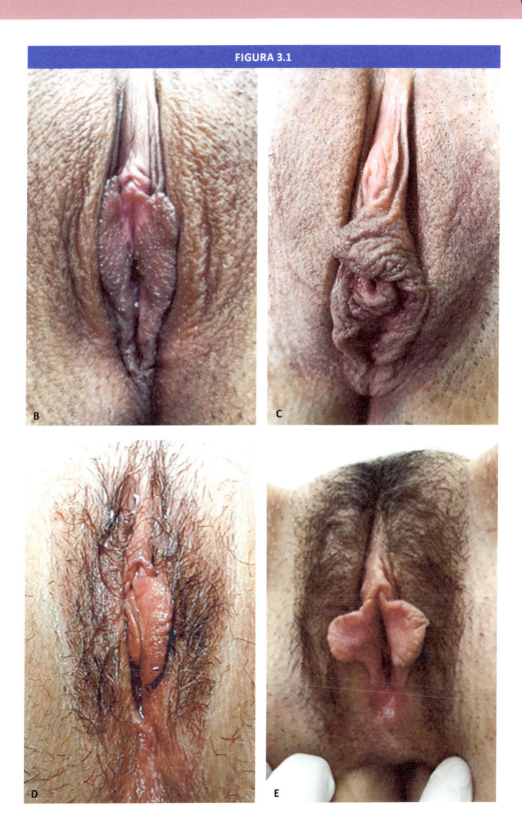

Exame da Vulva Capítulo 3

FIGURA 3.1

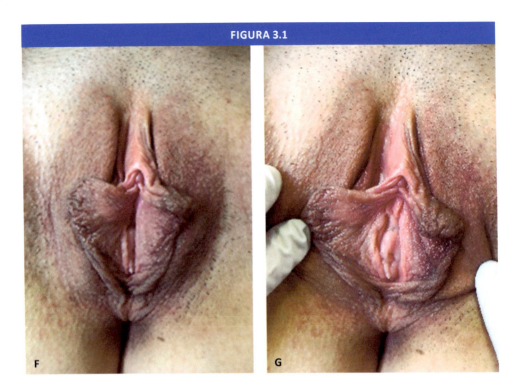

FIGURA 3.2

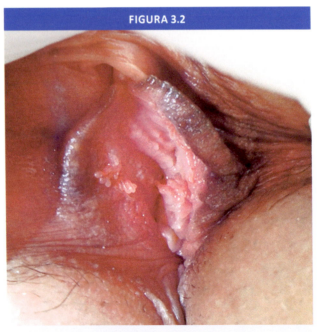

Papilomatose fisiológica vulvar.
Fonte: foto do arquivo pessoal das Dras. Maria Ascensio Pallares Varela de Almeida, Marcia Fuzaro Terra Cardial, Adriana Bittencourt Campaner e Yoshiko Aihara Yoneda.

FIGURA 3.3

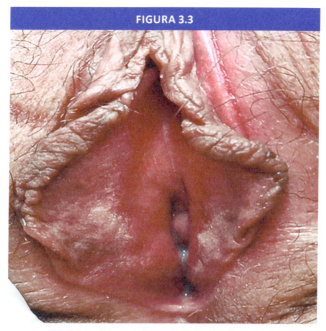

Glândulas sebáceas aumentadas (grânulos de Fordyce).
Fonte: foto do arquivo pessoal das Dras. Maria Ascensio Pallares Varela de Almeida, Marcia Fuzaro Terra Cardial, Adriana Bittencourt Campaner e Yoshiko Aihara Yoneda.

FIGURA 3.4

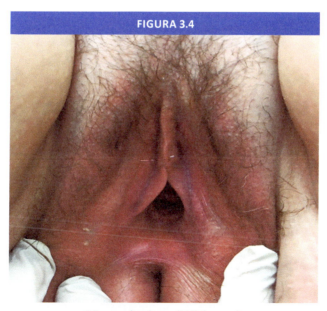

Eritema vulvar (vermelhidão) normal.
Fonte: foto do arquivo pessoal das Dras. Maria Ascensio Pallares Varela de Almeida, Marcia Fuzaro Terra Cardial, Adriana Bittencourt Campaner e Yoshiko Aihara Yoneda.

FIGURA 3.5

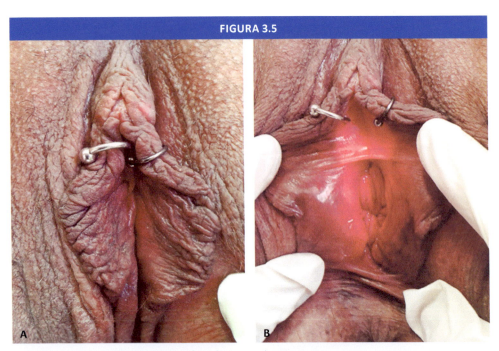

Enfeites locais na vulva: *piercings*.
Fonte: fotos do arquivo pessoal das Dras. Maria Ascensio Pallares Varela de Almeida, Marcia Fuzaro Terra Cardial, Adriana Bittencourt Campaner e Yoshiko Aihara Yoneda.

FIGURA 3.6

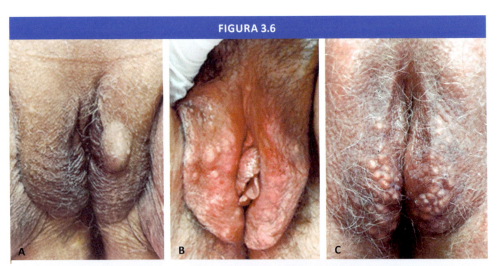

Vulva com cistos sebáceos, podendo ser únicos ou múltiplos, com diferentes tamanhos.
Fonte: fotos do arquivo pessoal das Dras. Maria Ascensio Pallares Varela de Almeida, Marcia Fuzaro Terra Cardial, Adriana Bittencourt Campaner e Yoshiko Aihara Yoneda.

FIGURA 3.7

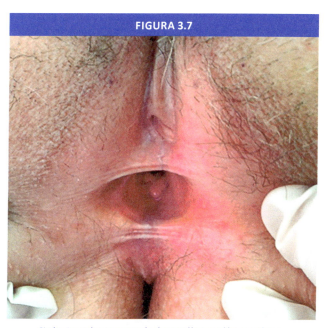

Sinéquias vulvares: sequela de necrólise epidérmica tóxica.
Fonte: foto do arquivo pessoal das Dras. Maria Ascensio Pallares Varela de Almeida, Marcia Fuzaro Terra Cardial, Adriana Bittencourt Campaner e Yoshiko Aihara Yoneda.

FIGURA 3.8

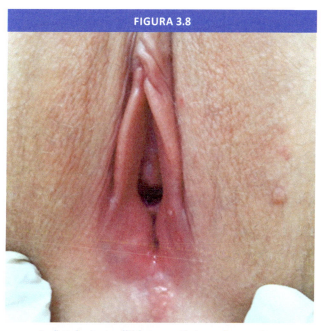

Lesões ulcerosas múltiplas compatíveis com herpes-vírus.
Fonte: foto do arquivo pessoal das Dras. Maria Ascensio Pallares Varela de Almeida, Marcia Fuzaro Terra Cardial, Adriana Bittencourt Campaner e Yoshiko Aihara Yoneda.

FIGURA 3.9

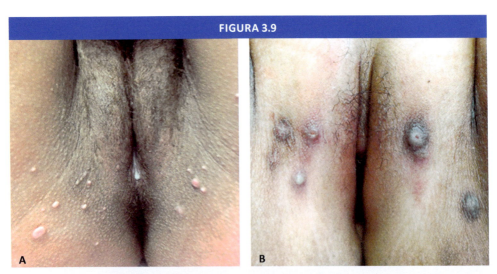

Molusco contagioso. Note as pápulas com umbilicação central.
Fonte: fotos do arquivo pessoal das Dras. Maria Ascensio Pallares Varela de Almeida, Marcia Fuzaro Terra Cardial, Adriana Bittencourt Campaner e Yoshiko Aihara Yoneda.

FIGURA 3.10

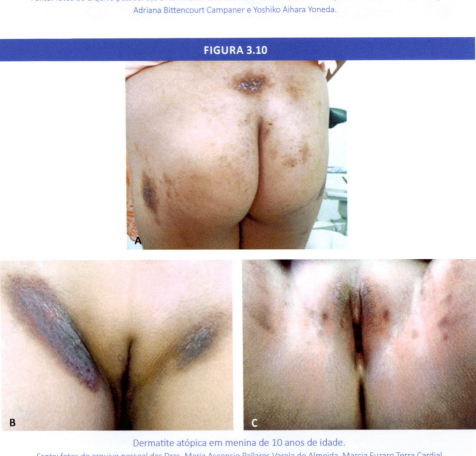

Dermatite atópica em menina de 10 anos de idade.
Fonte: fotos do arquivo pessoal das Dras. Maria Ascensio Pallares Varela de Almeida, Marcia Fuzaro Terra Cardial, Adriana Bittencourt Campaner e Yoshiko Aihara Yoneda.

FIGURA 3.11

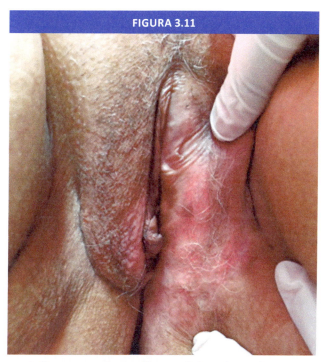

Lesão eczematosa à esquerda compatível com doença de Paget.
Fonte: foto do arquivo pessoal das Dras. Maria Ascensio Pallares Varela de Almeida, Marcia Fuzaro Terra Cardial, Adriana Bittencourt Campaner e Yoshiko Aihara Yoneda.

FIGURA 3.12

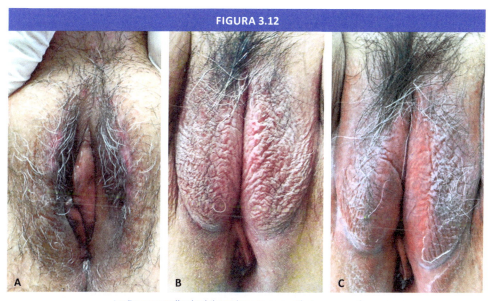

Lesões avermelhadas bilateralmente compatíveis com psoríase.
Fonte: fotos do arquivo pessoal das Dras. Maria Ascensio Pallares Varela de Almeida, Marcia Fuzaro Terra Cardial, Adriana Bittencourt Campaner e Yoshiko Aihara Yoneda.

FIGURA 3.13

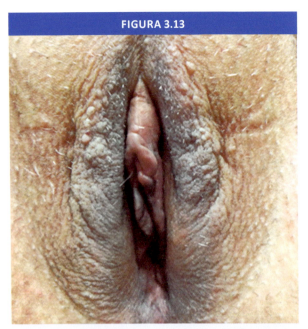

Lesões escurecidas e espessadas em grandes lábios, bilaterais, compatíveis com líquen simples crônico.
Fonte: foto do arquivo pessoal das Dras. Maria Ascensio Pallares Varela de Almeida, Marcia Fuzaro Terra Cardial, Adriana Bittencourt Campaner e Yoshiko Aihara Yoneda.

FIGURA 3.14

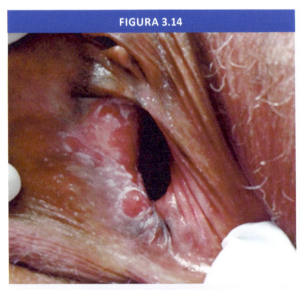

Lesões erosivas em mucosa vulvar compatível com líquen plano erosivo.
Fonte: foto do arquivo pessoal das Dras. Maria Ascensio Pallares Varela de Almeida, Marcia Fuzaro Terra Cardial, Adriana Bittencourt Campaner e Yoshiko Aihara Yoneda.

FIGURA 3.15

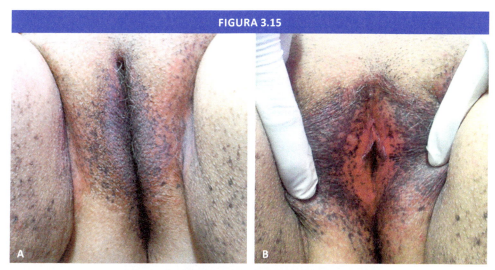

Lentigo simples: lesões pigmentadas maculares da pele da vulva.
Fonte: fotos do arquivo pessoal das Dras. Maria Ascensio Pallares Varela de Almeida, Marcia Fuzaro Terra Cardial, Adriana Bittencourt Campaner e Yoshiko Aihara Yoneda.

FIGURA 3.16

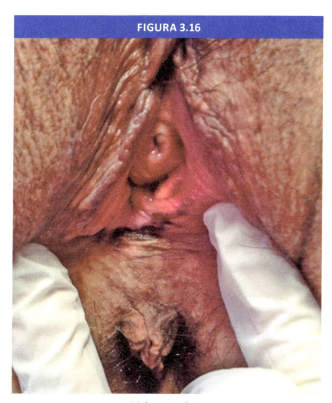

Melanose vulvar.
Fonte: foto do arquivo pessoal das Dras. Maria Ascensio Pallares Varela de Almeida, Marcia Fuzaro Terra Cardial, Adriana Bittencourt Campaner e Yoshiko Aihara Yoneda.

FIGURA 3.17

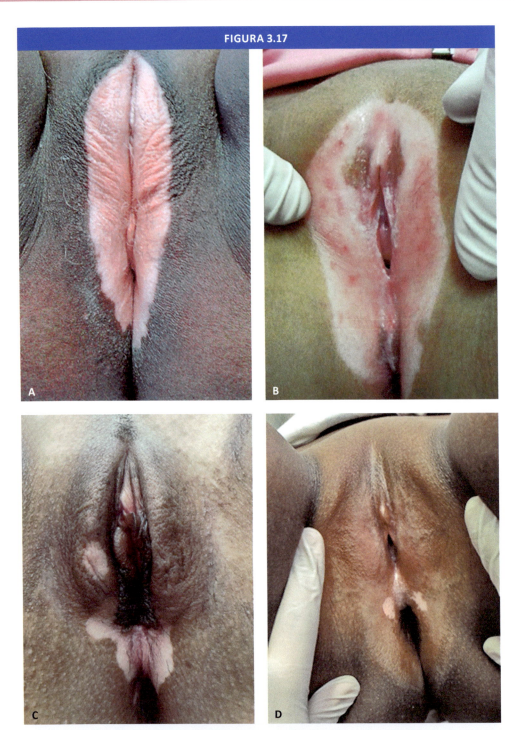

Lesões hipocrômicas bilaterais em vulva compatíveis com vitiligo. **C** e **D**. Vitiligo: lesões hipocrômicas não simétricas. **E** e **F**. Vitiligo: antes e depois de tratamento (note as áreas já repigmentadas).
Fonte: fotos do arquivo pessoal das Dras. Maria Ascensio Pallares Varela de Almeida, Marcia Fuzaro Terra Cardial, Adriana Bittencourt Campaner e Yoshiko Aihara Yoneda.

FIGURA 3.17

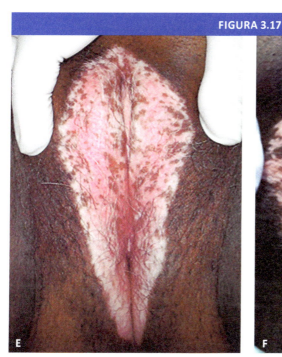
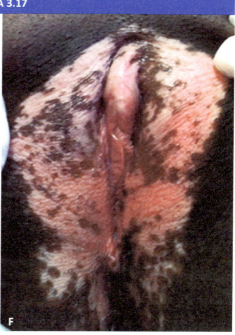

FIGURA 3.18

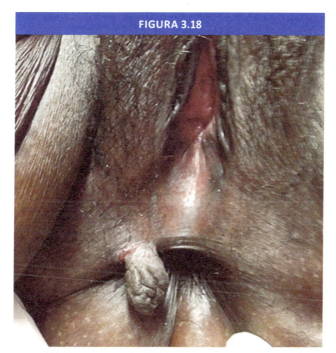

Lesão pediculada em região perineal: fibroma mole ou pólipo epitelial.
Fonte: Foto do arquivo pessoal das Dras. Maria Ascensio Pallares Varela de Almeida, Marcia Fuzaro Terra Cardial, Adriana Bittencourt Campaner e Yoshiko Aihara Yoneda.

FIGURA 3.19

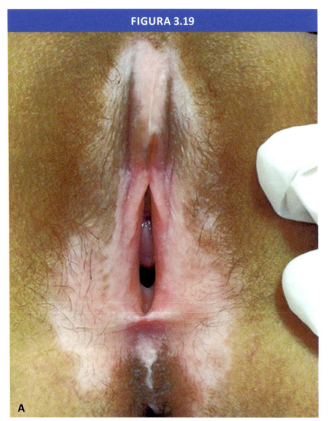

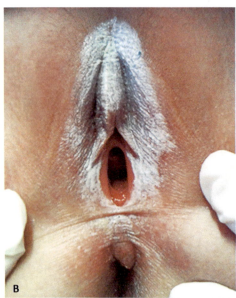

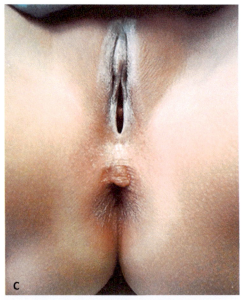

Líquen escleroso. **A.** Em criança de 11 anos de idade. **B** e **C.** Em criança de 9 anos de idade.
Fonte: fotos do arquivo pessoal das Dras. Maria Ascensio Pallares Varela de Almeida, Marcia Fuzaro Terra Cardial, Adriana Bittencourt Campaner e Yoshiko Aihara Yoneda.)

FIGURA 3.20

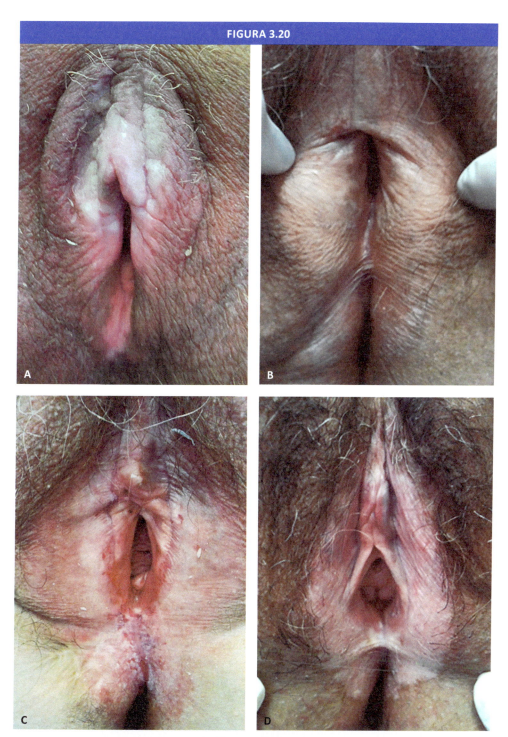

Líquen escleroso.
Fonte: fotos do arquivo pessoal das Dras. Maria Ascensio Pallares Varela de Almeida, Marcia Fuzaro Terra Cardial, Adriana Bittencourt Campaner e Yoshiko Aihara Yoneda.)

FIGURA 3.20

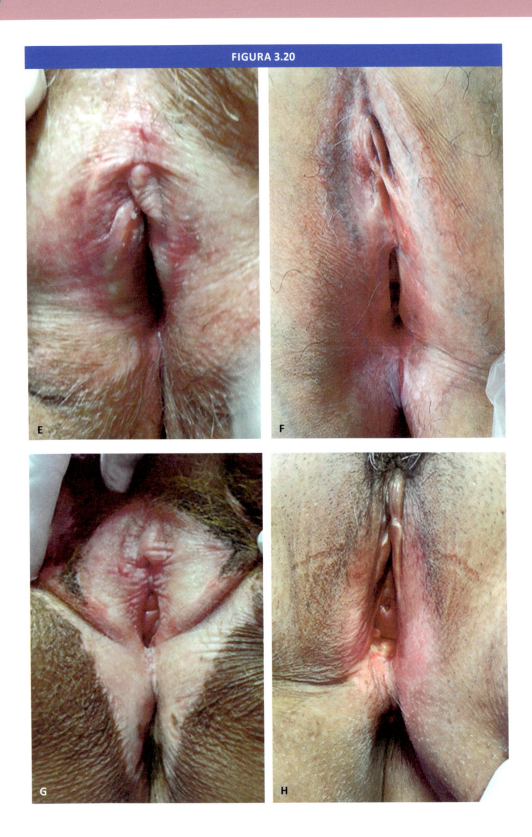

FIGURA 3.20

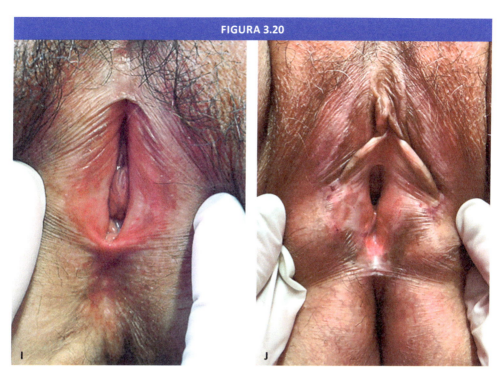

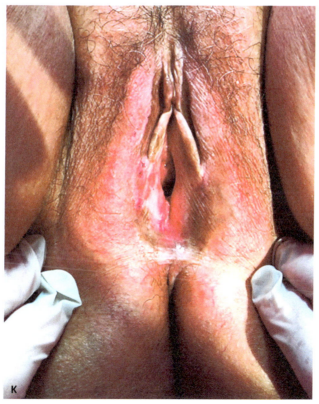

Exame da Vulva — Capítulo 3

FIGURA 3.21

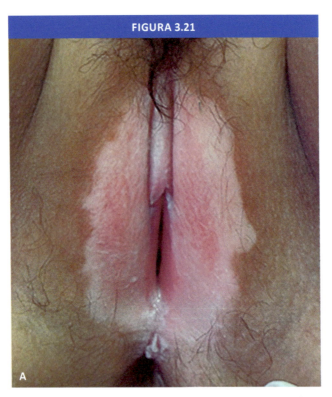

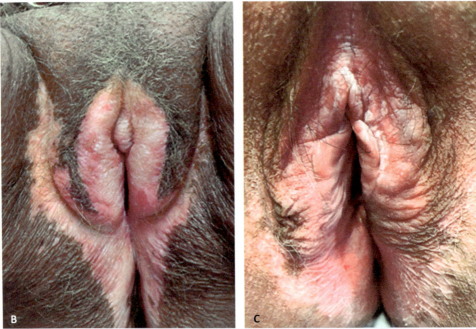

Líquen escleroso associado a vitiligo.
Fonte: fotos do arquivo pessoal das Dras. Maria Ascensio Pallares Varela de Almeida, Marcia Fuzaro Terra Cardial, Adriana Bittencourt Campaner e Yoshiko Aihara Yoneda.

FIGURA 3.22

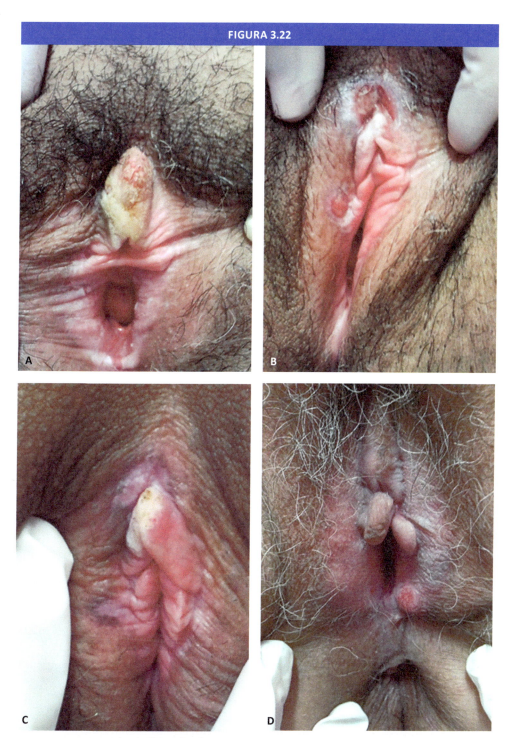

Câncer de vulva em pacientes com líquen escleroso.
Fonte: fotos do arquivo pessoal das Dras. Maria Ascensio Pallares Varela de Almeida, Marcia Fuzaro Terra Cardial, Adriana Bittencourt Campaner e Yoshiko Aihara Yoneda.

FIGURA 3.22

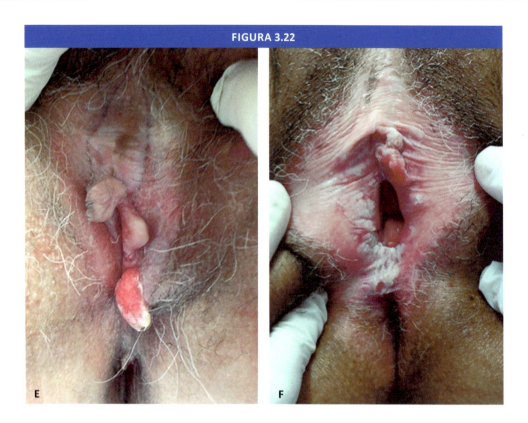

A capacidade do especialista para definir o que é normal no exame será determinada pela sua experiência clínica. As principais alterações a serem observadas são: eritema, fissuras, erosões, úlceras, petéquias, alteração da cor, liquenificação, atrofia etc. Muitas pacientes com sintomas significativos não apresentam alterações ao exame ou elas são muito discretas. Às vezes a doença cutânea é episódica ou seus sintomas não são causados por problema dermatológico.

Região púbica

A deposição de células adiposas e a disposição dos pelos formam o monte do púbis ou monte de Vênus, que é dependente da ação dos estrógenos, apresenta-se em formato triangular com a base voltada para a parte superior. Em mulheres com transtornos hormonais do tipo virilizante, o mesmo pode adquirir um padrão masculino em formato de losango. Os pelos pubianos podem variar da cor do cabelo do couro cabeludo e sofrer ainda as alterações inerentes a raça, etnia, idade e estado hormonal (Figura 3.23).

Grandes lábios

São duas pregas cutâneas espessas constituídas por tecido adiposo e contêm pelos grossos, curtos, encaracolados ou lisos, glândulas sebáceas e sudoríparas e mostram-se geralmente intensamente pigmentados após a puberdade na sua porção mais lateral.

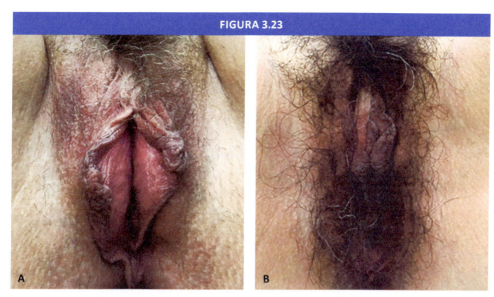

Pilificação exuberante em vulva.
Fonte: fotos do arquivo pessoal das Dras. Maria Ascensio Pallares Varela de Almeida, Marcia Fuzaro Terra Cardial, Adriana Bittencourt Campaner e Yoshiko Aihara Yoneda.

Pequenos lábios

São também duas pregas cutâneas longitudinais, geralmente assimétricas e de espessura variável, que delimitam o vestíbulo. Apresentam-se úmidas, lisas, com numerosas glândulas sebáceas, mas desprovidas de glândulas sudoríparas e pelos. Os pequenos lábios estão recobertos lateralmente pelos lábios maiores, exceto em crianças e mulheres adultas muito magras.

Clitóris

Mede cerca de 2 cm e apresenta na sua porção distal um capuz, denominado glande, que é recoberta pela pele do prepúcio. Pode sofrer variações de tamanho, que podem ser constitucionais ou por ação de hormônios, principalmente a testosterona, causando sua hipertrofia.

Vestíbulo

É a área para dentro da linha de Hart, a qual delimita a transição do epitélio queratinizado para o não queratinizado (mucoso) de coloração mais clara (Figura 3.24). Na sua metade anterior, encontra-se o meato da uretra, levemente saliente, que pode ter forma circular, estrelada ou em fenda sagital, com a desembocadura das glândulas parauretrais ou de Skene. Na metade posterior, encontra-se o óstio da vagina, cuja forma e características dependem da idade e da presença do hímen com suas variadas formas ou, na sua ausência, suas carúnculas e internamente nos lábios menores, abrem-se os orifícios excretores das glândulas vestibulares maiores, ou de Bartholin, que não são visíveis a olho nu (Figuras 3.25). Quando há aumento destas glândulas devido a um processo infeccioso, elas podem ser vistas na simples inspeção.

FIGURA 3.24

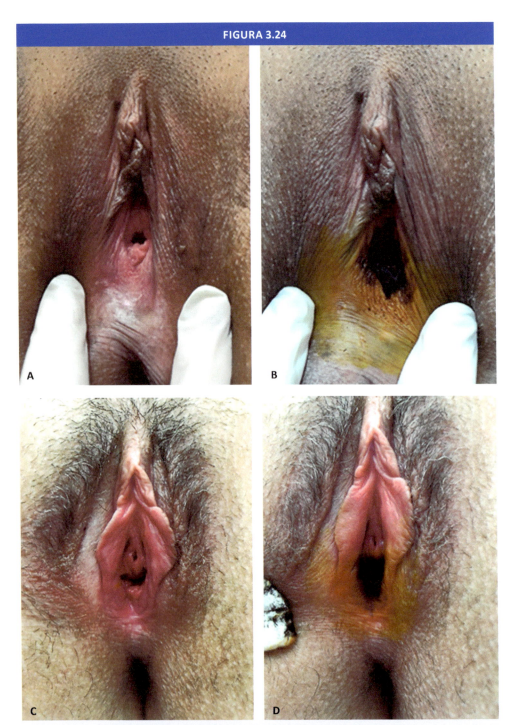

Linha de Hart que limita o vestíbulo, marcando a transição do epitélio queratinizado para o não queratinizado. Nota-se melhor visualização com a coloração de Lugol.
Fonte: fotos do arquivo pessoal das Dras. Maria Ascensio Pallares Varela de Almeida, Marcia Fuzaro Terra Cardial, Adriana Bittencourt Campaner e Yoshiko Aihara Yoneda.

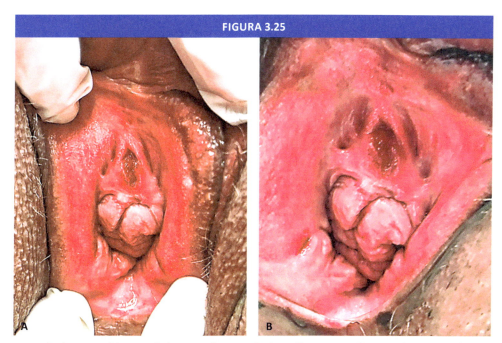

FIGURA 3.25

Linha de Hart que limita o vestíbulo, marcando a transição do epitélio queratinizado para o não queratinizado. Nota-se melhor visualização com a coloração de Lugol. Vestíbulo mostrando abertura dos ductos das glândulas de Bartholin e dos orifícios dos ductos das glândulas vestibulares menores em volta da uretra. Detalhe maior à direita.
Fonte: fotos do arquivo pessoal das Dras. Maria Ascensio Pallares Varela de Almeida, Marcia Fuzaro Terra Cardial, Adriana Bittencourt Campaner e Yoshiko Aihara Yoneda.

Períneo e região perianal

Devem ser verificadas lacerações, rupturas, cicatrizes e coloração da pele.

Inspeção dinâmica

Entreabrir os grandes lábios posicionando-se o polegar e o indicador ou dedo médio entre os grandes e pequenos lábios, tracionar e lateralizar as formações labiais são manobras que possibilitam uma visualização mais completa das estruturas vulvares. Realizar a manobra de Valsalva (esforço ou prensa abdominal), para evidenciar distopias, como procidências de paredes vaginais ou prolapso uterino.

Palpação

A região deve ser palpada para se avaliarem nodulações, cistos e rupturas perineais. Quando presentes, devem ser avaliadas quanto a número, localização, dimensões, consistência, mobilidade e sensibilidade.

Nos casos de vulvodínia, é importante localizar exatamente os pontos dolorosos por meio do toque com o dedo ou com uma haste com ponta de algodão. Uma expressão suave deve ser realizada na uretra e na topografia das glândulas vestibulares para se avaliarem secreções. O exame especular pode ser necessário, quando houver suspeita de extensão da patologia para a vagina.

◆ Vulvoscopia

Exame detalhado da vulva com o uso de lentes de aumento. Foi descrito pela primeira vez por Broen e Ostergard em 1971, como sendo a avaliação da vulva e da região perineal, utilizando-se o colposcópio e a aplicação de ácido acético e do corante azul de toluidina para auxiliar na escolha do melhor local para biopsiar uma lesão suspeita de neoplasia.

Tecnicamente é determinada pela aplicação de ácido acético de 3 a 5% em toda a área a ser observada. Esperam-se aproximadamente 4 minutos, pois a reação é tardia devido à camada de queratina da pele nessa região e, em seguida, é feita a visualização com magnificação, comumente com o colposcópio (Figura 3.26 a 3.28). Nas áreas suspeitas, pode ser feito o teste de Collins, que consiste na aplicação do corante azul de toluidina a 1% nesses locais e, após 3 minutos, retirado com ácido acético a 2%. As áreas que estão em processo de divisão celular, com células ricas em ácido desoxirribonucleico (DNA) permanecem coradas em azul-real, determinando a região em que deve ser realizada a biópsia (Figura 3.29).

No exame da vulva, o ácido acético tem sido usado de acordo com o pressuposto de que as lesões intraepiteliais seguem o mesmo padrão das lesões do colo de útero, mas na vulva, além de causar desconforto, mostrou-se inespecífico, pois muitas mulheres apresentam áreas acetorreagentes no introito sem significância histológica, sendo apenas uma reação secundária a traumas, infecções agudas e uso prévio de substâncias cáusticas (resultado falso-positivo – Figuras 3.30 e 3.31).

Devido aos fatores mencionados, a Federação Internacional de Patologia do Trato Genital Inferior e Colposcopia (IFCPC) estabeleceu que a vulvoscopia com aplicação do ácido acético deve ser desencorajada como exame de rotina, uma vez que o seu uso rotineiro não é superior ao exame à vista desarmada. Apenas teria algum valor em casos pontuais, como nas áreas suspeitas de neoplasia intraepitelial ou câncer invasivo inicial, ajudando a delimitar a lesão e, com isso, definir o local da biópsia ou da área a ser tratada, evitando-se sequelas desnecessárias ou ressecções incompletas, assim como no acompanhamento pós-tratamento, possibilitando o diagnóstico mais precoce da recidiva e tratamento mais conservador, algumas vezes com exérese sob anestesia local.

FIGURA 3.26

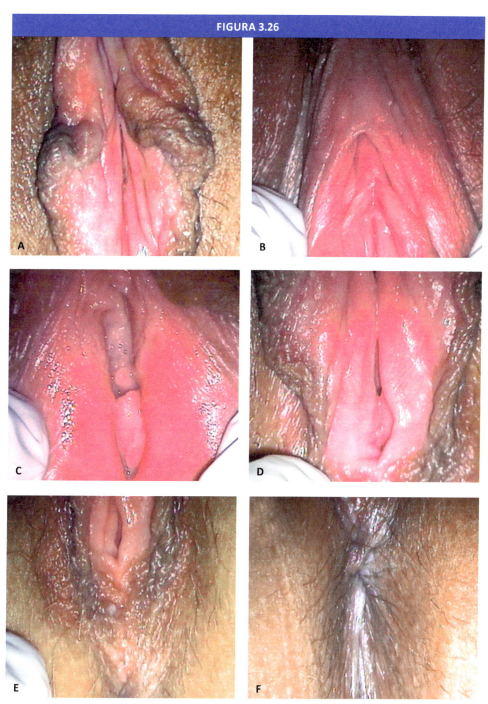

Passos de um exame vulvoscópico, com avaliação das diversas partes da vulva sob magnificação (clitóris, lábios maiores e menores, introito, região perineal), incluindo borda anal.
O exame encontra-se normal. Observe que a tricotomia auxilia imensamente na visualização das estruturas.
Fonte: fotos do arquivo pessoal das Dras. Maria Ascensio Pallares Varela de Almeida, Marcia Fuzaro Terra Cardial, Adriana Bittencourt Campaner e Yoshiko Aihara Yoneda.

FIGURA 3.27

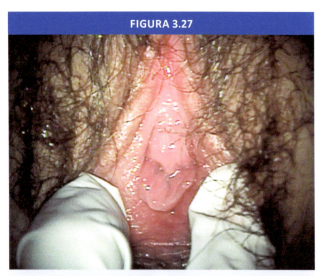

Vulvoscopia de paciente no menacme em que não foi realizada tricotomia. O exame apresenta maior dificuldade, podendo-se deixar passar pequenas lesões.
Fonte: fotos do arquivo pessoal da Dra. Adriana Bittencourt Campaner.

FIGURA 3.28

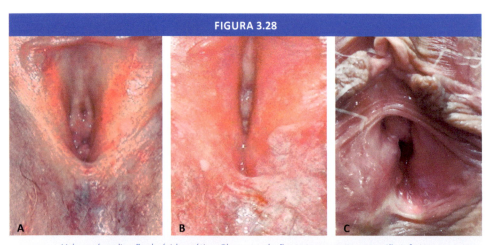

Vulva após aplicação de ácido acético. Observa-se lesão acetorreagente em região inferior de pequeno lábio esquerdo.
Fonte: fotos do arquivo pessoal das Dras. Maria Ascensio Pallares Varela de Almeida, Marcia Fuzaro Terra Cardial, Adriana Bittencourt Campaner e Yoshiko Aihara Yoneda.

FIGURA 3.29

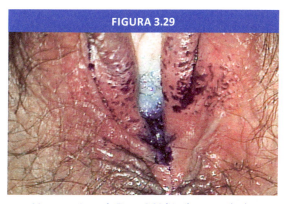

Mesma paciente da Figura 3.20 (H e I) com resultado positivo do teste de Collins decorrente de processo inflamatório local por candidíase.
Fonte: foto do arquivo pessoal da Dra. Adriana Bittencourt Campaner.

FIGURA 3.30

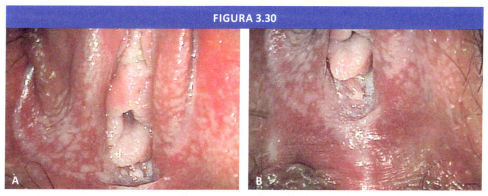

Paciente com acetorreação em lábios maiores, menores e região perineal, decorrente de processo inflamatório local por candidíase (reação falso-positiva).
Fonte: fotos do arquivo pessoal da Dra. Adriana Bittencourt Campaner.

FIGURA 3.31

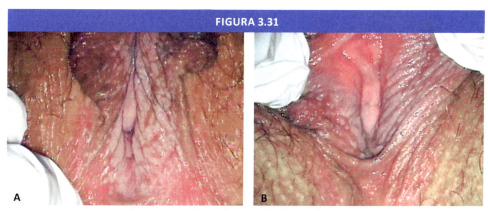

Paciente com acetorreação em lábios maiores, menores e região perineal, decorrente de processo inflamatório local. Trata-se de reação falso-positiva, não se devendo realizar biópsia.
Fonte: fotos do arquivo pessoal da Dra. Adriana Bittencourt Campaner.

♦ Bibliografia

Bornstein J, Sideri M, Tatti S, Walker P, Prendiville W, Haefner HK. 2011 Terminology of the vulva of the International Federation for Cervical Pathology and Colposcopy. **Journal of Lower Genital Tract Disease. 2012; 16**(3):290-5.

Cardial MFT, Campaner AB, Santos ALF, Especk NMG, Barbosa MTA, Martins CMR. Manual de Diagnóstico e Condutas em Patologia do Trato Genital Inferior. Rio de Janeiro: Editora Atheneu; 2018.

Fischer G, Bradford J. A Vulva: Manual Prático. 2. ed. Rio de Janeiro: Thieme Revinter Publicações Ltda; 2018.

Martins NV, Ribalta JCL. Patologia do Trato Genital Inferior. São Paulo: Roca; 2005.

Puppo V. Embryology and anatomy of the vulva: the female orgasmo and women's sexual health. European Journal of Obstetrics & Gynecology and Reproductive Biology. 2011; 154:3-8.

Ridley CM, Neill SM. A Vulva. 2. ed. Rio de Janeiro: Livraria e Editora Revinter Ltda; 2003.

Classificação das Desordens Vulvares

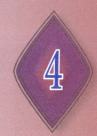

Ana Carolina Silva Chuery
Neila Maria de Góis Speck

♦ Introdução

A vulva é revestida por diferentes epitélios, desde o escamoso pluriestratificado queratinizado até mucosa não queratinizada, além de glândulas sebáceas, sudoríparas écrinas e apócrinas e folículos pilosos. Desse modo, grande variedade de afecções pode acometer a vulva, incluindo doenças sistêmicas, dificultando frequentemente o diagnóstico da patologia.

De acordo com a etiologia ou a fisiopatologia, as desordens vulvares podem ser divididas em: anomalias congênitas, doenças infecciosas, tumores benignos, desordens epiteliais não neoplásicas, lesões melanocíticas, lesões pré-neoplásicas (neoplasia intraepitelial, doença de Paget e melanoma *in situ*) e neoplásicas, detalhadas nos capítulos subsequentes.

Os tumores benignos podem ser subdivididos de acordo com a origem em:
- *Origem epitelial:* ceratose seborreica, cisto epidérmico, nevo verrucoso linear
- *Diferenciação écrina:* siringoma, hidradenoma nodular
- *Diferenciação apócrina:* hidradenoma papilífero
- *Diferenciação sebácea:* grânulos de Fordyce, hiperplasia sebácea
- *Diferenciação folicular:* mílio
- *Origem dérmica:* acrocórdon, nevo molusco
- *Origem melanocítica:* nevo melanocítico, nevo azul
- *Origem vascular:* hemangioma, angioqueratoma, granuloma telangiectásico
- *Origem no tecido subcutâneo:* lipoma
- *Origem no tecido muscular:* leiomioma.

Em 2006, a International Society for the Study of Vulvar Diseases (ISSVD) propôs uma classificação das dermatoses vulvares com base nos achados histopatológicos, dividida em oito subgrupos patológicos (Quadro 4.1). Essa classificação é uma ferramenta importante, quando o diagnóstico com base no exame clínico não é possível e quando os achados microscópicos da biópsia só puderam ser relatados como padrão histológico e não como diagnóstico específico. A classificação de 2006 inclui tanto dermatoses frequentemente observadas na prática clínica como doenças mais raras.

Quadro 4.1
Classificação das dermatoses vulvares (ISSVD, 2006)

Padrão espongiótico

- Dermatite atópica
- Dermatite de contato alérgica
- Dermatite de contato irritante

Padrão acantótico (hiperplasia de células escamosas)

- Psoríase
- Líquen simples crônico
- Pustulose amicrobiana das dobras
- Síndrome de Reiter

Padrão liquenoide

- Líquen escleroso
- Líquen plano
- Erupção medicamentosa fixa
- Eritema multiforme

Padrão hialinização/esclerose da derme

- Líquen escleroso

Padrão vesicobolhoso

- Penfigoide bolhoso
- Penfigoide da membrana mucosa
- Doença por IgA linear
- Epidermólise bolhosa adquirida

Padrão acantolítico

- Pênfigo vulvar e vegetante
- Doença de Hailey-Hailey
- Doença de Darier
- Acantólise papular genitocrural
- Pênfigo foliáceo
- Disqueratoma verrucoso

Padrão granulomatoso

- Doença de Crohn
- Síndrome de Melkersson-Rosenthal

Padrão vasculopático

- Úlceras aftosas
- Doença de Behçet
- Plasmocitose vulvar (vulvite de Zoon)

Fonte: Lynch PJ, Moyal-Barracco M, Scurry J, Stockdale C. 2011 ISSVD Terminology and classification of vulvar dermatological disorders: an approach to clinical diagnosis. J Low Genit Tract Dis. 2012; 16(4):339-44.

Em 2011, a ISSVD propôs uma nova classificação das desordens dermatológicas vulvares, com base no agrupamento das condições de acordo com apresentações clínicas similares. A nova classificação não substitui a de 2006 e tem como principal objetivo auxiliar no diagnóstico das desordens vulvares na prática clínica. Com a descrição adequada das lesões observadas, é possível dispor os achados em um dos oito grupos morfológicos propostos, de modo a obter uma lista de diagnósticos diferenciais e orientar a solicitação de exames adicionais para o diagnóstico, quando necessário.

Essa classificação considera apenas condições que se manifestam com lesões clínicas visíveis, não podendo ser utilizada nos casos que se apresentam somente sintomas como prurido e/ou dor vulvares ou mesmo queixas funcionais. A lista engloba tanto condições muito comuns encontradas na prática clínica como doenças mais raras, tais quais as doenças polimórficas que, por isso, aparecem em mais de um grupo morfológico. Os oito grupos morfológicos são descritos a seguir e cada um é subdividido em dois subgrupos.

♦ Lesões da cor da pele (Quadro 4.2)

Incluem condições normais, como a papilomatose vestibular, tumores benignos, dermatoses inflamatórias, lesões pré-neoplásicas e neoplásicas, que se manifestam como pápulas, nódulos ou placas da cor da pele (Figuras 4.1 a 4.3).

Quadro 4.2
Lesões da cor da pele

Pápulas e nódulos	Placas
• Papilomatose do vestíbulo e da face interna de pequenos lábios (achado normal)	• Líquen simples crônico e outras doenças liquenoides
• Molusco contagioso	• Neoplasia intraepitelial da vulva
• Condiloma (infecção pelo papilomavírus humano)	
• Cicatriz	
• Neoplasia intraepitelial da vulva	
• Acrocórdon, pólipo fibroepitelial	
• Nevo intradérmico	
• Cistos mucinosos do vestíbulo e da face interna de pequenos lábios (podem ter tonalidade amarelada)	
• Cisto epidórmico (cisto epidermoide, cisto epitelial)	
• Hidradenoma papilífero	
• Tumor e cisto da glândula de Bartholin	
• Siringoma	
• Carcinoma basocelular	

Fonte: Lynch PJ, Moyal-Barracco M, Scurry J, Stockdale C. 2011 ISSVD Terminology and classification of vulvar dermatological disorders: an approach to clinical diagnosis. J Low Genit Tract Dis. 2012; 16(4):339-44.

FIGURA 4.1

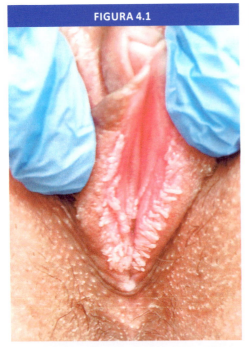

Papilomatose do vestíbulo em face interna dos pequenos lábios (achado normal, não patológico).
Fonte: Núcleo de Prevenção de Doenças Ginecológicas, Unifesp.

FIGURA 4.2

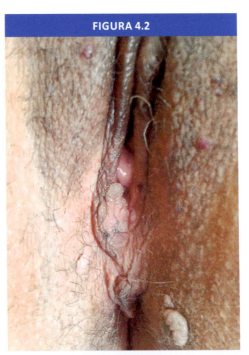

Condilomas acuminados: lesões cor da pele e esbranquiçadas.
Fonte: Núcleo de Prevenção de Doenças Ginecológicas, Unifesp.

FIGURA 4.3

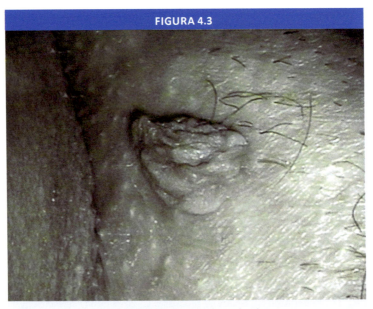

Acrocórdon: pápula amolecida, cor da pele.
Fonte: Núcleo de Prevenção de Doenças Ginecológicas, Unifesp.

◆ Lesões vermelhas: manchas e placas (Quadro 4.3)

Nesse grupo são compreendidas as doenças que se manifestam com manchas e placas eritematosas, sendo um subgrupo das doenças liquenificadas e eczematosas e o outro com doenças eritematosas que não apresentam evidências visíveis de ruptura epidérmica (exsudação, crostas, microvesículas, fissuras nas dobras, erosões que ocorrem mais frequentemente como resultado de escoriações) (Figuras 4.4 e 4.5).

Quadro 4.3
Lesões vermelhas: manchas e placas

Doenças liquenificadas e eczematosas	Sem ruptura epitelial
• Eczema de contato alérgico • Eczema de contato irritativo • Eczema atópico (raramente observado na vulva) • Alterações eczematosas sobrepostas a outras desordens vulvares • Doenças que mimetizam clinicamente afecções eczematosas (candidíase, doença de Hailey-Hailey e doença de Paget extramamária) • Líquen simples crônico (liquenificação sem lesões cutâneas prévias) • Liquenificação sobreposta à doença pruriginosa prévia subjacente	• Candidíase • Psoríase • Neoplasia intraepitelial da vulva • Líquen plano • Vulvite plasmocitária (Zoon) • Infecção bacteriana de tecidos moles (celulite e quadro inicial de fasciíte necrosante) • Doença de Paget extramamária

Fonte: Lynch PJ, Moyal-Barracco M, Scurry J, Stockdale C. 2011 ISSVD Terminology and classification of vulvar dermatological disorders: an approach to clinical diagnosis. J Low Genit Tract Dis. 2012;16(4):339-44..

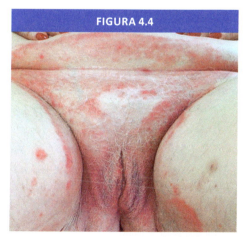

FIGURA 4.4

Infecção fúngica manifestando-se por extensa placa eritematosa que acomete desde a região inferior do abdome até as regiões perianal e superior das coxas.
Fonte: Núcleo de Prevenção de Doenças Ginecológicas, Unifesp.

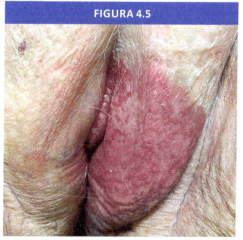

FIGURA 4.5

Doença de Paget extramamária: placa eritematosa, com áreas de liquenificação, descamação e erosões.
Fonte: Núcleo de Prevenção de Doenças Ginecológicas, Unifesp.

♦ Lesões vermelhas: pápulas e nódulos (Quadro 4.4)

Grupo que inclui desordens que se manifestam como pápulas ou nódulos de coloração vermelha/avermelhada (Figura 4.6).

Quadro 4.4
Lesões vermelhas: pápulas e nódulos

Pápulas	Nódulos
• Foliculite • Condiloma (infecção pelo papilomavírus humano) • Angioqueratoma • Molusco contagioso (inflamado) • Hidradenite supurativa (lesões iniciais) • Doença de Hailey-Hailey	• Furúnculos • Condiloma (infecção pelo papilomavírus humano) • Prurigo nodular • Neoplasia intraepitelial de vulva • Molusco contagioso (inflamado) • Prolapso e carúncula uretral • Hidradenite supurativa • Hidradenoma papilífero • Cisto epidérmico inflamado • Abscesso da glândula de Bartholin • Carcinoma de células escamosas • Melanoma (tipo amelanótico)

Fonte: Lynch PJ, Moyal-Barracco M, Scurry J, Stockdale C. 2011 ISSVD Terminology and classification of vulvar dermatological disorders: an approach to clinical diagnosis. J Low Genit Tract Dis. 2012;16(4):339-44.

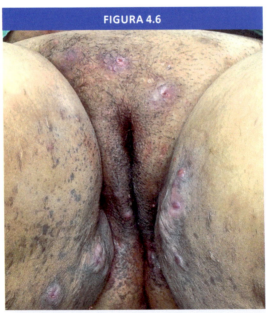

FIGURA 4.6

Hidradenite supurativa: várias pápulas e nódulos avermelhados, além de áreas cicatriciais hipocrômicas e manchas hiperpigmentadas.

♦ Lesões brancas (Quadro 4.5)

Correspondem às desordens vulvares que se manifestam como pápulas, nódulos, manchas ou placas esbranquiçadas, hipocrômicas ou acrômicas (Figuras 4.2, 4.7 a 4.11). Incluem também o achado normal de grânulos de Fordyce, que podem ter coloração esbranquiçada ou amarelada.

Quadro 4.5
Lesões brancas

Pápulas e nódulos	Manchas e placas
• Grânulos de Fordyce (achado normal) • Molusco contagioso • Condiloma • Cicatriz • Neoplasia intraepitelial da vulva • Carcinoma de células escamosas • Mílio • Cisto epidérmico • Doença de Hailey-Hailey	• Vitiligo • Líquen escleroso • Hipopigmentação pós-inflamatória • Doenças liquenificadas • Líquen plano • Neoplasia intraepitelial da vulva • Carcinoma de células escamosas

Fonte: Lynch PJ, Moyal-Barracco M, Scurry J, Stockdale C. 2011 ISSVD Terminology and classification of vulvar dermatological disorders: an approach to clinical diagnosis. J Low Genit Tract Dis. 2012;16(4):339-44.

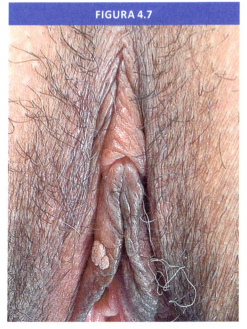

Condiloma acuminado: lesão branca.
Fonte: Núcleo de Prevenção de Doenças Ginecológicas, Unifesp.

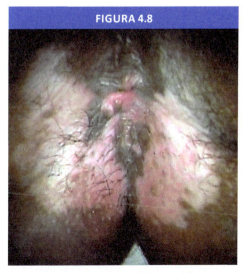

Vitiligo: mancha acrômica de limites definidos.
Fonte: Núcleo de Prevenção de Doenças Ginecológicas, Unifesp.

FIGURA 4.9

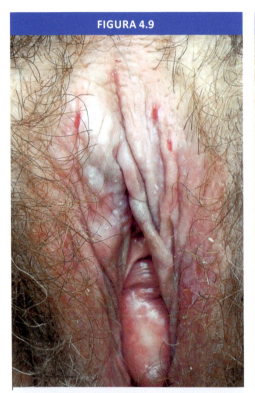

Líquen escleroso: placa hipocrômica, branco-perolada, de limites imprecisos, com áreas de escoriações devido ao ato de coçar.
Fonte: Núcleo de Prevenção de Doenças Ginecológicas, Unifesp.

FIGURA 4.10

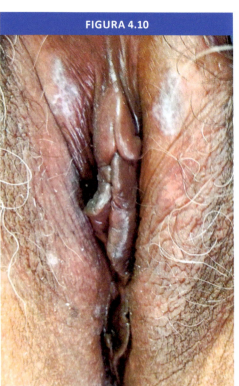

Líquen plano papuloescamoso: placa esbranquiçada em face interna de grandes lábios.
Fonte: Núcleo de Prevenção de Doenças Ginecológicas, Unifesp.

FIGURA 4.11

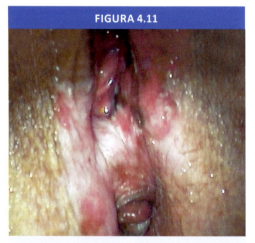

Lesão intraepitelial escamosa de alto grau da vulva: placa esbranquiçada em região perineal e fúrcula.
Fonte: Núcleo de Prevenção de Doenças Ginecológicas, Unifesp.

♦ Lesões de cores escuras (marrom, azul, cinza ou preta) (Quadro 4.6)

Grupo de desordens hiperpigmentadas ou hipercrômicas que manifestam-se como manchas, pápulas ou nódulos (Figura 4.12).

Quadro 4.6
Lesões de cores escuras (marrom, azul, cinza ou preta)

Manchas	Pápulas e nódulos
• Nevo melanocítico • Melanose vulvar (lentiginose vulvar) • Hiperpigmentação pós-inflamatória • Líquen plano • Acantose nigricante • Melanoma *in situ*	• Nevo melanocítico (inclui aqueles com atipia clínica e/ou histológica) • Condiloma (infecção pelo papilomavírus humano) • Neoplasia intraepitelial da vulva • Ceratose seborreica • Angioqueratoma • Hidradenoma papilífero • Melanoma

Fonte: Lynch PJ, Moyal-Barracco M, Scurry J, Stockdale C. 2011 ISSVD Terminology and classification of vulvar dermatological disorders: an approach to clinical diagnosis. J Low Genit Tract Dis. 2012;16(4):339-44.

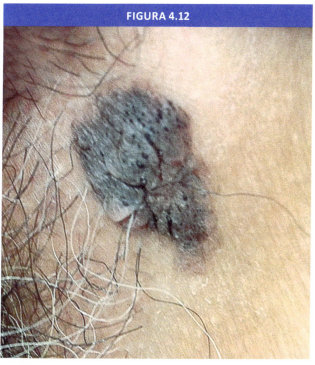

FIGURA 4.12

Ceratose seborreica: observam-se coloração hiperpigmentada e superfície rugosa.
Fonte: Núcleo de Prevenção de Doenças Ginecológicas, Unifesp.

♦ Lesões vesicobolhosas (Quadro 4.7)

Incluem doenças infecciosas e dermatoses inflamatórias que se apresentam com pústulas, vesículas ou bolhas (Figura 4.13).

Quadro 4.7
Lesões vesicobolhosas

Vesículas e bolhas	Pústulas
• Infecções pelo herpes-vírus (*herpes simplex*, herpes-zóster) • Eczema agudo • Líquen escleroso bolhoso • Linfangioma circunscrito (linfangiectasia) • Doenças vesiculares imunológicas (penfigoide cicatricial, erupção fixa medicamentosa, síndrome de Stevens-Johnson, pênfigo)	• Candidíase (candidose) • Foliculite

Fonte: Lynch PJ, Moyal-Barracco M, Scurry J, Stockdale C. 2011 ISSVD Terminology and classification of vulvar dermatological disorders: an approach to clinical diagnosis. J Low Genit Tract Dis. 2012;16(4):339-44.

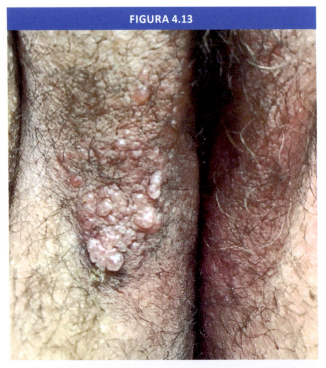

FIGURA 4.13

Linfangioma: múltiplas lesões vesiculares em paciente submetida à quimioterapia, radioterapia e braquiterapia adjuvante por carcinoma adenoescamoso de colo do útero.
Fonte: Núcleo de Prevenção de Doenças Ginecológicas, Unifesp.

♦ Erosões e úlceras (Quadro 4.8)

Compreendem condições com defeitos superficiais (erosões) ou mais profundos (úlceras) da epiderme, além das fissuras em decorrência de coito ou ciclo prurido-coçadura (Figuras 4.5 e 4.14 a 4.16).

Quadro 4.8
Erosões e úlceras

Erosões	Úlceras
• Escoriações • Líquen plano erosivo • Fissuras que surgem no tecido normal (origem idiopática, relacionada com o coito) • Fissuras que surgem no tecido anormal (candidíase, líquen simples crônico, psoríase, doença de Crohn etc.) • Neoplasia intraepitelial da vulva • Pústulas, bolhas e vesículas rotas • Doença de Paget extramamária	• Escoriações (relacionadas com eczema, líquen simples crônico) • Úlceras aftosas (aftas menores), aftas maiores, úlcera de Lipschütz (ocorrem como processo idiopático ou secundário a outras doenças, como Crohn, Behçet, várias infecções virais) • Doença de Crohn • Infecção pelo herpes-vírus (particularmente em pacientes imunossuprimidas) • Carcinoma de células escamosas ulcerado • Sífilis primária (cancro)

Fonte: Lynch PJ, Moyal-Barracco M, Scurry J, Stockdale C. 2011 ISSVD Terminology and classification of vulvar dermatological disorders: an approach to clinical diagnosis. J Low Genit Tract Dis. 2012;16(4):339-44.

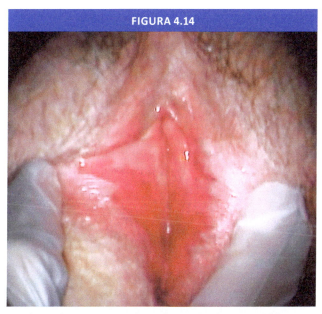

FIGURA 4.14

Líquen plano erosivo: erosão em face interna de pequenos lábios.
Fonte: Núcleo de Prevenção de Doenças Ginecológicas, Unifesp.

FIGURA 4.15

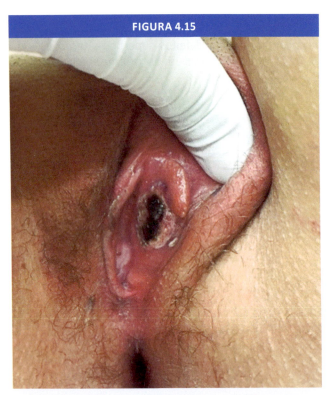

Úlcera de Lipschütz: úlceras dolorosas em face interna de pequenos lábios em paciente de 18 anos de idade, virgem, que apareceram três dias após episódio de odinofagia e febre.
Fonte: Núcleo de Prevenção de Doenças Ginecológicas, Unifesp.

FIGURA 4.16

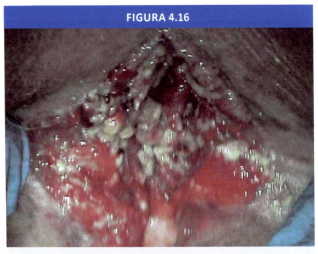

Lesão ulcerovegetante com material necrótico acometendo comissura anterior dos grandes lábios, pequenos lábios, óstio uretral, vestíbulo e introito vaginal. Ao exame anatomopatológico: carcinoma espinocelular moderadamente diferenciado invasivo.

♦ Edema (Quadro 4.9)

Edema de vulva está associado a diversas condições, como desordens inflamatórias, infecciosas, trauma, gravidez, tumores e causas iatrogênicas (Amankwah e Haefner, 2010).

Quadro 4.9
Edema (genital difuso)

Edema da cor da pele	Edema de cor rosa ou vermelha
• Doença de Crohn	• Obstrução venosa (p. ex., gravidez e parto)
• Alteração linfática idiopática (doença de Milroy)	• Celulite (primária ou sobreposta ao edema já existente)
• Obstrução linfática pós-cirúrgica ou pós-radioterapia	• Abscesso/cisto inflamado da glândula de Bartholin
• Edema pós-infeccioso (especialmente celulite por estreptococo ou estafilococo)	• Doença de Crohn
• Edema pós-inflamatório (especialmente hidradenite supurativa)	• Edema vulvar leve; pode ocorrer com qualquer doença vulvar inflamatória

Fonte: Lynch PJ, Moyal-Barracco M, Scurry J, Stockdale C. 2011 ISSVD Terminology and classification of vulvar dermatological disorders: an approach to clinical diagnosis. J Low Genit Tract Dis. 2012;16(4):339-44.

Em resumo, as classificações da ISSVD de 2006 e 2011 complementam-se: a de 2011 auxilia o diagnóstico com base apenas nos achados clínicos, e a de 2006 é útil se o diagnóstico com base no exame clínico não for possível e se o anatomopatológico descrever apenas o padrão histológico, sem mencionar algum diagnóstico específico.

♦ Bibliografia

Amankwah Y, Haefner H. Vulvar edema. Dermatol Clin. 2010; 28(4):765-77.

Barros JA, Taniguchi DP. Tumores benignos da vulva: considerações gerais, classificação anatomopatológica e conduta terapêutica. In: Martins NV, Ribalta JCL. Patologia do Trato Genital Inferior. São Paulo: Roca; 2005. p. 811-28.

Greene L, Dulaney E. Vulvar inflammatory dermatoses for the non-dermatopathologist: an approach for the practising surgical pathologist. Diagnostic Histopathology. 2016. Disponível em: http://dx.doi.org/10.1016/j.mpdhp.2016.11.004. Acesso em: 2019.

Lynch PJ, Moyal-Barracco M, Bogliatto F, Micheletti L, Scurry J. 2006 ISSVD Classification of vulvar dermatoses. Pathologic subsets and their clinical correlates. J Reprod Med. 2007; 52(1):3-9.

Lynch PJ, Moyal-Barracco M, Scurry J, Stockdale C. 2011 ISSVD Terminology and classification of vulvar dermatological disorders: an approach to clinical diagnosis. J Low Genit Tract Dis. 2012; 16(4):339-44.

Neill SM, Lewis FM. Ridley's la Vulva. Diagnóstico y Tratamiento de las Patologias. Caracas: Amolca; 2011.

Stewart RA, Gonzalez LM, Nasca MR, Micali G. Benign vulvar lesions. Disponível em: https://emedicine.medscape.com/article/264648-overview. Acesso em 5 de abril de 2019.

5

Anomalias Congênitas

Mariana Carmezim Beldi
Ana Carolina Silva Chuery
Maricy Tacla Alves Barbosa

♦ Introdução

As anomalias congênitas da vulva são afecções raras e, muitas vezes, relacionadas a defeitos endócrinos ou alterações na formação das gônadas ou associadas a outras síndromes genéticas. São definidas também como anomalias da diferenciação sexual. Para melhor entender a etiologia dessas malformações é importante rever, sumariamente, a embriologia da vulva e dos tecidos associados.

♦ Embriologia

Embora o sexo cromossômico seja definido no momento da fertilização, o embrião permanece em estado indiferenciado até a sétima semana, portanto a diferenciação da gônada em feminina ou masculina é vital na determinação da genitália externa.

Fetos do sexo masculino secretam androgênios e hormônio antimulleriano (AMH). Ambos são responsáveis pela formação da genitália externa masculina e regressão dos ductos de Müller.

Fetos do sexo feminino, por outro lado, não secretam androgênios ou AMH; sendo assim, ocorre a regressão dos ductos de Wolff. Nos fetos com menos de 6 semanas, os sistemas ductais são indistinguíveis. Na ausência do cromossoma Y, sem testosterona e ausente o AMH, os ductos de Müller diferenciam-se, originando o útero, as tubas e as duas porções superiores da vagina.

A genitália externa é formada pelo seio urogenital. O seio urogenital e o intestino rudimentar, até a sétima semana, compartilham uma câmara comum. a cloaca. Dessa forma, o sistema genital possui a mesma origem embriológica do sistema urinário e parte do sistema digestório. No entanto, após a sétima semana, o septo urorretal forma-se e divide a cloaca em seio urogenital (anteriormente), canal anorretal (posteriormente), e sua porção terminal forma o períneo. No local em que os ductos müllerianos atingem o seio urogenital, duas sólidas evaginações crescem na porção pélvica e são denominadas bulbos sinovaginais. Elas proliferam-se formando a placa vaginal, que, após 22ª semana, se torna canalizada e se abre na região do períneo ao lado da uretra. A membrana himenal marca a separação entre a vagina e a porção conhecida como *pars phallica* do seio urogenital. Na ausência de efeito androgênico, a *pars phallica* cresce pouco formando o clitóris. As dobras uretrais não se fundem formando o lábio menor, as dobras labioescrotais formam os grandes lábios e se fundem posteriormente formando a comissura labial posterior, que delineia a fúrcula vaginal.

Malformações himenais

Malformações himenais podem ser isoladas ou associadas a outras malformações do trato genital. A incidência de agenesia himenal é estimada em 1 a cada 1.000 mulheres e pode ou não estar associada à agenesia vaginal. Kimberley *et al.* encontraram maior associação entre agenesia vaginal e himenal com agenesia renal.

Mais comum do que a agenesia himenal é o hímen imperfurado (Figuras 5.1 a 5.4). Estima-se que essa condição pode ocorrer em 1 a cada 2.000 meninas, e seu diagnóstico pode ser feito durante a infância ou até no pré-natal. Em geral, seu diagnóstico é confirmado durante a puberdade. A paciente pode apresentar quadro cíclico de dismenorreia, dor abdominal e, à inspeção, coloração azulada na região himenal, sintomas clássicos de hematocolpo. Sintomas menos frequentes são tenesmo, dor lombar, obstruções intestinal e urinária. Logo após o nascimento, em função ainda dos estímulos maternos, pode haver a formação de muco, levando a um quadro de mucocolpo. Esse muco é reabsorvido na maioria das vezes; porém, existem relatos de quadros graves, nos quais há obstrução uretral por "massa" de muco, levando à insuficiência renal aguda obstrutiva.

No hímen imperfurado, ao exame da vulva, os grandes e pequenos lábios mostram-se normais, e observa-se a membrana himenal intacta obstruindo completamente o introito vaginal (Figuras 5.1 e 5.2). O tratamento consiste na abertura cirúrgica do hímen (Figuras 5.3 e 5.4). O hímen também pode ser microperfurado, cribiforme ou septado.

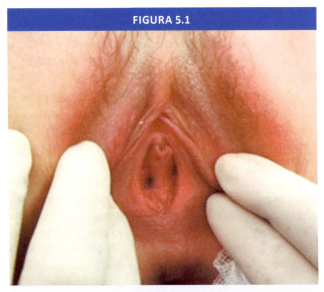

FIGURA 5.1

Exame da vulva evidenciando hímen imperfurado.
Fonte: cortesia da Prof. Dra. Neila Maria de Góis Speck.

FIGURA 5.2

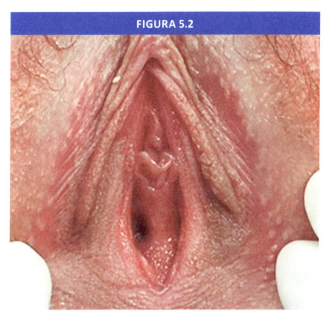

Mesmo caso da Figura 5.1 com maior aumento. O tratamento de escolha foi a incisão transversal feita com *laser* de CO_2.
Fonte: cortesia da Prof. Dra. Neila Maria de Góis Speck.

FIGURA 5.3

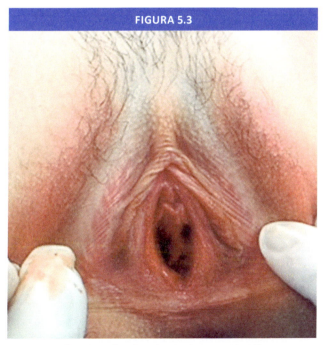

Hímen imperfurado após tratamento com incisão transversal com *laser* de CO_2.
Fonte: cortesia da Prof. Dra. Neila Maria de Góis Speck.

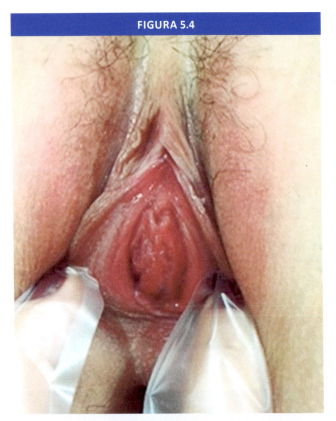

Hímen imperfurado após tratamento com incisão transversa feita com *laser* de CO_2 – aspecto final no acompanhamento.
Fonte: cortesia Prof. Dra. Neila Maria de Góis Speck.

Anomalias de fúrcula vaginal

Anomalia muito rara. Consiste em uma faixa mucosa ligando a fúrcula vaginal ao ânus causada pela falha de fusão da rafe mediana.

Epispadias

Embora as alterações congênitas do sistema urinário sejam a terceira causa mais comum de malformações, são geralmente mais diagnosticadas em meninos. Epispadias femininas são raras com uma incidência de 1 a cada 480.000 nascimentos e estão intimamente relacionadas com casos de extrusão de bexiga. Geralmente, as pacientes apresentam genitália externa anormal com uma abertura nos lábios maiores e clitóris bífido. O meato uretral localiza-se entre o clitóris bífido. Na maioria das vezes, o trígono vesical encontra-se na altura do anel himenal. Não há uretra ou mecanismo de esfíncter presente, resultando em incontinência e capacidade vesical diminuída para a idade. Em geral, não há alterações em vagina e gônadas. Pode haver história de infecção do trato urinário (ITU) de repetição.

Agenesia ou hipoplasia de clitóris, pequenos e grandes lábios

Agenesia ou hipoplasia de clitóris, pequenos e grandes lábios são extremamente raros. Na maioria das vezes, estão associados a síndromes genéticas com graves prognósticos. No entanto, na literatura há relatos muito escassos de agenesia dessas estruturas isoladamente ou associada em meninas sem outras alterações.

- Ao se deparar com um caso de agenesia ou hipoplasia de clitóris, pequenos e grandes lábios, devem-se excluiSíndrome de Prader-Willi: hipotonia neonatal, atraso de desenvolvimento, baixa estatura, alterações comportamentais, retardo mental leve ou moderado, dificuldades de aprendizagem, obesidade, hipogonadismo hipotalâmico. Meninas podem apresentar amenorreia ou oligomenorreia, grave hipoplasia ou até agenesia de clitóris e hipoplasia de pequenos lábios. Cerca de 70% dos casos estão associados a deleção do 15q-q13
- *Charge syndrome*: caracterizada por coloboma, alterações cardíacas, atresia anal e distúrbios auriculares. Meninas podem apresentar atresia de útero, cérvix, vagina, lábios e clitóris hipoplásicos
- *18q deletion syndrome*: causada pela deleção do braço longo do cromossomo 18, é caracterizada por atraso de desenvolvimento, retardo mental e distrofia facial. Meninas apresentam hipoplasia de pequenos lábios
- *Robinow syndrome*: a menina apresenta fáscies característica denominada fáscies fetal. Existe um marcado hipotelorismo, hipoplasia da porção medial da face e nariz pequeno. Cursa com alterações esqueléticas, como alteração do polegar, deslocamento da cabeça do rádio, alterações espinhais e torácicas graves. Meninas apresentam clitóris hipoplásico e agenesia de pequenos lábios.

Genitália ambígua

A exposição do feto feminino a níveis significativos de androgênios antes de 84 a 98 dias leva à virilização externa completa ao final desse período de desenvolvimento. Em níveis baixos de testosterona ou de exposição tardia, ocorrerá variação do grau de virilização incompleta.

Ao exame da genitália, observa-se certo grau de aumento fálico com pequena abertura para urinar na superfície ventral, na sua base ou no períneo. Posteriormente, observa-se uma segunda abertura ou depressão e, em ambos os lados da linha média, os sinais de virilização variam de estruturas rugosas semelhantes aos lábios maiores até sacos escrotais (Figuras 5.5 a 5.7).

FIGURA 5.5

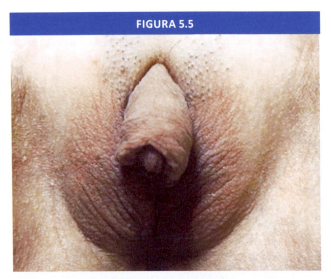

Genitália ambígua com micropênis.
Fonte: cortesia do Prof. Dr. Gustavo Arantes Rosa Maciel.

FIGURA 5.6

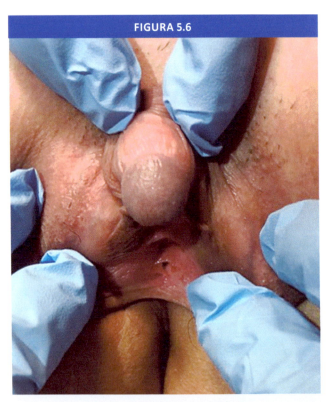

Caso da Figura 5.5 em maior aumento.
Notam-se o micropênis e o introito vaginal.
Fonte: cortesia do Prof. Dr. Gustavo Arantes Rosa Maciel.

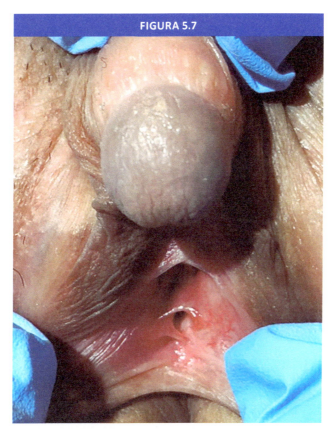

Nessa imagem do mesmo caso de genitália ambígua, há a exposição do micropênis, observando-se a presença da glande, o introito vaginal.
Fonte: cortesia do Prof. Dr. Gustavo Arantes Rosa Maciel.

♦ Bibliografia

Atilgan D, Uluocak N, Erdemir F, Parlaktas Bs. Female epispadias: a case report and review of the literature. Kaohsiung J Med Sci. 2009; 25:613-6.

Badawy SZA. Congenital and acquired malformations in vulva and vagina – pediatric age. Acta Scientific Paediatrics. 2019; 2(5):13-4.

Gripson RA, Rey RA. When hormone defects cannot explain it: malformative disorders of sex development. Birth Defects Research C Embryo Today. 2014; 102(4):359-73. Doi: 10.1002/bdrc.21086.

Heller DS. A review of lesions of the posterior fourchette, posterior vestibule (fossa navicularis), and hymen. J Lower Gen Tract Dis. 2015; 19:262-6.

Karaman I, Karaman A, Erdoğan D, HakanY, Lu A, Aslan MK et al. Isolated labium minus agenesis and clitoral foreskin hypertrophy: case report and review of the literature. J Pediatr Adolesc Gynecol. 2008; 21.145c-6e

Kimberley N, Hutson JM, Southwell BR et al. Vaginal agenesis, the hymen, and associated anomalies. J Pediatr Adolesc Gynecol. 2012; 25:54-8.

Martinon-Torres F, Martinon-Sanchez JM, Martinon-Sanchez F. Clitoris and labia minora agenesis – an undescribed malformation. Clin Genet. 2000; 58:336.

Neill SM, Lewis FM. Fundamentos de la embriología, anatomía y fisiología vulvar. En: Neill SM, Lewis FM. Ridley's La Vulva. Diagnóstico y tratamiento de las patologias. Caracas: Amolca; 2011. p. 1-33.

Sakalkale R, Samarakkody U. Familial occurrence of imperforate hymen. J Pediatr Adolesc Gynecol. 2005; 18:427-9.

Sekaran P, Shawis R. Perineal groove: a rare congenital abnormality of failure of fusion of the perineal raphe and discussion of its embryological origin. Clin Anat. 2009; 22:823-5.

Doenças Vulvares na Infância

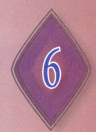

Fernanda de Araújo Cardoso
Adriana Bittencourt Campaner
Flávia Salomão D'Ávila
Angélica Sales Barcelos

♦ Introdução

Para se entender as doenças vulvares na infância, primeiramente é necessário delimitar esse período, que vai do nascimento à puberdade, ou seja, de 0 a 12 anos de idade. Segundo o Estatuto da Criança e do Adolescente, considera-se criança a pessoa com até 12 anos incompletos, e a faixa etária dos 12 aos 18 anos compreende a adolescência.

A vulva na infância diferencia-se daquela do menacme, tanto anatomicamente quanto pelas influências hormonais e fisiológicas. Ao nascimento, o clitóris e a vulva apresentam-se congestos e o pH vaginal fica mais ácido devido à exposição estrogênica intrauterina que leva a uma descamação das células superficiais, ricas em glicogênio e posterior colonização por lactobacilos.

Devido a essa influência estrogênica, no período neonatal há um aumento fisiológico do conteúdo vaginal, caracterizando-se por um corrimento claro, mucoide e sem odor, que desaparece em 10 a 30 dias. Após esse período, e durante a infância, há uma atrofia na mucosa vaginal devido à queda dos hormônios sexuais. Além disso, os lactobacilos diminuem elevando o pH para neutro a alcalino (6,5 a 7,5), e a flora mista não patogênica coloniza a vagina.

Na infância, a vulva tem a pele fina, não apresenta os coxins de gordura nos grandes lábios nem pelos, ficando desprotegida. Além disso, a proximidade com o ânus aumenta o risco de contaminação (Figura 6.1). Ao redor dos 9 anos de idade, a secreção do hormônio liberador da gonadotrofina começa a aumentar, favorecendo o aparecimento de uma secreção vaginal fisiológica que precede a menarca.

Após breve explicação e enquadramento dos períodos da infância e da adolescência, neste capítulo serão apresentadas as principais doenças vulvares nessas fases da vida.

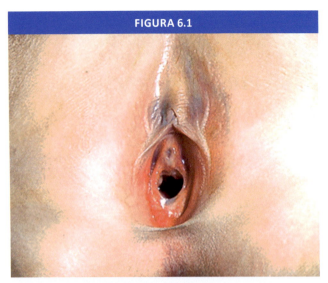

FIGURA 6.1

Vulva de criança de 3 anos de idade: hipoestrogenismo fisiológico.
Fonte: acervo das Dras. Fernanda de Araújo Cardoso, Adriana Bittencourt Campaner, Flávia Salomão D'Ávila e Angélica Sales Barcelos.

♦ Vulvovaginite

Doença ginecológica mais comum na infância, com frequência entre 70 e 80% dos casos atendidos. Isso pode ser explicado pela própria característica fisiológica da vulva na infância, além de uma higiene inadequada, o contato com fraldas, descuido ao lavar as mãos e a inserção de corpos estranhos. Causa frequente de consulta pediátrica e/ou ginecológica, e muitas vezes estes profissionais têm condutas precipitadas, com excesso de tratamentos.

Caracteriza-se por um processo inflamatório da vulva e da vagina, com diversos fatores desencadeantes, dentre eles infecciosos, alérgicos, irritativos, químicos e traumáticos. Sua apresentação é variável, entretanto expressa-se mais frequentemente como corrimento vaginal, prurido, ardor, odor, disúria, hiperemia local, dor e sangramento vaginal (Figura 6.2).

Podem ser específicas ou inespecíficas, conforme a presença de um agente etiológico. As mais comuns na infância são as inespecíficas, ou seja, não associadas a um agente etiológico, mas aos hábitos de higiene. Em geral, o pH situa-se entre 4,7 a 6,5, há corrimento esverdeado, castanho ou amarelado, associado a disúria, ardor e prurido. A cultura e o exame bacterioscópico da secreção vaginal só serão indicados, caso haja persistência do corrimento. O tratamento consiste em melhora dos hábitos de higiene, uso de roupas de algodão e banhos de assento com substâncias anti-inflamatórias.

Dentre as vulvovaginites específicas, a causada pelo *Enterobius vermicularis* é muito comum, estando associada à higiene genital inadequada. A forma de transmissão mais comum é a oral-fecal. Este helminto caracteriza-se por transportar bactérias colônicas ao períneo, causando vulvovaginite recorrente. Deve-se realizar o tratamento empírico com mebendazol oral, quando da suspeita dessa infecção.

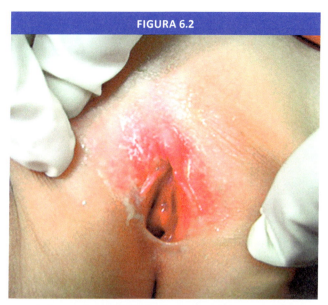

FIGURA 6.2

Vulvovaginite com saída de secreção amarelada em criança.
Observa-se hiperemia de introito e lábios.
Fonte: acervo das Dras. Fernanda de Araújo Cardoso, Adriana Bittencourt
Campaner, Flávia Salomão D'Ávila e Angélica Sales Barcelos.

A candidíase não ocorre com tanta frequência nas meninas pré-púberes devido ao pH mais alcalino; está mais associada a uso de fraldas, imunossupressão, *diabetes mellitus* e uso de corticosteroides e antibióticos. O diagnóstico é clínico e caracteriza-se por um corrimento branco e grumoso associado a prurido genital, hiperemia vulvar e ardor miccional (Figuras 6.3 e 6.4). O tratamento é realizado com cremes tópicos imidazólicos.

A *Shigella* pode causar infecção vaginal pelo contato com as fezes contaminadas. O corrimento é sanguinolento e associado a prurido. O diagnóstico é feito através de cultura, e o tratamento pelo uso de trimetoprima/sulfametoxazol.

Os *Streptococcus* beta-hemolíticos do grupo A são responsáveis por cerca de 10% das vulvovaginites na infância. Ocorre mais frequentemente pela autoinoculação a partir das vias aéreas, após infecções respiratórias. A apresentação clínica mais comum é o corrimento claro em quantidade moderada, que pode ser sanguinolento e acompanhado por hiperemia vulvar, prurido e dor local. O diagnóstico deve ser confirmado por meios de cultura específicos, e o tratamento deve ser feito com antibióticos sistêmicos, como penicilinas, cefalosporinas e eritromicina.

É importante lembrar que o corrimento genital fisiológico é muito frequente e ocorre devido à ação dos estrogênios maternos em bebês, assim como no início da puberdade. Caracteriza-se por uma secreção inodora, leitosa ou transparente, não pruriginosa e não infecciosa. A abordagem deve incluir a tranquilização da família quanto à normalidade do quadro.

Em casos de corpo estranho na vagina, o tratamento consiste em remover o mesmo e realizar antibioticoterapia sistêmica; deve ser descartada a hipótese de corpo estranho, se houver corrimento profuso com odor fétido e purulento.

FIGURA 6.3

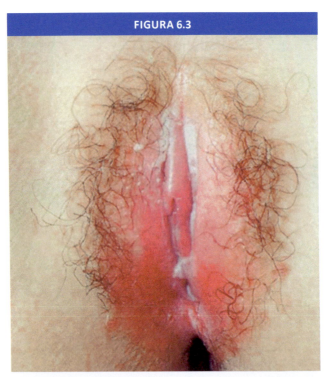

Quadro de vulvovaginite por *Candida* em criança em início da puberdade. Observam-se hiperemia local e secreção esbranquiçada de aspecto grumoso.
Fonte: acervo das Dras. Fernanda de Araújo Cardoso, Adriana Bittencourt Campaner, Flávia Salomão D'Ávila e Angélica Sales Barcelos.

FIGURA 6.4

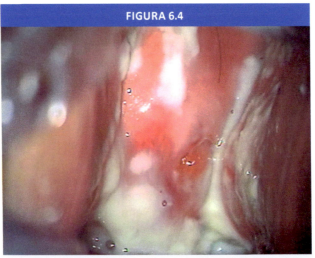

Quadro de vulvovaginite por *Candida* em adolescente. Observa-se secreção esbranquiçada de aspecto grumoso.
Fonte: acervo da Dra. Ana Carolina Sica.

◆ Úlcera de Lipschütz

Patologia rara na criança, acometendo mais pacientes adolescentes e jovens. É caracterizada pelo aparecimento súbito de úlcera(s) dolorosa(s), única ou múltiplas e profundas com bordo violáceo de etiologia desconhecida, apesar de alguns estudos relacionarem-na com a primoinfecção pelo vírus Epstein-Barr. As lesões genitais são geralmente necróticas, profundas e dolorosas, acompanhadas de edema, hiperemia vulvar e linfadenopatia inguinal (Figuras 6.5 a 6.9). É um diagnóstico diferencial e manifesta-se após síndrome febril ou uso de antibióticos e anti-inflamatórios. O tratamento é sintomático para controle da dor e higiene correta, e na maioria dos casos a resolução é espontânea em até 15 dias. Pode ser empregado o corticosteroide tópico ou sistêmico.

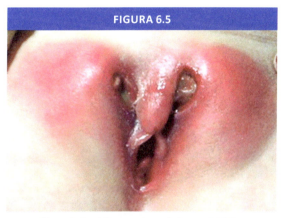

FIGURA 6.5

Úlcera de Lipschütz em criança de 2 anos de idade.
Fonte: acervo das Dras. Fernanda de Araújo Cardoso, Adriana Bittencourt Campaner, Flávia Salomão D'Ávila e Angélica Sales Barcelos.

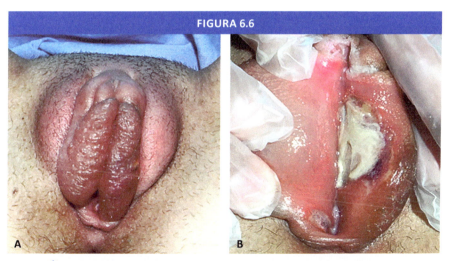

FIGURA 6.6

Úlcera de Lipschütz em adolescente. Note edema importante de lábios e úlceras em face interna dos lábios menores.
Fonte: acervo das Dras. Fernanda de Araújo Cardoso, Adriana Bittencourt Campaner, Flávia Salomão D'Ávila e Angélica Sales Barcelos.

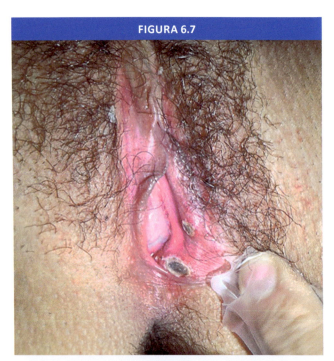

Úlceras de Lipschütz em adolescente. Note duas úlceras de diferentes tamanhos em face interna de lábio menor esquerdo.
Fonte: acervo das Dras. Fernanda de Araújo Cardoso, Adriana Bittencourt Campaner, Flávia Salomão D'Ávila e Angélica Sales Barcelos.

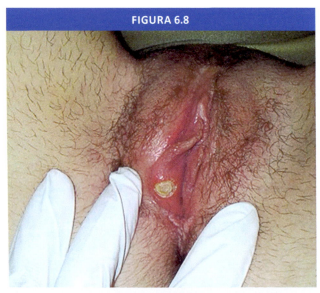

Úlcera genital profunda decorrente de Lipschütz em adolescente.
Fonte: acervo das Dras. Fernanda de Araújo Cardoso, Adriana Bittencourt Campaner, Flávia Salomão D'Ávila e Angélica Sales Barcelos.

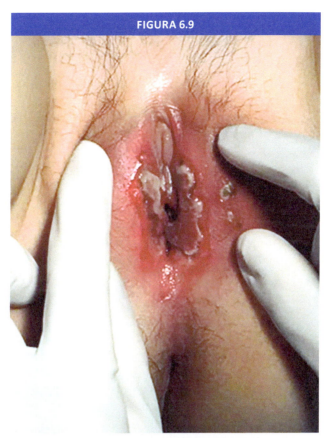

Adolescente com múltiplas úlceras (Lipschütz).
Fonte: acervo da Dra Lívia Custódio Pereira.

♦ **Doença de Behçet**

Vasculite sistêmica de provável etiologia autoimune, rara na infância e caracterizada principalmente por úlceras orais e vulvares dolorosas e recidivantes. Os critérios diagnósticos, segundo Barnes e Yazici em revisão de 1999, são utilizados para confirmação da doença. Os critérios maiores incluem: úlceras orais e genitais, lesões oculares, lesões cutâneas e teste da patergia. Os critérios menores compreendem: artrite, lesões cardiovasculares, tromboflebite, alterações neurológicas, lesões gastrintestinais e histórico familiar. Para o diagnóstico, são necessários três critérios maiores, ou dois critérios maiores e dois menores. Em 1990, o *International Study Group for Behçet's Disease* (ISGBD) uniformizou os critérios diagnósticos, propondo que ulcerações orais recorrentes devem estar presentes (Figura 6.10), associadas a quaisquer dois destes quatro critérios: ulceração genital recorrente; lesões oculares; lesões cutâneas e teste de patergia positivo. As úlceras genitais geralmente aparecem no início da puberdade e são encontradas na vulva e na vagina (Figuras 6.11 a 6.13). São rasas, geralmente maiores de 1 cm e dolorosas. O tratamento pode ser realizado com corticosteroides tópicos ou sistêmicos.

FIGURA 6.10

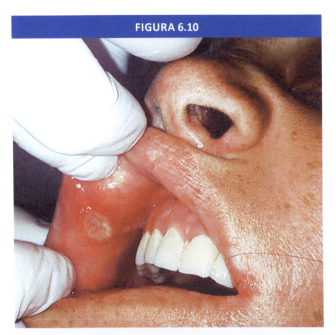

Úlcera oral na paciente com doença de Behçet da Figura 6.11.
Fonte: acervo da Dra. Lailca Quirino.

FIGURA 6.11

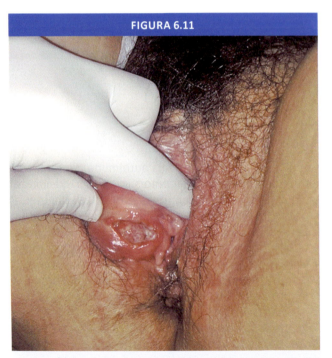

Úlcera vulvar profunda em paciente adolescente com doença de Behçet.
Fonte: acervo da Dra. Lailca Quirino.

FIGURA 6.12

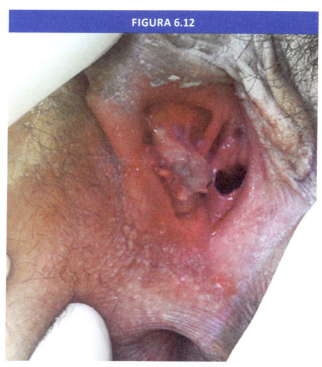

Úlcera vulvar profunda à direita em paciente de 16 anos com doença de Behçet.
Fonte: acervo da Dra Lívia Custódio Pereira.

FIGURA 6.13

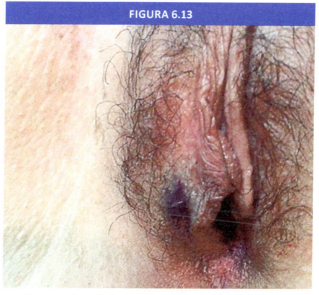

Mesma paciente da Figura 6.12. Note área arroxeada em lábio à direita (vasculite) antes do desenvolvimento da úlcera.
Fonte: acervo da Dra Lívia Custódio Pereira.

♦ Sinéquia de pequenos lábios

Fusão total ou parcial dos pequenos lábios na linha média. Ocorre em 0,6 a 3% das meninas entre 6 meses e 7 anos de idade. A etiologia pode estar relacionada ao hipoestrogenismo associado a reação inflamatória local, geralmente causada por vulvovaginites, má higiene e infecção urinária de repetição. O diagnóstico é clínico e o diagnóstico diferencial inclui hímen imperfurado e genitália ambígua (Figuras 6.14 e 6.15). O tratamento pode ser expectante, aguardando-se até o início da puberdade, desde que a sinéquia seja parcial. Pode-se utilizar também estrogênio conjugado tópico com aplicação cuidadosa com cotonete na linha de fusão por até 45 dias; muitas vezes a sinéquia se desfaz com a aplicação da medicação. O tratamento cirúrgico só será indicado em casos de retenção urinária aguda ou de aderências muito densas que não respondem ao tratamento tópico.

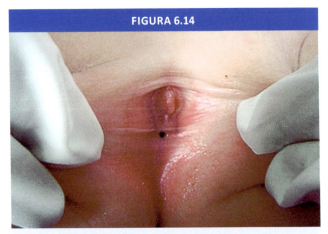

FIGURA 6.14

Sinéquia de pequenos lábios em criança de 3 anos de idade.
Fonte: acervo das Dras. Fernanda de Araújo Cardoso, Adriana Bittencourt Campaner, Flávia Salomão D'Ávila e Angélica Sales Barcelos.

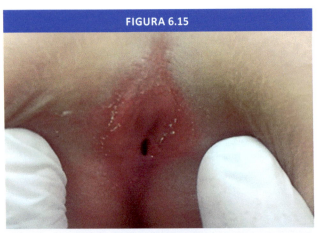

FIGURA 6.15

Coalescência de terço inferior de lábios menores em criança de 6 anos de idade.
Fonte: acervo da Dra. Julisa C. L. Ribalta.

♦ Líquen escleroso vulvar

Dermatose vulvar de causa desconhecida, mas provavelmente multifatorial. Fatores genéticos, assim como hormonais, inflamatórios e autoimunes têm sido implicados em sua etiologia. Ocorre nos extremos de idade, sendo 5 a 15% dos casos na infância, o que demonstra uma provável associação ao hipoestrogenismo. O início dos sintomas ocorre entre 2 e 5 anos de idade, apresentando-se mais frequentemente como uma área esbranquiçada ou rosada, uniforme e bem delimitada nos grandes ou pequenos lábios e no vestíbulo vulvar e na região perianal. As lesões costumam ocorrer bilateralmente e simetricamente, sendo pruriginosas e provocando frequentemente coçadura local e infecções (Figuras 6.16 a 6.20). Podem ocorrer dor local, queimação, ardor, disúria e sinéquias.

O diagnóstico é clínico e a biópsia não é recomendada na infância. O diagnóstico diferencial inclui vulvovaginites, vitiligo, psoríase, eczemas, dermatites de contato, traumas e doenças sistêmicas (p. ex., *Stevens-Johnson*). O tratamento é realizado com corticosteroides tópicos em fases de ataque e manutenção. Em crianças, a maioria dos casos regride espontaneamente ou apresenta importante melhora na puberdade. Outras opções de tratamento ainda em estudo são retinoides tópicos, progesterona, testosterona e imunossupressores tópicos como tacrolimo e pimecrolimo.

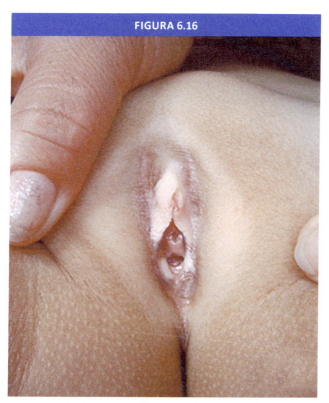

FIGURA 6.16

Lesão hipocrômica inicial vulvar em clitóris e introito de criança, característica de líquen escleroso.
Fonte: acervo das Dras. Fernanda de Araújo Cardoso, Adriana Bittencourt Campaner, Flávia Salomão D'Ávila e Angélica Sales Barcelos.

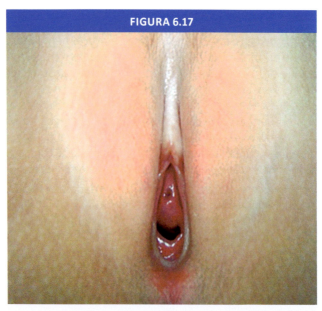

FIGURA 6.17

Lesão hipocrômica inicial vulvar em clitóris de criança, característica de líquen escleroso.
Fonte: acervo das Dras. Fernanda de Araújo Cardoso, Adriana Bittencourt Campaner, Flávia Salomão D'Ávila e Angélica Sales Barcelos.

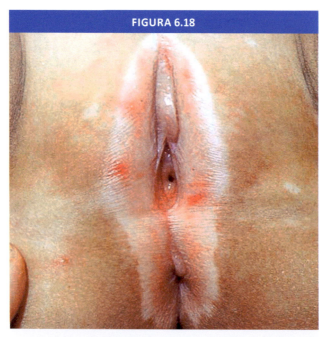

FIGURA 6.18

Lesão hipocrômica bilateral vulvar, que se estende até região perianal (forma de "8"), característica de líquen escleroso.
Fonte: acervo das Dras. Fernanda de Araújo Cardoso, Adriana Bittencourt Campaner, Flávia Salomão D'Ávila e Angélica Sales Barcelos.

FIGURA 6.19

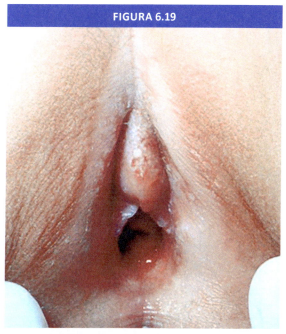

Lesão hipocrômica bilateral vulvar em criança, característica de líquen escleroso.
Fonte: acervo das Dras. Fernanda de Araújo Cardoso, Adriana Bittencourt Campaner, Flávia Salomão D'Ávila e Angélica Sales Barcelos.

FIGURA 6.20

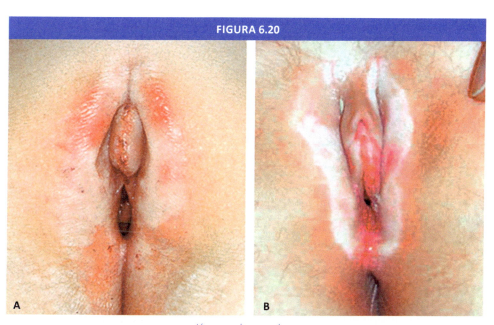

Líquen escleroso vulvar.
Fonte: acervo das Dras. Fernanda de Araújo Cardoso, Adriana Bittencourt Campaner, Flávia Salomão D'Ávila e Angélica Sales Barcelos.

♦ Condiloma acuminado

A condilomatose vulvar é causada pelo papilomavírus humano (HPV), sendo os tipos 6 e 11 mais frequentemente associados às verrugas genitais. Em crianças, outros tipos podem estar relacionados, como os tipos 2 e 4. As principais vias de aquisição do HPV em crianças incluiriam: transmissão vertical de mãe com lesões clínicas e/ou subclínicas (deve ser considerada em crianças até 3 anos de idade), autoinoculação de verrugas presentes em outras partes do corpo, heteroinoculação de verrugas de "cuidadores", contaminação por fômites e abuso sexual, que deve sempre ser descartado.

A apresentação clínica são verrugas na região genital, principalmente na região perianal (Figuras 6.21 a 6.27). Podem ser encontradas lesões periuretrais, himenais e em fúrcula vaginal com forma irregular ou como múltiplas pequenas pápulas, estendendo-se até grandes e pequenos lábios. São frequentemente acompanhadas de dor e prurido, além de escoriações e sangramento pelo ato de coçar. O diagnóstico é clínico e a biópsia na infância deve ser realizada apenas em casos selecionados.

Na maioria das crianças, as lesões desencadeadas pelo HPV podem sofrer regressão espontânea e, assim, o acompanhamento exclusivo poderia representar opção aceitável; 30% dos condilomas regrediriam em seis meses, 2/3 em dois anos e 3/4 em três anos. Entretanto, as lesões podem persistir por longo tempo e serem transmitidas para outras partes do corpo, para outras pessoas, além do risco de infecção secundária, sangramento e prurido. Por esses motivos, preconiza-se o tratamento imediato. O uso do ácido tricloroacético na infância deve ser evitado, por causar dor e cicatrizes com frequência. Recomenda-se o uso semanal da podofilina a 25% em vaselina sólida ou semissólida, em que o médico aplica sobre as lesões com posterior lavagem após 3 a 4 h. Pode-se optar

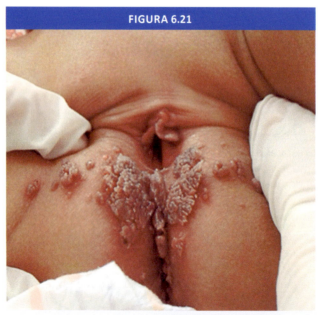

Condiloma acuminado em criança de 2 anos de idade.
Fonte: acervo das Dras. Fernanda de Araújo Cardoso, Adriana Bittencourt Campaner, Flávia Salomão D'Ávila e Angélica Sales Barcelos.

FIGURA 6.22

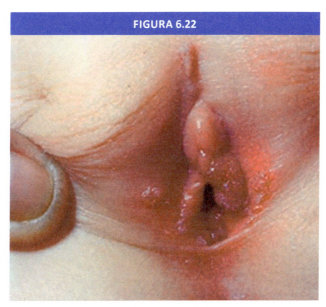

Lesões verrucosas em vulva de criança, características de condiloma acuminado.
Fonte: acervo das Dras. Fernanda de Araújo Cardoso, Adriana Bittencourt Campaner, Flávia Salomão D'Ávila e Angélica Sales Barcelos.

FIGURA 6.23

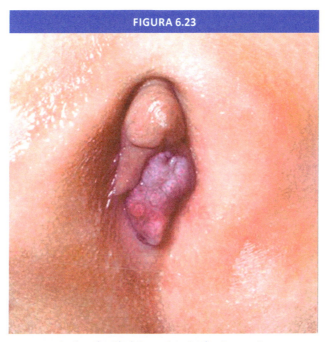

Lesão polipoide única em introito de criança, cuja histologia relevou condiloma.
Fonte: acervo das Dras. Fernanda de Araújo Cardoso, Adriana Bittencourt Campaner, Flávia Salomão D'Ávila e Angélica Sales Barcelos.

FIGURA 6.24

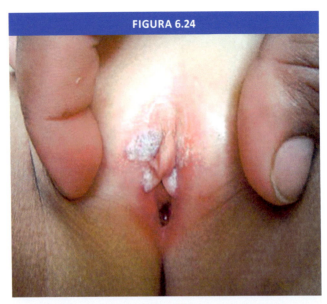

Lesões verrucosas em clitóris e lábios menores de criança, características de condiloma.
Fonte: acervo das Dras. Fernanda de Araújo Cardoso, Adriana Bittencourt Campaner, Flávia Salomão D'Ávila e Angélica Sales Barcelos.

FIGURA 6.25

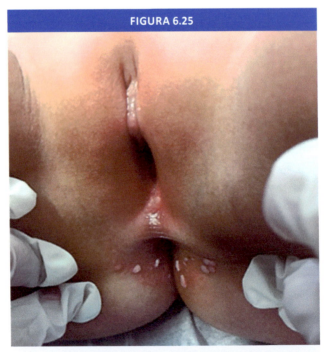

Lesões condilomatosas em região perianal de criança.
Fonte: acervo das Dras. Fernanda de Araújo Cardoso, Adriana Bittencourt Campaner, Flávia Salomão D'Ávila e Angélica Sales Barcelos.

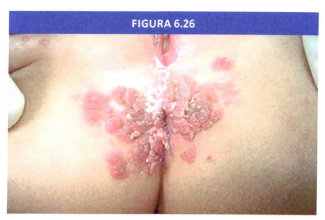

Criança com múltiplas lesões condilomatosas em região perianal.
Fonte: acervo das Dras. Fernanda de Araújo Cardoso, Adriana Bittencourt Campaner, Flávia Salomão D'Ávila e Angélica Sales Barcelos.

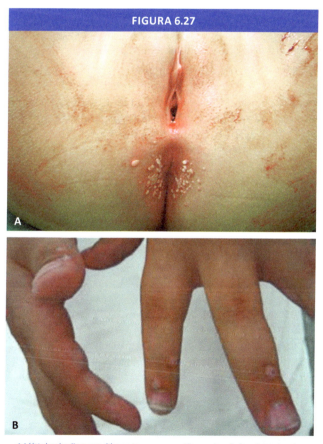

Múltiplas lesões condilomatosas em região perianal de criança, cuja provável origem foram as lesões verrucosas nas mãos.
Fonte: acervo das Dras. Fernanda de Araújo Cardoso, Adriana Bittencourt Campaner, Flávia Salomão D'Ávila e Angélica Sales Barcelos.

também pela cauterização das lesões após anestesia em centro cirúrgico. A utilização de imiquimode em crianças ainda não é preconizada pela Food and Drug Administration, no entanto existem diversos estudos descritos na literatura relatando grande eficácia, sem a ocorrência de efeitos colaterais significativos, sejam locais ou sistêmicos. A aplicação em crianças é realizada como em adultas: uso do conteúdo de 1/2 ou um sachê em cada aplicação, três vezes por semana (2ª, 4ª, 6ª feira), ao deitar, com limpeza local com água e sabonete pela manhã. As reações cutâneas locais são frequentes, porém, na maioria das vezes são leves ou moderadas. O eritema não é condição imprescindível para que desapareçam as verrugas, porém quando ocorre significa que houve resposta imunológica induzida pelo imiquimode. O emprego da podofilotoxina também é opção aceitável. Por poder causar vergonha, angústia e medo, tanto na criança quanto na família, a abordagem multidisciplinar associada ao tratamento é fundamental.

◆ Hemangioma vulvar

Tumor vascular benigno mais comum da infância. Acomete mais meninas, recém-nascidas prematuras e de baixo peso e naquelas em que a mãe foi submetida a procedimento invasivo na gravidez, como biópsia do vilo ou amniocentese. Raramente acomete a região genital, sendo mais comum em face, couro cabeludo e no tronco. A maioria das lesões são únicas e superficiais, avermelhadas e sobrelevadas.

Esse tumor tem crescimento rápido em área e volume, especialmente no primeiro ano de vida. A partir desse período, começa uma involução lenta, desaparecendo por completo até os 12 anos de idade. Devido a essa característica evolução, os hemangiomas podem ser observados, não necessitando de cirurgia ou medicamentos. Porém, principalmente na região genital, podem apresentar complicações como a ulceração, que, além da dor, pode provocar sangramento e infecções secundárias. Os exames de imagem são indicados, quando há lesões múltiplas de hemangioma, sendo necessário avaliar os órgãos internos (principalmente o fígado).

O tratamento deve ser realizado, quando a lesão tem um volume maior com risco de hemorragia, quando há necessidade de realizar alguma desobstrução de estruturas vitais ou para prevenir desconfigurações estéticas permanentes. Casos graves podem requerer ligadura cirúrgica dos vasos, exérese cirúrgica ou *laser*.

◆ Prolapso de uretra

Caracteriza-se pela eversão parcial ou total da mucosa uretral no meato vaginal externo, apresentando-se como massa vermelha ou arroxeada de aparência carnosa, friável e edemaciada. Ocorre mais frequentemente em crianças negras e menores de 10 anos de idade, com média de 4 anos de idade. Os fatores predisponentes são o hipoestrogenismo e a pouca aderência dessa mucosa ao tecido adjacente, agravados pela retenção urinária e episódios de aumento da pressão abdominal (tosse e obstipação crônicas). O defeito anatômico é a separação das camadas longitudinal (interna) e circular oblíqua (externa) do músculo liso periuretral.

Apresenta-se clinicamente com sangramento genital, mas pode ser assintomático; ao exame, visualiza-se massa vermelha ou arroxeada de 1 a 2 cm exteriorizando-se (Figuras 6.28 e 6.29). O diagnóstico é clínico e dentre os diagnósticos diferenciais podem ser incluídos sarcoma botrioide, condiloma acuminado e carúnculas uretrais.

FIGURA 6.28

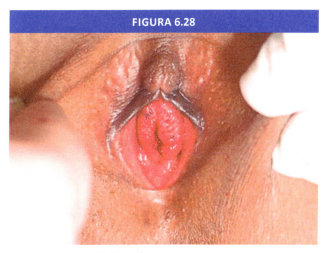

Prolapso de uretra em criança.
Fonte: acervo das Dras. Fernanda de Araújo Cardoso, Adriana Bittencourt Campaner, Flávia Salomão D'Ávila e Angélica Sales Barcelos.

FIGURA 6.29

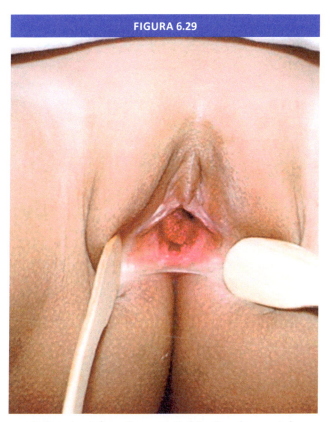

Lesão periuretral em criança, característica de prolapso uretral.
Fonte: acervo das Dras. Fernanda de Araújo Cardoso, Adriana Bittencourt Campaner, Flávia Salomão D'Ávila e Angélica Sales Barcelos.

O tratamento consiste em resolver os possíveis fatores de aumento de pressão abdominal, associados ao uso de estrogênios tópicos e banhos de assento com soluções anti-inflamatórias. A ressecção cirúrgica pode ser necessária em casos refratários ao tratamento tópico e em crianças que apresentam retenção urinária devido à intensa irritação e ao edema da mucosa uretral.

♦ Molusco contagioso

Infecção viral causada por poxvírus, que é transmitido pelo contato direto com a pele infectada ou por meio de autoinoculação por arranhadura, sendo as piscinas um importante ambiente de transmissão na infância. Crianças em faixa etária escolar com eczema e imunossuprimidas são as mais acometidas. Após tempo de incubação que varia de 15 a 50 dias, aparecem lesões como pápulas brilhantes, cor da pele, umbilicadas e cupuliformes, de 1 a 2 mm de diâmetro, com edentação no centro (Figura 6.30). Em geral, é uma infecção assintomática e seu diagnóstico é clínico. O tratamento de escolha é a curetagem local das lesões. O uso de podofilina, nitrogênio líquido, ácido tricloroacético e solução de hidróxido de potássio a 5% também são aceitáveis. Apesar de *off label*, diversos estudos têm demonstrado o uso do imiquimode no tratamento do molusco contagioso, com alta eficácia e com a vantagem de ser indolor e de fácil utilização. As recorrências são frequentes.

♦ Outras doenças/lesões vulvares na infância

Podem-se citar outras lesões vulvares frequentes na infância, dentre elas a psoríase vulvar, o pólipo himenal (Figura 6.31), a carúncula uretral, o herpes-vírus genital, os traumas vulvares (Figura 6.32), geralmente decorrentes de queda a cavaleiro, os nevos e os acrocórdons.

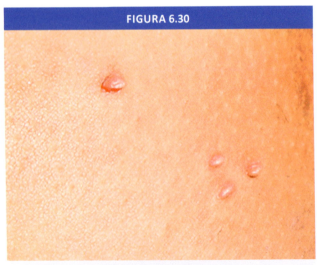

Lesões umbilicadas e circulares em coxa, sugestivas de molusco contagioso.
Fonte: acervo dos Drs. Fernanda de Araújo Cardoso, Adriana Bittencourt Campaner, Flávia Salomão D'Ávila e Angélica Sales Barcelos.

FIGURA 6.31

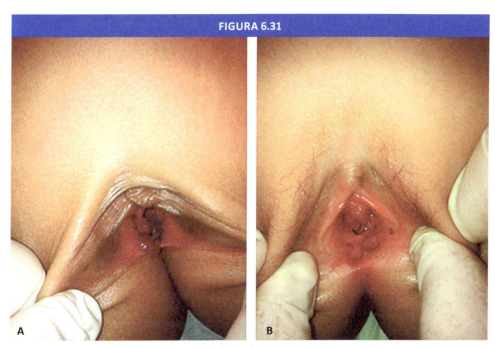

Pólipo himenal em criança.
Fonte: acervo das Dras. Fernanda de Araújo Cardoso, Adriana Bittencourt Campaner, Flávia Salomão D'Ávila e Angélica Sales Barcelos.

FIGURA 6.32

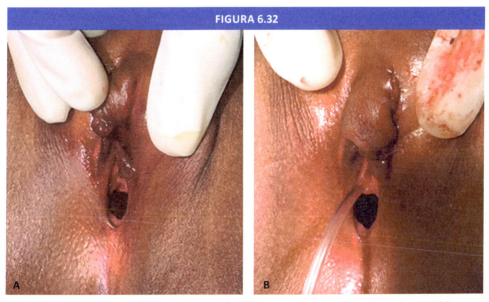

Trauma vulvar por queda a cavaleiro antes e depois da sutura (região lateral ao clitóris, à esquerda).
Fonte: acervo das Dras. Fernanda de Araújo Cardoso, Adriana Bittencourt Campaner, Flávia Salomão D'Ávila e Angélica Sales Barcelos.

♦ Bibliografia

Albuquerque PR et al. Doença de Behçet na infância. Jornal de Pediatria. 2002; 78(2).

Aldrighi JM, Campaner AB. Ginecologia e Obstetrícia da Infância à Adolescência. Atheneu; 2016. p. 77-96.

Cabral ZAF. Manual de Ginecologia Infanto Juvenil. São Paulo: Federação Brasileira das Associações de Ginecologia e Obstetrícia (FEBRASGO); 2014.

Campaner AB, Santos RE, Galvão MA, Beznos GW, Aoki T. Effectiveness of imiquimod 5% cream for treatment of extensive anogenital warts in a seven-year-old child. Pediatr Infect Dis J. 2007; 26(3):265-6.

Eyk NV, Giesbrecht LE, Jamieson MA, Kives S, Morris M, Ornstein M et al. Pediatric vulvovaginal disorders: a diagnostic approach and review of the literature. Journal of Obstetrics and Gynaecology. 2009; 31(9):850-62.

FEBRASGO. Manual de Orientação – Trato Genital Inferior 2010. Capítulo 7 – Vulvovaginites na infância. São Paulo: FEBRASGO; 2010.

Felix NS et al. Pre-puberty urethral prolapse: case report. Rev. Ped. SOPERJ. 2017; 17(2):36-40.

Lang ME et al. Vaginal bleeding in the prepubertal child. CMAJ. 2005; 172(10):1289-90.

Rosman IS, Berk DR, Bayliss SJ, White AJ, Merritt DF. Acute genital ulcers in nonsexually active young girls: case series, review of the literature, and evaluation and management recommendations. Pediatric Dermatology. 2012; 29(2):147-53.

Skowron C, Raoulx M, Skowron F. Topical imiquimod for the treatment of anogenital warts in an infant. Ann Dermatol Venereol. 2010; 137(10):622-5.

Vieira-Baptista P et al. Vulvar lichen sclerosus in children: a diagnosis to be kept in mind. Acta Pediatr Port. 2014; 45:138-45.

Yamashita GA, Saramacho JF, Campaner AB, Aoki T. Aspectos etiológicos das vulvovaginites na infância. Arq Med Hosp Fac Cienc Med Santa Casa São Paulo. 2008; 53(2):77-80.

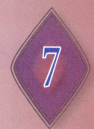

Líquen Escleroso

Marcia Fuzaro Terra Cardial
Maria Ascension Pallares Varela de Almeida

♦ Introdução

O líquen escleroso vulvar (LEV) é uma doença inflamatória crônica da pele de provável origem autoimune que acomete toda a região anogenital, causando prurido intenso, erosão, ulceração, aspecto esbranquiçado da pele, atrofia e estenose. É responsável por mudanças do aspecto anatômico genital e pode causar dor vulvar (vulvodínia) e dificuldade para urinar e evacuar.

♦ Epidemiologia

Trata-se de afecção pouco frequente, cujas estimativas variam entre 1:300 e 1:1.000, mas a prevalência exata é ainda desconhecida, devido ao fato das pacientes, além de se apresentarem em diferentes departamentos, como na dermatologia, ginecologia, urologia, geriatria e pediatria, não relatarem os sintomas por constrangimento ou porque 9 a 15% são assintomáticas. Pode ocorrer pela primeira vez em qualquer idade, havendo um aparecimento bimodal típico em crianças pré-púberes e em mulheres na pós-menopausa. Na infância, há grande tendência de remissão espontânea e metade dos casos regridem logo após a menarca, porém, mesmo com a resolução, as alterações anatômicas podem persistir.

O primeiro relato clínico se deve a François Henri Hallopeau em 1887, e as alterações histopatológicas foram publicadas em 1892 por Ferdinand Jean Darier. Vários autores, por meio de relatos de caso, elucidaram as características clínicas da moléstia, contribuindo com uma coleção de termos como: *liquen albus*, craurose vulvar, distrofia vulvar, doença da mancha branca e leucoplasia. Atualmente o termo líquen escleroso vulvar, proposto pela Internacional Society for the Study of Vulvar Disease, é o mais utilizado e histologicamente é enquadrado como uma dermatose vulvar de padrão liquenoide.

♦ Etiopatogenia

A etiologia exata do LEV não é conhecida, mas várias teorias foram postuladas. Presumivelmente, existe uma predisposição genética. Aproximadamente 10% dos pacientes com LEV têm parentes com a mesma doença e taxas mais altas foram relatadas entre gêmeos, sendo encontrada uma associação significativa com o antígeno leucocitário humano DQ7 da classe II, sugerindo origem genética. Alterações imunológicas no nível das células T e B foram descritas. Assim, um fenótipo autoimune foi observado no caso do LEV envolvendo níveis aumentados de citocinas específicas de Th1, infiltração densa de células T e expressão melhorada de BIC/miR-155, bem como autoanticorpos contra a proteína da matriz extracelular 1 e antígeno BP180 (e5-e7). A relevância patogenética dessas observações não é clara. Danos oxidativos no ácido desoxirribonucleico (DNA) e mutações no *TP53* (gene supressor de tumor) também foram descritos. Há evidências de que a epigenética é relevante na patogênese de doenças autoimunes, como LEV e carcinoma de células escamosas cutâneo.

A causa imune é a mais aceita pela eventual associação a outras doenças autoimunes como: alopecia areata, vitiligo (Figuras 7.1 a 7.4), doenças da tireoide, *diabetes mellitus* tipo 1, anemia perniciosa, polimialgia reumática, cirrose biliar primária, lúpus eritematoso sistêmico e acloridria.

Não há indicação convincente de um gatilho infeccioso do LEV. Não existe, em particular, indicação de associação de infecções por *Borrelia burgdorferi* ou papilomavírus humano (HPV) com LEV. Esporadicamente, existem relatos de hepatite C ou infecções locais (vulvite/uretrite) que podem ser patogeneticamente relevantes.

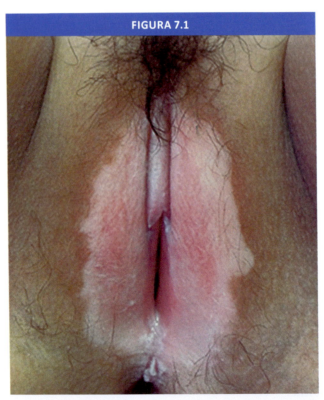

FIGURA 7.1

Associação de líquen escleroso e vitiligo em menina de 13 anos de idade.
Fonte: acervo das Dras. Marcia Fuzaro Terra Cardial e Maria Ascension Pallares Varela de Almeida.

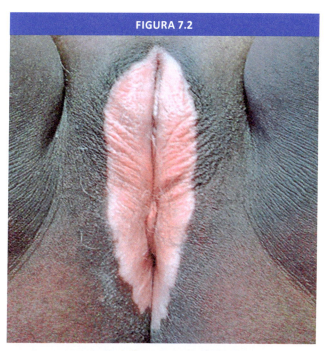

FIGURA 7.2

Associação de líquen escleroso com vitiligo.
Fonte: acervo das Dras. Marcia Fuzaro Terra Cardial e
Maria Ascension Pallares Varela de Almeida.

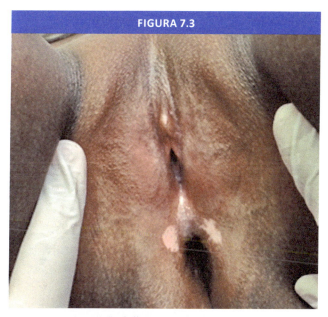

FIGURA 7.3

Associação de líquen escleroso com vitiligo.
Note a importante atrofia dos pequenos lábios.
Fonte: acervo das Dras. Marcia Fuzaro Terra Cardial e
Maria Ascension Pallares Varela de Almeida.

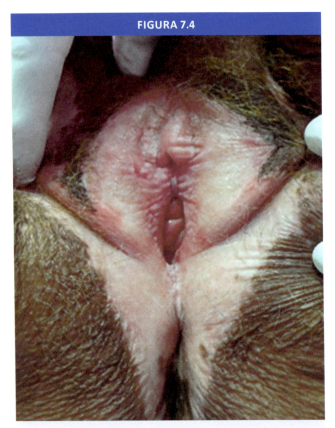

Associação de liquen escleroso com vitiligo.
Fonte: acervo das Dras. Marcia Fuzaro Terra Cardial e Maria Ascension Pallares Varela de Almeida.

Incidências mais elevadas de LEV em mulheres na pós-menopausa e meninas pre-púberes com baixo nível de estrogênio sugerem influência hormonal, mas oefeito protetor do estrogênio não foi demonstrado. A expressão do receptor de androgênio mostrou estar diminuído em um subconjunto de mulheres com LEV. Fibroblastos sensíveis a androgênios na pele vulvar são responsáveis pela esclerose. Na menarca, há aumento do metabolismo da testosterona na pele genital, que pode ser responsável pela melhora espontânea do LEV na infância.

Supõe-se que traumas tenham um papel significativo como gatilho no desenvolvimento do LEV, como arranhões, fricção (p. ex., causados por roupas apertadas), oclusão, procedimentos cirúrgicos ou abuso sexual durante a infância e podem também causar o fenômeno de Koebner. O estresse oxidativo também pode ser responsável pela esclerose, autoimunidade e carcinogênese.

Muitos resultados obtidos apontam para doença autoimune induzida em pacientes geneticamente predispostas e menor impacto dos fatores hormonais. Infecções anteriores podem desempenhar um papel provocador. Trauma e ambiente oclusivo úmido podem atuar como fatores precipitantes.

♦ Características clínicas e sintomas

O diagnóstico geralmente é clínico, e a biópsia é reservada para casos clinicamente inconclusivos, falha terapêutica ou suspeita de câncer. Os achados microscópicos característicos incluem epiderme atrófica, normal ou até hipertrófica com graus variados de hiperqueratose com tamponamento folicular, degeneração hidrópica da camada basal, melanócitos diminuídos, hialinização da derme papilar constituída por edema, homogeneização das fibras colágenas e desaparecimento das fibras elásticas, e uma banda de infiltrado inflamatório (linfocítico) logo abaixo da derme papilar.

O LEV geralmente começa em torno do capuz do clitóris como um eritema bem demarcado, progredindo para os pequenos lábios, vestíbulo e regiões perineal e perianal. As lesões típicas são pápulas branco-nacaradas, que podem agrupar-se, conferindo um aspecto *cellophane like* na pele vulvar, e característica distribuição em "imagem em oito" (Figuras 7.5 a 7.10).

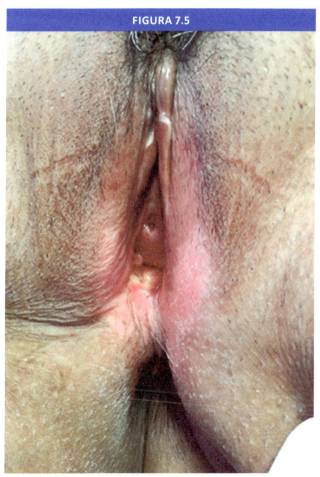

FIGURA 7.5

Associação de líquen escleroso com vitiligo.
Fonte: acervo das Dras. Marcia Fuzaro Terra Cardial e Maria Ascension Pallares Varela de Almeida.

FIGURA 7.6

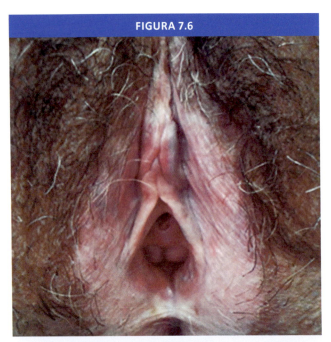

Líquen escleroso em fase inicial, com eritema e hipocromia em vulva e períneo e discreta atrofia dos pequenos lábios.
Fonte: acervo das Dras. Marcia Fuzaro Terra Cardial e Maria Ascension Pallares Varela de Almeida.

FIGURA 7.7

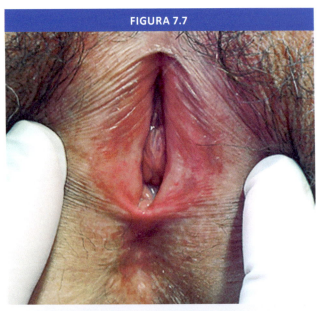

Líquen escleroso com eritema vestibular e hipocromia em vulva e períneo. Atrofia dos pequenos lábios.
Fonte: acervo das Dras. Marcia Fuzaro Terra Cardial e Maria Ascension Pallares Varela de Almeida.

FIGURA 7.8

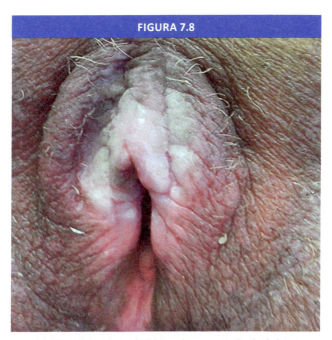

Líquen escleroso com placa hipocrômica na região do clitóris.
Fonte: acervo das Dras. Marcia Fuzaro Terra Cardial e
Maria Ascension Pallares Varela de Almeida.

FIGURA 7.9

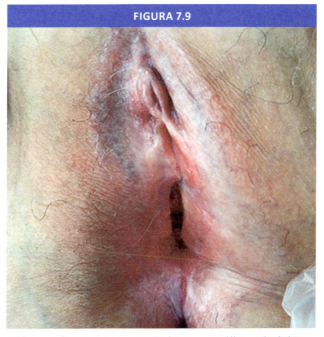

Líquen escleroso com apagamento dos pequenos lábios e do clitóris.
Fonte: acervo das Dras. Marcia Fuzaro Terra Cardial e
Maria Ascension Pallares Varela de Almeida.

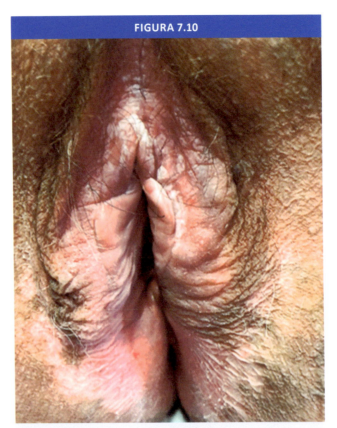

Líquen escleroso com apagamento dos pequenos lábios.
Fonte: acervo das Dras. Marcia Fuzaro Terra Cardial e Maria Ascension Pallares Varela de Almeida.

A mucosa genital não é afetada, ou seja, a vagina e o colo do útero são sempre poupados. Há fragilidade da pele manifestada por erosões, fissuras, púrpura e equimoses (Figuras 7.11 a 7.13). Prurido é o principal sintoma, seguido por dor, disúria, restrição da micção e dispareunia. Pode ocorrer sangramento anal ou genital como consequência de erosões ou fissuras ou quando a inflamação é intensa o suficiente para causar a separação de uma grande área da epiderme, criando bolhas hemorrágicas. A atrofia pode levar à perda dos pequenos lábios, encarcerar o clitóris, obstruir o fluxo urinário, podendo progredir para obliteração gradual dos pequenos lábios e estenose do introito. Nas crianças, os sintomas mais comuns incluem prurido, dor durante a defecação com consequente constipação e sintomas intestinais, disúria e sangramento local. A pele pode aparecer ferida com púrpuras, equimoses e lesões hemorrágicas, podendo ser confundida com abuso sexual (Figuras 7.14 e 7.15).

A doença avançada afeta gravemente a qualidade de vida e está associada a risco aumentado de carcinoma carcinoma espinocelular de vulva (CEC) em 4 a 5% (Figura 7.16). O envolvimento extragenital é encontrado em 11 a 20% das pacientes, sendo as localizações mais frequentes: nuca, ombros, nádegas, coxas, superfícies flexoras dos punhos e em regiões traumatizadas ou submetidas à pressão contínua.

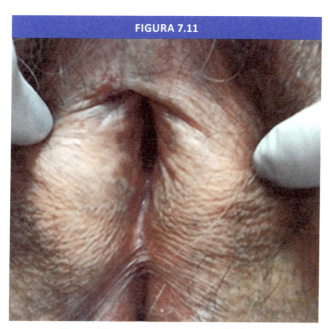

FIGURA 7.11

Líquen escleroso com encarceramento do clitóris.
Fonte: acervo das Dras. Marcia Fuzaro Terra Cardial e Maria Ascension Pallares Varela de Almeida.

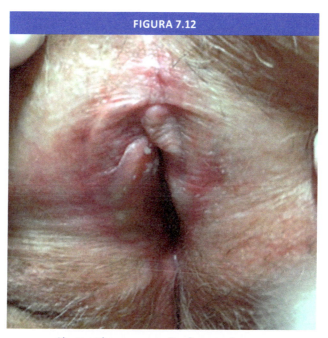

FIGURA 7.12

Líquen escleroso com erosões, fissuras, púrpura e equimoses e estenose de introito.
Fonte: acervo das Dras. Marcia Fuzaro Terra Cardial e Maria Ascension Pallares Varela de Almeida.

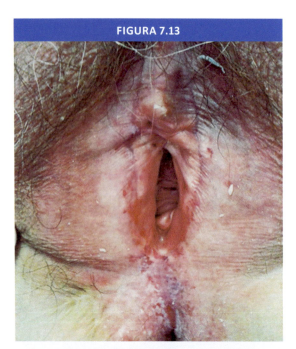

Líquen escleroso. Note as fissuras e as equimoses no períneo.
Fonte: acervo das Dras. Marcia Fuzaro Terra Cardial e
Maria Ascension Pallares Varela de Almeida.

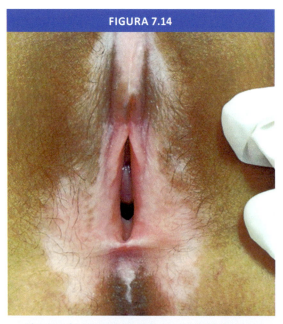

Líquen escleroso em menina de 11 anos de idade. Note hipocromia e fissuras no clitóris e na fúrcula.
Fonte: acervo das Dras. Marcia Fuzaro Terra Cardial e
Maria Ascension Pallares Varela de Almeida.

FIGURA 7.15

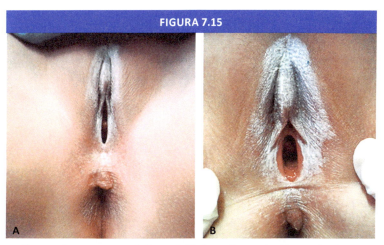

Líquen escleroso em criança de 9 anos de idade com hiperemia e hipocromia vulvar e perianal, formando a tradicional imagem em 8.
Fonte: acervo das Dras. Marcia Fuzaro Terra Cardial e Maria Ascension Pallares Varela de Almeida.

FIGURA 7.16

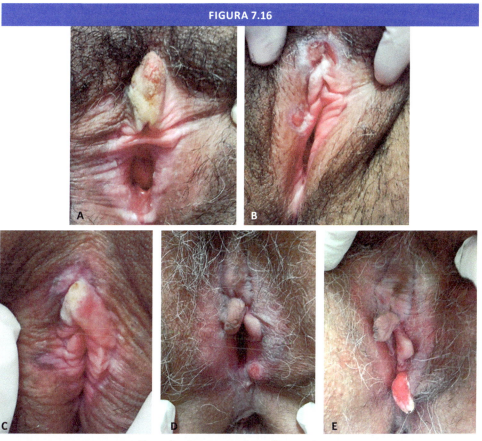

Câncer de vulva em paciente com líquen escleroso.
Fonte: acervo das Dras. Marcia Fuzaro Terra Cardial e Maria Ascension Pallares Varela de Almeida.

Líquen Escleroso — Capítulo 7

♦ Diagnóstico diferencial

Os principais diagnósticos diferenciais são: líquen plano, líquen simples crônico, vitiligo, psoríase e distúrbios imunobolhosos, como penfigoide bolhoso e neoplasia intraepitelial vulvar. Há casos em que pode ser impossível diferenciar líquen escleroso de líquen plano, seja pela clínica ou pelas características histológicas, sendo descritos como síndrome de sobreposição e muitas vezes apresentarem baixa resposta ao tratamento.

♦ Tratamento

O manejo terapêutico visa tratar os sintomas, prevenir cicatrizes, evitar a deformidade anatômica vulvar, a progressão para o carcinoma espinocelular (CEC) e melhorar a qualidade de vida das pacientes, pois não há cura definitiva para LEV.

A primeira linha de tratamento são os corticosteroides ultrapotentes na forma de pomadas: propionato de clobetasol ou de halobetasol a 0,05%, um esteroide tópico que suprime a mitose, aumenta a síntese de proteínas, diminui a inflamação e causa vasoconstrição, aplicado inicialmente 1 vez ao dia por 4 semanas ou até a melhora do quadro clínico, e a seguir, a retirada progressiva em dias alternados por mais 4 semanas e finalmente 2 vezes por semana até completar 12 semanas. O uso excessivo de corticosteroides tópicos superpotentes pode promover atrofia, telangiectasia e estrias.

Os inibidores de calcineurina (tacrolimo e pimecrolimo) podem ser alternativas na contraindicação ou na falha da terapia com corticosteroides ultrapotentes e são usados como terapia de manutenção. Outros tratamentos compreendem os retinoides tópicos e sistêmicos (tretinoína e tazaroteno), os análogos da vitamina D (calcitriol, calcipotrieno), a terapia fotodinâmica e o *laser*.

A terapia intralesional com injeção de acetonida de triancinolona ou adalimumabe diretamente nas placas hipertróficas espessadas de LEV mostrou-se benéfica para minimizar o desconforto do paciente. A cirurgia está reservada para os casos em que haja complicações secundárias como estenose, fusão de pequenos lábios e pseudocisto clitoridiano.

♦ Prognóstico

Em geral, o LEV é uma doença que transcorre ao longo da vida. O tratamento com corticosteroides tópicos potentes suprime sintomas como prurido e dor em 75 a 90% dos casos e sendo precoce e consistente a longo prazo diminui as cicatrizes e o desenvolvimento de carcinoma. Em pacientes com LEV, o risco de desenvolver CEC na área genital é ligeiramente aumentado (4 a 5%).

A qualidade de vida é afetada pelo LEV. O prurido anogenital é angustiante, e as pacientes sofrem de vergonha, quando querem falar sobre a doença ou satisfazer a coceira insaciável. Suas atividades sociais e alguns esportes (passeios a cavalo, de bicicleta) são limitados. A dor durante o coito pode afetar significativamente sua vida sexual, levando a uma restrição drástica ou a uma abstenção total do sexo. O medo de desenvolver um carcinoma pode ser amenizado por informações, tratamento adequado e acompanhamento. A detecção precoce do LEV, seguida de tratamento imediato e duradouro, bem como o apoio da paciente e a intervenção oportuna, quando houver suspeita de carcinoma, devem ser o objetivo do profissional de saúde. Independentemente da sintomatologia, deve-se realizar acompanhamento por anos, a cada 6 a 12 meses.

◆ Bibliografia

Bolognia JL, Jorizzo JL, Rapini RP et al. Dermatologia. vol.2, 2. ed. Rio de Janeiro: Elsevier; 2011. p. 1476-81.

Cardial MFT, Campaner AB, Santos AL et al. Manual de Diagnóstico e Condutas em Patologia do Trato Genital Inferior. Rio de Janeiro: Atheneu; 2018. p. 15-7.

Fistarol SK, Itin PH. Diagnosis and treatment of lichen sclerosus. Am J Clin Dermatol. 2013; (14):27-47.

Godoy CAP, Teodoro WR, Velosa APP, Garippo AL, Eher EM, Parra ER et al. Unusual remodeling of the hyalinization band in vulval lichen sclerosus by type V collagen and ECM 1 protein. Clinics. 2015; 70(5):356-62.

Guerrero A, Venkatesan A. Inflammatory vulvar dermatoses. Clinical Obstetrics and Gynecology. 2015; 58(3): 464-75.

Kirtschig G. Lichen sclerosus- presentation, diagnosis and management. Dtsch Arztebl Int. 2016; 113(19):337-43.

Lee AMBB, Bradford J, Fischer G. Long term management of adult vulvar lichen sclerosus: a prospective cohort study of 507 women. JAMA Dermatol. 2015; 151(10):1061-7.

Marfatia Y, Surani A, Baxi R. Genital lichen sclerosus et atrophicus in females: An update. Indian J Sex Transm Dis AIDS. 2019; 40(1):6-12.

Dendritos ML, Quint EH. Lichen sclerosus in children and adolescents. Current Opinion Obstet Gynecol. 2013; 25:370-4.

Moyal-Barracco M, Wendling J. Vulvar dermatosis. Best Practice & Research Clinical Obstetrics and Gynecology. 2014; (28):94658.

Nair PA. Vulvar Lichen Sclerosus et Atrophicus. J Midlife Health. 2017; 8(2):55-62.

Robboy JS. Robboy's Pathology of the Female Reproductive Tract. 2nd ed. Elsevier Health Sciences; 2009. p. 31-3.

Selk A. A survey of experts regarding the treatment of adult vulvar lichen sclerosus. J Lower Gen Tract Dis. 2015; (19):244-7. Terlou A, Sanlegoels LAM, van der Meijden WI et al. An autoimmune phenotype in vulvar lichen sclerosus and lichen planus: a th1 response and high levels of microRNA-155. Journal of Investigative Dermatology. 2012; 132(3 Pt 1):658-66.

Líquen Simples Crônico

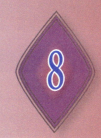

Ana Carolina Silva Chuery
Mariana Carmezin Beldi
Maricy Tacla Alves Barbosa

♦ Introdução

O líquen simples crônico é uma dermatose inflamatória crônica, também conhecida como hiperplasia de células escamosas e anteriormente denominada distrofia hiperplásica ou leucoplasia, que afeta várias regiões do corpo, incluindo a vulva. É considerado uma das causas primárias mais comuns de prurido vulvar, ocupando o segundo lugar entre as dermatoses não infecciosas, após o líquen escleroso. Inflamação eczematosa crônica que resulta em pele espessada associada a escoriações e fissuras.

Alguns dermatologistas consideram o eczema, a dermatite atópica, a neurodermite e o líquen simples crônico como uma continuação do mesmo processo de doença. Essa dermatose também é referida como uma variante crônica e localizada da dermatite atópica.

A incidência e a prevalência são desconhecidas. Estima-se que o líquen simples crônico anogenital ocorra em 5% dos adultos americanos e da Europa Ocidental. Acomete ambos os sexos, sendo mais frequente nas mulheres, das quais um terço encontra-se na pré-menopausa. Nas clínicas especializadas em atendimento de desordens vulvares, representa de 10 a 35% dos casos. É pouco frequente, mas pode ser observado em crianças.

♦ Etiopatogenia

O líquen simples crônico caracteriza-se pelo ciclo vicioso de prurido-coçadura, que leva ao ato de coçar e, consequentemente, resulta em hipertrofia e liquenificação da pele da vulva, que causa mais vontade de coçar. A pele danificada perde sua barreira protetora, tornando-a suscetível a infecções sobrepostas.

Pode ser dois tipos. No primário, o líquen simples crônico surge em pele de aparência normal e geralmente ocorre em pacientes com atopia. No secundário, o ciclo prurido-coçadura é desencadeado por alguma condição vulvar subjacente, como candidíase, líquen escleroso, líquen plano, psoríase, tínea *cruris* e neoplasias.

Muitas mulheres com líquen simples crônico têm história de atopia, como alergias, asma, eczema ou sensibilidade a joias ou outros agentes. É importante destacar, especialmente para orientação do tratamento, que, mesmo com a remoção dos fatores desencadeantes, o ciclo prurido-coçadura permanece.

♦ Quadro clínico

O sintoma clássico é o prurido vulvar marcante, frequentemente incontrolável, presente de maneira intermitente ou crônica durante semanas, meses ou anos. Geralmente surge de forma consciente, durante o dia, no entanto, algumas mulheres relatam que o prurido piora à noite, interferindo no sono ou levando ao ato de coçar sem perceber enquanto dormem.

O ato de coçar frequentemente alivia o prurido e pode ser difícil de controlar. Outros sintomas como queimação ou dor vulvares podem surgir em decorrência de alterações secundárias. Estresse, calor, sudorese, atividade física, fricção, contato com menstruação, urina, fezes e produtos para higiene vulvar podem piorar os sintomas nos dois tipos de líquen simples crônico.

Pode acometer qualquer região vulvar e perianal, mais frequentemente os grandes lábios. O líquen simples crônico não ocorre na região vaginal. Manifesta-se por placa liquenificada de coloração variável (acinzentada, avermelhada, esbranquiçada ou hipopigmentada) localizada, uni ou bilateral (Figuras 8.1 a 8.9). A liquenificação refere-se à acentuação dos sulcos cutâneos, resultantes do espessamento da epiderme e do estrato córneo. Em geral, predomina a liquenificação por fricção crônica, podendo aparecer algum grau de erosão pela escoriação, chegando a apresentar úlceras. A inflamação pode não ser clinicamente visível, com placas da cor da pele, em algumas circunstâncias, como após tratamento parcial.

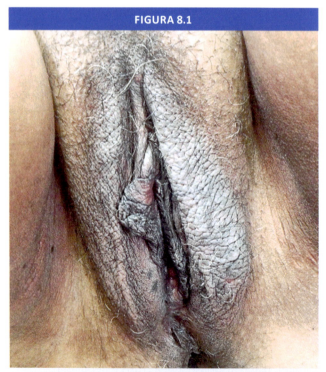

FIGURA 8.1

Líquen simples crônico. Placa liquenificada, acinzentada, ocupando quase toda a extensão do grande lábio esquerdo. Placa liquenificada de menor extensão em terço anterior do grande lábio direito.
Fonte: acervo das Dras. Ana Carolina Silva Chuery, Mariana Carmezim Beldi e Maricy Tacla Alves Barbosa.

FIGURA 8.2

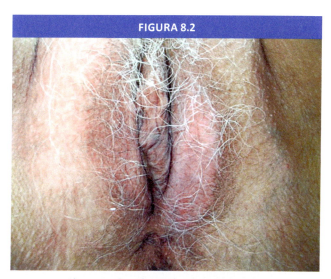

Líquen simples crônico. Placa hipopigmentada liquenificada em grande lábio esquerdo.
Fonte: acervo das Dras. Ana Carolina Silva Chuery, Mariana Carmezim Beldi e Maricy Tacla Alves Barbosa.

FIGURA 8.3

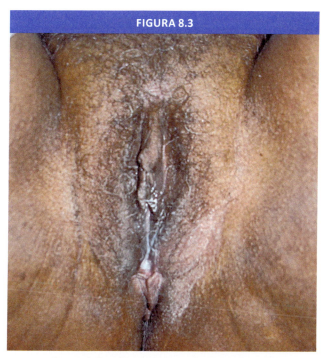

Líquen simples crônico. Placa esbranquiçada unilateral em terço posterior de face externa de grande lábio esquerdo e região perineal à esquerda.
Fonte: acervo das Dras. Ana Carolina Silva Chuery, Mariana Carmezim Beldi e Maricy Tacla Alves Barbosa.

FIGURA 8.4

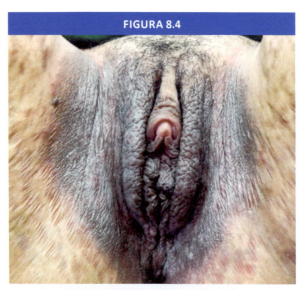

Líquen simples crônico em paciente com eczema atópico. Nota-se extensa placa eritematosa com áreas mais hiperpigmentadas. Placa liquenificada acinzentada em grandes lábios.
Fonte: acervo das Dras. Ana Carolina Silva Chuery, Mariana Carmezim Beldi e Maricy Tacla Alves Barbosa.

FIGURA 8.5

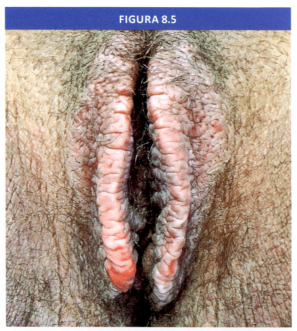

Líquen simples crônico bilateral. Extensa placa hipocrômica liquenificada ocupando toda a extensão dos grandes lábios, com áreas de fissuras e escoriações.
Fonte: acervo das Dras. Ana Carolina Silva Chuery, Mariana Carmezim Beldi e Maricy Tacla Alves Barbosa.

FIGURA 8.6

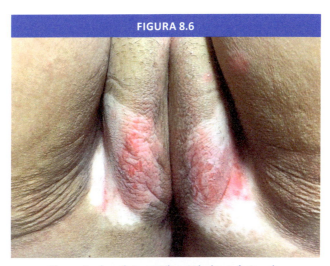

Líquen simples crônico e vitiligo. Máculas acrômicas de limites bem demarcados em grandes lábios, estendendo-se para região de sulco genitocrural, compatíveis com vitiligo. Na região dos grandes lábios, notam-se placas hipocrômicas liquenificadas com áreas de escoriações e fissuras.
Fonte: acervo das Dras. Ana Carolina Silva Chuery, Mariana Carmezim Beldi e Maricy Tacla Alves Barbosa.

FIGURA 8.7

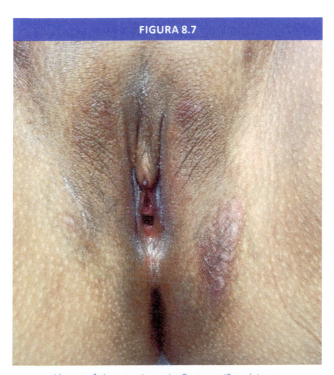

Líquen crônico em criança. Lesão em região próxima a glúteo esquerdo.
Fonte: acervo das Dras. Ascencion V. Almeida e Marcia T. Cardial.

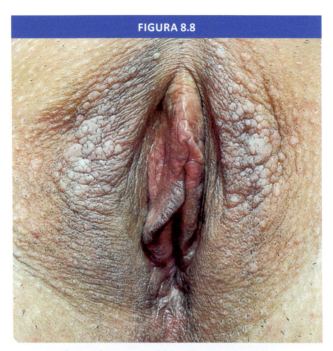

Líquen crônico. Lesões bilaterais em grandes lábios.
Fonte: acervo das Dras. Ascencion V. Almeida e Marcia T. Cardial.

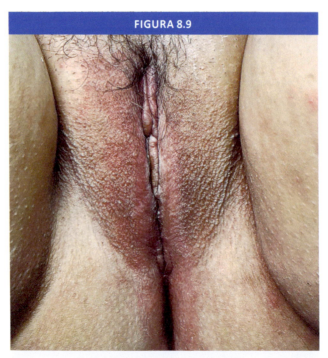

Líquen crônico bilateral em grandes lábios.
Fonte: acervo das Dras. Ascencion V. Almeida e Marcia T. Cardial.

Alterações secundárias como escoriações e fissuras decorrentes do ato de coçar (ver Figuras 8.5 e 8.6), eritema, edema e hiperpigmentação pós-inflamatória podem ocorrer. Devido à fricção pela coçadura, pode ocorrer diminuição ou perda de pelos nas áreas afetadas.

O aspecto descamativo costuma estar presente, mas a rugosidade pode estar ausente ou parcialmente oculta pelo clareamento causado pela umidade crônica. A epiderme vermelha e espessa pode ter um aspecto esbranquiçado pelo contato crônico da umidade do suor, da urina ou das secreções vaginais, fenômeno semelhante ao clareamento observado nas pontas dos dedos após nadar por um período prolongado.

◆ Diagnóstico

O diagnóstico do líquen simples crônico é clínico, com base na história clínica e no exame da vulva. A biópsia é reservada apenas para os casos em que não foi possível o diagnóstico pela inspeção visual ou se houver sinais que sugiram lesões pré-malignas ou malignas.

Na vulva, as características histopatológicas do líquen simples crônico podem ser menos pronunciadas em comparação a áreas não genitais. No exame histopatológico, observam-se hiperqueratose, hipergranulose, acantose, espongiose e infiltrado inflamatório crônico. A epiderme está acantótica, mas pode não exibir o grau de hiperplasia típica das lesões extragenitais. Alguns patologistas utilizam o termo padrão psoriasiforme ou dermatite psoriasiforme para caracterizar o padrão acantótico. A fibrose vertical do colágeno dérmico pode não estar presente na lesão vulvar. A derme mostra fibrose leve e pode ter fibroblastos proeminentes. Secundária ao ato de coçar, pode ser evidenciada erosão superficial com exocitose de células inflamatórias.

A diferenciação entre os tipos primário e secundário é difícil. Contudo, se houver suspeita de infecções fúngicas ou bacterianas associadas, a pesquisa para fungos ou realização de culturas poderão ajudar. As condições subjacentes mais frequentemente encontradas são candidíase, eczema de contato, psoríase e líquen escleroso.

O diagnóstico diferencial é feito com outras dermatoses inflamatórias vulvares, como líquen escleroso (Figuras 8.10 e 8.11), líquen plano, eczema de contato (Figura 8.12), psoríase vulvar, eczema atópico e eczema seborreico, além de candidíase vulvovaginal, herpes-vírus simples, fissuras anais, neoplasia intraepitelial de vulva (Figura 8.13) e câncer de vulva. Na suspeita de psoríase, devem-se procurar lesões sugestivas (placas e pápulas eritematosas tipicamente cobertas por escamas brancas ou prateadas) em localizações extragenitais como superfícies extensoras dos cotovelos, joelhos, couro cabeludo. No líquen escleroso, não haverá o aspecto descamativo.

◆ Tratamento

O tratamento do líquen simples crônico é difícil, devido à refratariedade dos sintomas decorrentes do ciclo prurido-coçadura. Para que o tratamento seja bem-sucedido, recomenda-se a combinação de agentes e medidas que incluem corticosteroide tópico de alta potência, proporcionar sedação noturna quando necessária, medicamentos sintomáticos para o prurido, identificação e tratamento apropriado de condições subjacentes ou de infecções fúngicas e bacterianas secundárias, evitar agentes que provoquem irritação na região vulvar.

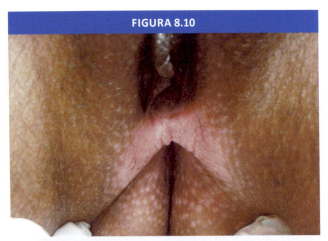

FIGURA 8.10

Líquen escleroso. Placa hipocrômica liquenificada em região perineal. O exame anatomopatológico mostrou ser quadro de líquen escleroso em fase inicial.
Fonte: acervo das Dras. Ana Carolina Silva Chuery, Mariana Carmezim Beldi e Maricy Tacla Alves Barbosa.)

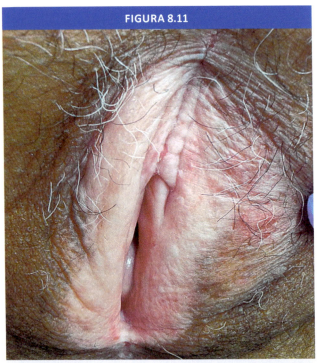

FIGURA 8.11

Líquen escleroso. Placa hipocrômica, branco-perolada, ocupando desde a comissura anterior de grandes lábios até a comissura posterior de grandes lábios. Nota-se também apagamento de pequenos lábios e encapuzamento de clitóris.
Fonte: acervo das Dras. Ana Carolina Silva Chuery, Mariana Carmezim Beldi e Maricy Tacla Alves Barbosa.

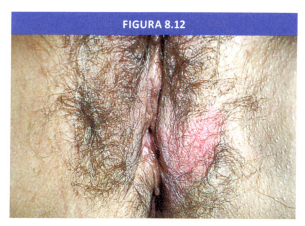

FIGURA 8.12

Líquen escleroso. Placa hipocrômica liquenificada em região perineal. O exame anatomopatológico mostrou ser quadro de líquen escleroso em fase inicial.
Fonte: acervo das Dras. Ana Carolina Silva Chuery, Mariana Carmezim Beldi e Maricy Tacla Alves Barbosa.)

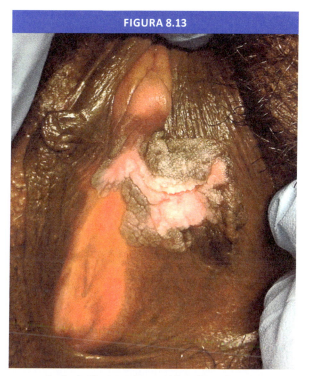

FIGURA 8.13

Lesão de alto grau: placa com áreas hipocrômicas, hiperceratóticas, e áreas hiperpigmentadas, de superfície micropapilar em pequeno lábio esquerdo. A biópsia confirmou o diagnóstico de lesão intraepitelial escamosa de alto grau da vulva (antiga neoplasia intraepitelial da vulva tipo usual).
Fonte: acervo das Dras. Ana Carolina Silva Chuery, Mariana Carmezim Beldi e Maricy Tacla Alves Barbosa.

O corticosteroide tópico de alta potência constitui a primeira linha de tratamento, pois diminui a inflamação e quebra o ciclo prurido-coçadura. O agente mais utilizado é a pomada de propionato de clobetasol a 0,05%. A posologia pode ser iniciada 1 vez ao dia por 30 dias, sendo realizado o desmame gradual com a melhora dos sintomas e do exame da vulva. Deve-se orientar a paciente a passar uma camada fina. Quando necessário, a dose inicial poderá ser de 2 vezes ao dia por 30 dias, reduzindo para 1 vez ao dia com a melhora do quadro. Outros corticosteroides são relatados no tratamento do líquen escleroso, como o propionato de halobetasol a 0,05%, de potência alta, e a pomada de furoato de mometasona a 0,1%, de potência média a alta, na mesma posologia usada para o clobetasol.

A sedação noturna auxilia a melhora do prurido e suspensão do ato de coçar à noite. Pode ser utilizado anti-histamínico com efeito sedante, como a hidroxizina 25 mg à noite. Sedação com antidepressivos tricíclicos, como amitriptilina ou doxepina, também é efetiva, especialmente em pacientes deprimidas ou ansiosas, induzindo sono profundo e por período de cerca de 10 horas. A dose é de 10 a 100 mg 2 horas antes de dormir, iniciando-se com doses menores e aumentando-se conforme necessário. Também pode ser utilizada gabapentina 300 a 900 mg à noite, iniciando-se, da mesma forma, com doses menores.

Os inibidores tópicos da calcineurina, tacrolimo a 0,1% e pimecrolimo a 1%, são agentes anti-inflamatórios não esteroides que agem como imunomoduladores bloqueando a liberação de citocinas inflamatórias dos linfócitos T. Não apresentam os efeitos colaterais de atrofia, estrias e dermatite observadas com a corticoterapia tópica. Esses agentes constituem tratamento de segunda linha em pacientes que são intolerantes, resistentes ou que apresentam contraindicações ao corticosteroide tópico. A posologia é de 1 a 2 vezes ao dia. É importante informar que esses medicamentos causam ardência na aplicação, que pode ser minimizada se armazenados em geladeira.

Outros tratamentos incluem a triancinolona intralesional em placas espessadas ou em mulheres que não podem usar a corticoterapia tópica e a triancinolona intramuscular (60 a 80 mg) a fim de obter alívio imediato do prurido. Para alívio sintomático, a lidocaína gel a 2% pode ser aplicada conforme necessário ou de 15 a 30 minutos antes da relação sexual.

Medidas gerais são recomendadas para evitar fatores irritativos adicionais e auxiliar na recuperação da barreira cutânea. Orienta-se realizar a higiene da vulva com sabonete de pH neutro de glicerina, de preferência líquido, ou apenas com água; evitar depilar com cera ou gilete; não utilizar amaciante para lavar as roupas; ficar mais tempo em casa e dormir sem calcinha; utilizar roupas íntimas de algodão, de preferência brancas; cortar as unhas, visto que muitas mulheres coçam-se durante o sono; utilizar luvas para dormir; utilizar emolientes para ajudar na proteção da pele; evitar uso de roupas apertadas e de tecido sintético, e de produtos como duchas e perfumes.

♦ Acompanhamento

Durante os primeiros meses de uso da corticoterapia tópica, o acompanhamento deve ser mensal, podendo ser espaçado quando houver controle da doença. Na ausência de resposta, sempre avaliar a adesão ao tratamento. Em geral, com a adesão ao tratamento e seguindo as orientações recomendadas, os sintomas e as alterações na vulva resolvem-se completamente.

Diferentemente do líquen escleroso e do líquen plano, o líquen simples crônico não é doença crônica progressiva, não apresentando potencial maligno para carcinoma de células escamosas. Por isso, não requer vigilância continuada, se a paciente estiver assintomática. Contudo, alguns casos podem ser recidivantes ou persistentes, e as pacientes precisarem de tratamento por anos.

◆ Bibliografia

Chibnall R. Vulvar pruritus and lichen simplex chronicus. Obstet Gynecol Clin North Am. 2017; 44(3):379-88.

Fruchter R, Melnick L, Pomeranz MK. Lichenoid vulvar disease: a review. Int J Womens Dermatol. 2017; 3(1):58-64.

Greene L, Dulaney E. Vulvar inflammatory dermatoses for the non-dermatopathologist: an approach for the practising surgical pathologist. Diagnostic Histopathology (2016). Disponível em: http://dx.doi.org/10.1016/j.mpdhp.2016.11.004. Acesso em: 2019.

Lynch PJ, Moyal-Barrocco M, Bogliatto F, Micheletti L, Scurry J. 2006 ISSVD Classification of vulvar dermatoses. Pathologic subsets and their clinical correlates. J Reprod Med. 2007; 52(1):3-9.

Stewart KMA. Clinical care of vulvar pruritus, with emphasis on one common cause, lichen simplex chronicus. Dermatol Clin. 2010; 28(4):669-80.

Thorstensen KA, Birenbaum DL. Recognition and management of vulvar dermatologic conditions: lichen sclerosus, lichen planus, and lichen simplex chronicus. J Midwifery Womens Health. 2012; 57(3):260-75.

Vieira FM, Ribas BM, Oliveira TB, Chuery ACS, Barros JF, Speck NMG et al. Furoato de mometasona no tratamento do líquen simples crônico de vulva. Apresentado no XV Congresso Brasileiro de Genitoscopia. Porto Alegre, 7 a 10 de outubro de 2010.

Líquen Plano

Lenira Maria Queiroz Mauad
Francisco Alves Moraes Neto

◆ Introdução

O líquen plano (LP) é uma dermatose inflamatória vulvovaginal pouco comum. De origem ainda não determinada, mas com evidências de ação autoimune celular mediada por linfócito T, o LP acomete a pele queratinizada e as mucosas. Na pele, causa lesões papulares, principalmente em tronco e extremidades, e o comprometimento mucoso envolve tanto mucosas genitais – vulva e vagina – quanto as mucosas oral, ocular e do sistema digestório. Neste capítulo será abordado apenas o comprometimento genital do LP; no entanto, 70% das mulheres com LP vulvar apresenta também lesões orais, sendo indicado orientá-la a ir a um dentista para avaliação e tratamento conjunto.

◆ Incidência

Estima-se que 1 a cada 400 mulheres nas fases peri e pós-menopausa possa ser acometida por LP, raramente afetando crianças. O fenômeno autoimune pode ser desencadeado pelo uso de alguns fármacos como anti-inflamatórios não hormonais, diuréticos, betabloqueadores e inibidores de enzima de conversão da angiotensina (IECA) ou surgir espontaneamente. Há associação a outras doenças autoimunes, como vitiligo, alopecia areata, doenças de tireoide e, em mulheres asiáticas, foi descrita associação a hepatites tipos B e C. Recomenda-se, portanto, o rastreamento dessas patologias em portadoras de LP ainda que elas sejam assintomáticas.

◆ Quadro clínico

O LP vulvar pode manifestar-se com diferentes morfologias, como a papuloescamosa (Figuras 9.1 e 9.2), hipertrófica e mista, mas a variante mais frequente, que acomete 85% dos casos, é o LP erosivo, caracterizado por erosões eritematosas vítreas e brilhantes associadas a estrias brancas (estrias de Wickham) (Figuras 9.3 a 9.5). As lesões podem envolver os pequenos lábios e o vestíbulo, poupando os tecidos externos da vulva, ou estar associadas à absorção dos pequenos lábios e estreitamento do introito (Figuras 9.6 e 9.7). As mulheres com LP na forma erosiva queixam-se de dor em vestíbulo, dispareunia e disúria. Na ausência de erosões, o sintoma principal é o prurido.

FIGURA 9.1

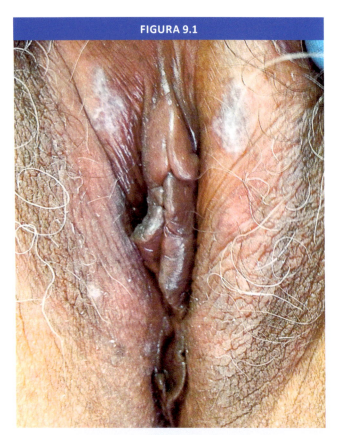

Líquen plano papuloescamoso: placa esbranquiçada em face interna de grandes lábios bilateral.
Fonte: acervo da Dra. Ana Carolina Silva Chuery.

FIGURA 9.2

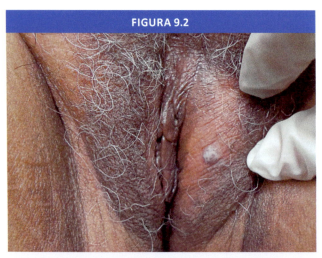

Líquen plano papuloescamoso em grande lábio esquerdo.
Fonte: acervo das Dras. Adriana Bittencourt Campaner e Neila Maria Góis Speck.

FIGURA 9.3

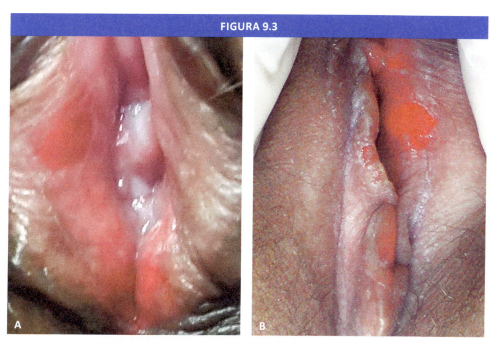

Eritema vítreo, erosões e estrias de Wickham em pacientes com líquen plano.
Fonte: acervo da Dra. Lenira Maria de Queiroz Mauad e do Dr. Francisco Alves Moraes Neto.

FIGURA 9.4

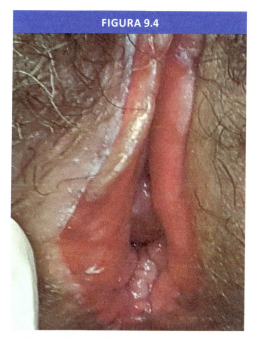

Eritema vítreo e reabsorção parcial de pequenos lábios em paciente com líquen plano.
Fonte: acervo da Dra. Lenira Maria de Queiroz Mauad e do Dr. Francisco Alves Moraes Neto.

FIGURA 9.5

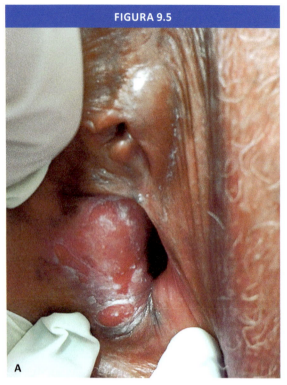

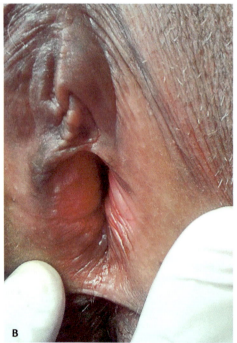

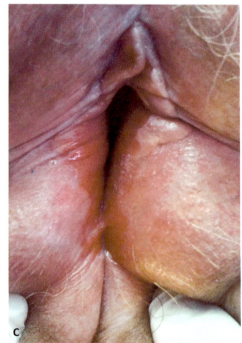

Líquen plano erosivo.
Fonte: acervo das Dras. Ascencion V. Almeida e Marcia T. Cardial.

FIGURA 9.6

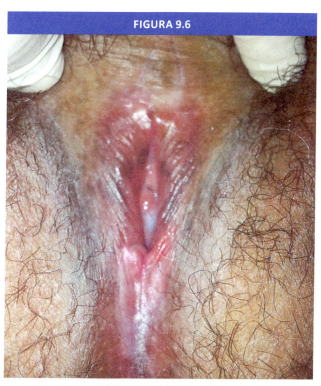

Alterações da arquitetura vulvar por líquen plano: absorção de pequenos lábios, estreitamento de introito e sepultamento do clitóris.
Fonte: acervo da Dra. Lenira Maria de Queiroz Mauad e do Dr. Francisco Alves Moraes Neto.

FIGURA 9.7

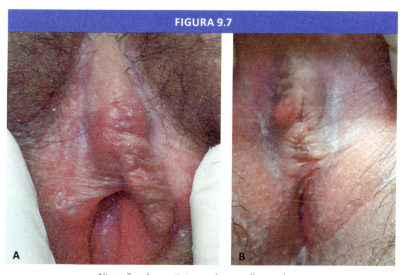

Alterações da arquitetura vulvar por líquen plano: fusão de pequenos lábios e prepúcio de clitóris.
Fonte: acervo da Dra. Lenira Maria de Queiroz Mauad e do Dr. Francisco Alves Moraes Neto.

O comprometimento da vagina pode ocorrer em até 70% dos casos caracterizando-se por abundante descarga vaginal de cor amarela a amarelo-esverdeada fluida (Figura 9.8), rica em linfócitos e células parabasais além de mucosa vaginal friável com sangramento à realização do exame especular (Figuras 9.9 a 9.12). Sem tratamento, as erosões vaginais se coaptam formando sinéquias frouxas que se espessam e, com o tempo, podem levar ao desaparecimento dos fórnices com colo plano ou sepultado (Figuras 9.13 e 9.14) e estenose concêntrica da vagina. Essas sequelas impossibilitam a visualização do colo uterino, impossibilitando a coleta de exame colpocitologico e a drenagem de fluidos orgânicos com muco cervical e conteúdo uterino. O estreitamento do introito vaginal e da vagina e a obstrução parcial ou total da vagina comprometem tanto a qualidade de vida quanto a atividade sexual.

Segundo consenso recente, o critério diagnóstico para LP erosivo inclui pelo menos três dos seguintes critérios: (a) erosões bem delimitadas ou eritema vítreo no introito vaginal; (b) borda branca hiperqueratótica ou estrias de Wickham ao redor das erosões; (c) dor ou prurido; (d) cicatrizes ou perda da arquitetura; (e) inflamação vaginal; (f) envolvimento de outro sítio mucoso; (g) banda inflamatória bem definida no tecido conjuntivo envolvendo a junção dermoepidérmica; (h) banda inflamatória com predomínio de linfócitos; e (i) sinais de degeneração das células da camada basal, como por exemplo: corpos de Civatte, queratócitos anormais ou apoptose basal.

A realização de biópsia excisional ou com *punch*, sempre incluindo tecidos normal e alterado, ajuda a esclarecer o diagnóstico.

FIGURA 9.8

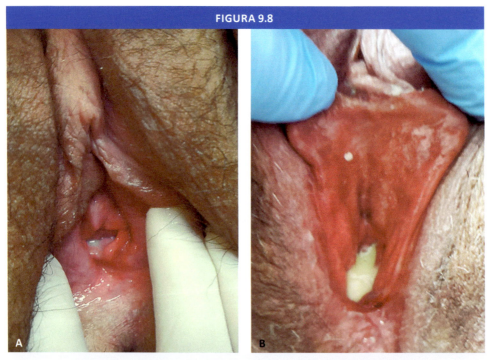

Comprometimento da vagina pode ocorrer em até 70% dos casos caracterizando-se por abundante descarga vaginal de cor amarela a amarelo-esverdeada fluida.
Fonte: acervo da Dra. Lenira Maria de Queiroz Mauad e do Dr. Francisco Alves Moraes Neto.

FIGURA 9.9

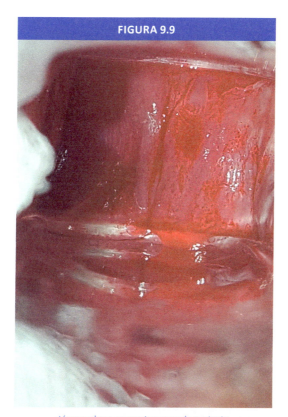

Líquen plano em vagina: parede vaginais
difusamente sangrantes; o epitélio descola-se.
Fonte: acervo da Dra. Lenira Maria de Queiroz Mauad e do
Dr. Francisco Alves Moraes Neto.

FIGURA 9.10

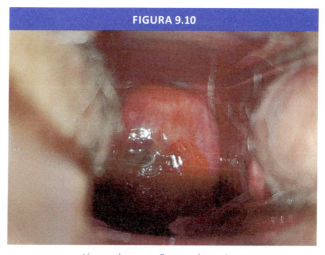

Líquen plano: erosão em colo uterino.
Fonte: acervo da Dra. Lenira Maria de Queiroz Mauad e do
Dr. Francisco Alves Moraes Neto.

FIGURA 9.11

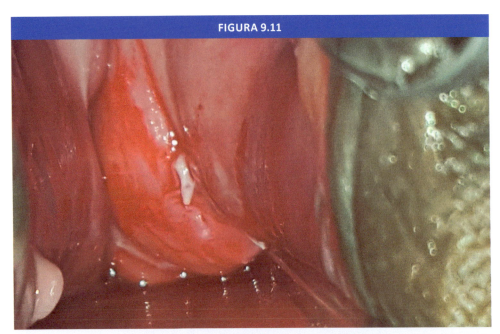

Líquen plano em vagina: áreas de erosão focal e descolamento do epitélio em parede lateral esquerda da vagina.
Fonte: acervo da Dra. Lenira Maria de Queiroz Mauad e do Dr. Francisco Alves Moraes Neto.

FIGURA 9.12

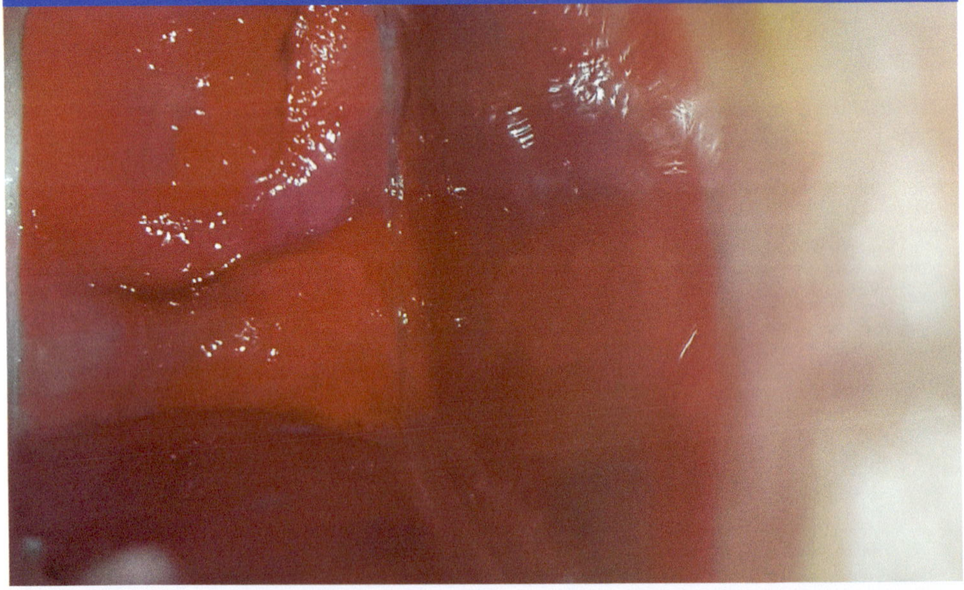

Líquen plano em vagina: erosão em fórnice lateral esquerdo.
Fonte: acervo da Dra. Lenira Maria de Queiroz Mauad e do Dr. Francisco Alves Moraes Neto.

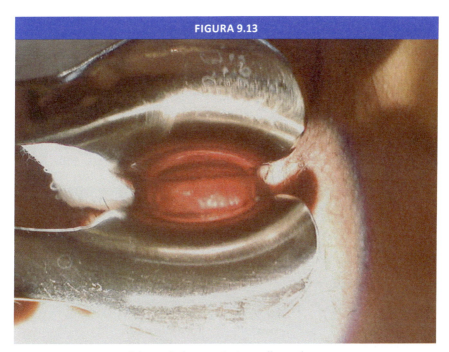

Colo sepultado em paciente com líquen plano.
Fonte: acervo da Dra. Lenira Maria de Queiroz Mauad e do Dr. Francisco Alves Moraes Neto.

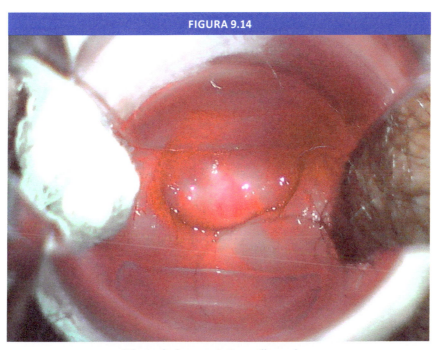

Colo sepultado em paciente com líquen plano.
Fonte: acervo da Dra. Lenira Maria de Queiroz Mauad e do Dr. Francisco Alves Moraes Neto.

♦ Aspectos histológicos

O exame microscópico das lesões de LP mostra hiperplasia epidérmica irregular de padrão em "dente de serra" com hipergranulose e hiperortoqueratose. O achado histológico mais característico é o denso infiltrado linfomononuclear em faixa (*bandlike*) borrando a interface dermoepidérmica associado à alteração vacuolar da camada basal da epiderme de queratinócitos basais apoptóticos (Figura 9.15). Devido à agressão à camada basal, nota-se invariavelmente a presença de melanófagos na derme superficial (incontinência pigmentar). No estágio tardio, a epiderme pode sofrer atrofia e retificação, e a derme papilar apresentar fibrose com redução da intensidade do infiltrado linfo-histiocitário.

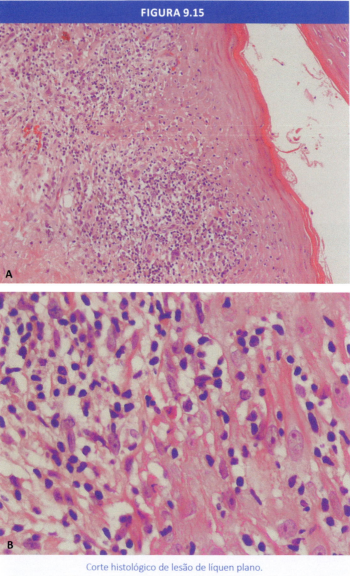

FIGURA 9.15

Corte histológico de lesão de líquen plano.
Fonte: acervo da Dra. Lenira Maria de Queiroz Mauad e do Dr. Francisco Alves Moraes Neto.

◆ Tratamento

A identificação e a suspensão temporária do uso de fármacos potencialmente desencadeantes de reações liquenoides devem ser a medida imediata, além de cuidados com a mucosa afetada com o uso de substâncias neutras e não irritativas. Pomadas de corticosteroides ultrapotentes ou imunossupressores tópicos constituem o tratamento inicial, mas pode ser necessário o uso de corticosteroides sistêmicos em caso de falha de resposta ou comprometimento extenso.

O tratamento deve ser iniciado com a aplicação de clobetasol a 0,05% em pomada, 2 vezes ao dia por 1 mês, reduzindo-se para 1 vez ao dia por 2 meses, seguido por aplicações menos frequentes como dias alternados ou a cada 3 dias. O tratamento de manutenção pode ser necessário com o emprego de corticosteroides menos potentes, como dipropionato de betametasona a 0,05% ou o fuorato de mometasona a 1 mg/g, 1 a 2 vezes por semana. As aplicações devem ser realizadas preferencialmente após banho morno diretamente sobre as áreas acometidas, poupando áreas sãs, e com auxílio de um espelho. No momento da prescrição do tratamento, o uso pelo médico ou profissional de enfermagem de figuras esquemáticas da vulva e a orientação do local de aplicação dos produtos auxiliam a adesão e a adequada aplicação dos fármacos, aumentado a chance de sucesso do tratamento.

O uso de pimecrolimo ou tacrolimo inibe atividade do fosfato de calcineurina, reduzindo a proliferação e ativação dos linfócitos T. É reservado para as pacientes que não respondem aos corticosteroides tópicos ou em casos de atrofia intensa da mucosa pelo seu uso, levando à dermatite. Outros tratamentos sugeridos incluem o uso sistêmico de corticosteroides, adalimumabe, azatioprina, ciclofosfamida, ciclosporina, dapsona, etanercepte, griseofulvina, hidrocloroquina, micofenolato, metotrexato, retinoides orais e talidomida, mas com resultados geralmente desapontadores. Os efeitos colaterais sistêmicos da imunossupressão e da toxicidade dos agentes limitam o uso a casos de doença refratária.

A associação de hidratantes e emolientes com baixo poder irritativo ou alergênico, como produtos à base de óleo mineral, vaselina sólida, óxido de zinco ou dexapantenol, minimiza os sintomas de dor, ardor e ressecamento até a regressão das lesões. Podem ser aplicados várias vezes ao dia, sempre que a paciente sentir irritação ou prurido, mesmo alguns minutos após a aplicação dos corticosteroides.

Em casos de vaginite inflamatória descamativa, comprometimento vaginal do LP, é indicada a aplicação intravaginal de acetato de hidrocortisona na forma de óvulos vaginais, produzidos em farmácias de manipulação, na dose de 25 a 75 mg, divididos em 1 a 2 doses ao dia e aplicados à noite. Em casos refratários, essa dose pode atingir 200 mg ao dia. Após controle clínico, a regressão ocorre lentamente, com manutenção de dose mínima de 25 mg 2 vezes na semana. Uma vez que o corticosteroide pode acarretar atrofia das mucosas vaginal e vulvar, principalmente em mulheres na menopausa, torna-se necessário o uso de estriol 1 mg/g na forma de creme vaginal ou de óvulos 0,5 a 1 mg também manipulados. A apresentação em óvulos facilita a inserção por diminuir o trauma dos aplicadores na presença de erosões vaginais muitas vezes extensas.

Inibidores de calcineurina, como o tacrolimo a 0,1%, são disponíveis comercialmente na forma de pomada e podem ser manipulados em óvulos para uso intravaginal e vulvar. Possível irritação local com uso de tacrolimo pode ser aliviada com o emprego de lidocaína em gel a 2%, em média 30 minutos antes da aplicação.

Outra alternativa é o uso intravaginal de propionato de clobetasol em creme 0,5 a 1 mg por dose, até o controle dos sintomas. Em função da alta capacidade de absorção da via vaginal, o uso de corticosteroides tópicos, principalmente os mais potentes, pode levar à supressão do eixo hipotálamo-hipófise-adrenal. Além disso, esses medicamentos suprimem as defesas vaginais e aumentam o risco de infecções fúngicas ou virais, como o herpes-vírus simples e o papilomavírus humano (HPV).

Casos graves de comprometimento vulvar e/ou vaginal podem necessitar de tratamento sistêmico como primeira linha para controle de casos refratários ou piora com tratamento tópico. A prednisona pode ser administrada na dose de 40 a 60 mg ao dia por 4 a 6 semanas com esquema regressivo e introdução de terapia tópica de manutenção. Também pode ser prescrita triancinolona intramuscular (1 mg/kg) em dose única ou doses mensais até o controle do quadro. O uso prolongado de metotrexato em doses semanais de 5 a 10 mg também pode ser empregado como alternativa.

A terapia sistêmica deve ser realizada por períodos limitados e com cuidado em função de sua ação sistêmica. Para evitar que as escarificações e sinéquias resultem em completa obliteração da vagina, as pacientes devem ser estimuladas ao intercurso sexual frequente com uso de preservativos, lubrificantes e anestésicos tópicos ou, quando necessário, com uso de moldes ou dilatadores vaginais 2 a 3 vezes na semana, prevenindo a perda da elasticidade e permeabilidade vaginal, preservando sua capacidade funcional.

Em casos de sequelas mais graves, a cirurgia pode ser necessária para desfazer as sinéquias e restaurar a vagina, atenuando a dispareunia, ou para a restauração da arquitetura vulvar, liberando fimose de clitóris, aderência de pequenos lábios e fluxo urinário, diminuindo a incidência de infecções urinarias de repetição muitas vezes causadas pela distorção de arquitetura vulvar. Deve sempre ser seguida por aplicações de corticosteroides de alta dose, reposição hormonal tópica e dilatadores vaginais ou relações sexuais.

O LP é uma doença crônica com ciclos de melhora e piora que requer tratamento e acompanhamento por longos períodos e em casos de erosões mais evidentes ou piora, deve-se considerar a realização de biópsia para excluir malignidade. A associação a lesões precursoras do câncer de vulva e vagina (NIVA e NIV) ou carcinoma escamoso foi relatada em 1 a 2,5% dos casos em acompanhamento de 5 anos, sendo necessária vigilância periódica com a realização de biópsias em lesões queratóticas ou refratárias ao tratamento. Além disso, pacientes beneficiam-se de tratamentos multidisciplinares que incluem fisioterapeutas e apoio psicológico para as frequentes disfunções sexuais.

◆ Bibliografia

Bradford J, Fischer G. Management of vulvovaginal lichen planus: a new approach. J Low Genit Tract Dis. 2013; 17:28-32.

Edwards L. Erosive and vesiculobullous diseases. In: Genital Dermatology Atlas. Edwards L, Lynch PJ (Eds). 2nd ed. Philadelphia: Wolters Kluwer; 2011. p. 125.

Guerrero ABS, Venkatesan A. Inflamatory vulvar dermatoses. Clin Obst Gynecol. 2015; 58(3):464-75. Krapt JM, Goldstein AT. Vulvar dermatoses: diagnosis, management, and impact on sexual function. Curr Sex Health Rep. 2016; 8:222-30.

Lambert J. Pruritus in Female Patients- Review article. BioMed Research International. 2014. Article ID541867.http//dx.doi.org/10.1155/2014/541867.

Moyal-Barracco M, Wendling J. Vulvar dermatosis. Best Pract Res Clin Obstet Gynaecol. 2014; 28(7):946-58.

Regauer S, Reich O, Eberz B. Vulvar cancers in women with vulvar lichen planus: a clinicopathological study. J Am Acad Dermatol. 2014; 71:698-707.

Rodriguez MI, Leclair CM. Benign vulvar dermatoses. Obstet Gynecol Surv. 2012; 67:55-63.

Schlosser BJ, Mirowski GW. Lichen sclerosus and lichen planus in women and girls. Clin Obstet Gynecol. 2015; 58:125-42.Simonetta C, Burns EK, Guo MA. Vulvar dermatoses: a review and update. Mo Med. 2015; 112(4):301-7.

Simpson RC, Thomas KS, Leighton P, Murphy R. Diagnostic criteria for erosive lichen planus affecting the vulva: an international electronic-Delphi consensus exerecise. British Journal of Dermatology. 2013; 169:337-43.

Stockdale CK, Boardman L. Diagnosis and treatment of vulvar dermatoses. Obstet Gynecol. 2018; 131(2): 371-86.

Suzuki V, Haefner HK, Piper CK et al. Postoperative sexual concerns and functioning in patients who underwent lysis of vulvovaginal adhesions. J Low Genit Tract Dis. 2013; 17:33-7.

Thortstensen KA, Birenbaum DL. Recognition and management of vulvar dermatologic conditions: lichen sclerosus, lichen planus, and lichen simplex chronicus. J Midwifery Womens Health. 2012; 57(3):260-75.

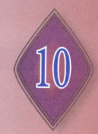

Desordens Dermatológicas

Jefferson Alfredo de Barros
Anelise Damiani da Silva Citrin
Carla Rabello de Freitas

♦ Eczemas

Dermatites pruriginosas caracterizadas pela presença de um ou mais dos seguintes sinais: eritema, edema, infiltração, vesiculação, secreção, crostas, escamas e liquenificação.

Eczema atópico (dermatite atópica)

Doença inflamatória crônica de tendência hereditária associada a defeito da barreira cutânea com evolução e gravidade dependentes da associação a fatores ambientais. A vulva é uma região bastante susceptível a lesões desse tipo, devido à pele ser mais fina e estar sujeita a maior fricção, além do contato com alérgenos e irritantes, como suor, fezes e urina.

Apresenta-se como placas eritematosas pouco delimitadas com possibilidade de algumas vesículas nos quadros agudos. Nos casos crônicos, ocorrem liquenificação e leve descamação. Escoriações são frequentes (Figura 10.1). O diagnóstico é feito pelo quadro clínico e pela história característica. O prurido é o principal sintoma e ocorre especialmente à noite. É importante avaliar a história familiar e pessoal de dermatite atópica, rinite alérgica e asma. Nas crianças, as lesões são mais frequentes em flexuras e, nos adultos, nas mãos, pescoço e cabeça. Em ambos, a vulva pode ser acometida, com prevalência ainda desconhecida.

O exame anatomopatológico é raramente necessário. Nos casos agudos, evidencia espongiose, edema intraepidérmico, micro ou macrovesiculações e infiltrado inflamatório dérmico com linfócitos, eosinófilos e mastócitos. Com o tempo, acantose significativa pode ser visualizada. O diagnóstico diferencial inclui dermatite de contato e seborreica, dermatofitose e candidíase.

No tratamento, é fundamental a eliminação de irritantes e alérgenos, como desodorantes, talcos, urina e fezes. A limpeza e a fricção local em excesso também são prejudiciais. O controle do prurido pode ser feito com anti-histamínicos sedantes e, em alguns casos, antidepressivos como a doxepina. É essencial o reparo da barreira, com o uso de cremes emolientes. Na crise, o uso de corticosteroide tópico de média potência é importante para alívio. Em alguns casos, como alternativa ao corticosteroide, opta-se pelo uso de inibidores da calcineurina (tacrolimo ou pimecrolimo).

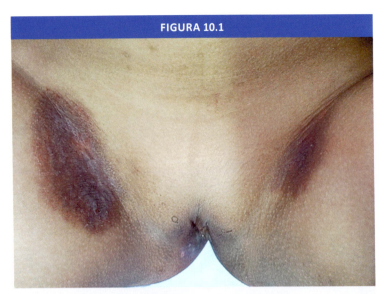

Dermatite atópica em região de virilhas.
Fonte: acervo pessoal de Jefferson A. Barros, Anelise Damiani S. Citrin e Carla Rabello de Freitas.

Eczema seborreico (dermatite seborreica)

Dermatose crônica recorrente com predileção por regiões cutâneas ricas em glândulas sebáceas como face, couro cabeludo e tronco superior, podendo, eventualmente, acometer áreas intertriginosas. Atinge, preferencialmente, adultos entre 18 e 40 anos de idade, mas pode ocorrer em qualquer faixa etária.

De etiologia ainda desconhecida, é aceita como doença multifatorial, com participação de fatores genéticos, de prováveis alterações qualitativas no sebo e da colonização pelo fungo *Malassezia furfur* na sua etiopatogenia. O estresse emocional, a depressão, a doença de Parkinson, o etilismo, a síndrome da imunodeficiência adquirida (AIDS) e a epilepsia podem estar relacionados a quadros mais intensos.

Clinicamente caracteriza-se por placas eritêmato-descamativas com escamas finas e eventuais fissuras (Figura 10.2). A intensidade do prurido é variável. Nos casos crônicos, pode ocorrer liquenificação. Os sulcos submamários, as pregas inguinais, o monte pubiano, os grandes lábios, o períneo e as pregas glúteas podem apresentar eritema levemente descamativo quando afetados.

O diagnóstico é clínico, sendo o exame de outras áreas de acometimento da dermatite seborreica muito importante para a suspeita. A histopatologia é caracterizada pela dermatite crônica com áreas de acantose, paraqueratose, espongiose e mínimo infiltrado linfocitário perivascular na derme papilar. O diagnóstico diferencial inclui eczema de contato, eczema atópico, psoríase, candidíase e dermatofitose.

O tratamento inclui medidas gerais como evitar excesso de roupas e aquecimento, dando preferência à roupa íntima de algodão. Corticosteroide tópico de baixa ou média potência em creme geralmente produz boa melhora clínica, podendo ser associado a antifúngico. Os inibidores de calcineurina são reservados para casos refratários ou recidivantes.

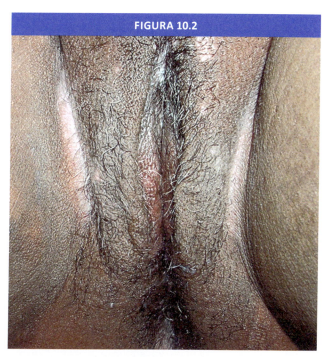

Dermatite seborreica.
Fonte: acervo pessoal de Jefferson A. Barros, Anelise Damiani S. Citrin e Carla Rabello de Freitas.

Eczema de contato (dermatite de contato)

Doença inflamatória relacionada à exposição a agentes externos. Pode ser irritativo (irritante primário) ou alérgico (sensibilização). Sua apresentação clínica depende da área em contato com a substância, quantidade do agente e o tempo de duração da exposição. A vulva é uma região bastante susceptível devido à maior exposição a irritantes e alérgenos, à fricção e à oclusão.

Na dermatite de contato irritativa, o dano tecidual é causado pela exposição a agentes com propriedades cáusticas, sem mecanismo imunológico envolvido, e se restringe à área de contato com o agente. Mulheres com o hábito de limpeza exagerada da região genital com sabonetes e outros produtos ou mesmo o contato com fezes ou urina (Figura 10.3), em pacientes que apresentam incontinência fecal ou urinária, são exemplos de dermatite de contato por irritante primário, assim como crianças em uso de fraldas.

A dermatite de contato alérgica ocorre pela reação de hipersensibilidade tipo 4 de Gell e Coombs, mediada por linfócitos T, necessitando de exposição prévia ao agente para a sensibilização acontecer. Quando a pessoa previamente sensibilizada tem novo contato com o alérgeno, os linfócitos T desencadeiam o processo inflamatório, levando à formação do eczema, inicialmente na área de contato, podendo também aparecer lesões a distância. Os principais causadores são medicamentos tópicos (Figura 10.4), roupa íntima (náilon, seda e poliéster), preservativos, espermicidas, produtos para higiene íntima, esmalte, perfume, talco, absorvente íntimo e amaciante de roupas.

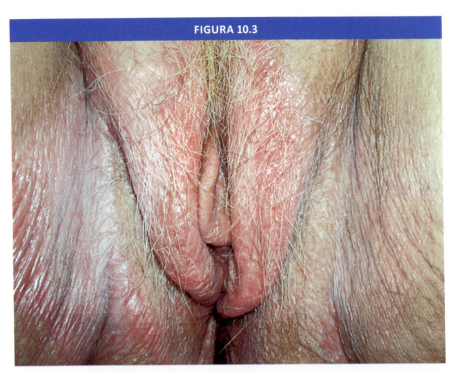

Dermatite de contato crônica por incontinência urinária.
Fonte: acervo pessoal de Jefferson A. Barros, Anelise Damiani S. Citrin e Carla Rabello de Freitas.

O quadro clínico caracteriza-se por eritema normalmente simétrico, especialmente dos grandes e pequenos lábios à região perianal, podendo acometer pregas glúteas e raiz das coxas. Placas eritematosas, vesículas, descamação, erosão, secreção, crostas e liquenificação podem estar presentes. O prurido é sintoma frequente. O líquen simples crônico e a infecção secundária são possíveis complicações do quadro.

O diagnóstico é clínico, com base na história detalhada e no exame físico, procurando identificar possíveis agentes causadores. Em alguns casos de dermatite de contato alérgica, é necessária a realização de *patch test* (teste de contato) para diagnóstico etiológico. O exame anatomopatológico é reservado para casos atípicos ou de falha terapêutica e é caracterizado, nas formas agudas, por espongiose, vesiculação na epiderme, exocitose de linfócitos, infiltrado linfo-histiocitário ao redor dos vasos superficiais e presença de eosinófilos. Nas formas crônicas, há hiperqueratose, paraqueratose, hipergranulose com acantose moderada, espongiose e infiltrado inflamatório discretos, e fibrose nas papilas dérmicas. O diagnóstico diferencial inclui: psoríase, eczema seborreico, líquen simples crônico, candidíase e dermatofitose.

No tratamento da dermatite de contato, o primeiro passo é a identificação e a retirada do agente causador. Os corticosteroides tópicos em creme serão usados nas formas mais agudas e a pomada, para os casos crônicos. Os inibidores tópicos da calcineurina, tacrolimo e pimecrolimo, representam a segunda linha de tratamento. Os corticosteroides sistêmicos podem ser utilizados nos quadros mais extensos por curto prazo. Os anti-histamínicos são usados pelo efeito antipruriginoso e sedativo.

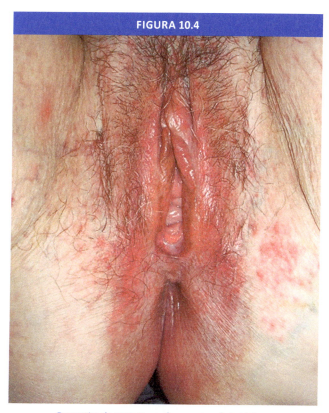

Dermatite de contato aguda por estrogênio tópico.
Fonte: acervo pessoal de Jefferson A. Barros,
Anelise Damiani S. Citrin e Carla Rabello de Freitas.

Psoríase

Dermatose inflamatória crônica associada à predisposição genética e a fatores ambientais envolvidos no seu desenvolvimento e/ou exacerbação como: estresse emocional, infecções (estreptococo beta-hemolítico), fármacos (lítio, cloroquina, anti-inflamatórios não hormonais, betabloqueadores, corticosteroide sistêmico), variações climáticas, etilismo, tabagismo, alterações endocrinológicas e AIDS. Ocorre em aproximadamente 2% da população mundial, sendo a região genital afetada em 29 a 46% dos casos (destes, 2 a 5% isoladamente em vulva).

Apresenta-se como placas eritematosas, simétricas, monomórficas, bem delimitadas, descamativas, com escamas branco-prateadas características (Figura 10.5). Fissuras dolorosas são comuns. Dor, queimação e prurido podem ocorrer. O trauma cutâneo pode causar novas lesões (fenômeno de Koebner).

As lesões são mais frequentes em couro cabeludo, cotovelos, joelhos, face extensora dos membros e região sacral, mas podem acometer as regiões flexurais, atingindo as áreas intertriginosas, como as pregas genitocrurais, glúteas, períneo, grandes e pequenos lábios (psoríase invertida). Essas áreas, porém, não costumam apresentar as escamas prateadas características, apenas placa com eritema bastante pronunciado,

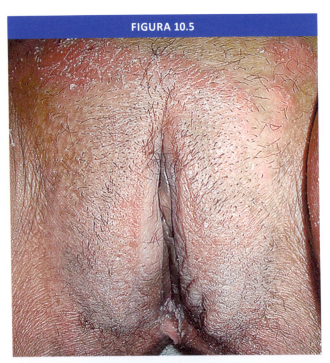

Quadro de psoríase extensa em vulva.
Fonte: acervo pessoal de Jefferson A. Barros, Anelise Damiani S. Citrin e Carla Rabello de Freitas.

com descamação leve ou ausente. As unhas também podem estar comprometidas com depressões puntiformes, espessamento ungueal e alterações de coloração. Outras manifestações clínicas incluem a artrite psoriática (em 5 a 8% dos pacientes) e a psoríase pustulosa (caracterizada por pústulas estéreis, eritema e inflamação).

O exame anatomopatológico é importante para a confirmação do diagnóstico. Caracteriza-se por acantose, paraqueratose, ausência da camada granulosa, microabscessos de Munro (agrupamento de neutrófilos na camada córnea), hiperplasia epidérmica com alongamento das cristas epiteliais com afinamento da porção suprapapilar e capilares dilatados e tortuosos nas papilas dérmicas. Também pode apresentar cavidades na camada espinhosa contendo neutrófilos (pústulas espongiformes de Kogoj) na psoríase pustulosa. O diagnóstico diferencial inclui: dermatite seborreica, dermatite de contato, candidíase e dermatofitose.

No tratamento da psoríase dos tipos genital e perigenital, a opção terapêutica mais utilizada é a corticoterapia tópica intermitente ou a curto prazo, evitando a formação de telangiectasias, atrofia e estrias. Calcipotriol (análogo da vitamina D) também pode ser utilizado. O uso de imunomoduladores tópicos, como o tacrolimo e o pimecrolimo, são opções eficazes, principalmente, na psoríase invertida e em pacientes que já apresentam atrofia local. Medicações sistêmicas como metotrexato, acitretina, dapsona, ciclosporina e os imunobiológicos são reservados para casos de psoríase grave, recidivante e/ou extensa devido a seus efeitos colaterais. É sempre importante evitar agravantes como detergentes, roupas sintéticas e apertadas, bem como a fricção local, pois podem perpetuar o quadro.

♦ Dermatoses bolhosas autoimunes

Pênfigo vulgar

Doença bolhosa crônica desencadeada por autoanticorpos que reagem contra os desmossomos da epiderme, responsáveis pela adesão intercelular, e ao serem lesados, ocorrem acantólise e formação de bolha intraepidérmica.

Clinicamente podem ser observadas lesões cutaneomucosas na forma de bolhas íntegras e erosadas dolorosas associadas a placas eritematosas com áreas de descamação ocasionadas pelo dessecamento das bolhas erodidas. Nas mucosas, habitualmente são observadas as lesões já ulceradas pela ruptura da bolha (Figura 10.6). Na região genital, o lábio maior é envolvido com maior frequência, seguido por vagina, lábio menor e cérvix uterina, onde as lesões são evidenciadas na colposcopia e pela presença de células cervicais acantolíticas no exame de Papanicolaou.

O pênfigo vegetante é uma variante benigna do pênfigo vulgar, na qual se observam lesões vegetantes hiperqueratóticas úmidas friáveis geralmente em áreas intertriginosas, incluindo a região vulvar (Figura 10.7).

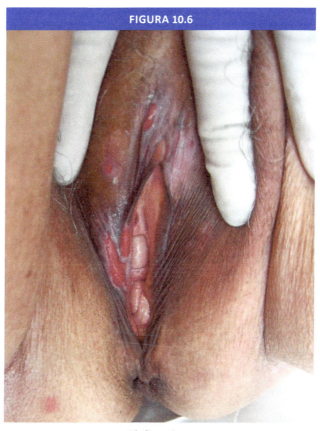

FIGURA 10.6

Pênfigo vulgar.
Fonte: acervo pessoal de Jefferson A. Barros, Anelise Damiani S. Citrin e Carla Rabello de Freitas.

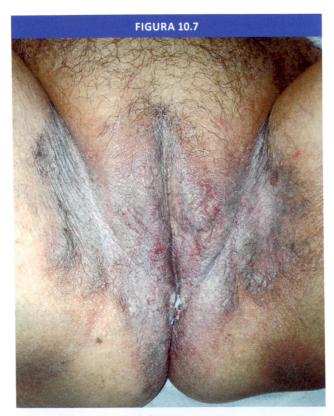

Pênfigo vegetante.
Fonte: acervo pessoal de Jefferson A. Barros, Anelise Damiani S. Citrin e Carla Rabello de Freitas.

O diagnóstico depende do exame histopatológico demonstrando acantólise suprabasal com formação de vesículas. A imunofluorescência direta mostra depósito de anticorpos anti-IgG e C3 nos espaços intercelulares da epiderme. Outras doenças bolhosas devem ser descartadas como penfigoide bolhoso, penfigoide cicatricial, pênfigo benigno familiar.

O tratamento pode ser feito com corticoterapia oral associada ou não a imunossupressores sistêmicos.

Penfigoide bolhoso

Doença bolhosa cutaneomucosa crônica causada por autoanticorpos IgG contra antígeno na zona de membrana basal da junção dermoepidérmica, ou seja, a clivagem ocorre na região subepidérmica. Caracterizada por apresentar bolhas tensas sobre placas eritêmato-edematosas ou áreas de pele normal, localizadas em pele e mucosa, em que frequentemente se observam lesões já ulceradas (Figura 10.8). As lesões disseminadas dessa doença geralmente ocorrem em pacientes idosos, contudo, quando em crianças, as lesões costumam ser localizadas, mas o envolvimento genital é mais cosntantemente observado (40% em crianças *versus* 9% em adultos).

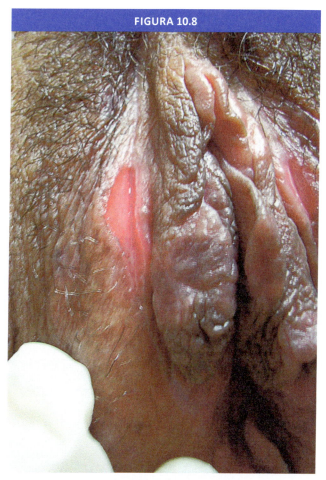

Penfigoide bolhoso.
Fonte: acervo pessoal de Jefferson A. Barros, Anelise Damiani S. Citrin e Carla Rabello de Freitas.

A variante penfigoide bolhoso da gestação (herpes gestacional) ocorre usualmente em primíparas durante o segundo ou terceiro trimestre. Clinicamente cursa com lesões cutâneas bolhosas tensas de crescimento centrífugo, conferindo aspecto em alvo. Pode acometer região periumbilical e mucosas. Existem relatos de associação a coriocarcinoma, tumor trofoblasto e mola hidatiforme.

O exame anatomopatológico revela lesão vesicobolhosa subepidérmica com infiltrado inflamatório dérmico eosinofílico. A imunofluorescência direta demonstra depósito de anti-IgG e anti-C3 linear na zona de membrana basal. Como diagnóstico diferencial, incluem-se pênfigo vulgar, penfigoide cicatricial, epidermólise bolhosa adquirida e líquen plano erosivo.

No tratamento de lesões mais localizadas, a corticoterapia tópica potente é uma opção, entretanto, pode ser necessária a associação de corticoterapia sistêmica e outros imunossupressores sistêmicos.

Penfigoide benigno (penfigoide benigno de mucosas)

Doença bolhosa autoimune crônica sinequiante tipicamente restrita às áreas de mucosa, incluindo região genital, em especial na pós-menopausa. Surge em decorrência da formação de autoanticorpos contra a lâmina lúcida da zona de membrana basal, na junção dermoepidérmica.

As características clínicas da doença na região vulvovaginal são: placas eritêmato-edematosas associadas às vesicobolhas, na maioria das vezes erosadas dolorosas que evoluem com adesão epitelial de lábios e estenose de introito vaginal, vagina e orifício uretral (Figura 10.9). Podem estar associadas lesões em mucosa ocular, nasal, cavidade oral, laringe, esôfago e ânus.

O exame anatomopatológico revela bolha subepidérmica na zona da membrana basal associada a infiltrado inicialmente neutrofílico e, posteriormente, linfo-histiocitário com eosinófilos. Além disso, em estágios mais avançados observa-se fibrose, que resulta em lesões clínicas cicatriciais e sinequiantes. A imunofluorescência direta demonstra depósito linear ao longo da junção dermoepidérmica de IgG e C3. Pênfigo vulgar, penfigoide bolhoso, líquen escleroso e líquen plano erosivo são diagnósticos diferenciais.

A corticoterapia tópica potente é uma opção terapêutica, normalmente sendo necessária a associação a corticoterapia sistêmica e outros imunossupressores.

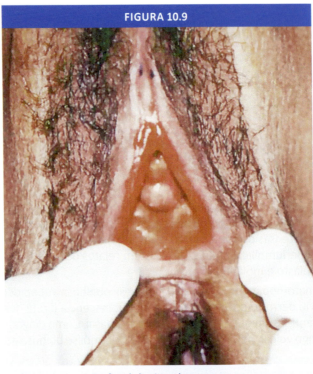

FIGURA 10.9

Penfigoide benigno de mucosas.
Fonte: acervo pessoal de Jefferson A. Barros, Anelise Damiani S. Citrin e Carla Rabello de Freitas.

♦ Lesões hipocrômicas

Vitiligo

Dermatose autoimune caracterizada por máculas acrômicas circunscritas bem delimitadas resultantes das perdas física e funcional dos melanócitos epidérmicos. Representa a hipomelanose adquirida mais frequente, acometendo cerca de 1% da população geral, sem distinção entre os sexos, sendo habitual o surgimento antes dos 30 anos de idade.

O diagnóstico é primariamente clínico e na Luz de Wood revela luminescência azul-esbranquiçada brilhante (Figura 10.10). Ao exame histológico, a epiderme mostra diminuição de melanina, além da diminuição ou ausência de melanócitos na camada basal. Como diagnósticos diferenciais devem ser lembrados: líquen escleroso, nevo acrômico, hipocromia residual pós-inflamatória, piebaldismo e pitiríase alba.

O tratamento do vitiligo depende da extensão do quadro, da localização das lesões e da estabilidade do curso evolutivo. Na área genital, os imunossupressores tópicos (tacrolimo e pimecrolimo) são boas opções terapêuticas. Os corticosteroides também são utilizados, mas evita-se seu uso prolongado.

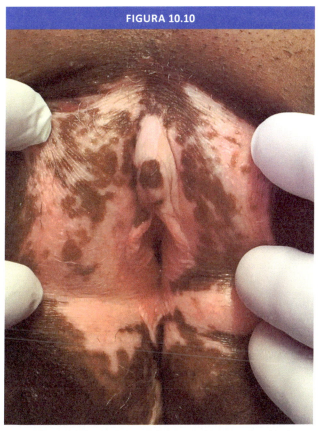

FIGURA 10.10

Vitiligo: áreas hipocrômicas em vulva, sem hiperqueratose local.
Fonte: acervo pessoal de Jefferson A. Barros, Anelise Damiani S. Citrin e Carla Rabello de Freitas.

Hipocromia pós-inflamatória

A atividade dos melanócitos pode ser afetada em determinados processos inflamatórios como, por exemplo, na psoríase e nos eczemas, levando à formação de área hipocrômica (Figura 10.11) ou até mesmo acrômica residual. Medicamentos tópicos, como os corticosteroides, o 5-fluorouracila e o imiquimode também podem levar à despigmentação local.

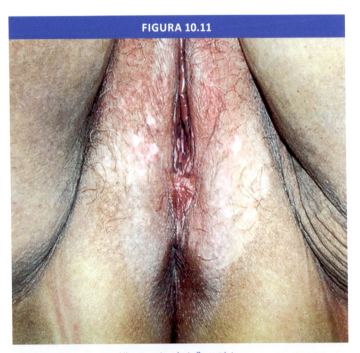

FIGURA 10.11

Hipocromia pós-inflamatória.
Fonte: acervo pessoal de Jefferson A. Barros, Anelise Damiani S. Citrin e Carla Rabello de Freitas.

♦ Bibliografia

Akhyani M et al. Cervicovaginal involvement in pemphigus vulgaris: a clinical study of 77 cases. Br J Dermatol. 2008; 158(3):478-82. Barros JA. Outras dermatoses. In: Patologia do Trato Genital Inferior: Diagnóstico e Tratamento. 2. ed. São Paulo: Roca; 2014. cap. 54. p. 412-31.

Belzile E, Funaro D, Powell J. Localized vulvar bullous pemphigoid of childhood: a rare cause of persistent vulvar erosions in children. Pediatr Dermatol. 2019; 36(3):349-51.

Bleuel R, Eberlein B. Therapeutic management of vitiligo – minireview. JDDG. 2018; 16(11):1309-13.

Duarte I et al. Dermatite de contato. An Bras Dermatol. 2000; 75(5):529-48.

Fisler RE et al. Childhood bullous pemphigoid: a clinicopathologic study and review of the literature. Am J Dermatopathol. 2003; 25(3):183-9. Hoque SR, Patel M, Farrell AM. Childhood cicatricial pemphigoid confined to the vulva. Clinical and Experimental Dermatology. 2005; (31):63-4.

Kavala M et al. Genital involvement in pemphigus vulgaris (PV): correlation with clinical and cervicovaginal Pap smear findings. J Am Acad Dermatol. 2015; 73(4):655-9.

Pichardo-Geisinger R. Atopic and contact dermatitis of the vulva. Obstet Gynecol Clin North Am. 2017; 44(3):371-8.

Rodrigues M et al. New discoveries in the pathogenesis and classification of vitiligo. J Am Acad Dermatol. 2017; 77(1):1-13.

Sampaio SAP, Rivitti EA. Erupções eczematosas. In: Dermatologia. 2. ed. São Paulo: Artes Médicas; 2000. cap. 16. p.

133-65.

Sampaio SAP, Rivitti EA. Erupções eritêmato-escamosas. In: Dermatologia. 2. ed. São Paulo: Artes Médicas; 2000. cap. 17. p. 167-83.

Sand FL, Thomsen SF. Skin diseases of the vulva: eczematous diseases and contact urticaria. J Obstet Gynaecol. 2018; 38(3):295-300.

Sand FL, Thomsen SF. Skin diseases of the vulva: inflammatory, erosive-ulcerating and apocrine gland diseases, zinc and vitamin deficiency, vulvodynia and vestibulodynia. J Obstet Gynaecol. 2018; 38(2):149-60.

Shaffrali FCG, Gawkrodger DJ. Management of vitiligo. Clin Exp Dermatol. 2000; 25:575-9.

Tin KS, Scurry J, Dyall-Smith D. Psoriasis superimposed on vitiligo: the tricolored vulva. Journal of Lower Genital Tract Disease. 2014; 18(1):E1-3.

van der Meijden WI et al. European guideline for the management of vulval conditions. J Eur Acad Dermatol Venereol. 2017; 31(6):925-41. Venkatesan A. Pigmented lesions of the vulva. Dermatol Clin. 2010; 28(4):795-805.

Lesões Hipercrômicas

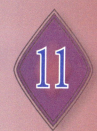

Fernanda Kesselring Tso
Ana Carolina Silva Chuery

♦ Introdução

Lesões hipercrômicas na região genital são pouco frequentes e acometem cerca de 10% da população, correspondendo a 20% das afecções vulvares. As alterações de hiperpigmentação na vulva são clinicamente similares àquelas que ocorrem nas outras áreas do corpo. Representam uma larga gama de lesões que vão desde tumores benignos e malignos a reações pós-inflamatórias.

Para melhor compreensão da fisiopatologia das alterações hipercrômicas, é necessário lembrar que a melanina é o pigmento responsável por lesões melanocíticas e pode ser produzida pelas seguintes células: melanócitos epidérmicos e dérmicos e células névicas. Vale recordar também a definição de: lesões dermatológicas elementares – mácula e mancha são alterações da coloração sem relevo, a primeira com até 15 mm; pápula – elevação sólida, limitada e circunscrita com até 15 mm; a placa é uma elevação sólida maior do que a pápula, com diâmetro maior do que a altura.

A avaliação das lesões hipercrômicas deve considerar o aspecto morfológico e, sempre na suspeita de lesões atípicas, a realização da biópsia torna-se essencial para diferenciar condições benignas de malignas.

♦ Hipercromia fisiológica

Corresponde à hiperpigmentação normal observada mais comumente em mulheres com pele mais escura. Apresenta-se como máculas simétricas, assintomáticas, especialmente em região posterior de introito, pontas dos pequenos lábios, face externa de grandes lábios, região perianal e sulcos genitocrurais. O grau de hiperpigmentação pode mudar com diferentes estágios hormonais, como adolescência, menopausa, gravidez e uso de contraceptivos.

♦ Hipercromia residual

Mais comum na raça negra, a hiperpigmentação pode aparecer após processos cutâneos como eczema, dermatofitose, foliculite, líquen e após procedimentos como cauterizações e *laser*. O estudo anatomopatológico evidencia aumento na quantidade de melanina. Pode desaparecer depois de algumas semanas ou permanecer indefinidamente. Não há tratamento específico para a hipercromia residual (Figuras 11.1 a 11.3).

FIGURA 11.1

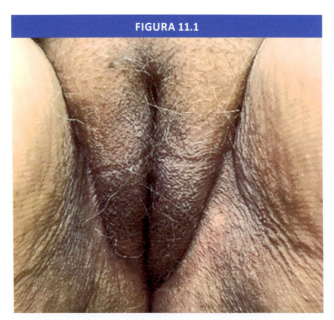

Hipercromia residual após processo inflamatório.
Fonte: acervo das Dras. Fernanda Kesselring Tso e Ana Carolina Silva Chuery.

FIGURA 11.2

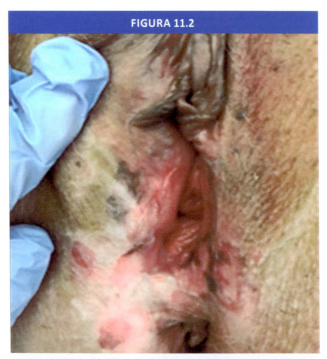

Hipercromia residual após vaporização com *laser* de CO_2. Notam-se também áreas hipocrômicas; paciente imunossuprimida, tratada várias vezes em virtude de lesão induzida por papilomavírus humano.
Fonte: acervo das Dras. Fernanda Kesselring Tso e Ana Carolina Silva Chuery.

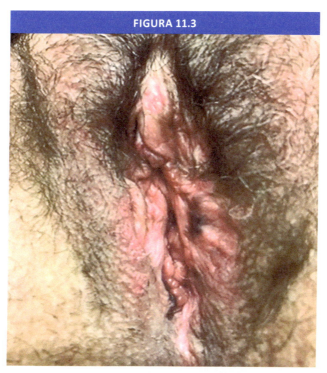

Hipercromia residual após vaporização com *laser* de CO_2 em vestíbulo à direita e face interna de grande lábio esquerdo.
Fonte: acervo das Dras. Fernanda Kesselring Tso e Ana Carolina Silva Chuery.

♦ Acantose nigricans (AN)

Caracterizada por placa espessada, mal delimitada, hiperpigmentada e com acentuação das linhas da pele, conferindo um aspecto aveludado na região. Acomete mais comumente região posterior de pescoço, axilas, superfície flexora dos membros, sulcos inframamários, pregas inguinais e períneo.

É classificada em benigna e maligna: a primeira pode ser hereditária (síndrome de Miescher), relacionada a doenças endócrinas ou induzida por fármacos (corticosteroides sistêmicos e hormônios sexuais). A forma maligna é mais exuberante clinicamente e revela manifestação paraneoplásica de tumores gástricos, hepáticos, linfomas e melanoma. O hiperinsulinismo, a resistência à insulina, o diabetes e a síndrome de ovários policísticos são as principais endocrinopatias relacionadas à AN. No entanto, as tireoidopatias, as doenças de Cushing e Addison, o hirsutismo e a acromegalia também relacionam-se com a afecção (Figuras 11.4 e 11.5).

O diagnóstico é clínico de acordo com o padrão simétrico de hiperpigmentação e o aspecto aveludado da lesão. Este também a diferença da hiperpigmentação fisiológica. Muitas vezes, a AN associa-se a acrocórdons. O diagnóstico diferencial principal é o eczema liquenificado, mas a AN não cursa com prurido. O estudo anatomopatológico da AN mostra acentuadas papilomatose e hiperqueratose, moderada acantose e não há aumento de melanina nem de melanócitos. O tratamento será de acordo com a respectiva etiologia. A perda de peso e o controle da doença metabólica são as principais medidas.

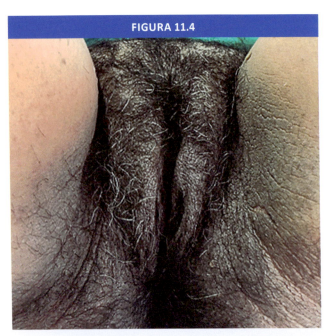

Acantose nigricans com acrocórdons associados.
Fonte: acervo das Dras. Fernanda Kesselring Tso e Ana Carolina Silva Chuery.

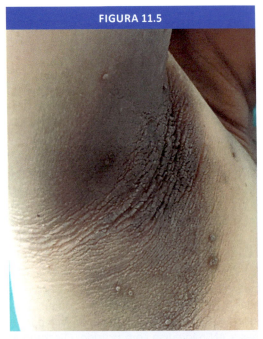

Acantose nigricans associada a acrocórdons em região axilar.
Fonte: acervo das Dras. Fernanda Kesselring Tso e Ana Carolina Silva Chuery.

♦ Eritema pigmentar fixo

Caracteriza-se pelo aparecimento de máculas eritematosas assimétricas não pruriginosas que regridem, tornando-se acastanhadas e desaparecendo após algumas semanas. É uma erupção fármaco-específica recidivando no mesmo local quando o medicamento é novamente ingerido. Caso haja repetidas exposições, as máculas podem não regredir. As lesões distribuem-se em qualquer área do corpo, sendo a vulva comumente acometida. O diagnóstico é clínico, com base na anamnese e na identificação do agente. Algumas medicações relacionadas ao eritema pigmentar fixo: analgésicos, tetraciclinas, sulfas, barbitúricos e anovulatórios (Figura 11.6).

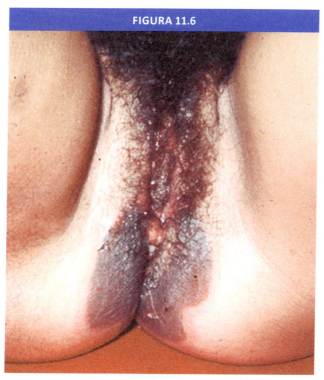

FIGURA 11.6

Eritema pigmentar fixo em região vulvar.
Fonte: acervo do Dr. Maurício Mendonça.

♦ Lentigo simples

Apresenta-se como pequenas máculas redondas, bem delimitadas, de cor acastanhada escura, que se distribuem nos pequenos e grandes lábios. Desenvolve-se na infância e é observado em jovens. Histologicamente há aumento da produção de melanina por células melanocíticas normais. Raramente apresenta transformação maligna, e a exérese é indicada nos casos de dificuldade diagnóstica. Utiliza-se o termo *doença de Laugier*, quando as máculas apresentam-se em áreas de mucosa oral ou vestibular (Figuras 11.7 a 11.9).

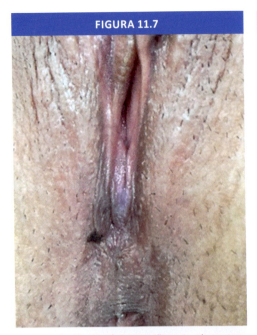

Lentigo simples em região perineal
à direita.
Fonte: acervo das Dras. Fernanda Kesselring Tso e
Ana Carolina Silva Chuery.

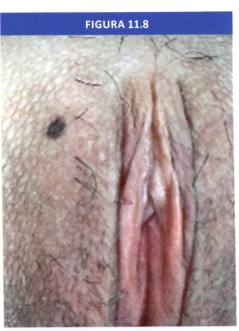

Lentigo simples em região superior de
lábio maior direito.
Fonte: acervo das Dras. Fernanda Kesselring Tso e
Ana Carolina Silva Chuery.

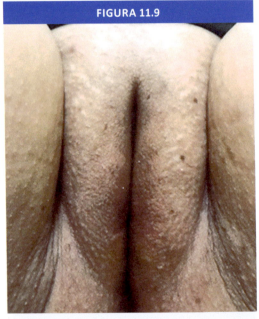

Lentigo simples.
Fonte: acervo das Dras. Fernanda Kesselring Tso e
Ana Carolina Silva Chuery.

♦ Melanose

Mácula irregular, mal delimitada, com tons de marrom a negro-azulado, que acomete mais frequentemente pequenos lábios e introito, sendo de etiologia desconhecida. Assintomática. Atinge principalmente mulheres na pré-menopausa; quando acomete crianças, algumas síndromes devem ser investigadas, como Peutz-Jeghers, Laugier-Hunziker, LEOPARD, Carney e doença de Cushing (Edwards). O estudo anatomopatológico evidencia hiperpigmentação da camada basal com acantose ocasional e incontinência pigmentar, sem atipia. O diagnóstico diferencial clínico de melanoma muitas vezes é impossível, sendo recomendada a biópsia excisional (Figuras 11.10 e 11.11).

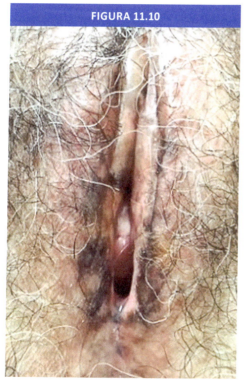

FIGURA 11.10

Melanose vulvar extensa.
Fonte: acervo das Dras. Fernanda Kesselring Tso e Ana Carolina Silva Chuery.

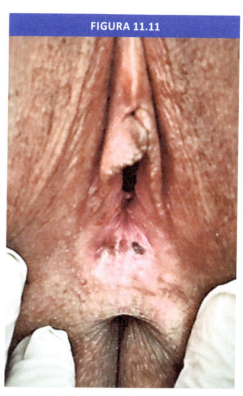

FIGURA 11.11

Melanose em região perineal.
Fonte: acervo das Dras. Fernanda Kesselring Tso e Ana Carolina Silva Chuery.

♦ Nevo melanocítico

Pode ser congênito ou adquirido. Caracteristicamente é pequeno, bem delimitado e com borda demarcada. Histologicamente caracteriza-se por células névicas agrupadas e classifica-se em:
- Intradérmico: as células névicas encontram-se na derme papilar, aparecendo como pápula de superfície lisa ou rugosa, com pigmentação uniforme e pode conter pelos (Figura 11.12).

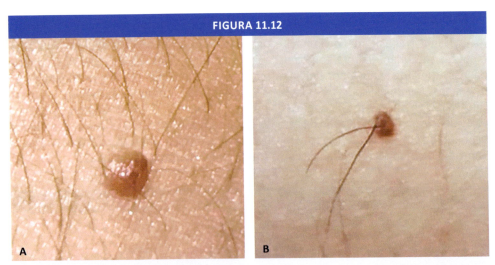

FIGURA 11.12

Nevo melanocítico intradérmico.
Fonte: acervo das Dras. Fernanda Kesselring Tso e Ana Carolina Silva Chuery.

- Juncional: as células névicas estão junto à camada basal, formando uma mácula com borda regular, pigmentação uniforme, variando do marrom-claro ao negro. Relaciona-se à exposição solar, portanto, é raro na vulva.
- Composto: as células névicas localizam-se tanto na derme como na camada basal, formando pequena pápula de superfície lisa ou rugosa, com pigmentação uniforme mais clara.

Os nevos geralmente têm caráter benigno, com risco muito raro de transformação para melanoma. O tratamento excisional deve ser realizado nas pacientes com antecedentes pessoal e/ou familiar de melanoma, em casos de evolução e/ou aparência atípica, por estética, e quando em localizações de irritação contínua.

A forma congênita está presente em cerca de 1% dos recém-nascidos, sendo classificado de acordo com o tamanho em: pequeno (até 1,5 cm), grande (até 20 cm) e gigante (> 20 cm). O risco de melanoma a partir de um nevo congênito é diretamente proporcional ao tamanho, sendo 5% no nevo melanocítico congênito gigante, este último incidindo em 1 a cada 20 mil nascimentos.

♦ Ceratose seborreica

Lesão decorrente da proliferação de queratinócitos, de origem desconhecida, geralmente após os 40 anos de idade e, em grande número de casos, com predileção familiar. Clinicamente apresenta-se como pápula achatada, ceratótica, amarronzada, bem delimitada e com superfície rugosa. Geralmente a lesão é única. A coloração e a uniformidade podem diminuir, se houver irritação local. O diagnóstico diferencial inclui nevos, condiloma acuminado, neoplasia intraepitelial de vulva e, menos frequentemente, melanoma. Se houver dúvida diagnóstica, a biópsia é recomendada. Lesões assintomáticas não precisam ser tratadas. O tratamento, que pode ser feito com métodos destrutivos ou excisionais, é recomendado para lesões sintomáticas ou nas assintomáticas por questões estéticas (Figuras 11.13 a 11.15).

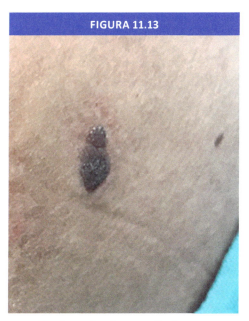

Ceratose seborreica em região de coxa.
Fonte: acervo das Dras. Fernanda Kesselring Tso e Ana Carolina Silva Chuery.

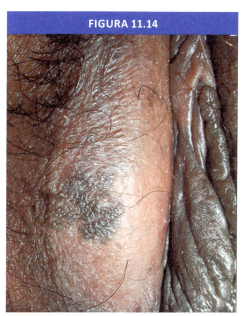

Ceratose seborreica em lábio maior direito.
Fonte: acervo das Dras. Fernanda Kesselring Tso e Ana Carolina Silva Chuery.

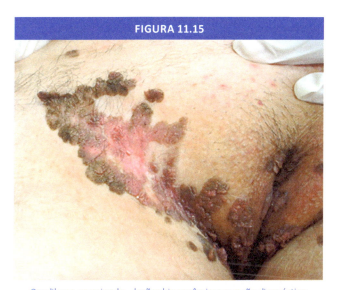

Condiloma acuminado – lesões hipercrômicas que são diagnóstico diferencial de ceratose seborreica.
Fonte: acervo das Dras. Fernanda Kesselring Tso e Ana Carolina Silva Chuery.

As seguintes lesões são diagnósticos diferenciais de lesões hipercrômicas, porém serão abordadas em outros capítulos: hemangioma, angioqueratoma, neoplasia intraepitelial vulvar (NIV), melanoma *in situ* e invasor (Figuras 11.16 a 1.18).

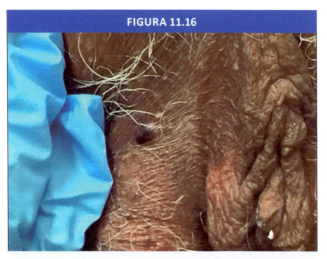

Hemangioma em grande lábio direito.
Fonte: acervo das Dras. Fernanda Kesselring Tso e Ana Carolina Silva Chuery.)

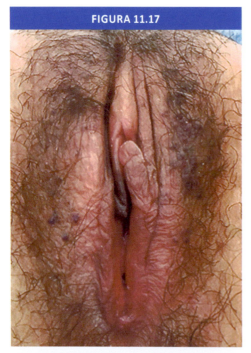

Angioqueratomas agrupados em grandes lábios bilateralmente.
Fonte: acervo das Dras. Fernanda Kesselring Tso e Ana Carolina Silva Chuery.

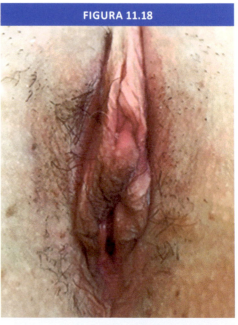

Neoplasia intraepitelial vulvar (NIV) – pequenas pápulas hipercrômicas, porém não muito escuras em grandes lábios e períneo. Clinicamente difícil diagnóstico entre nevo melanocítico e NIV.
Fonte: acervo das Dras. Fernanda Kesselring Tso e Ana Carolina Silva Chuery.)

◆ Bibliografia

Barros JF. Outras dermatoses. In: Martins NV, Ribalta JCL, Campaner AB, Parellada CI. Patologia do Trato Genital Inferior 2. ed. São Paulo: Roca; 2014. p. 412-31.

Barros JF, Taniguchi DP. Tumores benignos da vulva: considerações gerais, classificação anatomopatológica e conduta terapêutica. In: Martins NV, Ribalta JCL, Campaner AB, Parellada CI. Patologia do Trato Genital Inferior 2. ed. São Paulo: Roca; 2014. p. 432-42.

Bornstein J, Sideri M, Tatti S, Walker P, Prendville W, Haefner HK et al. 2011 Terminology of the vulva of the International Federation for Cervical Pathology and Colposcopy. J Low Gen Tract Dis. 2012; 16(3):290-5.

De Palo G, ChanenW, Dexeus S. Patologia e Tratamento de Trato Genital Inferior e Colposcopia. Rio de Janeiro: Medsi; 2002.

Edwards L. Pigmented vulvar lesions. Dermatol Ther. 2010; 23(5):449-57.

Hosler GA, Moresi JM, Barrett TL. Naevi with site-related atypia: a review of melanocytic naevi with atypical histologic features based on anatomic site. J Cutan Pathol. 2008; 35:889-98.

Murzaku EC, Penn LA, Hale CS, Pomeranz MK, Polsky D. Vulvar nevi, melanosis, and melanoma: an epidemiologic, clinical, and histopathologic review. J Am Acad Dermatol. 2014; 71(6):1241-9.Venkatesan A. Pigmented lesions of the vulva. Dermatol Clin. 2010; 28:795-805.

Yara S, Michalany NS, Heinke T, Stavale JN. Clinical and histopathological characteristics of genital melanocytic nevi: a report of 109 cases and a review of the literature. J Clin Exp Dermatol Res. 2012; 3:160.

Infecções Vulvares

12

Cecília Maria Roteli Martins
Renata Robial

◆ Candidíase

Umas das causas mais frequentes de prurido vulvar e corrimento. Caracteriza-se por inflamação com manifestações como prurido e eritema. Na maioria das vezes, os sintomas são tão característicos que a própria mulher consegue se autodiagnosticar, entretanto, o diagnóstico ideal é acrescentar o exame microscópico, possibilitando a condução do tratamento adequado. Aproximadamente metade das mulheres diagnosticadas clinicamente com candidíase pode ter outra doença ou infecção associada.

É importante assinalar que a presença isolada da espécie de cândida, sem sintomas ou inflamação, não é indicativo de doença, uma vez que aproximadamente 25% das mulheres apresentam as hifas da cândida como parte da flora vaginal normal. Portanto, a cultura realizada sem a associação ao quadro clínico pode superestimar a prevalência da doença. A candidíase não é considerada uma infecção sexualmente transmissível.

A candidíase pode apresentar-se isoladamente na vulva, mas geralmente compromete também a vagina e afeta 75% das mulheres saudáveis, pelo menos uma vez durante a vida. Em 5% das mulheres, há recorrência, e a *Candida albicans* é responsável por aproximadamente 90% dos casos; os outros tipos, em especial a *Candida glabrata*, são responsáveis pelas infecções restantes. Fatores predisponentes incluem gravidez, diabetes, uso de antibióticos e anticoncepcionais hormonais, além de outros causadores de imunossupressão.

Os sintomas incluem prurido vulvar, eritema e edema associado a corrimento (Figura 12.1). A maioria das mulheres com candidíase vulvovaginal recorrente apresentam mucosa e pele atróficas, com aspecto macerado, podendo relatar dor crônica e dispareunia (Figura 12.2). O diagnóstico pode ser confirmado por microscopia direta com a identificação de pseudo-hifas no conteúdo vulvovaginal. A cultura pode ser recomendada para diferenciar a *C. albicans* da *C. glabrata*.

O tratamento da candidíase vulvovaginal não recorrente pode ser feito com imidazólicos tópicos (miconazol, clotrimazol) ou terapia oral de curta duração com fluconazol ou itraconazol. Mulheres com infecções recorrentes ou persistentes crônicas devem fazer terapia de manutenção de longa duração com fluconazol contínuo ou intermitente. O tratamento da *C. glabrata* com fluconazol ou itraconazol tem apresentado resistência, e a terapia com ácido bórico vaginal em cápsulas de 600 mg parece ser o único tratamento efetivo.

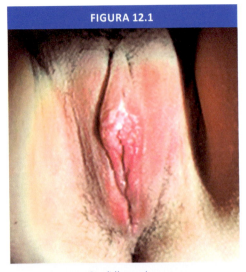
Candidíase vulvar.
Fonte: acervo do arquivo pessoal das Dras. Cecília Maria Roteli Martins e Renata Robial.

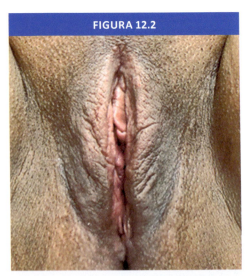
Candidíase vulvar recorrente.
Fonte: acervo do arquivo pessoal das Dras. Cecília Maria Roteli Martins e Renata Robial.

♦ Molusco contagioso

Infecção causada pelo poxvírus (*molluscum contagiosum virus*), localizada na área vulvar e com transmissão sexual. As lesões disseminadas podem ser consequência de imunossupressão, como nas mulheres com o vírus da imunodeficiência humana (HIV-positivas). Na pele queratinizada da vulva, a lesão aparece como pápula umbilicada firme, pálida, lisa, cor da pele e assintomática, com 2 a 5 mm de diâmetro ou ocasionalmente maior. Pode causar coceira, dor, vermelhidão ou inchaço (Figura 12.3).

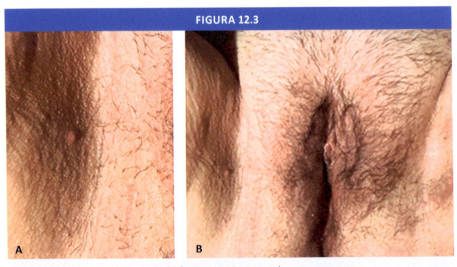
Molusco contagioso em vulva.
Fonte: acervo do arquivo pessoal das Dras. Cecília Maria Roteli Martins e Renata Robial.

Capítulo 12 — Infecções Vulvares

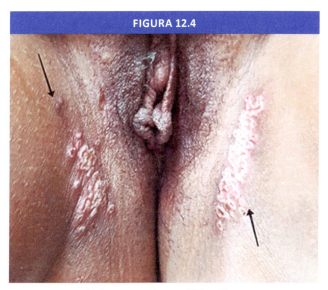
Molusco contagioso em HIV positiva.
Fonte: acervo do arquivo pessoal da Dra. Nicole Fieri.

O diagnóstico é clínico. O exame histopatológico mostra superfície invaginada coberta por epitélio escamoso hiperplásico com corpos de inclusão citoplasmáticos que distendem as células. Sem tratamento, grande parte das lesões pode resolver-se espontaneamente em 6 a 12 meses. Nas mulheres imunodeprimidas, pode surgir com características mais exuberantes e com infecção secundária (Figura 12.4).

O tratamento é por remoção física como curetagem, criocirurgia ou *laser*. Terapia tópica com aplicação de ácido tricloroacético, podofilotoxina creme a 0,5% e imiquimode é efetiva.

♦ Erisipela, celulite e fasciíte necrosante

Erisipela e celulite são infecções bacterianas causadas por *Streptococcus* beta-hemolítico e alguns tipos de *Staphilocyccus aureus* que afetam a derme, e, no caso de celulite, o tecido celular subcutâneo. A erisipela pode afetar a vulva com eritema marginal bem demarcado que aumenta progressivamente (Figura 12.5).

Na celulite vulvar, o eritema é mais mal definido, doloroso e edematoso e em algumas mulheres associado à formação de bolhas. Erisipela e celulite são frequentemente associados a febre, mal-estar, calafrios e náuseas. A anatomia vulvar torna possível a rápida disseminação de infecções para outras regiões anatômicas devido à continuidade da fáscia e do tecido adiposo da vulva. Existem fatores de risco para infecção e celulite vulvar como *diabetes mellitus*, obesidade, imunossupressão, gravidez, má higiene e trauma iatrogênico (pós-cirúrgico ou obstétrico), assim, a história clínica cuidadosa e o exame físico são de grande importância.

Fasciíte necrosante ou gangrena de Fournier rapidamente progressiva é causada por estreptococos aeróbicos e anaeróbicos. Caracteriza-se por destruição tecidual fulminante com sintomas sistêmicos e elevada mortalidade. Deve-se suspeitar de fasciíte,

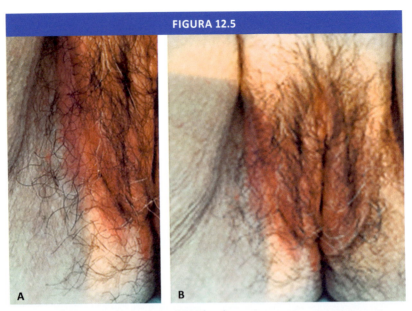

Erisipela vulvar.
Fonte: acervo de arquivo pessoal das Dras. Cecília Maria Roteli Martins e Renata Robial.)

quando a lesão é extremamente dolorosa, podendo simular celulite grave. Enquanto a erisipela e a celulite respondem à terapia com penicilina e dicloxacilina, a fasciíte necrosante constitui emergência cirúrgica que requer debridamento cirúrgico e antibioticoterapia para prevenir choque séptico e morte.

Quando forma lesão com abscesso, é indicada a drenagem, com cultura e antibiograma para microrganismos aeróbicos e anaeróbicos, já que na literatura 64% dos abscessos de vulva são resistentes à penicilina.

Sua etiologia microbiana pode ser definida com base nos fatores de risco e manifestação clínica da lesão. A fasciíte necrosante representa 70 a 80% dos casos e é geralmente polimicrobiana, estando presente em pacientes com fatores de risco como diabetes, imunossupressão, trauma e idade avançada. A do tipo 2 é mais comum em pacientes saudáveis após o parto e está relacionada ao *Streptococcus* ou *Staphylococcus* agressivo, incluindo o *groupo A Streptococcus* (GAS) ou *Streptococcus pyogenes*, que causa infecção puerperal rapidamente invasiva e síndrome do choque tóxico. Celulite extensa que se desenvolve horas após o parto é mais comumente associada ao *groupo B Streptococcus*, e o GAS tende a se desenvolver 2 a 3 dias após o parto.

Se uma doença cutânea vulvar preexistente promove a entrada de bactérias, é importante o tratamento para reduzir o risco de infecção estreptocócica recorrente e linfedema persistente.

♦ Foliculite

Infecção bacteriana por *S. aureus* dos folículos pilosos. Os fatores predisponentes incluem trauma de depilação, roupa íntima justa por longos períodos de tempo, obesidade, imunossupressão devido a diabetes ou infecção por HIV. O diagnóstico pode ser

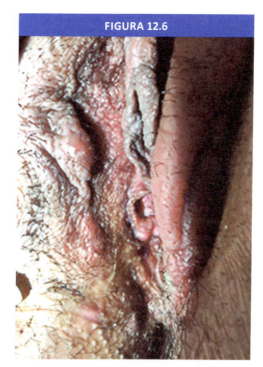
Foliculite vulvar.
Fonte: acervo do arquivo pessoal das
Dras. Cecília Maria Roteli Martins e Renata Robial.

confirmado por cultura de secreção da lesão, com detecção do *S. aureus*. O tratamento pode ser tópico, de curta duração, contendo clorexidina ou clindamicina. Nos casos que não forem resolvidos com tratamento tópico, pode ser administrado clindamicina ou macrolídeo por via oral. A profilaxia é realizada evitando-se os fatores predisponentes, além de medidas de higiene e correta remoção de pelos (Figura 12.6).

♦ Abscesso da glândula de Bartholin

O abscesso da glândula de Bartholin é responsável por aproximadamente 2% de todas as visitas ao ginecologista por ano, e geralmente o processo se torna crônico; pode promover a formação cística vulvar. Entretanto a presença do cisto não é necessariamente seguida da formação do abscesso (Figura 12.7).

O cisto ou abscesso da glândula de Bartholin é resultado da obstrução dos ductos das glândulas de Bartholin em mulheres adultas. O microrganismo mais comum isolado é a *Escherichia coli*, seguido pelo *Staphilococcus aureus*. A etiologia também pode ser polimicrobiana, incluindo anaeróbios. *Neisseria gonorrhoeae* é raramente encontrada. Observa-se área edemaciada, eritematosa e dolorosa no introito vaginal. Podem ocorrer febre, neutrocitose e aumento da proteína C reativa.

Geralmente a glândula de Bartholin involui na perimenopausa, sendo assim, quando surge a doença na faixa etária de 40 a 50 anos, para diagnóstico diferencial é necessária a realização de biópsia na região para excluir malignidade.

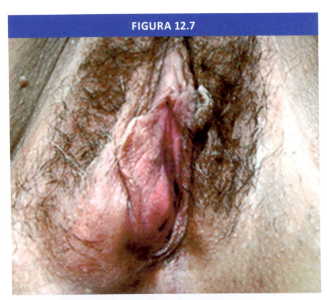

Abscesso da glândula de Bartholin.
Fonte: acervo do NUPREV (UNIFESP).

O tratamento para o abscesso da glândula pode ser no próprio consultório ou até mesmo no centro cirúrgico, dependendo dos sintomas da paciente. Abscesso com ponto de flutuação é tratado com intervenção cirúrgica e antibióticos de largo espectro, na ausência de drenagem espontânea. O tratamento empírico com antibioticoterapia é sugerido como primeira opção na ausência de ponto de flutuação. Fasciíte necrosante já foi relatada na presença de abscesso de Bartholin e, por isso, a resposta ao antibiótico ou tratamento cirúrgico deve ser monitorada.

Como o evento inicial que leva ao abscesso da glândula de Bartholin é a obstrução dos ductos, a taxa de recorrência com a drenagem resulta em mais de 38% dos casos. O tratamento cirúrgico é mais efetivo e é realizado pela formação de um novo óstio de drenagem. Quando não há sucesso no tratamento com a formação de novo óstio de drenagem, é recomendada a marsupialização da glândula.

Há também outras opções terapêuticas, como nitrato de prata, escleroterapia com álcool, *laser* e excisão da glândula. Todas as intervenções são associadas à recorrência do cisto em 6 meses.

O tratamento empírico pode ser a combinação de ciprofloxacina com metronidazol ou, quando houver a possibilidade de realização de cultura, o tratamento será de acordo com o microrganismo isolado.

♦ Eritrasma

Infecção de pele superficial, causada por *Corynebacterium minutissimum*, componente da flora normal. Em condições de umidade, o microrganismo prolifera na pele úmida e quente das regiões intertriginosas, incluindo femoral e vulvar. Fatores predisponentes compreendem clima quente e úmido, higiene precária, obesidade, diabetes, hiper-hidrose e imunossupressão. Faz parte do diagnóstico diferencial da tínea *cruris* (Figura 12.8).

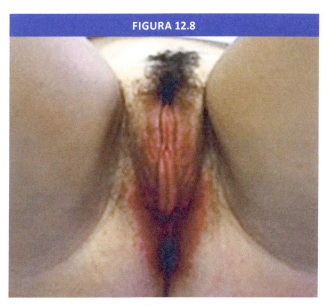

Eritrasma.
Fonte: acervo do arquivo pessoal das
Dras. Cecília Maria Roteli Martins e Renata Robial.

A manifestação clínica é na forma de *rash* macular, na maioria das vezes assintomático, bem definido, rosa ou marrom. Pode provocar prurido crônico vulvar, mimetizando a infecção por cândida. Quando a área infectada é iluminada com lâmpada UVA (lâmpada de Wood), fluorescência vermelho-coral brilhante aparece como resultado da porfirina produzida pelas bactérias. O tratamento deve ser realizado com antibióticos, preferencialmente clindamicina, macrolídeo sistêmico ou tetraciclina.

♦ Tricomicose

Infecção causada por bactérias do gênero *Corynebacterium*, que resulta em conglomerado de bactérias em regiões com pelos, como a axila ou o púbis. Geralmente é marcador de higiene precária. A infecção clínica é visível e tem cor amarelada, vermelha ou manifesta-se por nódulos pretos nos fios pilosos. A retirada dos pelos e o uso de antibióticos tópicos com clindamicina promovem o tratamento adequado.

♦ Dermatofitose

A dermatofitose vulvar é rara. Frequentemente é associada à forte reação inflamatória. Pode ser eventualmente causada por contato com animais domésticos, como cachorros ou gatos, por transmissão do *Microsporum canis*, ou roedores, transmitindo *Trichophyton mentagrophytes*.

O diagnóstico pode ser confirmado por microscopia direta e cultivo de escamas ou pelos arrancados nas lesões. O tratamento é realizado com griseofulvina nos casos causados por *M. canis*. A terapia deve durar no mínimo 4 semanas, mas geralmente são necessários 2 a 3 meses de terapia contínua.

♦ Pediculosis pubis

Infecção causada por um inseto parasita, *Phthirus pubis,* transmitido por contato íntimo. A infestação geralmente causa prurido intenso; tem-se tornado rara porque atualmente, por motivos estéticos, as mulheres removem os pelos com depilações íntimas. Os piolhos podem ser identificados por meio de exame cuidadoso dos pelos pubianos em busca de lêndeas, ninfas e piolhos adultos. Recomenda-se o uso de lupa. Máculas cinza-azuladas (*maculae caeruleae*) podem ser observadas na área infectada. A terapia de primeira linha é a permetrina tópica ou o butóxido de piperonila.

♦ Hidradenite supurativa

Doença inflamatória dermatológica que se torna um desafio no diagnóstico e tratamento tanto para o clínico quanto para a paciente, principalmente quando é caracterizada pela celulite secundária. O nódulo de hidradenite supurativa crônica pode romper sob a pele e coalescer nos tecidos da derme formando abscessos. Geralmente ocorre após a puberdade, mais comumente entre 20 e 30 anos de idade, apresentando prevalência de 1 a 4% (Figuras 12.9 e 12.10).

O tabagismo e a obesidade podem piorar os sintomas. Para o tratamento da hidradenite supurativa, não existe protocolo estabelecido; o uso tópico de clindamicina a 1% tem demonstrado eficácia em casos leves. Antibiótico oral, terapia hormonal, corticosteroides injetáveis e retinoides também podem ser usados, assim como *laser* local.

Uma vez que os abscessos se desenvolvem, ou na falha do tratamento inicial, agentes imunossupressores ou ablação a *laser* de CO_2 são frequentemente empregados com efeito e duração variáveis.

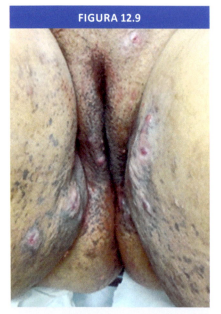

FIGURA 12.9

Hidradenite supurativa.
Fonte: acervo do NUPREV (Unifesp).

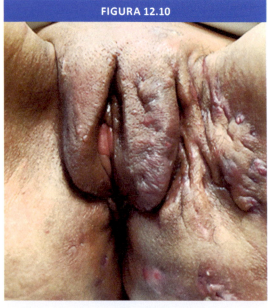

FIGURA 12.10

Hidradenite.
Fonte: acervo da Dra. Marcia Fuzaro Terra Cardial.

Quando há formação de cicatrizes vulvares e abscessos extensos, geralmente o tratamento com antibiótico é insuficiente, sendo necessária a excisão cirúrgica. Excisão local ou limitada é associada à recorrência em aproximadamente 50% dos casos, particularmente nas regiões inguinal e vulvar. Grande variedade de abordagens cirúrgicas, incluindo desobstrução e marsupialização, demonstrou melhora clínica, mas a extensa excisão em bloco de todos os tecidos lesionados fornece a menor probabilidade de recorrência. Existem complicações como falha de enxerto, necrose isquêmica e cicatriz hipertrófica.

♦ Bibliografia

Center for Disease Control and Prevention (CDC). Disponível em: https://www.cdc.gov/poxvirus/molluscum-contagiosum/. Acesso em: 20 de setembro de 2019.

Cymerman RM, Hoffmann RK, Schaffer PR, Pomeranz MK. Vulvar infections: beyond sexually transmitted infections. Int J Dermatol. 2017; 56(4):361-9.

Sand FL, Thomsen SF. Skin diseases of the vulva: infectious diseases. Journal of Obstetrics and Gynaecology. 2017; 37(7):840-8. DOI: 10.1080/01443615.2017.1306696.

Sobel JD. Management of patients with recurrent vulvovaginal candidiasis. –Drugs. 2003; 63(11):1059-66.

Wilson BB et al. An atypical presentation of erythrasma. Journal of the American Academy of Dermatology. 2012; 67(5):217-8.

Wood SC. Clinical manifestations and therapeutic management of vulvar cellulitis and abscess: methicillin-resistant staphylococcus aureus, necrotizing fasciitis, bartholin abscess, crohn disease of the vulva, Hidradenitis Suppurativa. Clin Obstet Gynecol. 2015; 58(3):503-11.

Úlceras Vulvares de Etiologia Infecciosa

Cecília Maria Roteli Martins
Renata Robial
André Luis Ferreira Santos

◆ Introdução

De acordo com a etiologia, as úlceras podem ser classificadas como infecciosas e não infecciosas. O primeiro grupo por sua vez, pode ser subdividido em outros dois: úlcera de causa infecciosa sexualmente transmissível (IST) e não sexualmente transmissível (Figura 13.1). As úlceras genitais de transmissão sexual (UGS) são as mais frequentes em mulheres no menacme; em relação às populações pediátrica e geriátrica, predominam outros tipos de infecção ou mesmo doenças inflamatórias, autoimunes e neoplásicas. Apesar disso, podem-se encontrar, independente da idade, todas as etiologias. Os agentes infecciosos, sexuais ou não, podem ser vírus, bactérias, fungos ou protozoários.

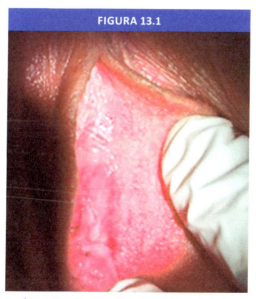

FIGURA 13.1

Úlcera não infecciosa: úlcera traumática pós-coito.
Fonte: acervo do arquivo pessoal da Dra. Simone David.

A maioria das úlceras genitais é causada por infecções sexualmente transmissíveis, e nos EUA a causa mais comum é por herpes-vírus simples e sífilis. Deve-se lembrar que as infecções por vírus da imunodeficiência humana (HIV) podem manifestar-se ocasionalmente como úlceras, bem como a presença de úlcera nos genitais pode facilitar a transmissão e aquisição do HIV.

♦ Etiologia

Durante as últimas décadas, houve profundas mudanças na epidemiologia das UGS devido ao quase desaparecimento do cancro mole e ao ressurgimento da sífilis. Por esses motivos, há uma nova distribuição dos patógenos mais frequentes nas UGS, como o herpes-vírus genital, a sífilis primária e as úlceras de causa desconhecida, cada uma representando 1/3 dos casos totais que se apresentam nas clínicas especializadas de infecções sexualmente transmissíveis.

Com o aumento da incidência de mulheres infectadas por HIV, considera-se que nenhuma característica clínica das UGS é preditiva da etiologia, sendo, portanto, importante a avaliação laboratorial para confirmar a suspeita diagnóstica. As características clínicas mais comuns das UGS e seus agentes etiológicos, estão listadas na Tabela 13.1.

♦ Diagnóstico

O diagnóstico clínico da úlcera genital é um desafio para o ginecologista, pois existem limitações para determinar sua etiologia somente com a anamnese, o exame clínico

Tabela 13.1
Características clínicas das úlceras genitais causadas por infecções sexualmente transmissíveis

Doença	Agente etiológico	Característica	Incubação	Dor	Gânglios
Herpes-vírus genital	HSV-2/HSV-1	Múltiplas e rasas	4 a 12 dias	Dolorosas	Presentes na primoinfecção
Sífilis	*T. pallidum*	Endurecidas, superficiais, bordas suaves, única, resolução espontânea	7 a 90 dias	Indolores	Firmes, emborrachados, regionais, discretos
Cancro mole	*Haemophilus ducreyi*	Bordas irregulares, arestas marcadas	3 a 10 dias	Acentuadas	50% com adenopatia inguinal
Granuloma inguinal (donovanose)	*Klebsiella granulomatis*	Extensivas e progressivas Bordas irregulares	7 a 90 dias	Ausentes	Pseudobubões

HSV: herpes-vírus simples.
Modificada de © 2019 UpToDate, Inc.

e o teste laboratorial, uma vez que várias infecções podem coexistir. Por outro lado, existe a necessidade de realizar o diagnóstico e instituir tratamento adequado, não somente tratando a mulher, mas também interromper a cadeia de transmissão.

Nas imunocomprometidas, as úlceras genitais podem ter características atípicas como, por exemplo, uma lesão herpética única ou uma fissura. Frente a um caso de úlcera genital, o Ministério da Saúde orienta o uso do fluxograma apresentado na Figura 13.2 para abordagem sindrômica junto com os recursos da anamnese e do exame físico

Após abordagem e tratamento sindrômico, não havendo melhora do quadro, realizar biópsia. Com o laudo histopatológico definindo a afecção, encaminhar a paciente para o tratamento adequado.

◆ Herpes-vírus simples (HSV)

O herpes-vírus simples tipo 2 (HSV-2) é o mais frequente nas infecções herpéticas genitais, mas também é possível encontrar úlceras causadas pelo tipo 1 (HSV-1). O período de incubação varia de 2 a 26 dias, com média de 7 dias. A primoinfecção, assim chamado o primeiro episódio, é assintomática em 75% dos casos; no entanto, em algumas pacientes pode ocorrer forma importante e dolorosa de vulvovaginite.

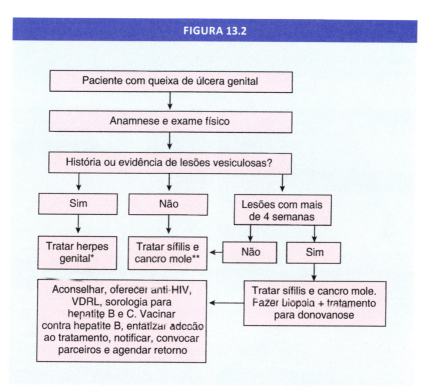

FIGURA 13.2

Fluxograma para abordagem sindrômica de úlcera genital.
*Em casos de herpes, tratar sífilis de VDRL ou RPR forem reagentes, o que será visto no retorno. Se o quadro não é sugestivo de herpes, tratar sífilis e cancro mole.
**Se forem lesões ulcerosas múltiplas e soroprevalência de herpes for igual ou maior que 30% na região, deve-se tratar herpes concomitantemente a sífilis e cancro mole.

Essas infecções genitais primárias podem ser graves e durar cerca de 3 semanas. Localizam-se mais frequentemente nos pequenos lábios, no clitóris, nos grandes lábios, na fúrcula e no colo do útero. As lesões são inicialmente pápulas eritematosas de 2 a 3 mm, seguindo-se por vesículas agrupadas com conteúdo citrino, que se rompem, dando origem a ulcerações. A adenopatia inguinal dolorosa bilateral pode estar presente em 50% dos casos. As lesões cervicais (cervicite herpética), frequentes na primoinfecção, podem estar associadas a corrimento genital aquoso. Podem ocorrer sintomas gerais, como febre e mal-estar.

A história de úlceras recorrentes sugere HSV e sempre deve-se considerar a possibilidade de outra infecção associada como, por exemplo, a sífilis. Deve-se lembrar também do diagnóstico diferencial com Behçet nos quadros associados à artrite que não respondem ao tratamento inicial.

Após a infecção primária, o quadro clínico é mais brando, e o vírus ascende pelos nervos periféricos sensoriais, penetra nos núcleos das células ganglionares e entra em latência. Após a infecção genital primária por HSV-2 ou HSV-1, respectivamente, 90% e 60% dos pacientes apresentam novos episódios nos primeiros 12 meses, por reativação dos vírus. Inicia-se com o aparecimento de pequenas e múltiplas vesículas sobre áreas eritematosas, acompanhadas de ardor persistente. Após 24 a 48 horas, as vesículas rompem-se formando pequenas úlceras dolorosas que cicatrizam em 2 a 3 semanas, independentemente do tratamento (Figuras 13.3 a 13.5).

O diagnóstico baseia-se no exame clínico, mas o teste de escolha é o *swab* da lesão, seguido de métodos de amplificação de ácido nucleico (NAAT) por reação em cadeia de polimerase (PCR). Não existe necessidade de se repetirem os testes em pacientes

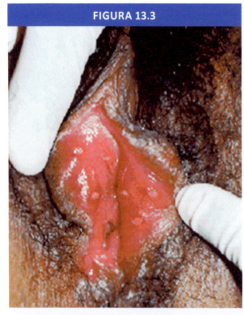

FIGURA 13.3

Herpes genital.
Fonte: acervo do arquivo pessoal do
Dr. André Luís Ferreira Santos.

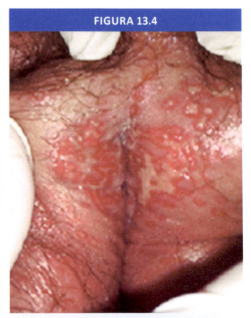

FIGURA 13.4

Herpes genital primário.
Fonte: acervo do arquivo pessoal da
Dra. Adriana Bittencourt Campaner.

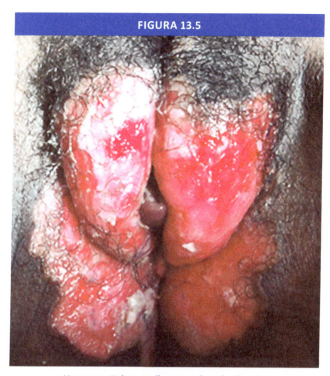

Herpes genital em mulher portadora do vírus da imunodeficiência humana (HIV-positiva).
Fonte: acervo do arquivo pessoal do Dr. André Luís Ferreira Santos.

com recorrência de lesões. A PCR apresenta melhor sensibilidade do que a cultura ou a imunofluorescência do raspado da lesão. A citologia do raspado com a presença de alterações associadas ao HSV é método inespecífico de pouca aplicabilidade.

O tratamento recomendado para os casos de primoinfecção é a administração de antivirais orais. O tratamento endovenoso é reservado aos casos com complicações como, por exemplo, comprometimento do sistema nervoso central ou disseminação das lesões. O tratamento local não tem indicação. As recomendações para o primeiro episódio de infecção por herpes genital do Centers for Disease Control and Prevention (CDC), assim como do Ministério da Saúde, do Brasil, são apresentados na Tabela 13.2.

Tabela 13.2
Tratamento para o primeiro episódio de herpes-vírus

Antiviral	Dose (mg)	Frequência	Duração
Aciclovir	400	3 vezes ao dia	7 a 10 dias
	200	5 vezes ao dia	
Fanciclovir	250	3 vezes ao dia	
Valaciclovir	1.000	2 vezes ao dia	

Fonte: CDC e MS (refs. 6 e 7).

Algumas mulheres apresentam intenso quadro doloroso na primoinfecção herpética. Nesses casos, é importante prescrever analgésicos e medidas de alívio local como banhos de assento. A terapia tópica com antivirais, na forma de cremes e pomadas, não é indicada. Para pacientes com herpes genital recorrente, a terapia antiviral é geralmente administrada para reduzir a gravidade dos sintomas, diminuir as recorrências e reduzir o risco de transmissão para o parceiro sexual. Tanto nos casos de primoinfecção quanto nos casos de recorrência não existe indicação para medicação tópica antiviral.

Tabela 13.3
Antivirais para o tratamento dos episódios de recorrência de herpes-vírus

Antiviral	Dose (mg)	Frequência	Duração
Aciclovir	800	3 vezes ao dia	5 dias
Fanciclovir	1.000	2 vezes ao dia	1 dia
	125	2 vezes ao dia	5 dias
	500	2 vezes ao dia	2 dias
Valaciclovir	500	2 vezes ao dia	3 dias
	1000	1 vez ao dia	5 dias

Fonte: CDC e MS (refs. 6 e 7).

Na Tabela 13.3, estão listados os antivirais para o tratamento dos episódios de recorrência recomendado pelo Centers for Disease Control and Prevention (CDC) e pelo Ministério da Saúde, do Brasil. Todos os antivirais apresentam eficácia semelhante.

O tratamento supressivo para as recorrências frequentes ($\geq$ 6 episódios em 1 ano) consiste na administração de antiviral diário. Não existem trabalhos consistentes para estratégia de supressão, mas a resistência aos antivirais, como o aciclovir, é um efeito raramente observado; sabe-se que o tratamento diário com os antivirais mantém período longo de remissão das crises herpéticas.

Os fármacos de escolha para tratamento supressivo são:

- *Aciclovir:* 400 mg, 2 vezes ao dia
- *Famciclovir:* 250 mg, 2 vezes ao dia
- *Valaciclovir:* 500 ou 1.000 mg, 1 vez ao dia.

◆ Sífilis

Doença infecciosa sistêmica causada pelo *Treponema pallidum*, classificada como úlcera genital, no estágio de infecção primária, que é caracterizado pelo cancro duro. Trata-se de lesão ulcerada, não dolorosa (ou pouco dolorosa), em geral única, com a base e as bordas endurecidas, lisa, brilhante, com secreção serosa (líquida, transparente) escassa. Na mulher, dificilmente é detectada nessa fase, podendo passar despercebida. Quando aparece, é mais comumente observada nos pequenos e grandes lábios, nas paredes vaginais e no colo do útero. A lesão aparece entre 10 e 90 dias (média de 21 dias) após o contato sexual e usualmente desaparece em 30 a 90 dias, involuindo

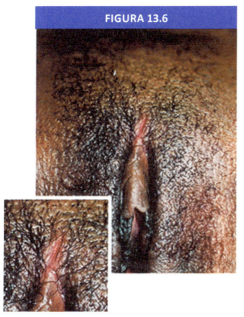

Sífilis primária: lesão em fissura vulvar.
Fonte: acervo do arquivo pessoal do
Dr. Mauro Romero Leal.)

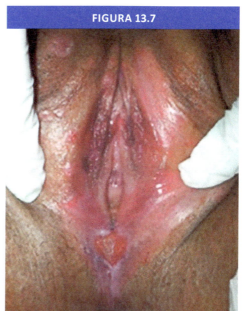

Sífilis primária em região perineal.
Fonte: acervo do arquivo pessoal da
Dra. Ariane de Castro Coelho.

espontaneamente, sem deixar cicatrizes. Pode ser acompanhada de adenopatia regional não supurativa, móvel, indolor, múltipla e que não fistuliza. Algumas úlceras podem aparecer como fissura (Figuras 13.6 e 13.7).

O diagnóstico é feito por meio de:

- Microscopia de campo escuro de material obtido da lesão (padrão-ouro – sensibilidade de 74 a 86%)
- Imunoflorescência direta de material obtido da lesão
- Em qualquer uma dessas duas técnicas anteriores, o resultado positivo confirma o diagnóstico definitivo, mas o resultado negativo não o exclui.

As sorologias podem ser:

- Não treponêmicas: VDRL (mais usado)
- RPR treponêmicas: FTA-abs (mais usada)
- MHA-TP e Elisa: deve-se levar em consideração que a sensibilidade dos testes não treponêmicos e treponêmicos varia de acordo com a fase da doença. Nessa fase primária, os testes sorológicos tornam possível apenas o diagnóstico presuntivo e podem ser negativos até 3 a 4 semanas após a aquisição do *T. pallidum*. Os testes treponêmicos são os que positivam mais precocemente.

O teste rápido e o VDRL estão disponíveis no Sistema Único de Saúde (SUS). Não existe qualquer teste comercial com biologia molecular para DNA do *T. pallidum*.

O tratamento de escolha para a sífilis primária consiste em única dose de penicilina G benzatina (2,4 milhões UI).

♦ Cancro mole (cancroide)

O agente etiológico é o *Haemophilus ducreyi*, que apresenta curto período de incubação – 4 a 7 dias –, sendo raro seu aparecimento com menos de 3 ou mais de 10 dias. As úlceras são rasas, com cerca de 3 a 50 mm, dolorosas, purulentas, com base granulomatosa que facilmente sangra ao toque. Os seus bordos são irregulares, avermelhados, mas bem definidos em relação à pele da região. A base apresenta material amarelado--esverdeado purulento. Essas lesões são muito contagiosas, autoinoculáveis e, portanto, frequentemente múltiplas. Na mulher, as localizações mais frequentes são a fúrcula e a face interna dos pequenos e grandes lábios. Em 30 a 50% dos pacientes, pode existir o bubão, sendo unilateral em dois terços dos casos, que evolui frequentemente para supuração em orifício único (Figura 13.8).

O diagnóstico é dado por:

- *Microscopia direta (Gram):* pode demonstrar pequenos bacilos gram-negativos, muitas vezes dispostos em "cardume de peixe", em "impressão digital", em paliçada ou mesmo em cadeias isoladas. Coletar material das bordas, evitando-se o pus
- *Cultura:* a partir da úlcera ou do aspirado ganglionar; de difícil execução, com sensibilidade menor que 80%
- *PCR multiplex*: é o exame de maior sensibilidade, porém não comercialmente disponível.

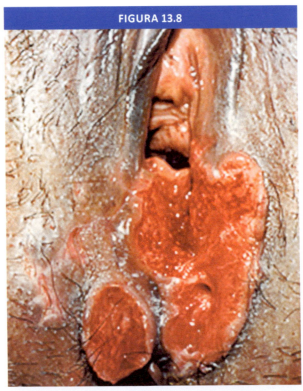

FIGURA 13.8

Úlceras múltiplas de paciente com cancro mole.
Fonte: acervo do arquivo pessoal do Dr. Mauro Romero Leal.

Pela dificuldade de diagnóstico por meio da propedêutica subsidiária, o provável diagnóstico de cancro mole pode ser confirmado, se todos os critérios forem considerados: uma ou mais lesões ulceradas, ausência do *Treponema pallidum* pelo exame em campo escuro ou por teste sorológico para sífilis realizado pelo menos 7 dias após o aparecimento de úlceras, aspecto de lesão ulcerada e linfadenopatia regional, característicos do cancroide, teste negativo para herpes-vírus na lesão ulcerada. O tratamento de escolha para o cancro mole é a azitromicina na dose única de 1 g por via oral.

♦ Granuloma inguinal (donovanose)

Úlceras genitais causadas pela *Klebsiella granulomatis* (antiga *Calymmatobacterium granulomatis*). O período de incubação relatado varia de 1 a 360 dias, porém lesões induzidas em voluntários sugerem período em torno de 50 dias.

As lesões aparecem em regiões cutâneas e de mucosas da genitália e nas regiões anal, perianal ou inguinal, iniciando-se como pequenas pápulas ou nódulos subcutâneos indolores, os quais aumentam de tamanho e necrosam, levam ao aparecimento de úlceras caracteristicamente indolores, de bordas planas ou hipertróficas, bem delimitadas, com fundo granuloso, de aspecto vermelho vivo e de sangramento fácil. A ulceração evolui lenta e progressivamente, podendo tornar-se vegetante ou ulcerovegetante. Por autoinoculação, surgem lesões satélites que se unem alcançando grandes áreas. As lesões podem ser múltiplas, sendo frequente a sua configuração em "espelho", em bordas cutâneas e/ou mucosas. Há predileção pelas regiões de dobras e região perianal. Não há adenite (Figura 13.9).

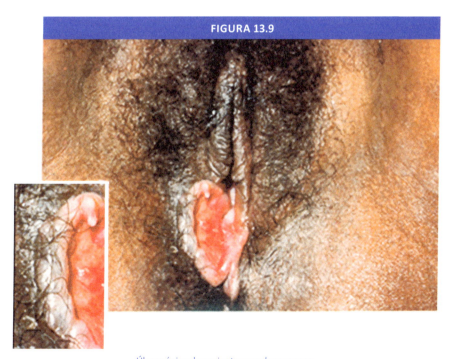

FIGURA 13.9

Úlcera única de paciente com donovanose.
Fonte: acervo do arquivo pessoal do Dr. Mauro Romero Leal.

Geralmente essa doença é considerada, quando não há resposta ao tratamento às úlceras não vesiculares mais frequentes (sílilis e cancro mole), com lesões persistentes por mais de 4 semanas.

O diagnóstico é feito por:

- Esfregaços e/ou biópsia das lesões: o material deve ser coletado, preferencialmente das áreas de granulação ativa e sem infecção secundária, para a pesquisa dos corpúsculos de Donovan, que correspondem às bactérias no interior dos macrófagos, com a sua forma em alfinete de dama, podendo ser feita pelas colorações de Wright, Giemsa, Papanicolaou ou Leishman
- A *K. granulomatis* é de difícil isolamento em meios de cultura e este exame não está disponível rotineiramente.

O tratamento é realizado com a administração de azitromicina 1 g por via oral, por semana, totalizando 3 semanas (até o desaparecimento da lesão).

◆ Conclusões

- Úlceras genitais podem ter origem em infecções sexualmente transmissíveis ou infecções que não são sexualmente transmissíveis, como tuberculose, amebíase, leishmaniose, entre outras
- Os principais patógenos transmitidos por via sexual que são causadores de UGS são HSV-1 e HSV-2 e o *Treponema pallidum* da sífilis
- UGS apresentam risco elevado de transmissão e aquisição de HIV
- Na anamnese, sempre verificar o comportamento de risco
- No exame físico, verificar as principais características das úlceras
- Sempre solicitar testes para sífilis, HIV, gonorreia e clamídia frente ao achado de úlcera genital
- Tratamento empírico pode ser instituído
- O acompanhamento da paciente com UGS é essencial para o controle de cura
- Parceiros sexuais devem ser notificados, rastreados e tratados, dependendo do patógeno e do tempo da exposição.

◆ Bibliografia

Brasil. Ministério da Saúde. Secretaria de Vigilância em Saúde. Departamento de DST, AIDS e Hepatites virais. Protocolo Clínico e Diretrizes Terapêuticas para Atenção Integral às pessoas com infecções sexualmente transmissíveis. 2015; 120.

Brasil. Ministério da Saúde. Secretaria de Vigilância em Saúde. Departamento de DST, AIDS e Hepatites virais. Disponível em: http://bvsms.saude.gov.br/bvs/publicacoes/controle_doencas_sexualmente_transmissiveis.pdf. Acesso em: 2019.

Bruisten SM. Genital ulcers in women. Curr Womens Health Rep. 2003; 3(4):288-98.

Campaner A, Giraldo PC. Úlceras genitais femininas: diagnóstico diferencial e tratamento. In: Manual de Diagnóstico e Condutas em Patologia do Trato Genital Inferior. Rio de Janeiro: Atheneu; 2018.

Centers for Disease Control and Prevention (CDC). Sexually Transmitted Diseases Treatment Guidelines. MMWR. 2010; 59.

Centers for Disease Control and Prevention (CDC). Seroprevalence of herpes simplex virus type 2 among persons aged 14-49 years--United States, 2005-2008. MMWR Morb Mortal Wkly Rep. 2010; 59(15):456.

Federação Brasileira das Associações de Ginecologia e Obstetrícia . Úlceras genitais. Manual de orientação do Trato Genital Inferior. 2010; 115-21.

Hope-Rapp et al. Etiology of genital ulcer disease. A prospective study of 278 cases seen in an STD clinic in Paris. Sex Transm Dis. 2010; 37(3):153-8.

Kimberlin DW, Rouse DJ. Clinical practice. Genital herpes. N Engl J Med. 2004; 350(19):1970-7.

Schmid GP. Approach to the patient with genital ulcer disease. Med Clin North Am. 1990; 74:1559.

Úlceras Vulvares de Etiologia Não Infecciosa

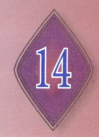

Lana Maria de Aguiar
Gianna Roselli Venâncio
Marcia Fuzaro Terra Cardial

♦ Introdução

Úlcera é uma lesão com perda de substância, em tecido cutâneo ou mucoso, que pode causar desintegração e até necrose. Diferencia-se da erosão por ser esta mais superficial que a úlcera e das fissuras por serem lesões lineares. Resultam de várias etiologias, incluindo irritação química, dermatoses e microbioma de mucosas e pele, que devem ser examinadas atentamente, após minuciosa anamnese.

Neste capítulo, serão enfatizadas as úlceras, mas fissura e erosões também serão abordadas.

♦ Úlceras vulvares

Lesões com perda do tecido epitelial (epiderme e derme) da vulva. A maioria das úlceras é dolorosa e requer tratamento de emergência. Por sua localização e sintomas causam ansiedade e alterações emocionais. Qualquer forma de irritação ou desconforto vulvar afeta todos os aspectos da vida da paciente, incluindo simples atividade da vida diária, exercícios e atividade sexual. Além destes, há sempre preocupação com infecção sexualmente transmissível (IST), câncer não diagnosticado e até hábitos de higiene, que devem ser orientados. Faz-se necessário o diagnóstico para introduzir o tratamento específico.

As úlceras vulvares podem iniciar como erosão e evoluir com aspecto infeccioso até drenar conteúdo purulento, lembrando hidradenite. Sua etiologia e história natural dependem de muitos fatores, como infecção secundária, estado imune da paciente, distúrbios sistêmicos e doenças dermatológicas, infecciosas, entre outras.

O tempo de início da úlcera e a existência de alguma alteração significativa devem ser investigados. As úlceras apresentam variações clínicas na sua morfologia, e as alterações secundárias sobre a mesma podem dificultar o diagnóstico.

O diagnóstico com base somente nos achados clínicos não é certeiro na maioria das vezes, por esse motivo, cuidadosa anamnese e exame físico detalhado são necessários. As causas mais comuns de úlcera vulvar é IST, entretanto, outras causas também devem ser pesquisadas. O diagnóstico diferencial inclui infecções não IST, dermatoses, trauma, neoplasia, úlceras induzidas por hormônios e reação aos fármacos (Tabela 14.1).

Tabela 14.1

Classificação das úlceras

Infecciosas	
Sexualmente transmissíveis	**Não sexualmente transmitidas**
Herpes-vírus	Epstein-Barr vírus
Sífilis	Herpes-zóster
Cancroide	Citomegalovírus
Linfogranuloma venéreo	Candidíase
Granuloma inguinal	Doença da mão/pé/boca
HIV	Infecção bacteriana

Não infecciosas		
Dermatites		**Trauma**
Bolhosas	**Não bolhosas**	Neoplasia
Penfigoide bolhoso	Hidradenite	Reação ao fármaco
Penfigoide cicatricial	Doença de Crohn	Hormônio induzido
Pênfigo vulvar	Úlcera aftosa	
Hailey-Hailey	Doença de Behçet	
Epidermólise bolhosa	Dermatite de contato	
IgA linear doença	Lúpus	
	Pioderma gangrenoso	
	Líquen escleroso	
	Líquen plano	
	Vulvite de Zoon	
	Doença de enxerto x hospedeiro	

HIV: vírus da imunodeficiência adquirida.

Diagnóstico

Anamnese

Seguindo um roteiro preestabelecido, a anamnese deve incluir idade, início e tempo dos sintomas, localização (unilateral, bilateral ou generalizada), se é aguda, crônica ou recorrente; fatores desencadeantes (relação sexual, menstruação, exercício, algum medicamento), fatores de melhora e de piora, antecedentes menstruais (data da última menstruação, uso de produtos ou medicamentos durante a mesma, uso de hormônio) e fatores acompanhantes, como corrimento e seu tratamento, febre, fadiga, cefaleia, mialgia, náuseas, vômitos, anorexia, dor abdominal, lesão oral, dispareunia, disúria, irritação ocular, depressão, ansiedade.

A paciente deve ser questionada sobre os antecedentes sexuais, como tipo e número de parceria sexual nos últimos 6 meses (homem, mulher ou ambos; sexo oral, vulvo-vaginal, anal), se usa produtos para lubrificação ou preservativos.

Investigar também antecedentes médico-cirúrgicos; viagem para fora da cidade, estado, país; alterações citológicas anteriores; infecção como verruga genital, herpes-vírus, gonorreia, hepatite, sífilis ou vírus da imunodeficiência adquirida (HIV); história de alergias, dietas, medicamentos, inclusive o que usou na lesão atual; e antecedente familiar de úlcera genital, doença de Behçet, de Crohn, lúpus ou outra doença autoimune.

Exame físico

As úlceras vulvares não têm achado específico e podem ter várias causas, embora as mais comuns sejam herpes-vírus simples (HSV) e sífilis. O exame físico deve ser geral e específico, complementado por sorologias e pesquisas específicas de agente etiológico.

Ao exame físico geral, avaliar pele, olhos, orofaringe, área anogenital, linfonodos, articulações e vagina, com coleta de material para exames microscópicos.

Ao exame da vulva: analisar úlceras, fissuras, erosões, eritema, endurecimentos, friabilidade, edema, liquenificação, cicatriz, atrofia, hiper ou hipopigmentação e mudança da arquitetura. Documentar o número de úlceras, tipo, tamanho, bordas, características, profundidade, exsudato (se presente), localização e sensibilidade. Em geral, as úlceras apresentam uma base branca ou amarelofibrinosa e cicatrizam com escara. A história natural de uma úlcera cutânea de qualquer causa depende de muitos fatores, inclusive da existência de infecção secundária. Seu histórico pode ser impreciso, mas é a chave para o diagnóstico. Um estudo demonstrou que o exame físico faz diagnóstico de herpes-vírus em 50% dos casos e de sífilis em 18%.

Diagnóstico complementar

O diagnóstico de certeza da úlcera será laboratorial e tratá-la empiricamente pode induzir erros.

Um rastreamento para pacientes ativas sexualmente deve incluir pesquisa para HSV (PCR), sífilis (teste treponêmico e não treponêmico), HIV, hepatite tipos B e C, e teste de gravidez. Pode-se incluir pesquisa para *Chlamydia trachomatis*, *Neisseria gonorrhoeae*, pois em geral são assintomáticas. A biópsia é importante no diagnóstico de úlcera crônica. A excisão em cunha da pele normal até a base da ulcera fornecerá mais informação ao patologista. No caso de úlcera aguda, não há necessidade de biópsia, pois os outros exames em geral orientam o tratamento.

Meninas e mulheres sem história de atividade sexual são também rastreadas como as sexualmente ativas, para que o diagnóstico seja abrangente e contemple a ocorrência da violência sexual que poderia ser ocultada na anamnese. No serviço do HCFM/ USP, todas as pacientes, mesmo as que não têm atividade sexual e que sabidamente não sofreram abuso sexual, são rastreadas para sífilis e HIV, hepatite tipos B e C, além de serem encaminhadas à oftalmologia para exame de fundo de olho, na procura de uveíte. Se a úlcera for crônica ou recorrente com exames para sífilis e HSV negativos, a avaliação adicional pode ser feita para Epstein-Barr vírus, citomegalovírus, *Mycoplasma pneumoniae*; se for unilateral e com distribuição pelo dermátomo, teste para varicela-zóster pode ser pedido. As outras IST como linfogranuloma e donovanose não são comuns, e o cancroide é diagnosticado pelo achado do *Haemophilus ducreyi* na lesão, pelo exame de coloração de Gram. Enquanto aguardam-se os resultados dos exames de

laboratório, o tratamento sintomático e de suporte deverá ser instituído para aliviar a dor e prevenir escaras, a saber:
- Remover irritantes
- Usar água durante a micção
- Usar vaselina ou óxido de zinco como barreira
- Lidocaína gel a 2% ou narcóticos
- Não usar anti-inflamatórios não hormonais (AINH) ou narcóticos
- Administrar aciclovir, se a suspeita diagnóstica for herpes-vírus
- Aplicar pomada de corticosteroide na úlcera aftosa
- Usar antibióticos, se a etiologia for bacteriana
- Pode ser pedida ajuda ao dermatologista

Úlceras vulvares de etiologia não infecciosa

As úlceras não infecciosas são mais frequentes que as infecciosas, o que justifica a necessidade de anamnese detalhada em busca do diagnóstico etiológico. As causas mais frequentes de úlceras vulvares não infecciosas serão citadas a seguir.

Úlcera idiopática ou de Lipschütz

Úlceras agudas e dolorosas que aparecem em adolescentes e mulheres jovens, com idade média de 12 a 15 anos, que não iniciaram sua atividade sexual; podem ocorrer também em meninos e, muito raramente, em menopausadas. Não adquiridas sexualmente, podem ser acompanhadas de quadro febril e infecção das vias aéreas superiores, de etiologia desconhecida e são denominadas úlceras agudas idiopáticas.

Doença pouco frequente, de incidência desconhecida e pouco diagnosticada, alguns autores as relacionam com infecção por vírus, como o Epstein-Barr vírus, vírus de influenza A, adenovírus, citomegalovírus, HIV, inclusive com bactérias como a *Salmonella typhi, mycoplasma pneumoniae,* toxoplasmose, entre outros. Associa-se a uma exarcebação de resposta imune ao agente infeccioso.

Seriam secundárias a dois mecanismos: (1) efeito citopático viral produzido diretamente pelos vírus e mediado por linfócitos β; (2) produzido pela formação de complexos imunes que causam uma reação de hipersensibilidade de tipo III, que estaria associada a infecção por vírus influenza A e adenovírus.

Lipschütz foi um dermatologista e microbiologista austríaco que descreveu, pela primeira vez (1913), uma úlcera vulvar aguda, rara, não venérea que afetava jovens e adolescentes em muitos casos, sem prévio contato sexual. É uma doença subdiagnosticada, porque não há conhecimento sobre ela no meio dos profissionais de saúde.

Manifesta-se como úlcera vulvar aguda, geralmente grande (> 1 cm), extremamente dolorosa e associada, geralmente, a febre e mal-estar, podendo ser acompanhada de astenia, mialgia, adenopatia, cefaleia e faringite. São úlceras profundas, necróticas, em espelho, inicialmente afetando a face interna do lábio menor, mas podem estender-se aos grandes lábios, ao períneo, ao vestíbulo e à parte inferior da vagina. Não há consenso ainda sobre os critérios diagnósticos. Em 1913, Lipschütz descreve-a como: início súbito de úlcera genital, dolorosa, que afeta mulheres jovens e virgens com sinais sistêmicos de infecção. Fabri et al. sugeriram critérios diagnósticos maiores e menores, como os seguintes:

- Critério maior:
  - Menos de 20 anos
  - Primeiro episódio
  - Início súbito
  - Evolução aguda
  - Ausência de contato sexual nos 3 meses antes da manifestação clínica
  - Ausência de imunodeficiência
- Critério menor:
  - Uma ou mais úlceras com fundo necrótico e fibroso
  - Bem delimitada e dolorosa
  - Em espelho.

O diagnóstico é feito por 5 dos critérios maiores e 1 dos menores.

Embora a úlcera Lipschütz seja considerada rara, aparece nos serviços de emergência. O tratamento é sintomático, com analgésicos e anestésicos tópicos e antissépticos locais. A úlcera cicatriza em 4 a 6 semanas, deixando cicatrizes. Corticosteroides tópicos e preferencialmente sistêmicos são utilizados.

Aftose bipolar

Considerada como uma forma frustra da doença de Behçet, esta enfemidade foi descrita em 1895 por Newman e caracteriza-se pela presença de "aftas" nas mucosas oral e genital simultaneamente (Figuras 14.1 e 14.2). São lesões descritas e não acompanhadas por manifestação sistêmica.

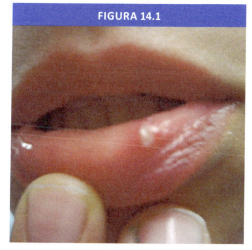

FIGURA 14.1

Afta oral.
Fonte: acervo do arquivo pessoal da Dra. Lana Maria Aguiar.

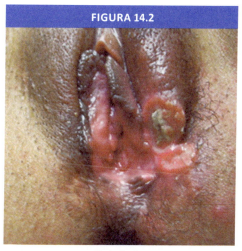

FIGURA 14.2

Úlcera vulvar.
Fonte: acervo do arquivo pessoal da Dra. Lana Maria Aguiar.

Doença de Behçet

Doença inflamatória multissistêmica devido a uma vasculite primária, de etiologia desconhecida. A hipótese é que seja de causa autoimune iniciada por agentes virais em indivíduos geneticamente predispostos. Imunomediada em paciente geneticamente predisposto, com ativação da célula T e produção de citocinas pró-inflamatórias.

Quanto à epidemiologia da doença, ocorre com mais frequência no Médio Oriente e é mais comum em populações residentes ao longo da histórica Rota da Seda, que se estende da Ásia Oriental à bacia do Mediterrâneo, por isso a denominam doença da Rota da Seda, mas também ocorre em EUA, América do Sul e norte da Europa.

A prevalência da doença por sexo varia por país: os homens são mais afetados que as mulheres na Turquia e nos países árabes, e a proporção é usualmente duas a três vezes mais comuns em homens; no Japão e em alguns países europeus, as mulheres são mais afetadas. Existem casos relatados na mesma família, mas são raros. A doença de Behçet pode afetar homens e mulheres de todas as idades, entretanto aparece mais frequentemente dos 20 aos 40 anos.

A tríade clássica da doença de Behçet são: úlceras genitais (65%), orais (98%) e uveíte (30 a 70%) (Figura 14.3).

Essa síndrome é rara e só deve ser diagnosticada, se estiver em estrito acordo com os critérios aceitos pelo grupo internacional de estudo da doença de Behçet, que são ulceração oral recorrente e mais dois dos seguintes achados: úlcera genital recorrente, lesão ocular, lesão cutânea, eritema nodoso, ou teste da patergia positivo, que consiste na aplicação do soro fisiológico intradérmico. Após 72h a lesão de Behçet adquirá forma. O tratamento será feito por reumatologista ou dermatologista, em geral com uso de corticosteroide oral até remissão da úlcera, mantendo dose menor por 3 meses. Os cuidados locais devem ser mantidos, como limpeza local três vezes ao dia, aplicação local com gel de lidocaína a 2% para redução da dor nas lesões. Em casos especiais, usar imunobiológicos (anti-TNF) ou imunossupressor (colchicina 0,5 mg, a cada 8 horas, até a remissão da úlcera).

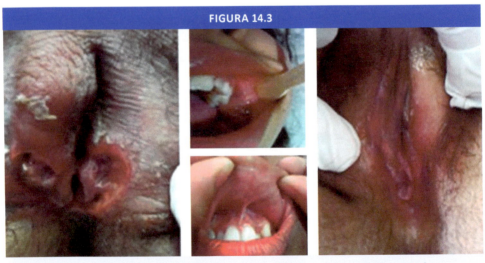

FIGURA 14.3

Doença de Behçet 11 anos antes e após tratamento (úlceras genitais e orais recorrentes).
Fonte: acervo do arquivo pessoal das Dras. Gianna Roselli Venâncio e Marcia Fuzaro Terra Cardial.

Doença de Crohn

Doença granulomatosa não caseosa crônica que afeta, primariamente, o intestino, mas pode apresentar acometimento vulvar e perineal.

A doença de Crohn é rara e pode acometer adultos e crianças e se estende à região perianal e à genitália em 25 a 75% das pacientes.

O diagnóstico é feito pelos sintomas e sinais clínicos, com a presença de úlceras em facadas nas dobras cutâneas da vulva, com episódios de melhora e piora no decorrer dos anos e que deixam cicatrizes.

As lesões anogenitais da doença de Crohn podem aparecer antes do diagnóstico da doença intestinal e não precisam ser contíguas ao intestino. Seios e úlceras, fístulas e abscessos associam-se a pólipos cutâneos perianais inflamados conjuntamente com edema acentuado, podendo ser unilateral ou generalizado; queilite granulomatosa e alteração de boca (paralelepípedo) podem estar presentes.

A biópsia é necessária, e a confirmação diagnóstica se faz pelo estudo anatomopatológico com presença de alteração granulomatosa sugestiva de Crohn, que envolve a derme superficial e profunda, podendo haver sinais inespecíficos de edema e dilatação linfática. A avaliação intestinal é preconizada com colonoscopia e radiologia.

O principal diagnóstico diferencial é hidradenite supurativa, com edema menor e muitas cicatrizes. O tratamento será feito pelo proctologista, porém pode ser receitado metronidazol 200 mg/kg/dia por longo período.

Dentre os diagnósticos diferenciais, inclui-se: líquen plano erosivo, formas erosivas ou bolhosas do líquen escleroso, úlceras de Lipschütz, aftose, doença de Behçet, doença de Crohn, hidronefrite supurativa, pioderma gangrenoso, úlceras por pressão, neoplasia e traumáticas.

◆ Erosões

Lesões superficiais com perda parcial de epiderme. São frequentemente múltiplas, dolorosas, podendo colalescer, resultando em grande área desnuda com exsudato seroso fluido e crostas em vários graus. Podem ser somente de um tipo ou apresentar-se como úlceras (perda total de epiderme), bolhas flácidas (doenças bolhosas), pústulas, vesículas ou outras formas. A ruptura de sua superfície causa erosão, e a ocorrência de infecção na lesão erosada pode resultar em maior perda de tecido, causando a úlcera.

Deve-se proceder à anamnese cuidadosa, incluindo detalhes das lesões de pele e mucosas, informações reprodutiva, medicamentosa, contraceptiva, familiar e sobre a saúde geral. Deve-se considerar a idade da paciente e seu estado hormonal, história de dermatites por irritantes de contato e história de herpes-vírus.

Exame clínico a olho nu com apreciação da anatomia da vulva, auxiliado por exames laboratoriais, auxiliará no diagnóstico; vulvoscopia não é necessária. A consulta na emergência tem abordagem diferente daquela do ambulatório, que trata de casos crônicos e recorrentes. O exame clínico deve incluir outras regiões do corpo, como as mucosas. Toda a área anogenital deve ser examinada, incluindo as regiões inguinal e inguinocrural. O exame da vagina pode ser solicitado, quando não há muito desconforto para a paciente (e isto deve ser levado em conta). A analgesia pode ser necessária. Não se deve usar ácido acético para o exame vulvovaginal devido à dor. Observar se existem outras lesões mucosas e se há envolvimento geral da pele ou suspeita de reação a fármacos como, por exemplo, a terapia antiepilética.

A biópsia não deve ser praticada, a não ser em casos selecionados e de difícil diagnóstico. Se necessário, incluir tecido erosado e adjacente e encaminhar para exame histológico geral e imunofluorescência direta. A solicitação do exame deve ser feito a partir de hipótese diagnóstica.

A sorologia para herpes-vírus simples não é indicada, assim como o teste do antígeno leucocitário humano (HLA) nas erupções por fármacos. O diagnóstico diferencial vai depender de idade, história e de fatores presentes (herpes-vírus, roupas justas, atividade sexual, falta de higiene, deficiência de zinco, entre outros).

♦ Fissuras

Fissuras superficiais são difíceis de serem vistas, pois podem ser intermitentes e precisam de exame mais cuidadoso, além de palpação do tecido.

Em geral, são erosões localizadas em:
- Forqueta posterior (6 h de relógio)
- Sulco nterlabial ou outras dobras da pele.

Fissura da fúrcula posterior (*granuloma fissuratum*)

Seu mecanismo é desconhecido, ocorrendo, geralmente, durante a relação sexual com dor ao contato com sêmen, urina, papel. Ao exame clínico, nota-se a lesão na fúrcula posterior (Figura 14.4). Pode melhorar ou aliviar com o uso de lubrificantes no deorrer das relações sexuais; modificação na posição da relação sexual ou perineoplastia (alargamento do introito). Estrogênios tópicos ou corticosteroides podem fazer efeito, se a causa for deficiência estrogênica, dermatite atópica ou líquen escleroso.

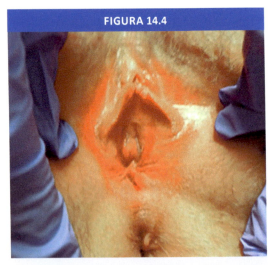

FIGURA 14.4

Fissura vulvar em fúrcula.
Fonte: acervo do arquivo pessoal da Dra. Lana Maria Aguiar.

Fissura no suco interlabial ou outras dobras

Nessa região, a causa da fissura pode ser infecção por cândida, herpes-vírus ou dermatoses. Pode ser multifatorial (cândida provocada por dermatite atópica ou líquen escleroso por uso de corticosteroide). Nesses casos, orienta-se realizar um raspado e encaminhar o material para exames (colocaração de Gram e cultura) e pesquisa de herpes-vírus (PCR). A doença de Crohn pode causar uma fissura profunda, úlcera linear em facada, mesma na ausência de doença inflamatória intestinal, sendo necessária biópsia. Fissuras devido a prurido podem aparecer em outros locais da pele.

♦ Conclusão

As lesões que causam descontinuidade de pele e mucosa, como fissura, erosão e úlcera, merecem a atenção e o diagnóstico minucioso por parte do médico, pois podem ser a manifestação de diversas doenças sistêmicas e/ou locais. Muitas vezes seu tratamento deve incluir equipe multidisciplinar para o sucesso terapêutico.

♦ Bibliografia

Bohl TG. Fissures, herpes simplex virus, and grug reactions: important erosive vulvar disorders. Obstet Gynecol Clin North Am. 2017; 44(3):421-43.

Brinca A, Canelas MM, Carvalho MJ, Vieira R, Figueiredo A. Lipschütz ulcer (ulcus vulvae acutum): a rare cause of genital lesion. An Bras Dermatol. 2012; 87(4):622-4.

Giraldo PC, Amaral LG, Júnior JE, Gonçalves AK. Úlceras Genitais. Tratado de Ginecologia Febrasgo. 2019. p. 257.

Gomes CM, Giraldo PC, Gomes FA, Amaral R, Passos MR, Gonçalves AK. Genital ulcers in women: clinical, microbiologic and histopathologic characteristics. Braz J Infect Dis. 2007; 11(2):254-60.

Mutua FM, M'Imunya J, Machoki, Wiysonge CS. Genital ulcer disease treatment for reducing sexual acquisition of HIV. Cochrane Database of Systematic Reviews. 2012; 15(8):CD007933. DOI: 10.1002/14651858.CD007933.pub2.

Nouchi A, Monsel G, Lafon-Desmurs B, Meng L, Burrel S, Moyal-Barracco M, Caumes E. Epstein-Barr virus-related acute genital ulcer successfully treated with colchicine. Acta Derm Venereol. 2018; 98(1):134-5.

Russo M, Rosa-Rizzotto M, Giolito M, Ranzato C, Facchin P, Aprile A. Genital trauma and vaginal bleeding: is it a lapse of time issue? A case report of a prepubertal girl and review of the literature. Int J Legal Med. 2017; 131(1):185-9.

Schindler Leal AA, Piccinato CA, Beck APA, Gomes MTV, Podgaec S. Acute genital ulcers: keep Lipschütz ulcer in mind. Arch Gynecol Obstet. 2018; 298(5):927-31.

Sidbury R, Levy M. Acute genital ulceration (Lipschutz ulcer). UpToDate. 2016 Sep.

Stewart KMA. A vlinical approach to vulvar ulcers. Obstet Gynecol Clin North Am. 2017; 44(3):445-51.

Wojitani MDCH, Aguiar LM. Doença de Behçet. Terapêutica Clínica em Ginecologia. Barueri: Manole; 2015. p. 221.

Fleming R. Fast facts about Behçet's disease. Disponível em: www.niams.nih.gov. 2014. Acesso em: 2019.

Condiloma Acuminado

Fernanda Kesselring Tso
Neila Maria de Góis Speck

◆ Introdução

As verrugas anogenitais, mais comumente denominadas condilomas acuminados (CA), são manifestações clínicas da infecção pelo papilomavírus humano (HPV). Estimam-se 14 milhões de novos casos por ano e cerca de 79 milhões de pessoas com essa infecção atual. A incidência global de CA varia entre 160 e 289 por 100.000 pessoas por ano. Os HPV-6 e 11 são responsáveis por 95% dos casos e também estão associados a lesões conjuntivais, nasais, orais e laríngeas. O pico de maior incidência ocorre em mulheres entre 20 e 24 anos de idade e homens entre 25 e 29 anos de idade. O tempo de latência varia de semanas a meses, dependendo principalmente do estado imunológico do paciente. As verrugas aparecem, em média, 6 a 10 meses após a infecção. A regressão espontânea pode ocorrer no primeiro ano após o diagnóstico, em 60% de mulheres com o vírus da imunodeficiência humana (HIV-soropositivas), contra 90% naquelas não HIV.

A medida de prevenção primária mais eficaz é a abstinência sexual, mas não é uma realidade. O uso do preservativo diminui consideravelmente o risco de aquisição do HPV, mas não confere proteção completa. As vacinas quadrivalente e nonavalente conferem imunidade contra os tipos 6 e 11, os principais responsáveis pelos CA, além dos tipos envolvidos nas lesões pré-neoplásicas do trato anogenital. No Brasil, a vacina quadrivalente contra HPV faz parte do calendário oficial desde 2014 e atualmente é fornecida pelo sistema único de saúde (SUS) para meninas com 9 a 14 anos de idade e meninos com 11 a 14 anos de idade, no esquema de duas doses com intervalo de 6 meses. Pessoas com idade até 26 anos vivendo com HIV, transplantadas sólidas e de medula e em tratamento oncológico também são contempladas com a vacina quadrivalente aplicada pelo SUS, com esquema de três doses: 0, 2 e 6 meses.

Estudos recentes demonstraram queda na incidência de verrugas genitais após a introdução da vacina quadrivalente, principalmente nos grupos de maior prevalência, mulheres entre 20 e 24 anos de idade, que receberam a vacina na adolescência.

Por se tratar de uma infecção sexualmente transmissível, as sorologias para HIV, sífilis e hepatite tipos B e C devem ser rotineiramente oferecidas às pacientes com diagnóstico, uma vez que estas costumam associar-se (Figura 15.1).

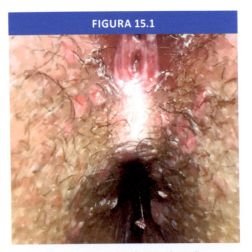

Condilomas anais associados a exulcerações por herpes-vírus genital.
Fonte: acervo do arquivo pessoal das Dras. Fernanda Kesselring Tso e Neila Maria de Góis Speck.

◆ Quadro clínico

Apresenta-se como pápulas/placas normo ou hipercrômicas, geralmente não causando desconforto (Figuras 15.2 a 15.4). Podem ser únicas ou múltiplas, sésseis ou pediculadas (Figura 15.5). Dependendo da localização e do tamanho, são por vezes pruriginosas e/ou dolorosas. Nas mulheres, o introito vaginal é o local de maior atrito durante a relação sexual e acometido mais frequentemente (Figura 15.6).

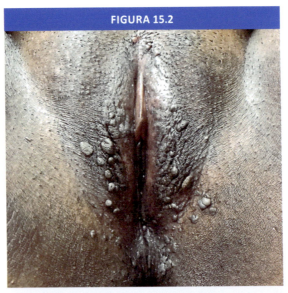

Pápulas normocrômicas em grandes lábios e períneo.
Fonte: acervo do arquivo pessoal das Dras. Fernanda Kesselring Tso e Neila Maria de Góis Speck.

FIGURA 15.3

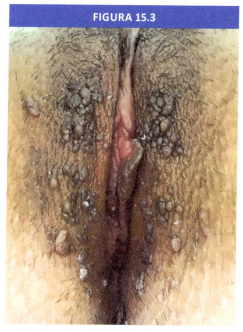

Lesões condilomatosas: pápulas hipercrômicas confluentes em grandes lábios.
Fonte: acervo do arquivo pessoal das
Dras. Fernanda Kesselring Tso e Neila Maria de Góis Speck.

FIGURA 15.4

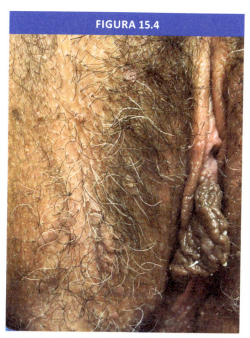

Lesões condilomatosas: pápulas normocrômicas em grande lábio direito, difíceis de serem identificadas.
Fonte: acervo do arquivo pessoal das
Dras. Fernanda Kesselring Tso e Neila Maria de Góis Speck.

FIGURA 15.5

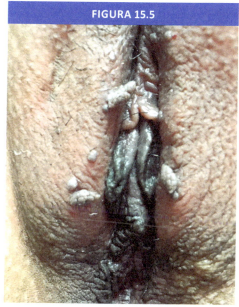

Lesões condilomatosas pediculadas.
Fonte: acervo do arquivo pessoal das
Dras. Fernanda Kesselring Tso e Neila Maria de Góis Speck.

FIGURA 15.6

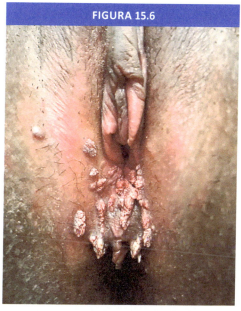

Lesões condilomatosas em fúrcula e períneo.
Fonte: acervo do arquivo pessoal das
Dras. Fernanda Kesselring Tso e Neila Maria de Góis Speck.

Pacientes imunocomprometidas têm quadro clínico exuberante, com numerosas e extensas lesões que coalescem formando placas que recobrem toda vulva, períneo e perianal, por vezes assumindo grande volume como verdadeiros tumores (Figuras 15.7 e 15.8). Verrugas no canal anal são mais comuns em pessoas que praticam coito anal, porém podem acometer tanto homens como mulheres que nunca tiveram relação anal (Figuras 15.9 a 15.11). Durante a gestação, ocorre aumento de lesões vigentes e eventualmente recidiva em pacientes tratadas previamente.

♦ **Diagnóstico**

O diagnóstico é eminentemente clínico, não sendo recomendada a pesquisa de DNA-HPV para diagnóstico de CA. A biópsia e o estudo anatomopatológico são reservados para casos de dúvida diagnóstica, lesões refratárias ao tratamento e/ou piora do quadro clínico na vigência da terapêutica.

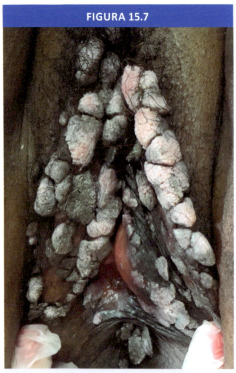

FIGURA 15.7

Lesões condilomatosas exuberantes em paciente com transplante renal.
Fonte: acervo do arquivo pessoal das Dras. Fernanda Kesselring Tso e Neila Maria de Góis Speck.

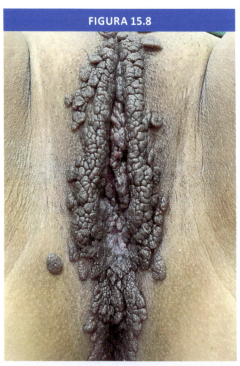

FIGURA 15.8

Extensa placa condilomatosa hipercrômica em paciente portadora de vírus da imunodeficiência humana (HIV) – transmissão vertical.
Fonte: acervo do arquivo pessoal das Dras. Fernanda Kesselring Tso e Neila Maria de Góis Speck.

FIGURA 15.9

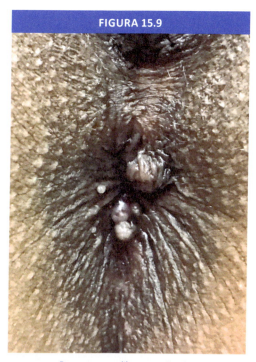

Pequenos condilomas perianais.
Fonte: acervo do arquivo pessoal das
Dras. Fernanda Kesselring Tso e Neila Maria de Góis Speck.

FIGURA 15.10

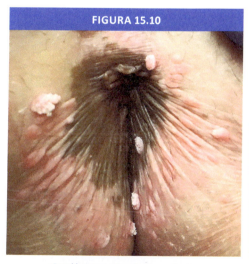

Condilomas perianais em paciente
com vitiligo.
Fonte: acervo do arquivo pessoal das
Dras. Fernanda Kesselring Tso e Neila Maria de Góis Speck.

FIGURA 15.11

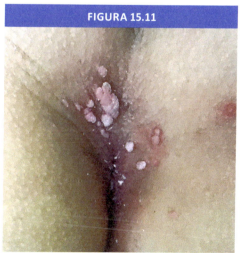

Lesões hipocrômicas condilomatosas em
sulco interglúteo.
Fonte: acervo do arquivo pessoal das
Dras. Fernanda Kesselring Tso e Neila Maria de Góis Speck.

♦ Diagnósticos diferenciais

Podem ser considerados: micropapilomatose fisiológica (Figura 15.12), queratose seborreica (Figura 15.13), nevo intradérmico, neoplasia intraepitelial vulvar (Figura 15.14), condiloma plano da sífilis (Figura 15.15) e linfoceles (Figura 15.16).

FIGURA 15.12

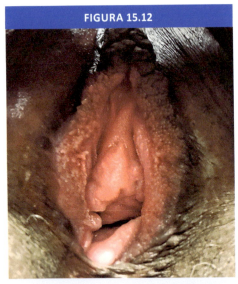

Micropapilomatose fisiológica em paciente após ninfoplastia.
Fonte: acervo do arquivo pessoal das
Dras. Fernanda Kesselring Tso e Neila Maria de Góis Speck.

FIGURA 15.13

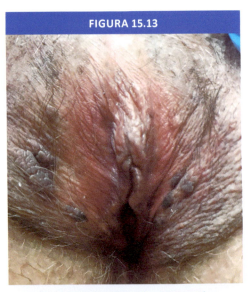

Queratose seborreica – placas escurecidas em região de lábios maiores.
Fonte: acervo do arquivo pessoal das
Dras. Fernanda Kesselring Tso e Neila Maria de Góis Speck.

FIGURA 15.14

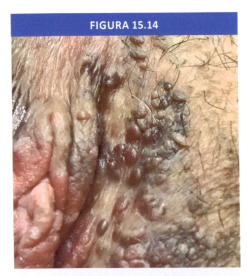

Neoplasia intraepitelial vulvar em paciente imunossuprimida.
Fonte: acervo do arquivo pessoal das
Dras. Fernanda Kesselring Tso e Neila Maria de Góis Speck.

FIGURA 15.15

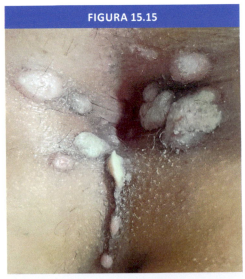

Condiloma plano da sífilis secundária.
Fonte: acervo do arquivo pessoal das
Dras. Fernanda Kesselring Tso e Neila Maria de Góis Speck.

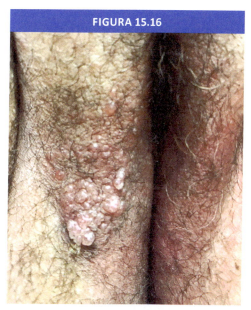

FIGURA 15.16

Pápulas confluentes em grande lábio direito de paciente com antecedente de câncer de colo de útero e linfadenectomia – linfoceles.
Fonte: acervo do arquivo pessoal das Dras. Fernanda Kesselring Tso e Neila Maria de Góis Speck.

◆ Tratamento

Os CA não tratados podem regredir espontaneamente, permanecer inalterados ou evoluir em tamanho e número. A conduta expectante é aceitável, porém o aparecimento de verrugas genitais traz desconforto emocional e sexual, e, a maioria das pacientes opta pela eliminação das lesões. Aquelas que surgiram com a gestação, tendem à remissão espontânea após o parto. A via deste último deve seguir a conduta obstétrica, exceto em casos que as lesões apresentem potencial de sangramento aumentado ou quando obstruam a via vaginal.

Ainda não se estabeleceu o melhor tratamento tanto em relação à resposta clínica quanto em relação a custo-efetividade do CA. A conduta inicial deve se basear em tamanho, número e localização das lesões; na escolha da paciente; no custo; nos efeitos colaterais possíveis e no treinamento do médico-assistente. A recidiva é bastante frequente e geralmente ocorre nos primeiros três meses. Não há evidência da superioridade de um tipo de tratamento e não há terapêutica única eficaz para todos os casos.

Como a maioria das possibilidades aplicadas pelo médico exige retornos frequentes, cada vez mais têm-se utilizadas medicações que podem ser aplicadas pela própria paciente, como a podofilotoxina e o imiquimode. Em recente levantamento feito por Bertolotti et al., concluiu-se que as taxas de cura foram maiores nos tratamentos realizados pelo médico-assistente (56 a 92%), mas as recidivas, porém, foram menores nos tratamentos autoadministrados (6 a 29%). Em algumas situações podem-se associar métodos, como a crioterapia realizada pelo profissional e a aplicação de podofilotoxina pela paciente no intervalo entre as consultas. Ainda não existem evidências da eficácia dessas associações.

Métodos destrutivos/excisionais

Em muitos casos, a exérese possibilita a remoção das lesões em uma única sessão. Após anestesia local, as lesões podem ser removidas com bisturi, tesoura ou por método de eletrocauterização, que também promove hemostasia. Atenção para não se aprofundar muito quando da utilização deste último, para se evitar cicatriz e retração. A necessidade de pontos é pouco frequente, e a hemostasia química com solução de percloreto férrico geralmente é suficiente. Nas lesões mais extensas e sésseis, há necessidade de remoção cirúrgica (Figuras 15.17 e 15.18), sendo o *laser* muito útil em determinadas situações.

O termo *laser* é um anacrômio que traduz a expressão *light amplification (by) stimulated emission (of) radiation*. O laser de CO_2 é o mais empregado no trato genital inferior, por ser bem absorvido pela água intracelular, promovendo a evaporação tecidual e agindo com pouco efeito deletério. Na técnica de vaporização dos condilomas, deve-se vaporizar tanto o epitélio como a derme papilar, ficando o aspecto da ferida de camurça com cor amarelada. Nas lesões exofíticas pediculadas, o raio do *laser* bem focalizado é utilizado para corte (Figura 15.19). A grande vantagem, além da repetibilidade, são os excelentes resultados estético e funcional e a possibilidade de ser usado durante a gestação. Quando não são respeitados os planos, podem ocorrer: hipocromia, retração e alopecia da área tratada. As desvantagens são: custo do equipamento e a necessidade de treinamento do profissional.

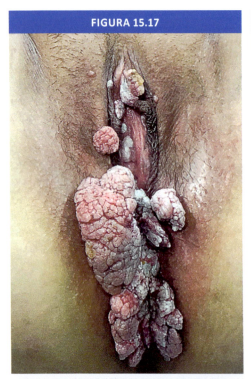

FIGURA 15.17

Extensa lesão condilomatosa em paciente transplantada dos rins.
Fonte: acervo do arquivo pessoal das Dras. Fernanda Kesselring Tso e Neila Maria de Góis Speck.

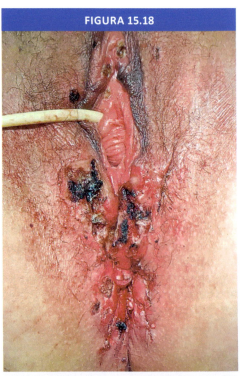

FIGURA 15.18

Paciente da Figura 15.17 após excisão cirúrgica das lesões.
Fonte: acervo do arquivo pessoal das Dras. Fernanda Kesselring Tso e Neila Maria de Góis Speck.

Capítulo 15 — Condiloma Acuminado

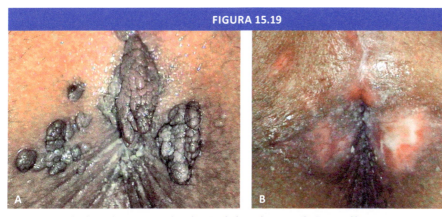

FIGURA 15.19

Resultados após 3 semanas de aplicação de *laser* de CO_2 em lesões condilomatosas perianais.
Fonte: acervo do arquivo pessoal das Dras. Fernanda Kesselring Tso e Neila Maria de Góis Speck.

A crioterapia destrói as verrugas pela citólise termoinduzida. O procedimento e a subsequente necrose do tecido podem ocasionar sensação dolorosa. Pode haver resposta completa após a primeira aplicação, mas geralmente são necessárias repetidas visitas semanais para aplicações. Assim como o *laser*, a crioterapia com nitrogênio líquido exige equipamento e profissional qualificado. Pode ser realizada durante a gestação.

Entre os agentes químicos destacam-se: ácido tricloroacético (ATA), podofilina, podofilotoxina, 5-fluorouracila a 5%. O ácido tricloroacético (70 a 90%) é um agente cáustico que destrói as verrugas por coagulação química das proteínas. Poucos estudos foram realizados, apesar de ser um tratamento amplamente utilizado. A aplicação deve ser cuidadosamente realizada por profissional, pois, como a consistência é aquosa, escorre facilmente e danifica o tecido normal ao redor da lesão (Figura 15.20). As pacientes relatam sensação de queimação no momento da aplicação, e a área tratada pode ulcerar. As aplicações podem ter intervalos semanais e ser empregadas em gestantes.

Podofilina é uma resina vegetal, em concentrações entre 10 e 25%, um agente citotóxico que inibe a metáfase celular. Considera-se uma opção alternativa nas verrugas em áreas queratinizadas, devido ao potencial de graves efeitos colaterais pela alta toxicidade, não deve ser utilizada em mucosa. Aplica-se cuidadosamente sobre cada verruga, deixando-se secar completamente antes do contato com o vestuário, para se evitar irritação da pele sadia ao redor. A solução não deve ser aplicada em áreas com solução de continuidade e deverá ser lavada após 1 a 4 h da aplicação. Pode ser aplicada semanalmente. Contraindicada durante a gestação pelo potencial teratogênico.

Podofilotoxina é um fármaco antimitótico derivada da podofilina que provoca necrose da verruga. Em creme a 0,15%, deve ser aplicado pela manhã e à noite por 3 dias consecutivos, seguidos por 4 dias sem medicação. Este ciclo pode ser repetido por 4 semanas. Geralmente é bem tolerado, pode ocasionar dor e/ou irritação leve a moderada no local da aplicação. Assim como a solução de podofilina, é contraindicado durante o ciclo gravídico-puerperal.

Com relação à 5-fluorouracila – creme a 5%, trata-se de substância com efeitos citotóxico, antiproliferativo, imunomodulador e antimetabólico, inibindo a produção de RNA e DNA por bloquear a reação de metilação do ácido deoxiuridílico a ácido timidílico.

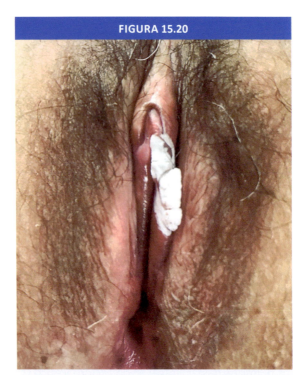

FIGURA 15.20

Aspecto macroscópico da lesão condilomatosa após aplicação de ácido tricloroacético 70%.
Fonte: acervo do arquivo pessoal das Dras. Fernanda Kesselring Tso e Neila Maria de Góis Speck.

Amplamente utilizado por via vaginal na década de 1990, foi responsável por úlceras crônicas, adenose e sinéquias. Mais recentemente tem sido indicado por alguns autores na condução de pacientes imunossuprimidos com lesões multicêntricas e multifocais extensas em combinação com laserterapia. Nas lesões vulvares, recomenda-se aplicação bissemanal nas lesões e remoção após 4 h. Ocorrem eritema, vesiculação e erosão, associados à sensação de queimação, prurido e irritação. A posologia pode ser ajustada de acordo com os efeitos. O tratamento deve ser restrito a casos selecionados, com rigoroso acompanhamento. Classificado como droga X durante a gestação.

Métodos imunológicos

Com relação ao imiquimode, alguns estudos sugerem menores taxas de recidiva nos tratamentos com esse fármaco, quando comparado com podofilotoxina e com outros tratamentos destrutivos, por reduzir a carga viral e desenvolver memória imunológica. O imiquimode não tem ação antiviral direta. Estimula a liberação pelos macrófagos de interferona-alfa e outras citocinas que desencadeiam resposta imune local celular. No Brasil, está disponível em creme na concentração de 5%; há produtos com menores concentrações em outros países.

Deve ser aplicado à noite ao deitar, três vezes por semana em dias alternados e lavado após cerca de 10 h. Pode ser utilizado por até 16 semanas, maioria respondendo em média de 8 semanas. Nos casos em que não se observa melhora após 4 semanas ou resposta parcial após 8 semanas, recomenda-se troca de tratamento. Reações inflamatórias locais como eritema, edema, prurido e ardência podem ocorrer, e casos de hipocromia foram descritos após seu uso. Quando as reações adversas forem muito intensas, deve-se suspender a medicação até remissão dos sintomas e depois introduzi-lo em posologia menor. Poucos relatos de casos descreveram a piora de dermatoses vulvares, como vitiligo, psoríase e líquen após uso de imiquimode. Efeitos adversos sistêmicos são pouco frequentes e incluem cefaleia, mal-estar, febrícula e geralmente melhoram com sintomáticos. Classificado como droga B pelo Food and Drug Administration (FDA), durante a gestação.

◆ Bibliografia

Anic GM, Lee JH, Stockwell H et al. Incidence and human papillomavirus (HPV) type distribution of genital warts in a multinational cohort of men: the HPV in men study. J Infect Dis. 2011; 204:1886-92.

Arima Y, Winer RL, Feng Q et al. Developmentof genital warts after incident detection of human papillomavirus infection in young men. J Infect Dis. 2010; 202:1181-4.

Bertolotti A, Milpied B, Fouéré S, Cabié A, Dupin N, Derancourt C. Local management of anogenital warts in immunocompetent adults: systematic review and pooled analysis of randomized-controlled trial data. J Am Acad Dermatol. 2019; 81(5):1203-4. Disponível em: https://doi.org/10.1016/j.jaad.2019.04.008. Acesso em: 2019.

Centers for Disease Control and Prevention (CDC). Sexually Transmitted Diseases Treatment Guidelines, 2015 [acesso em 04/05/2019]. Disponível em: https://www.cdc.gov/std/tg2015/default.htm. Acesso em: 2019.

Chow EPF, Read TRH, Wigan R et al. Ongoing decline in genital warts among young heterosexuals 7 years after the Australian human papillomavirus (HPV) vaccination programme. Sex Transm Infect. 2015; 91(3):214-9.

Domingues E, Chaney KC, Scharf MJ et al. Imiquimod reactivation of lichen planus. Cutis. 2012; 89:276-7, 283.

Flagg EW, Schwartz R, Weinstock H. Prevalence of anogenital warts among participants in private health plans in the United States, 2003-2010: potential impact of human papillomavirus vaccination. Am J Public Health. 2013; 103:1428-35.

Flagg EW, Torrone EA. Declines in Anogenital Warts Among Age Groups Most Likely to Be Impacted by Human Papillomavirus Vaccination, United States, 2006–2014. Am J Public Health. 2018; 108(1):112-9.

Garland SM, Steben M, Sings HL et al. Natural history of genital warts: analysis of the placebo arm of 2 randomized phase III trials of a quadrivalent human papillomavirus (types 6, 11, 16,18) vaccine. J Infect Dis. 2009; 199:805-14.

Grillo-Ardila CF, Angel-Muller E, Salazar-Diaz LC, Gaitan HG, Ruiz-Parra AI, Lethaby A. Imiquimod for anogenital warts in non-immunocompromised adults. Cochrane Database Syst Ver. 2014; 1(11):CD010389.

Guyatt G, Oxman AD, Akl EA et al. GRADE guidelines: 1. Introduction – GRADE evidence profiles and summary of findings tables. J Clin Epidemiol. 2011; 64:383-94.

Harrison C, Britt H, Garland S et al. Decreased management of genital warts in young women in Australian general practice post introduction of national HPV vaccination program: results from a nationally representative cross-sectional general practice study. PLoS One. 2014; 9(9):e105967.

Hoy T, Singhal PK, Willey VJ, Insinga RP. Assessing incidence and economic burden of genital warts with data from a US commercially insured population. Curr Med Res Opin. 2009; 25:2343-51.

Korostil IA, Ali H, Guy RJ, Donovan B, Law MG, Regan DG. Near elimination of genital warts in Australia predicted with extension of human papillomavirus vaccination to males. Sex Transm Dis. 2013; 40(11):833-5.

Kumar B, Narang T. Local and systemic adverse effects to topical imiquimod due to systemic immune stimulation. Sex Trans Infect. 2011; 87;432.

Lacey CJ, Woodhall SC, Wikstrom A, Ross J. 2012 European guideline for the management of anogenital warts. J Eur Acad Dematol Venereol. 2013; 27(3):e263-70.

Mashiah J, Brenner S. Possible mechanisms in the induction of vitiligo-like hypopigmentation by topical imiquimod. Clin Exp Dermatol. 2008; 33:74-6.

Massad LS, Xie X, Darragh T et al. Genital warts and vulvar intraepithelial neoplasia: natural history and effects of treatment and human immunodeficiency virus infection. Obstet Gynecol. 2011; 118:831-9.

Murray ML et al. Human papillomavirus infection:protocol for randomised controlled trial of imiquimod cream (5%) versus podophyllotoxin cream (0,15%), in combination with quadrivalente human papillomavirus or control vaccination in the treatment and prevention of reccurence of anogenital warts (HIPvac trial). BMC. 2018; 18:125.

Parellada CI, Campaner AB, Pereyra EAG. Imunomoduladores e agentes tópicos. In: Martins NV, Ribalta JCL, Campaner AB, Parellada CI. Patologia do Trato Genital Inferior. 2. ed. São Paulo: Roca; 2014. p. 340-51.

Park IU, Introcaso C, Dunne EF. Human papillomavirus and genital warts: a review of the evidence for the 2015 Centers for Disease Control and Prevention Sexually Transmitted Diseases Treatment Guidelines. Clin Inf Dis. 2015; 61(S8):S849-55.

Patel U, Mark NM, Machler BC et al. Imiquimod 5% cream induced psoriasis: a case report, summary of the literature and mechanism. Br J Dermatol. 2011; 164:670-2.

Patel H, Wagner M, Singhal P, Kothari S. Systematic review of the incidence and prevalence of genital warts. BMC Infect Dis. 2013; 13:39.

Satterwhite CL, Torrone E, Meites E et al. Sexually transmitted infections among US women and men: prevalence and incidence estimates, 2008. Sex Transm Dis. 2013; 40:187-93.

Speck NMG. Laser em patologia do trato genital inferior. In: Martins NV, Ribalta JCL, Campaner AB, Parellada CI. Patologia do Trato Genital Inferior. 2. ed. São Paulo: Roca; 2014. p. 357-9.

Speck NMG, Ribalta JCL, Focchi J et al. Low dose 5-fluoruracil adjuvant in laser therapy for HPV lesions in immunossupressed patients and cases of difficult control. Eur J Gynaec Oncol. 2004; 25(5):597-9.

Werner RN et al. Anogenital warts and other HPV-associated anogenital lesions in the HIV-positive patient: a systematic review and meta-analysis of the efficacy and safety of the interventions assessed in controlec clinical trials. Sex Transm Infect. 2017; 93(8):543-50.

Tumores Benignos

16

Adriana Bittencourt Campaner
Márcia Farina Kamilos

◆ Introdução

Os tumores benignos da vulva apresentam incidência variável, sendo alguns raros e outros bastante frequentes. Esses tumores podem apresentar consistência cística, sendo considerados pseudotumores, ou serem constituídos de tecido sólido. Os tumores sólidos podem surgir de qualquer tecido presente na região vulvar, tais como epitélio, músculos liso e estriado, fibroblastos, tecidos linfático e vascular, tecido adiposo, dentre outros. Alguns tumores mostram-se com características específicas e outros não, sendo, assim, necessário o exame histológico confirmatório.

◆ Tumores sólidos da vulva

Segundo o tipo histológico, podem ser divididos em dois grandes grupos: (a) epiteliais – originários do epitélio de revestimento da vulva; e (b) mesenquimais. Quanto à origem celular, os mesenquimais podem ser classificados em: fibroblásticos (p. ex., fibroma e dermatofibroma); neurais (p. ex., tumor de células granulosas, neurofibroma, schwanoma); vasculares (p. ex., hemangioma, granuloma piogênico, linfangioma, angioqueratoma); musculares (p. ex., leiomioma e rabdomioma); e do tecido adiposo (p. ex., lipoma, dentre outros).

Tumores epiteliais escamosos

Queratose seborreica

Tumor benigno da pele muito comum na prática clínica diária, principalmente a partir dos 30 anos de idade, aumentando sua incidência de acordo com a faixa etária. Em geral, as lesões são distribuídas em face, tronco e extremidades, mas podem aparecer em qualquer região, exceto na palma das mãos e na planta dos pés, não acometendo membranas mucosas. Podem ser comuns também na vulva, principalmente em pacientes idosas. Sua etiologia é desconhecida, observando-se propensão familiar, sobretudo em pacientes com grande número de lesões. Fatores de crescimento epidérmico e de derivados melanocíticos têm sido implicados na patogênese das lesões, visto que frequentemente estes dois fatores são observados conjuntamente na hiperplasia, embora a relação causal ainda não tenha sido determinada.

As lesões são caracterizadas por placas circunscritas hipercrômicas, com coloração variando do castanho-claro ao escuro ou preto, cobertas por escama aderente e graxenta, ou verrucosa, que quando retirada, mostra superfície mamelonada ou sulcada; pode ser da cor de pele nos seus estágios iniciais de desenvolvimento. As feridas localizam-se na pele queratinizada da vulva. Seu tamanho pode variar de poucos milímetros a mais de 1 cm de diâmetro; existe uma proeminência folicular característica (Figuras 16.1 a 16.5). As queratoses seborreicas podem inflamar em consequência de traumas e, mais raramente, por infecção secundária, tornando-se eritematosas, crostosas e dolorosas. O exame histológico muitas vezes é necessário para descartar o diagnóstico de malignidade; ele mostra proliferação de células basaloides uniformes, cistos de queratina e grande quantidade de melanócitos.

Apesar de benignas, essas lesões podem ser sintomáticas com prurido ou sangramento. Em geral o tratamento é indicado em virtude dos sintomas e também com finalidade estética; no entanto, muitas vezes sua remoção cirúrgica é desejada para análise histopatológica definitiva, visto que algumas lesões geram preocupação pela semelhança com nevos atípicos e melanoma maligno. Também devem ser diferenciadas de condiloma acuminado, carcinoma basocelular, neoplasia intraepitelial vulvar e carcinoma verrucoso. Qualquer modalidade destrutiva pode ser empregada para se tratar essas lesões, incluindo-se crioterapia ou vaporização a *laser*, curetagem com eletrocoagulação superficial e excisão da lesão, em casos de dúvida diagnóstica.

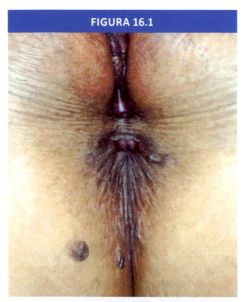

FIGURA 16.1

Lesão escurecida de 1,5 cm em região perianal direita compatível com queratose seborreica.
Fonte: acervo do arquivo pessoal das Dras. Adriana Bittencourt Campaner e Márcia Farina Kamilos.

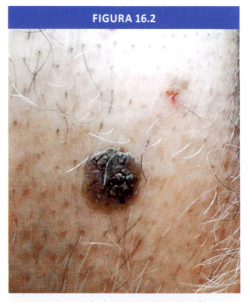

FIGURA 16.2

Lesão escurecida de 2,5 cm em região pubiana compatível com queratose seborreica.
Fonte: acervo do arquivo pessoal das Dras. Adriana Bittencourt Campaner e Márcia Farina Kamilos.

FIGURA 16.3

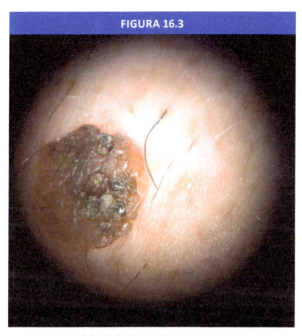

Imagem da lesão da Figura 16.2 em maior aumento.
Fonte: acervo do arquivo pessoal das
Dras. Adriana Bittencourt Campaner e Márcia Farina Kamilos.

FIGURA 16.4

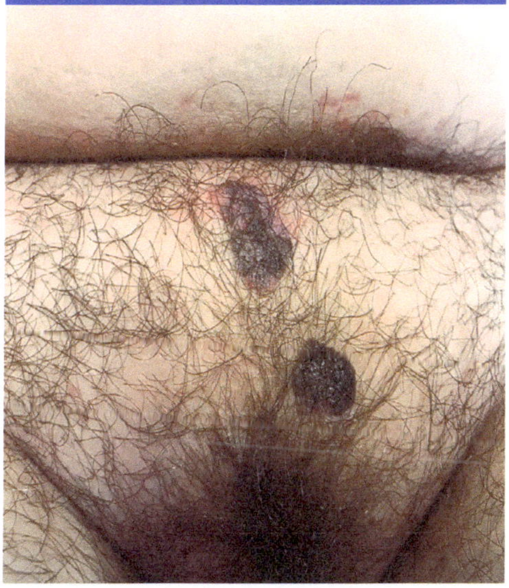

FIGURA 16.5

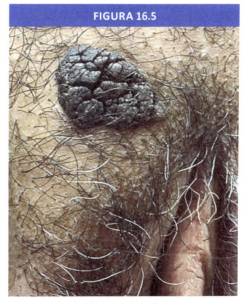

Duas lesões compatíveis com queratose seborreica em púbis.
Fonte: acervo do arquivo pessoal da
Dra. Debora Galhardo.

Paciente de 60 anos com lesão verrucosa e prurido há 3 anos, compatível com queratose seborreica.
Fonte: acervo do arquivo pessoal da Dra. Fabiane Sarmanho.

Pólipos fibroepiteliais

Também denominados acrocórdon ou fibroma mole, são uma das lesões cutâneas benignas mais comuns. Geralmente são detectados como achado incidental em pescoço, tronco, face e áreas intertriginosas, ou seja, áreas de dobras que se mantêm em contato. A vulva é uma região frequentemente acometida. Nela ocorrem preferencialmente nos lábios maiores e, em menor frequência, em lábios menores, clitóris, vestíbulo e comissura posterior.

Esses pólipos são macios, na mesma cor da pele ou hiperpigmentados e aderidos à superfície cutânea por um pedículo pequeno, frequentemente estreito. São descritos em qualquer faixa, sendo seu diâmetro bastante variável, apresentando-se como lesões de poucos milímetros na maioria das vezes. No entanto, também podem atingir com menor frequência dimensões que ultrapassam 5 cm. Têm rara degeneração maligna, podendo apresentar velocidade de crescimento variável, desde lentos e constantes ao longo de anos a rápidos (Figuras 16.6 a 16.13).

Sua etiologia ainda é desconhecida, mas a não existência de um limite claro entre a lesão e o tecido adjacente reforça a ideia de que se trata mais de um processo reativo que neoplásico. Parecem estar relacionados a obesidade, resistência à insulina, dislipidemia, hipertensão arterial, proteína C reativa elevada e *diabetes mellitus* tipo II. Além desses fatores, estímulos hormonais parecem também ter um papel importante em sua patogênese, o que poderia justificar sua maior prevalência em idades reprodutivas.

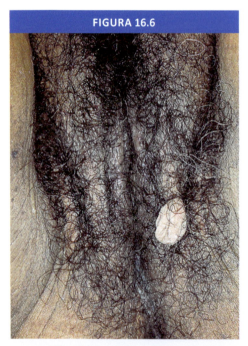

FIGURA 16.6

Pólipo fibroepitelial de 3 cm em lábio maior esquerdo.
Fonte: acervo do arquivo pessoal das Dras. Adriana Bittencourt Campaner e Márcia Farina Kamilos.

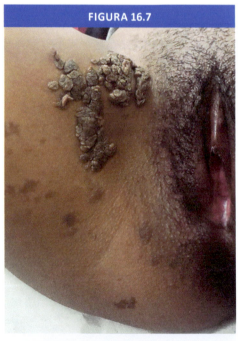

FIGURA 16.7

Múltiplos pólipos epiteliais aglomerados em região de coxa direita.
Fonte: acervo do arquivo pessoal da Dra. Carolina Queren Fernandes.

FIGURA 16.8

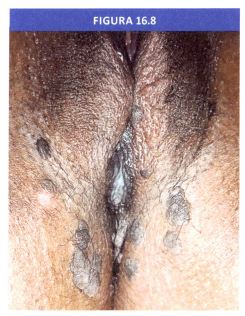

Múltiplos pólipos fibroepiteliais escurecidos em vulva (lesão bilateral).
Fonte: acervo do arquivo pessoal das Dras. Adriana Bittencourt Campaner e Márcia Farina Kamilos.

FIGURA 16.9

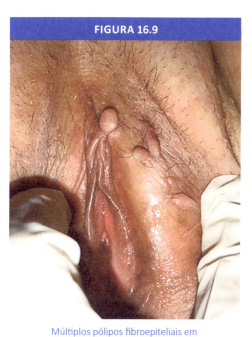

Múltiplos pólipos fibroepiteliais em lábio maior esquerdo.
Fonte: acervo do arquivo pessoal das Dras. Adriana Bittencourt Campaner e Márcia Farina Kamilos.

FIGURA 16.10

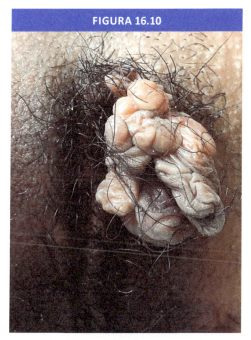

Pólipo fibroepitelial volumoso em lábio maior esquerdo.
Fonte: acervo do arquivo pessoal da Dra. Nilma Antas Neves.

FIGURA 16.11

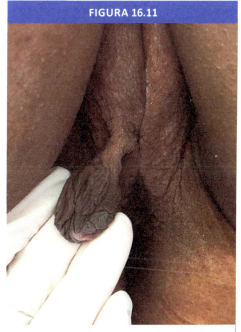

Pólipo fibroepitelial volumoso em lábio maior direito.
Fonte: acervo do arquivo pessoal da Dra. Nilma Antas Neves.

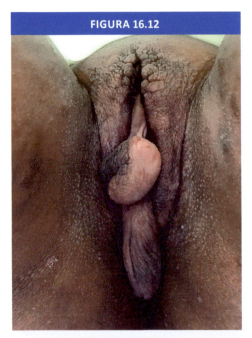

FIGURA 16.12

Dois pólipos fibroepiteliais volumosos em vulva.
Fonte: acervo do arquivo pessoal da
Dra. Lívia Custódio Pereira.

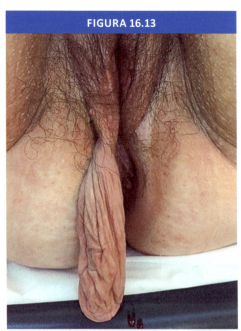

FIGURA 16.13

Pólipo gigante da vulva.
Fonte: acervo do arquivo pessoal da
Dra. Fabiane Sarmanho.

Essa lesão pode representar fonte significativa de desconforto psicológico para a paciente, visto que muitas vezes é confundida clinicamente com tumor maligno, sendo o exame histológico frequentemente necessário para estabelecer o diagnóstico definitivo. O pólipo fibroepitelial origina-se do tecido mesenquimal, na maioria das vezes no tecido conjuntivo dérmico da genitália externa, podendo originar-se, também, do tecido conjuntivo da porção extraperitoneal do ligamento redondo ou do subperitoneal da pelve.

O diagnóstico diferencial desses pólipos inclui neurofibromatose, lipoma, hérnia inguinal, fibroma, fibromioma, podendo até serem confundidos com condilomas ou outras lesões benignas. Seu prognóstico é bastante satisfatório, sendo a conduta conservadora adotada na maioria das vezes, quando as lesões são pequenas e pediculadas. Geralmente, opta-se pelo manejo cirúrgico com ressecção total, em virtude de razões estéticas, por complicações (sendo a ulceração local a principal delas) ou quando apresentam dimensões maiores.

Papilomatose vestibular

A presença de múltiplas papilas escamosas de pequeno diâmetro na vulva são uma variante benigna normal, sendo geralmente localizadas em vestíbulo e face interna dos lábios menores. Essa ocorrência é relativamente comum e afeta as mulheres em idade reprodutiva, não tendo associação ao papilomavírus humano (HPV). A Classificação Clínica das Desordens Vulvares de 2011, realizada pela ISSVD (Sociedade Internacional para o Estudo das Doenças Vulvares), caracteriza a papilomatose vestibular e do pequeno lábio como um achado normal, não doença. No entanto, frequentemente o ginecologista confunde a papilomatose vestibular com condilomatose relacionada ao HPV, e muitos tratamentos para verrugas com podofilotoxina, imiquimode, crioterapia e cirurgia a *laser* podem ter sido empregados anteriormente nas pacientes acometidas, por falta de experiência no diagnóstico, tendo sido aplicados sem qualquer benefício.

A condição é assintomática e descrições anteriores de papilomatose escamosa vulvar como causa de prurido concomitante, vulvodínia e/ou vestibulodínia não têm sido fundamentadas. Clinicamente apresenta-se como projeções digitiformes de estruturas papilares, em forma regular, superfície lisa, vasos típicos e sem coalescências. São papilas ou micropapilas em que a base de implantação é única para cada papila e o acometimento é difuso (Figuras 16.14 a 16.16). As mesmas não devem ser biopsiadas. O diagnóstico diferencial baseia-se no agente etiológico (não viral ou HPV-induzido), observando-se as seguintes características: distribuição, consistência, cor, base das papilas, teste do ácido acético a 3%ou 5%, e possível associação de imagens. O tratamento não é indicado.

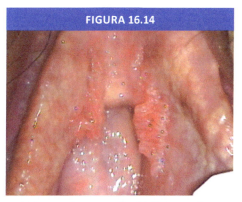

FIGURA 16.14

Vulva com diversas papilas fisiológicas em face interna bilateral de lábios menores.
Fonte: acervo do arquivo pessoal das Dras. Adriana Bittencourt Campaner e Márcia Farina Kamilos.

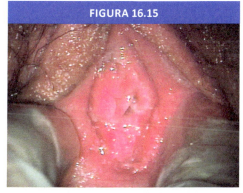

FIGURA 16.15

Vulva com micropapilomatose fisiológica de vestíbulo e lábios menores.
Fonte: acervo do arquivo pessoal da Dra. Ana Carolina Sica.

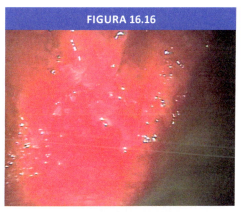

FIGURA 16.16

Imagem da Figura 16.15 com aumento.
Fonte: acervo do arquivo pessoal da Dra. Ana Carolina Sica.

Cistos epidérmicos

Muito comuns na região vulvar, ocorrendo com maior frequência nos grandes lábios e ao redor do clitóris. As pacientes podem exibir cistos isolados ou ocasionalmente um grande número de cistos (lúpia) ao mesmo tempo. Eles acometem principalmente mulheres adultas, apresentando-se como nódulos de milímetros até vários centímetros de diâmetro (apresentam crescimento lento); são móveis em relação aos planos profundos e, em alguns casos, apresentam orifício pilossebáceo central que pode eliminar material queratinoso à expressão.

Na sua etiopatogenia, células epidérmicas proliferam dentro da derme e, nessa localização produzem queratina, a qual fica retida em espaço circunscrito, formando o cisto epidérmico. A implantação dessas células epidérmicas na derme pode resultar de trauma local (cistos de inclusão), bem como de células desprendidas ao longo das fendas embrionárias; no entanto, a causa mais frequente de cistos epidérmicos é a oclusão dos folículos pilossebáceos (cisto sebáceo). Os cistos sebáceos são causados pelo bloqueio do ducto das múltiplas glândulas sebáceas dos pelos da superfície da vulva; esses cistos de retenção sebácea são geralmente pequenas lesões assintomáticas arredondadas, com cor translúcida ou amarelada que podem conter material gorduroso amarelo-esbranquiçado. Ocasionalmente, uma lesão pode apresentar-se como um tumor polipoide grande de 2 a 3 cm.

Mulheres com esteatocistoma múltiplo, uma doença hereditária autossômica, apresentam também múltiplos cistos sebáceos nas axilas e dobras femorais. Em alguns casos, há tendência hereditária para a formação desses cistos, que também podem aparecer como efeito colateral do uso crônico de corticosteroides tópicos na área genital, ou em associação à hidradenite supurativa.

Uma reação inflamatória pode ser observada se o cisto se romper, com a formação de uma reação de corpo estranho (granuloma lipoide). Em geral, os cistos não infectados são assintomáticos, mas ocasionalmente causam desconforto. Os cistos infectados podem ser vermelhos e sensíveis/dolorosos. Estudos microbiológicos demonstraram a predominância de bactérias aeróbicas (*S. aureus*). As bactérias anaeróbias são mais frequentes nas regiões perirretal e vulvovaginal, predominando *Peptostreptococcus* sp. e *Bacteroides* sp.

Geralmente o diagnóstico é clínico (Figuras 16.17 a 16.21), devendo ser diferenciado de lipoma e outros cistos da vulva, como o cisto do ducto da glândula de Bartholin. O tratamento é a excisão das lesões que incomodarem a paciente. Pequenas lesões podem ser removidas por eletrocauterização, alta frequência ou cirurgia a *laser*, mas lesões maiores devem sempre ser retiradas. As lesões infectadas com pontos de flutuação devem ser drenadas e, se necessário, antibioticoterapia deve ser instituída.

Tumores epiteliais glandulares

Siringoma

Siringoma ou hidradenoma é um tumor comum originado das glândulas sudoríparas écrinas, geralmente localizadas em pálpebras inferiores, pescoço, tórax, axila e área genital, incluindo a vulva. Esses surgem na vida adulta precoce como pápulas firmes,

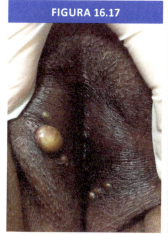

FIGURA 16.17

Variados cistos epidérmicos de coloração amarelada em vulva.
Fonte: acervo do arquivo pessoal das Dras. Adriana Bittencourt Campaner e Márcia Farina Kamilos.

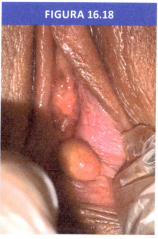

FIGURA 16.18

Cisto epidérmico volumoso em fúrcula, de coloração amarelada.
Fonte: acervo do arquivo pessoal das Dras. Adriana Bittencourt Campaner e Márcia Farina Kamilos.

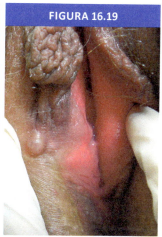

FIGURA 16.19

Cisto epidérmico à direita medindo cerca de 1,5 cm.
Fonte: acervo do arquivo pessoal das Dras. Adriana Bittencourt Campaner e Márcia Farina Kamilos.

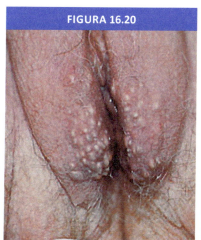

FIGURA 16.20

Múltiplos cistos epidérmicos em vulva.
Fonte: acervo do arquivo pessoal da Dra. Nilma Antas Neves.

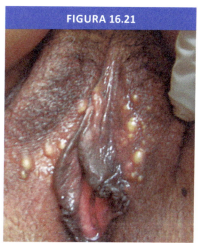

FIGURA 16.21

Múltiplos cistos epidérmicos, submetidos à destruição local.
Fonte: acervo do arquivo pessoal das Dra. Ascencion V. Almeida e Marcia T. Cardial.

pequenas e múltiplas (1 a 3 mm), coloridas ou acastanhadas, bilateralmente na vulva (Figura 16.22).

As lesões vulvares são geralmente assintomáticas, mas o prurido pode ser proeminente em algumas mulheres; observa-se exacerbação ou aumento do tamanho das lesões, bem como do prurido, durante menstruação, dias de calor ou gravidez. Apesar de sua baixa frequência, essa lesão deve ser considerada no diagnóstico diferencial de

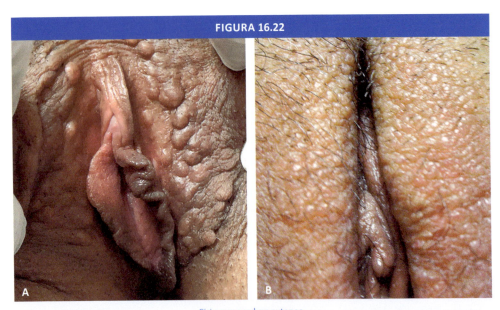

Siringoma vulvar extenso.
Fonte: **A:** acervo do arquivo pessoal da Dra. Nilma Antas Neves. **B** acervo do arquivo pessoal da Dra. Lana Aguiar.

outras lesões da genitália, como cisto epidérmico, linfangioma, líquen simples crônico, angioqueratomas, doença de Fox-Fordyce, angioma senil, condiloma acuminado, candidíase, sarna, pediculose, dermatite de contato alérgica, psoríase e líquen escleroso. O tratamento não é necessário nas lesões assintomáticas. Nos casos em que a terapêutica é necessária, indicam-se o tratamento eletrocirúrgico, a crioterapia, a excisão ou a laserterapia.

Hidradenoma papilífero

Hidradenoma papilífero ou hidradenoma tubular da vulva é um tumor anexial cutâneo benigno incomum, originário na porção glomerular das glândulas sudoríparas apócrinas, com predileção pelas áreas vulvar e anal; a condição afeta principalmente mulheres entre 20 e 50 anos de idade. Na vulva, sua localização mais comum é nos sulcos labiais, mas podem aparecer em qualquer região da mesma.

Geralmente apresenta-se como um nódulo firme indolor, móvel, bem circunscrito, normalmente da cor da pele ou eritematoso, com 1 a 2 cm de diâmetro. Pode ter aspecto pedunculado ou vegetante e eventualmente ulcerar ou sangrar, o que pode sugerir erroneamente malignidade (Figuras 16.23 e 16.24). O nódulo pode aumentar durante a menstruação devido aos receptores de estrogênio e progestagênio dentro das células tumorais, sugerindo controle hormonal. Os receptores de androgênios também foram encontrados, de maneira semelhante ao papiloma ductal da mama. O diagnóstico definitivo é confirmado após a excisão da lesão e sua avaliação histológica. O exame histológico mostra nódulo cístico preenchido por camadas papilomatosas com predomínio de ácinos irregulares e túbulos separados por tecido conjuntivo. Na maioria dos casos, a lesão é benigna, embora a transformação em adenocarcinoma tenha sido descrita. O tratamento é a excisão cirúrgica, mas pode recidivar.

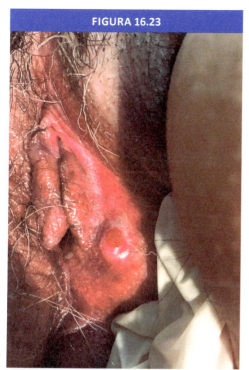 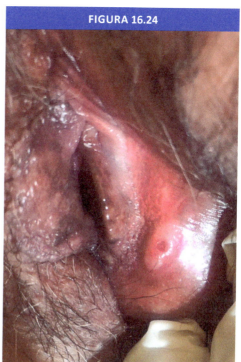

Lesão avermelhada de 2 cm em região de lábio maior à esquerda, cujo exame histológico revelou hidradenoma papilífero.
Fonte: acervo do arquivo pessoal da Dra. Iramaia Cardoso Vazquez.

Múltiplos cistos epidérmicos, submetidos à destruição local.
Fonte: acervo do arquivo pessoal das Dras. Ascencion V. Almeida e Marcia T. Cardial.

Grânulos de Fordyce

Os grânulos de Fordyce são pequenas pápulas diminutas amareladas, em geral agrupadas, sendo observadas com frequência na mucosa oral e nos pequenos lábios da região genital da mulher; são constituídos de glândulas sebáceas ectópicas, isto é, fora de sua localização habitual. A incidência desses grânulos aumenta com a idade e ocorre na maioria das mulheres na pré-menopausa, sendo considerados achados normais; são assintomáticos. Usualmente, o aspecto clínico é característico, não sendo a biópsia necessária para o diagnóstico; nos casos duvidosos, pode ser realizado exame histológico para confirmação do diagnóstico (Figura 16.25). Ocasionalmente, os grânulos de Fordyce podem sofrer hiperplasia ou formar pseudocistos preenchidos por queratina. Não há necessidade de tratamento.

Tumores mesenquimais

Na vulva, pode ser encontrada grande variedade de tumores mesenquimais; no entanto, alguns são muito raros, como neurofibromas (Figura 16.26), schwannomas, rabdomiomas, tumores glomus, etc. Os mais frequentes são descritos abaixo.

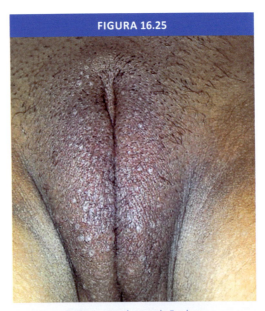

Paciente com doença de Fordyce.
Fonte: acervo do arquivo pessoal das Dras. Adriana Bittencourt Campaner e Márcia Farina Kamilos.

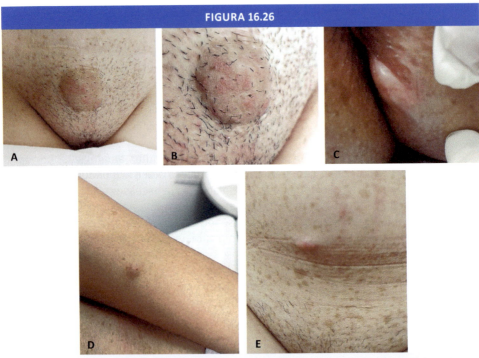

Neurofibromatose generalizada em paciente de 23 anos de idade, com lesões nas regiões vulvar, perianal, de tronco e face. História familiar: mãe e irmã com lesões semelhantes.
Fonte: acervo do arquivo pessoal das Dras. Adriana Bittencourt Campaner e Márcia Farina Kamilos.

Leiomiomas

Tumores benignos que derivam de fibras musculares lisas superficiais. A maioria dos tumores musculares lisos do trato genital feminino estão localizados no útero; no entanto, também aparecem em outras áreas, como vulva, vagina, ovários, bexiga, uretra, ligamentos redondos, ligamentos uterossacrais, canal inguinal e retroperitônio. Os leiomiomas vulvares são raros, sendo sua incidência entre 0,07 e 4,2% dos tumores vulvares. Existem três variedades: (a) piloleiomioma – originado dos músculos eretores dos pelos e das células musculares circundantes das glândulas sudoríparas; (b) angioleiomioma ou leiomioma vascular – proveniente da musculatura lisa das paredes dos vasos; (c) leiomioma nodular – oriundo da musculatura lisa dos genitais externos.

Clinicamente, são nódulos múltiplos ou solitários, dolorosos ou não, de consistência firme, podendo atingir de milímetros a vários centímetros; quase sempre aparecem durante a fase reprodutiva da mulher, podendo aumentar em casos de terapia hormonal e durante a gravidez; tendem a involuir durante a menopausa. Geralmente, os leiomiomas pequenos são assintomáticos. Com relação aos maiores, os sintomas dependem de sua localização e tamanho, podendo ocasionar dispareunia, dor pélvica, sinais de compressão, transtornos retais, menstruais e urinários. Do ponto de vista clínico, podem ser confundidos com lesões mais frequentes, como cistos de Bartholin, cistos de Gartner, cistos do ducto de Skene, hidradenoma papilífero e outras lesões mesenquimatosas vulvares, tais como lipoma, pólipos fibroepiteliais, tumor fibroso solitário, tumor de celular granular, fibrohistiocitoma maligno, angiomixoma superficial, angiomiofibroblastoma, leiomiossarcoma e outros que são pouco frequentes e compartilham características morfológicas que dificultam o seu diagnóstico.

O tratamento de escolha para os leiomiomas solitários é a excisão, indicada nas lesões volumosas e dolorosas, para confirmação diagnóstica, ou se a paciente desejar por motivo estético.

Angioqueratomas

Tumores benignos caracterizados por numerosos vasos ectasiados na derme superficial com hiperplasia epidérmica e hiperqueratose. A etiopatogenia relaciona-se ao aumento da pressão venosa local e consequente dilatação vascular subepitelial. São classificados em formas disseminadas – angioqueratoma corporal difuso de Fabry – e formas localizadas, que incluem o angioqueratoma de escroto, pênis e vulva (angioqueratoma de Fordyce), o angioqueratoma circunscrito e o angioqueratoma de Mibelli. São fatores de risco para a ocorrência dos angioqueratomas vulvares: sobrepeso, paridade múltipla, hemorroidas, doença inflamatória pélvica, histerectomia prévia, veias varicosas e varicosidade vulvar.

A ocorrência vulvar é infrequente; clinicamente, os angioqueratomas vulvares apresentam-se como pápulas queratóticas de evolução lenta e cuja coloração varia entre o vermelho, o purpúrico-azul e o marrom. Medem menos de 10 mm, usualmente entre 2 e 5 mm. As lesões são geralmente múltiplas e assintomáticas, embora prurido, dor, ardor e sangramento sejam queixas relatadas (Figuras 16.27 a 16.29). A maioria das pacientes acometidas tem entre 20 e 40 anos de idade.

A biópsia da lesão pode ser essencial para a confirmação diagnóstica, visto que clinicamente a lesão pode assemelhar-se a condições benignas e malignas locais como: condiloma, verruga vulgar, granuloma piogênico, queratose seborreica, angiomas, linfangioma, nevo, melanoma, carcinoma basocelular, neoplasia intraepitelial vulvar, carcinoma espinocelular, dentre outras. O tratamento pode ser feito por meio de exérese cirúrgica, cauterização física, ou ainda ser conservador, caso a queixa seja mínima.

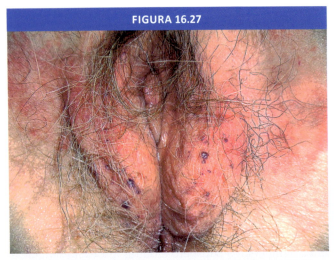

FIGURA 16.27

Múltiplos angioqueratomas em vulva de paciente na pós-menopausa.
Fonte: acervo do arquivo pessoal das
Dras. Adriana Bittencourt Campaner e Márcia Farina Kamilos.

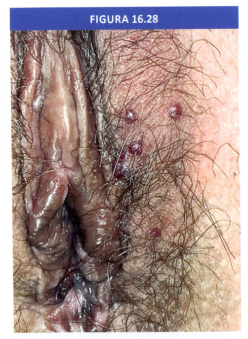

FIGURA 16.28

Múltiplos angioqueratomas em lábio maior esquerdo de paciente jovem.
Fonte: acervo do arquivo pessoal das Dras. Adriana Bittencourt Campaner e Márcia Farina Kamilos.

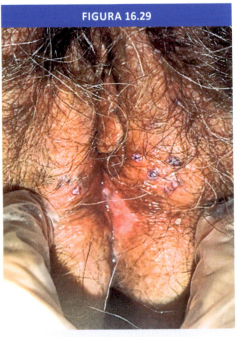

FIGURA 16.29

Angioqueratomas em lábios maiores.
Fonte: acervo do arquivo pessoal das
Dras. Adriana Bittencourt Campaner e
Márcia Farina Kamilos.

Lipomas

Tumores mais comuns de partes moles, sendo compostos por células adiposas maduras e sustentados por tecido fibrovascular; estão localizados principalmente no tecido subcutâneo. Os lipomas são geralmente encontrados em cabeça e pescoço, ombros, costas, abdome e porções proximais das extremidades. Sua ocorrência na região da vulva é rara, mas existem poucos casos relatados na literatura.

Os lipomas são considerados como um dos mais inocentes tumores e raramente causam sintomas. Seu crescimento é lento e as manifestações clínicas dependem da sua localização, tamanho da massa e aparência. Na maioria das vezes, uma massa bem demarcada e pediculada é um achado comum. No entanto, a forma não pediculada também tem sido relatada. Podem provocar dor no local onde se situam desde que haja amplo crescimento ou podem sofrer transformação sarcomatosa e raramente tornar-se lipossarcomas.

Um exame físico cuidadoso é obrigatório para evitar erros diagnósticos, visto que a consistência macia é por vezes difícil de diferenciar clinicamente de outras patologias. Ultrassonografia, tomografia computadorizada e ressonância magnética são úteis no diagnóstico, para diferenciá-los de cistos vulvares, tumores sólidos ou hérnias inguinais. A excisão cirúrgica é o tratamento de escolha.

Fibromas

Os fibromas de vulva são tumores de origem mesodérmica. Entre os raros tumores conjuntivos benignos de vulva, o fibroma é considerado o mais frequente. Originam-se, na maioria dos casos, no tecido conjuntivo subcutâneo dos genitais externos, podendo, no entanto, desenvolver-se no tecido conjuntivo da porção extraperitoneal (inguinal) do ligamento redondo, ou ainda no tecido conjuntivo subperitoneal da pelve, de onde, por migração, podem situar-se secundariamente na vulva. Histologicamente, consideram-se as formas puras e mistas. Nas formas mistas, encontram-se os fibromas associados a tecido adiposo (fibrolipomas); a fibras musculares lisas (fibromiomas), mais comuns nos tumores originários da porção extraperitoneal do ligamento redondo; angiofibromas, fibromixomas, dentre outros.

O fibroma vulvar desenvolve-se no menacme, predominantemente em mulheres jovens. No entanto, existem relatos desse tumor em lactentes, crianças, mulheres menopausadas e gestantes. Situam-se mais frequentemente nos lábios maiores ou clitóris. Geralmente é único, iniciando-se por pequeno nódulo arredondado, lobulado ou ovoide, de consistência firme; inicialmente de implantação séssil ou contido na própria espessura do lábio, o tumor pode apresentar pedículo à medida que cresce, podendo alcançar grandes dimensões, o qual denomina-se *molluscum pendulum*. Em geral, esse tumor é assintomático, pelo menos em suas fases iniciais de desenvolvimento, quando ainda apresenta pequenas dimensões. A sintomatologia tem relação com tamanho, peso, topografia e fenômenos presentes no tumor (Figura 26.30).

Estes tumores podem sofrer processos degenerativos na porção central e adquirir consistência cística, como também hemorragia central, degeneração hialina e mixoide, calcificações e até mesmo necrobiose. Podem desenvolver modificações superficiais como ulcerações e infecção, tornando seu aspecto superficial supurativo. Geralmente crescem durante a gestação. São raras as vezes que esses tumores sofrem malignização, entretanto, deve-se considerar essa possibilidade quando seu crescimento é significativo. O tratamento do fibroma de vulva é eminentemente cirúrgico por meio da exérese do tumor, seguida de confirmação anatomopatológica.

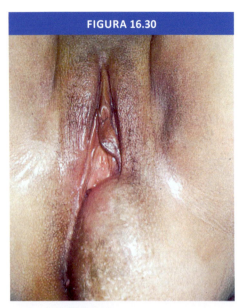

Fibroma volumoso de vulva.
Fonte: acervo do arquivo pessoal das Dras. Adriana Bittencourt Campaner e Márcia Farina Kamilos.

Tumores vasculares

Fazem parte desse grupo os hemangiomas, os linfangiomas e o granuloma piogênico. Os hemangiomas resultam da proliferação benigna de vasos (tumores vasculares) ou de malformações dos mesmos. Os tumores vasculares caracterizam-se pela reprodução das células endoteliais, apresentando uma fase proliferativa e outra involutiva; já nas malformações vasculares, o ciclo das células endoteliais é normal, portanto, não apresentam fase proliferativa e o seu crescimento é proporcional ao da criança. Na etiologia, especula-se que haja desequilíbrio na angiogênese, o que possibilita a proliferação descontrolada de elementos vasculares. Alguns marcadores da angiogênese estão aumentados na fase proliferativa das lesões e diminuem na fase de involução.

Os tumores vasculares englobam o hemangioma da infância, o angioma em tufos, o hemangioendotelioma kaposiforme e o granuloma telangiectásico. Hemangiomas capilares e cavernosos infantis são lesões comuns em recém-nascidos e podem surgir em qualquer local cutâneo, incluindo a área vulvar. A lesão é uma placa eritematosa plana que, durante meses, progride para tumor vascular nodular. Os hemangiomas são raros em mulheres adultas, mas grandes lesões vulvares cavernosas já foram descritas, incluindo lesões causadoras de clitomegalia. O diagnóstico é clínico em hemangiomas infantis, mas biópsia e exame histopatológico podem ser necessários em adultas com lesão vascular, para se excluir o diagnóstico de endometriose.

Geralmente, hemangiomas infantis involuem espontaneamente ao longo dos anos, e isso não ocorre em adultas com hemangiomas vulvares. Terapias em casos infantis raramente são indicadas, mas em crianças com lesões gigantes ou lesões que interferem com urina/defecação ou em caso de lesão ulcerada dolorosa, a terapia com propranolol deve ser considerada. Em adultos, a conduta é expectante na maioria dos casos, devendo ser tratada as lesões que ulceram, infectam, provocam hemorragias ou apresentam caráter obstrutivo (em reto ou vias urinárias). Os tratamentos englobam corticoterapia sistêmica ou intralesional, interferona, quimioterapia, cirurgia, *laser* e crioterapia.

O granuloma piogênico é uma proliferação vascular benigna comum de pele e membranas mucosas que ocasionalmente estão localizadas na área vulvar. Um pequeno trauma local pode causar produção excessiva de fatores angiogênicos, que são sugeridos como fator patogênico. Crianças e mulheres grávidas estão predispostas a desenvolver granulomas piogênicos. Uma lesão eritematosa solitária, séssil ou pediculada, que sangra facilmente após trauma é a regra, mas várias lesões vulvares exofíticas foram descritas (Figuras 16.31 e 16.32). O tratamento é a curetagem em combinação com eletrocauterização, *laser* de CO_2 ou exérese cirúrgica.

O linfangioma é um tumor benigno dos vasos linfáticos que pode aparecer principalmente em cabeça, pescoço, axilas, tronco e tecidos viscerais, pele ou mucosas. A classificação mais utilizada subdivide essas lesões em dois grupos principais com base na profundidade e no tamanho desses vasos linfáticos anormais. As lesões superficiais são denominadas linfangioma circunscrito; as lesões mais profundas incluem o linfangioma cavernoso e o higroma cístico. Muitos categorizam o higroma cístico como uma variante do linfangioma cavernoso. O linfangioma de vulva é uma doença rara que pode ser idiopática ou adquirida. Usualmente essa doença tem sido relatada após danos aos vasos linfáticos da vulva por cirurgia seguida de radioterapia pélvica para tratamento de câncer de colo do útero ou eventos traumáticos.

O linfangioma circunscrito, a forma comum de linfangioma cutâneo na vulva, é caracterizado por grupos persistentes e múltiplos de vesículas translúcidas que geralmente contêm fluido linfático claro. Essas vesículas representam dilatações sacrais superficiais de vasos

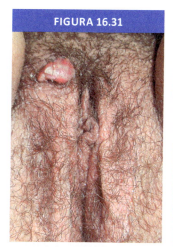

FIGURA 16.31

Gestante com lesão polipoide em terço superior do lábio maior direito compatível com granuloma piogênico após avaliação histológica.
Fonte: acervo do arquivo pessoal das Dras. Adriana Bittencourt Campaner e Márcia Farina Kamilos.

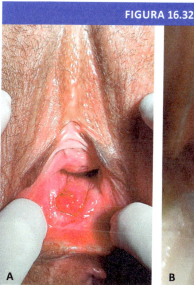 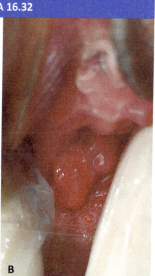

FIGURA 16.32

A   B

Puérpera com lesão polipoide em região perineal compatível com granuloma piogênico após avaliação histológica.
Fonte: acervo do arquivo pessoal da Dra. Melina Lichti Martins.

linfáticos subjacentes que empurram para cima contra a epiderme sobreposta. Cada lesão da pele pode variar de uma pequena vesícula a diâmetros maiores. Essas vesículas podem ser claras ou de aspecto rosa a vermelho-escuro devido ao fluido serossanguíneo ou a hemorragias locais. Essas vesículas muitas vezes apresentam aspecto verrucoso (Figura 16.33).

O tumor é geralmente assintomático, mas em algumas situações pode ocasionar sintomas importantes e distúrbios funcionais. As lesões podem ser confundidas com metástases de pele de câncer cervical e tuberculose pélvica. O tratamento baseia-se em escleroterapia ou ressecção cirúrgica do tumor. A escleroterapia objetiva destruir o endotélio, resultando em obliteração e fibrose dos canais linfáticos superficiais e profundos. O tratamento cirúrgico é considerado referência.

Tumores císticos da vulva

Compreendem diversos tipos de lesões de fácil diagnóstico e simulam tumoração. Dentre eles, destacam-se os descritos a seguir.

Cistos dos ductos das glândulas de Bartholin ou de Skene

A glândula de Bartholin ou glândula vestibular principal/maior está localizada sob os lábios menores e maiores na região posterolateral da vulva. A glândula esvazia-se no ducto de Bartholin, que mede aproximadamente 2,5 cm de comprimento, que então se esvazia no vestíbulo distal, adjacente ao hímen, em uma localização posterolateral (Figura 16.34). Os cistos que surgem na área da glândula de Bartholin serão abordados em capítulo específico.

As glândulas de Skene entram no vestíbulo como aberturas de glândulas emparelhadas, adjacentes e abaixo da uretra. Elas secretam material mucoide, o que ajuda a lubrificar o meato uretral. As glândulas e os seus respectivos ductos adjacentes são tipicamente inferiores a 1,5 cm em comprimento. Os cistos do ducto de Skene são muito raros, com apenas casos ocasionais relatados na literatura. Tal como acontece com o cisto do ducto de

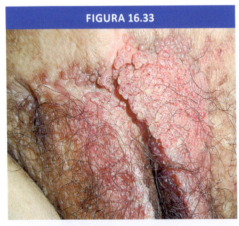

Linfangioma vulvar extenso que acomete púbis e lábios maiores (lesão bilateral).
Fonte: acervo do arquivo pessoal das Dras. Adriana Bittencourt Campaner e Márcia Farina Kamilos.

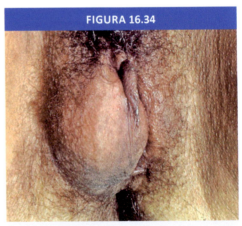

Cisto de Bartholin volumoso à direita.
Fonte: acervo do arquivo pessoal das Dras. Adriana Bittencourt Campaner e Márcia Farina Kamilos.

Bartholin, a lesão tipicamente surge secundária à obstrução. Em geral, os cistos apresentam-se como massa com dor associada, dispareunia, disúria e fluxo urinário distorcido. As lesões relatadas geralmente variam de 2 a 3 cm, mas já foram relatadas até 8 cm. Nesses casos, uma avaliação urológica completa deve ser realizada com o intuito de se excluirem outras lesões, tais como o divertículo uretral, ureterocele ectópico e tumores parauretrais.

Cistos mucosos da vulva

As diversas glândulas mucinosas que se originam dos seios urogenitais estão presentes durante o desenvolvimento da vulva. Assim, pequenos cistos podem surgir em decorrência da obstrução do colo dessas glândulas, resultando em cistos mucinosos localizados no vestíbulo vulvar. Um cisto mucinoso vulvar maior é frequentemente um cisto da glândula de Bartholin, quando avaliado histologicamente após a excisão. Os cistos são revestidos por epitélio colunar. A terapia geralmente não é indicada, visto que a maioria dos cistos é assintomática.

♦ Bibliografia

Aguilera-Martínez V, Pérez-Santana ME, Ávila-Contreras MA, Mendoza E. Leiomioma vulvar. Presentación de un caso. Ginecol Obstet Mex. 2011; 79(6):3825.

Anderson SR. Benign vulvovaginal cysts. Diagnostic Histopathology. 2016; 23(1):14-8.

Barros JA, Taniguchi DP. Tumores benignos da vulva: Considerações gerais, classificação anatomopatológica e conduta terapêutica. In: Martins NV, Campaner AB, Parellada CI, Ribalta JCL. Patologia do Trato Genital Inferior: Diagnóstico e Tratamento. 2. ed. São Paulo: Roca; 2014. p. 432-42.

Calux NMCT. Micropapilomatose fisiológica vulvar. In: Martins NV, Campaner AB, Parellada CI, Ribalta JCL. Patologia do Trato Genital Inferior: Diagnóstico e Tratamento. 2. ed. São Paulo: Roca; 2014. p. 398-400.

Cohen PR, Young Jr. AW, Tovell HM. Angiokeratoma of the vulva: diagnosis and review of the literature. Obstet Gynecol Surv. 1989; 44:339-46.

Coscia EB, Sampaio Neto LF, Ferro MC, Perez MK, Faustino FG, Ribeiro RLA. Pólipo fibroepitelial gigante de vulva: relato de caso e revisão da literatura Rev. Fac. Ciênc. Méd. Sorocaba. 2014; 16(2):96-8.

Foganolo L, Cintra ML, Velho PENF. Angioceratoma da vulva. An Bras Dermatol. 2011; 86(2):333-5.

Guiot e-Domínguez MV, Serrano-Falcón MM, Linares-Solano J, Burkhardt-Pérez P, Serrano-Ortega S, Naranjo-Sintes R. Nodular lesion in the vulvar region. Actas Dermosifiliogr. 2007; 98:435-6.

Heller DS. Lesions of Skene glands and periurethral region: a review. J Low Genit Tract Dis. 2015; 19(2):170-4.

Kokcu A, Sari S, Kefeli M. Primary vulvar lymphangioma circumscriptum: a case report and review of literature. J Low Genit Tract Dis. 2015; 19(1):e1-5. Kurdi S, Arafat AS, Almegbel M, Aladham M. Leiomyoma of the vulva: a diagnostic challenge case report. Rep Obstet Gynecol. 2016; 2016:8780764.

Leibowitch M, Staughton R, Neil S, Barton S, Marwood R. Anatomy of the vulva and classification of disease. In:_____. An Atlas of Vulval Disease. London: Martin Dunitz Ltd; 1995. p. 1-6.

Lopes Filho LL, Lopes IMRS, Gonçalves Neto TR, Lopes LRS. Fibroma mole gigante de localização vulvar: relato de caso. Surg Cosmet Dermatol. 2012; 4(2):200-2.

Netto A, Focchi GRA, Ribalta JCL, Giannotti Filho O, Focchi J, Baracat EC. Fibroma de vulva (Molluscum Pendulum). Relato de Caso. RBGO. 2001; 23(3):187-90.

Pellicciari CR, Camargo LA, Novo JLG. Fibroma gigante de vulva: relato de caso. Rev Fac Ciênc Méd Sorocaba. 2014; 16(3):149-51.

Rasi A, Arabshahi SR, Shahhazi N, Skin tag as a cutaneous marker for impaired carbohydrate metabolism: a case-control study. Int J Dermatol. 2007; 46:1155-9.

Sand FL, Thomsen SF. Clinician's Update on the benign, premalignant, and malignant skin tumours of the vulva: the dermatologist's view. Int Sch Res Notices. 2017; 2017:2414569.

Shier RM, Rasty G. Vulvar seborrheic keratosis. J Obstet Gynaecol Can. 2007; 29(12):967.

Silva Filho ML, Pimentel CC, Nunes JT, Pereira JG, Granjeiro LG, Granjeiro LG. Lipoma vulvar: um relato de caso. Rev Fac Ciênc Méd Sorocaba. 2012; 14(1):27-30.

Tamega A, Aranha AM, Guiotoku MM, Miot LD, Miot HA. Association between skin tags and insulin resistance. Ann Bras Dermatol. 2010; 85:25-31.

Tapia EO, Kam CS, San Martín TR. Siringoma vulvar: reporte de un caso y revisión de la literatura. Int J Morphol. 2012; 30(3):924-6.

Cisto e Abscesso Ductal da Glândula de Bartholin

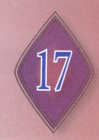

Márcia Farina Kamilos*

◆ Introdução

Cisto e abscesso do ducto da Glândula de Bartholin são patologias relativamente frequentes, ocorrem em 2% das mulheres no menacme e têm como características principais o *caráter recidivante e persistente*, mesmo após tratamentos. Existem as opções terapêuticas conservadoras e as definitivas, que ainda assim apresentam índices de falha significativos. O motivo dessa dificuldade terapêutica pode ser sua topografia.

As glândulas de Bartholin estão presentes apenas nas mulheres, em número de duas, localizadas bilateralmente de forma simétrica, profundamente entre os músculos transversos do períneo, medindo cerca de 1 cm de diâmetro cada. Essa glândula produz uma secreção de lubrificação para o introito vaginal durante a relação sexual, que é drenada através de um ducto que mede aproximadamente 2,5 cm de comprimento com 1 mm de diâmetro e que desemboca no vestíbulo vulvar às 4 e 8h, respectivamente, próximo ao hímen. A obstrução desse ducto leva à sua dilatação cística (Figuras 17.1 e 17.2), que pode infectar e evoluir para abscesso; essa obstrução pode ser parcial, intermitente ou persistente, e causada por lesões locais, trauma, atrofia ou infecção; raramente está relacionada à cirurgia prévia local como, por exemplo, episiotomia ou colpoperineoplastia.

O processo inflamatório ou infeccioso da glândula é conhecido por *Bartholinite* e pode ter evolução para abscesso. A *Neisseria gonorrhoeae* e a *Chlamydia trachomatis* eram considerados os principais agentes, porém estudos mais recentes demonstram contaminação oportunista, principalmente por *Staphylococcus* sp., *Streptococcus* sp. e, mais frequentemente, *Escherichia coli*.

◆ Diagnóstico

O *diagnóstico é clínico*, mas a ultrassonografia pode auxiliar na avaliação da extensão do processo e, principalmente, na identificação de sublojas que podem ocorrer nos casos recidivantes. A cultura do conteúdo cístico não é realizada rotineiramente e não interfere no tratamento do abscesso.

---

*Todas as imagens deste capítulo são do acervo da Dra. Márcia Farina Kamilos.

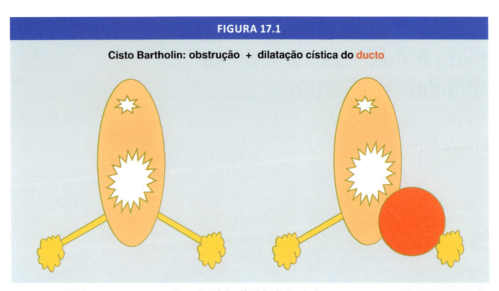

Cisto ductal da glândula de Bartholin.

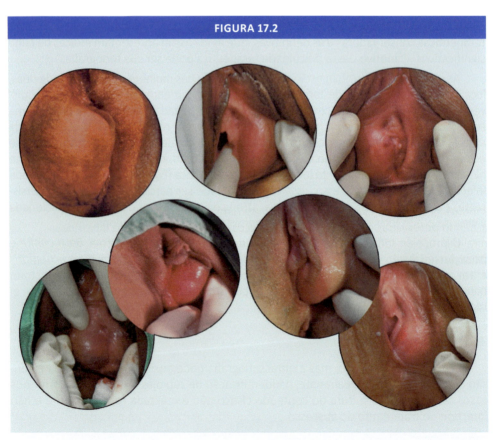

Casos de cistos e abscessos ductais da glândula de Bartholin.

Clinicamente, o cisto manifesta-se como uma tumoração macia, indolor ou dor geralmente leve, medindo em média 2 a 3 cm de diâmetro; quando acompanhada de dor e sinais flogísticos, caracteriza processo inflamatório e infeccioso; no abscesso, a tumoração provoca dor intensa e sinais de "flutuação".

♦ Diagnóstico diferencial

Inclui processo neoplásico da glândula e de outras origens, como o lipoma, por exemplo. O carcinoma da glândula de Bartholin é raro, mas deve ser lembrado no caso de massas persistentes, correspondendo de 2 a 7% do carcinoma da vulva e 0,001% de todos os carcinomas do trato genital feminino, englobando-se o adenocarcinoma, o de células escamosas, adenocístico, adenoescamoso e de células transicionais.

♦ Tratamentos

Na *decisão terapêutica*, deve-se avaliar a possibilidade de preservação da função glandular e considerar: se é a primeira ocorrência, sintomatologia, recidivas, abordagens prévias, comprometimento uni ou bilateral (Figura 17.3), idade, e desejo da paciente. O tratamento pode ser classificado em conservador ou definitivo.

- *Tratamento conservador:* nos cistos assintomáticos, a conduta pode ser observadora; massagem ou leve pressão no local podem facilitar o esvaziamento nas obstruções parciais. Marsupialização, fistulização com cateter de Word e drenagem simples são as opções cirúrgicas conservadoras, com a intenção de manter a função glandular.
- *Tratamento definitivo:* opção nos casos de persistência, recidivas, sintomas mais intensos e desejo da paciente, podendo-se optar por: destruição da cápsula cística, passível de ser realizada com anestesia local, ambulatorialmente, com radiofrequência – eletrocirurgia de alta frequência, *laser* ou substâncias químicas; ou excisão cirúrgica, conhecida por Bartholinectomia, utilizando-se bisturi frio ou eletrocirúrgico.

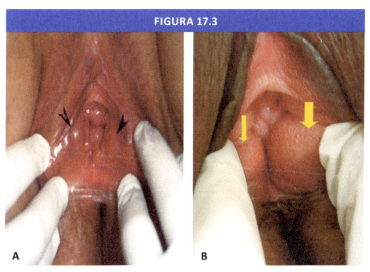

FIGURA 17.3

Cistos bilaterais ductais das glândulas de Bartholin.

♦ Condução de casos

Cisto simples

Não infectado, conteúdo mucoide, incolor ou citrino (Figura 17.4); assintomático ou com dor variável conforme dimensão, relacionada ou não à atividade sexual. Pode ser:

- Expectante: se pequeno e assintomático. Banhos de assento e/ou massagem local para tentar esvaziamento, assim como estrogenioterapia tópica na perimenopausa, podem ser efetivos nos casos de obstrução parcial
- Persistente ou sintomático: marsupialização (técnica de fistulização com maior possibilidade de permanência do pertuito entre a mucosa e o ducto da glândula, com menor risco de recidiva), drenagem cirúrgica simples, ou fistulização com cateter de Word
- Recidivante: na paciente jovem, opção de novas marsupializações na tentativa de preservação da função glandular; métodos definitivos nos demais casos.

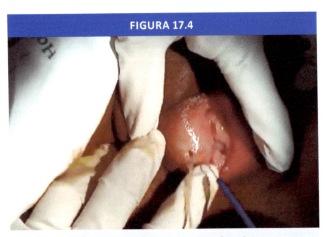

FIGURA 17.4

Cisto com conteúdo incolor, não infectado.

Cisto de conteúdo crônico

Resultante de processo infeccioso prévio, conteúdo de espessura variável por detrito celular (Figura 17.5), sanguinolento (Figura 17.6) ou não (o conteúdo sanguinolento pode ocorrer por trauma ou processo inflamatório, diferentemente da endometriose). Podem ser realizados banhos de assento e/ou massagem local para tentar esvaziamento. Pode ser:

- Persistente ou sintomático: marsupialização ou drenagem cirúrgica simples
- Recidivante: marsupialização ou métodos definitivos.

Cisto endometriótico

Com história cíclica característica de piora no período menstrual; pode acorrer por implantes de células endometriais em abordagens cirúrgicas prévias. Preferencialmente excisional para evitar reimplantes.

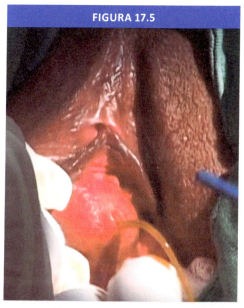
Conteúdo cístico crônico, com detrito celular, não infeccioso.

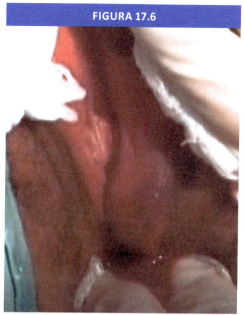
Cisto com conteúdo crônico, sanguinolento.

Bartholinite

- Sem conteúdo cístico (Figura 17.7): antibioticoterapia de amplo espectro, banhos de assento
- Com conteúdo cístico (Figura 17.8): antibiótico e marsupialização ou drenagem.

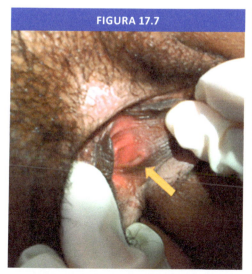
Bartholinite com drenagem crônica de secreção purulenta, sem formação de abscesso.

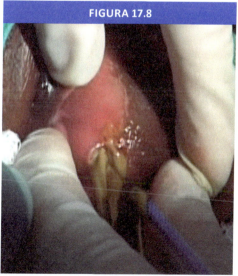
Abscesso ductal da glândula de Bartholin.

Abscesso

- Nos casos infecciosos, caso haja febre e comprometimento do estado geral, exames laboratoriais e internação devem ser solicitados
- Antibioticoterapia prévia e marsupialização logo depois, por manter o pertuito para drenagem da secreção
- Antibioticoterapia prévia e drenagem simples; não recomendada punção com agulha devido ao fechamento precoce do orifício de drenagem antes da ação do antibiótico, proporcionando recidiva precoce (Figura 17.9)
- Tratamento destrutivo em dois tempos: opção como tratamento definitivo para os casos extensos (Figura 17.10) ou recidivantes, especialmente aqueles em que as pacientes sempre retornam com novo episódio de abscesso e não se consegue realizar Bartholinectomia no intervalo devido à regressão completa da formação cística. Realizam-se incisão, drenagem e antibiótico no primeiro tempo; após 7 a 15 dias, executa-se fulguração da cápsula cística com aparelho eletrocirúrgico de alta frequência ou com *laser*.

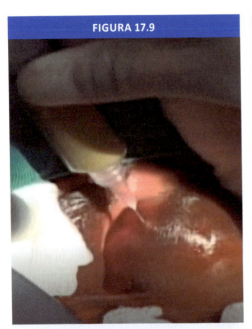

FIGURA 17.9

Drenagem simples; não recomendada por risco de oclusão precoce; recomendam-se marsupialização e antibioticoterapia prévia e simultânea.

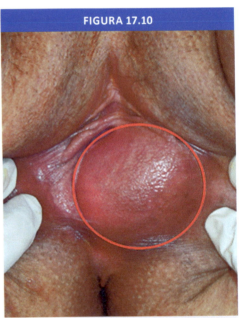

FIGURA 17.10

Caso de comprometimento extenso: opção de tratamento em dois tempos, com drenagem e antibioticoterapia, e cauterização da cápsula em 7 dias.

♦ Antibioticoterapia

O uso de antibióticos normalmente não é necessário nas intervenções de cistos simples; nos pequenos abscessos satisfatoriamente drenados, podem ser utilizados esquemas profiláticos. As drenagens de abscessos geralmente têm boa evolução com uso imediatamente prévio de antibiótico.

As opções são:

- *Ceftriaxona:* 250 mg por via intramuscular, dose única (categoria de risco A na gestação)
- *Ciprofloxaxina:* 250 mg dose única ou 250 mg por via oral a cada 12 h durante 5 a 7 dias (não indicada para pacientes com menos de 18 anos de idade; categoria de risco C na gestação)
- *Azitromicina:* 1 g por via oral dose única (categoria de risco B na gestação)
- *Doxiciclina:* 100 mg/dia, por via oral, durante 7 dias (categoria de risco D na gestação)
- *Cefalexina:* 500 mg por via oral a cada 6 h, durante 5 a 7 dias (categoria de risco B na gestação).

♦ Descrição de alguns métodos

Anestesia

Com exceção da Bartholinectomia, a maioria dos procedimentos poderá ser realizada com anestesia local ou bloqueio de pudendo, em regime ambulatorial. O bloqueio do pudendo corresponde a infiltração próximo à tuberosidade isquiática utilizando agulha longa tipo de anestesia raquidiana (Figura 17.11). Na anestesia local, inicialmente recomenda-se uma pequena quantidade de anestésico superficial apenas no local da incisão na mucosa vestibular, e, após esvaziamento do conteúdo cístico, complementa-se a anestesia ao redor da cápsula murcha (Figura 17.12). Anestésico utilizado: lidocaína a 1 ou 2%, com ou sem epinefrina (categoria de risco B na gestação).

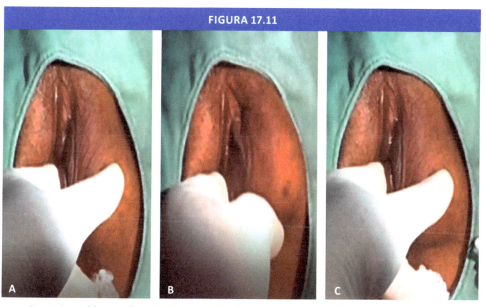

FIGURA 17.11

Anestesia por bloqueio do pudendo, com agulha de raquianestesia; indicada nos casos mais extensos.

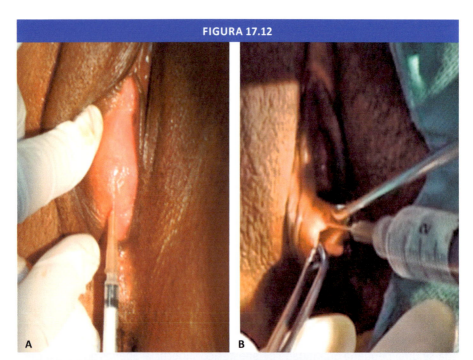

Anestesia infiltrativa da superfície da mucosa do vestíbulo e, após drenagem do conteúdo cístico, complemento de anestesia ao redor da cápsula cística.

Drenagem simples

Pequena incisão em mucosa vestibular e cápsula cística com esvaziamento do conteúdo cístico; pode ser realizada com bisturi frio ou de alta frequência. Existe maior possibilidade de recidiva por oclusão precoce.

Marsupialização (fistulização)

Consiste na excisão elíptica de parte da mucosa que recobre o cisto, posterior abertura da cápsula cística, com eversão de suas bordas e sutura na mucosa vaginal, possibilitando manutenção de um orifício de drenagem, o que diminui a chance de recidiva;neste procedimento, pode ser utilizado fio de absorção mais lenta, tipo Vicryl® ou Monocryl® 3 ou 4 zeros (Figuras 17.13 e 17.14).

Fistulização com cateter de Word

Pequena incisão em mucosa vestibular e cápsula cística; introdução de cateter especial (tipo "mini" *Foley*) que é inflado com solução salina ou gel lubrificante e mantido por quatro semanas para que haja reepitelização do trajeto; forma-se uma fístula que evita a recorrência e se fecha tardiamente (Figura 17.15). Este cateter não é comercializado no Brasil. Um estudo randomizado comparando essa técnica com a marsupialização mostrou recidivas semelhantes em 1 ano, de 12% no cateter de Word e 10% na marsupialização.

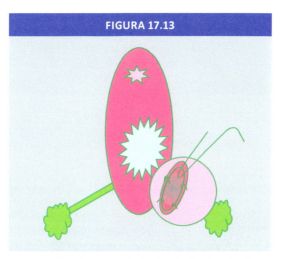

Marsupialização do cisto ductal da glândula de Bartholin.

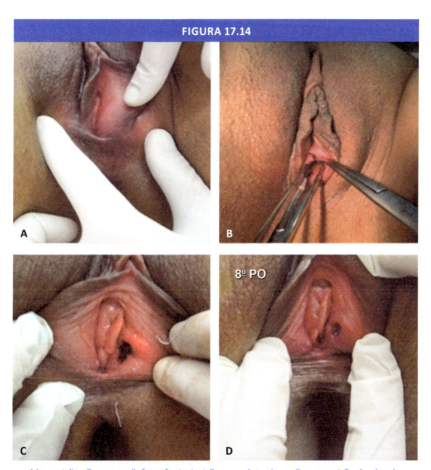

Marsupialização com radiofrequência, incisão com eletrodo agulha, exposição da cápsula cística e pontos entre a mucosa do vestíbulo e a cápsula; fios de absorção longa.

FIGURA 17.15

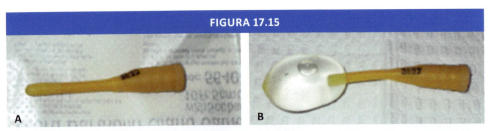

Fistulização com cateter de Word.

Cauterização capsular com radiofrequência ("CAF" – Cirurgia de Alta Frequência)

Também conhecida por eletrocirurgia, é um processo de corte e/ou coagulação de tecido que utiliza corrente alternada de *alta frequência* que torna possível a vaporização de tecidos epiteliais sem queimar ou necrosar camadas mais profundas, o que promove melhor resultado estético cicatricial (não se recomenda o uso de eletrocautério de baixa frequência devido ao possível efeito térmico cicatricial desfavorável).

Técnica desenvolvida pela equipe de PTGI no Hospital Heliópolis

Realiza-se pequena incisão na mucosa do vestíbulo e na cápsula cística, de 1 a 1,5 cm de comprimento, com eletrodo agulha, aparelho Wavetronic 6000, na potência de 35 W, modo corte (*cut*) (Figura17.16), esvaziamento do conteúdo cístico; limpeza da cavidade capsular com gaze e soro fisiológico; fulguração de toda a superfície da cápsula com

FIGURA 17.16

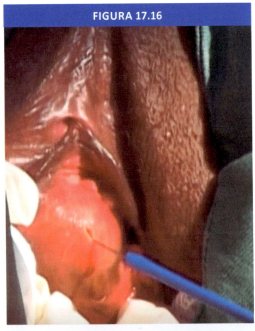

Incisão com eletrodo agulha, aparelho
Wavetronic 6000, modo – corte (*cut*).

eletrodo esférico de 3 a 5 mm de diâmetro, aparelho na potência de 40 W, modo COAG – coagulação, lembrando-se que a vaporização não deve ser excessiva, pois a cápsula tem espessura de 1 a 2 mm e atrás dela encontram-se músculo, vasos e nervos; hemostasia preferencialmente com gel hemostático (percloreto férrico a 50% e base em pó de natrosol a 2%) para evitar efeitos térmicos adicionais e retração cicatricial (Figuras 17.17 a 17.20). Podem ser dados pontos de aproximação da cápsula cística e com mucosa do vestíbulo para facilitar drenagem de secreção serossanguinolenta durante o processo cicatricial (Figuras 17.21 a 17.23). A cicatrização é por segunda intenção e lenta (21 a 45 dias). A equipe do Hospital Heliópolis já realizou mais de 400 casos com essa técnica, todos em caráter ambulatorial, com baixo índice de complicações intra e pós-operatórias, alto índice de cura, e recidivas em 10% que ocorreram entre 6 meses e 3 anos após o procedimento, segundo estudo com os primeiros 169 casos.

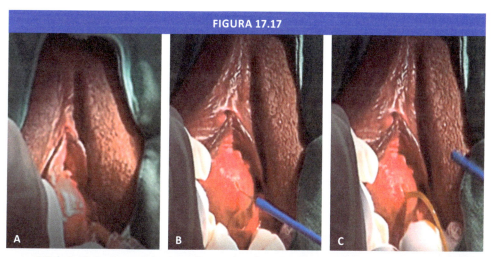

FIGURA 17.17

CAF de Bartholin: Anestesia local, incisão com eletrodo agulha, drenagem do conteúdo cístico (MFK).

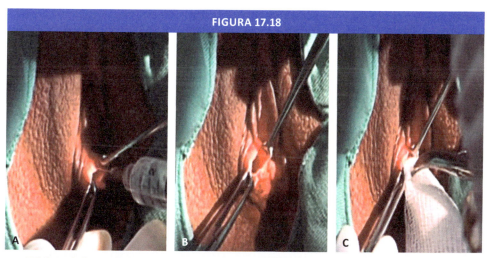

FIGURA 17.18

CAF de Bartholin: anestesia ao redor da cápsula cística, exposição da cápsula, limpeza do conteúdo cístico.

FIGURA 17.19

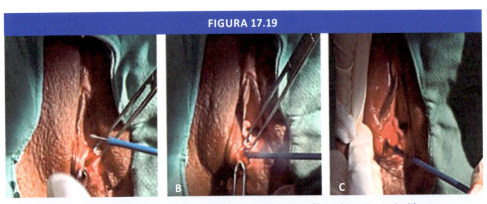

CAF de Bartholin: vaporização da cápsula cística com eletrodo esférico de 3 a 5 mm de diâmetro, aparelho Wavetronic 6000, modo COAG (40 W).

FIGURA 17.20

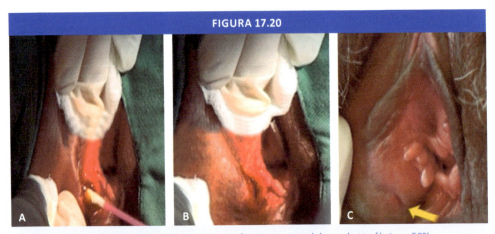

CAF de Bartholin: **A** e **B.** hemostasia complementar com gel de percloreto férrico a 50%. **C.** cicatrização após 30 dias (*seta*).

FIGURA 17.21

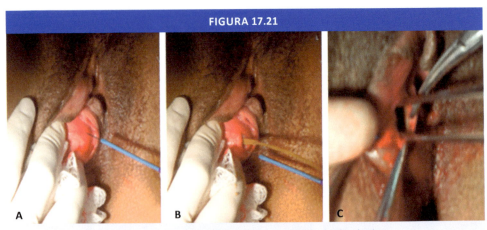

CAF de Bartholin com incisão, drenagem, vaporização da cápsula cística; mudança da coloração da cápsula após a vaporização.

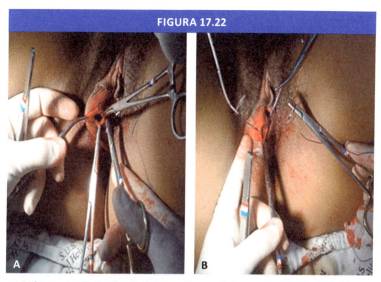

Após vaporização da cápsula cística, podem ser dados pontos de aproximação da cápsula com a mucosa do vestíbulo para evitar eventual oclusão por fibrina.

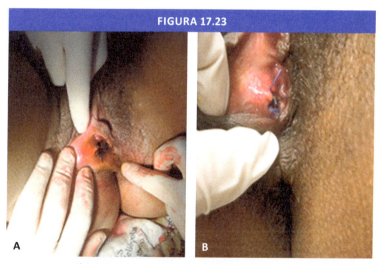

A. Pós-operatório imediato. **B.** 8º dia de pós-operatório ainda com alguns pontos remanescentes, o que ajuda a manter o perfuito aberto.

Vaporização com *laser*

O *laser* (*light amplification by stimulated emission of radiation*) tem a grande vantagem de controle do efeito térmico e ótima cicatrização, porém necessita de treinamento específico para seu uso. A técnica consiste em incisão da mucosa e evacuação do cisto, e a cápsula depois pode ser vaporizada, excisada, ou deixada intacta após a fenestração. A literatura registra 4% de recidiva, porém em apenas 6 meses de acompanhamento.

Bartholinectomia

Este procedimento deve ser realizado em centro cirúrgico, de preferência sob raquianestesia (opções de peridural, geral) devido ao risco de sangramento volumoso e hematomas como complicações, pois as glândulas de Bartholin estão localizadas em uma região da vulva bastante vascularizada. A técnica consiste em incisão da mucosa, exposição e retirada da cápsula cística, com tecido circundante, e hemostasia cuidadosa. No nosso estudo comparativo com eletrocauterização capsular, relataram-se *6% de recidiva após Bartholinectomia convencional*. Essa técnica é indicada nos casos de recorrência; podem ocorrer cicatrizes e dispareunia.

Cauterizações químicas

As *cauterizações químicas* da cápsula cística descritas na literatura têm por finalidade a destruição capsular e podem ser realizadas por esclerose com álcool ou coagulação com nitrato de prata. Ambas parecem ser eficazes, porém dolorosas, com menos complicações no uso do álcool. Antibioticoterapia deve ser utilizada nos casos de abscesso. O uso do álcool consiste em: após esvaziamento por aspiração do conteúdo cístico, realiza-se injeção intracapsular de álcool a 70%, durante 5 minutos, e nova aspiração. Nitrato de prata: a técnica descrita na literatura consiste em incisão linear de 1 a 2 cm em mucosa e parede cística, com evacuação do conteúdo; insere-se um bastão de 0,5 × 0,5 cm de nitrato de prata cristaloide na cavidade; o nitrato de prata residual e a cápsula coagulada são removidos ou espontaneamente expelidos após 2 ou 3 dias.

♦ Prognóstico

Os cistos e abscessos da glândula de Bartholin têm como característica principal a recorrência, independentemente da técnica utilizada para tratamento. Mesmo o método excisional está sujeito a recidivas devido a dificuldades durante o procedimento, como sangramento, presença de sublojas, aderências, e/ou intensa fibrose local, consequências dos processos infecciosos repetitivos e abordagens cirúrgicas prévias. Uma revisão sistemática da literatura publicada em 2009, com objetivo de avaliar cura e recorrências após tratamento de cistos e abscessos do ducto da glândula de Bartholin nos últimos 26 anos, relatou índice de recorrência de 0 a 38% entre os diversos tipos de modalidade terapêutica e concluiu que falhou em identificar a melhor abordagem. Nos vários métodos de tratamento, podem ocorrer sequelas de retração cicatricial, dor local, dispareunia, sangramentos. No nosso estudo com radiofrequência, ocorreram 1,2% de retração cicatricial com dor ou defeito local mais importante (que foram corrigidos cirurgicamente posteriormente) e 1,7% de retração cicatricial assintomática, de pequena extensão (Figura 17.24). Existem relatos de casos de septicemia, fasciíte necrosante e hemorragias.

As pacientes devem ser acompanhadas a longo prazo, mínimo de 2 a 3 anos, pois podem ocorrer recidivas tardias, que parecem ser mais frequentes após tratamento de abscesso. As Figuras 17.25 a 17.27 mostram o caso de uma gestante com cisto ductal da glândula de Bartholin à direita, recidivante, doloroso, no 7º mês de gestação. Realizou-se o procedimento no ambulatório, com anestesia local, incisão, drenagem e vaporização da cápsula cística com aparelho de radiofrequência. A evolução teve cicatrização satisfatória e sem recidiva em 4 anos de acompanhamento.

FIGURA 17.24

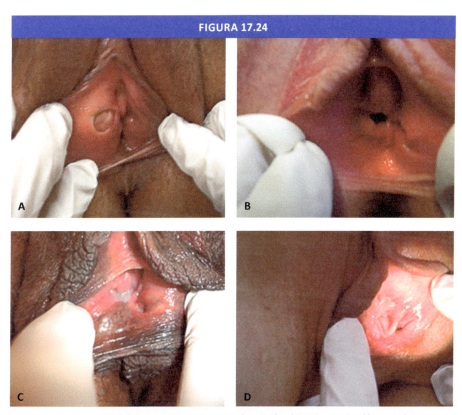

A. Retração cicatricial dolorosa no 80º pós-operatório; realizada reconstrução plástica cirúrgica.
B, **C** e **D**. Retrações cicatriciais discretas, assintomáticas.

FIGURA 17.25

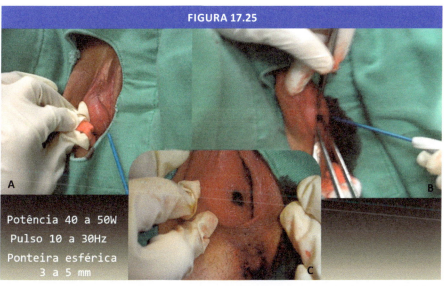

Potência 40 a 50W
Pulso 10 a 30Hz
Ponteira esférica
3 a 5 mm

A. Cisto de Bartholin em gestante no 7º mês; incisão com eletrodo agulha. **B**. Vaporização da cápsula cística com eletrodo esférico de 3 mm. **C**. Hemostasia com gel de percloreto férrico a 50%.

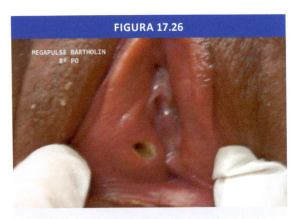

Cicatrização e presença de fibrina no 8º dia pós-operatório.

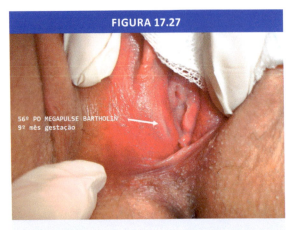

Cicatrização completa. Paciente no 9º mês de gestação.

♦ Bibliografia

Aslan Cetin et al. Bartholin gland excision: an evaluation of 149 cases. Eur Arch Med Res. 2018; 34(3):179-81.Baracat EC. Patologia do Trato Genital Inferior. São Paulo: Roca; 2005. p. 45-55.

Fauser SA et al. Tratado de Oncologia Genital e Mamária. 2. ed. Capítulo Câncer de Vulva, seção 3. p 499-511

Kamilos MF et al. May electrosurgery fulguration be better procedure for the Bartholin's gland cyst? [In press] RAMB 2020.

Kroese JA, van der Velde M, Morssink LP et al. Word catheter and marsupialisation in women with a cyst or abscess of the Bartholin gland (WoMan-trial): a randomised clinical trial. BJOG. 2017; 124(2):243-24.

Massimiliano F et al. Carbon-dioxide laser vaporization of the bartholin gland cyst: a retrospective analysis on 200 cases. Italy. J Min Inv Gy. May 2008. Omole F, Simmons BJ, Hacker Y. Management of Bartholin's duct cyst and gland abscess. Am Fam Physician. 2003; 68(1):135-40.

Ozlem O, Fulya K, Ali H. Prospective randomized study of marsupialization versus silver nitrate application in the management of bartholin gland cysts and abscesses. Minimally Inv Gyn. 2009; 16:149-52.

Peters WA. Bartholinitis after vulvovaginal surgery. American Journal of Obstetrics e Gynecology. 1997; 178(6):1143-4.

Violante DD et al. CO2 laser treatment for bartholin gland abscess: ultrasound evaluation of risk recurrence. J Min Inv Gyn. 2013; 20:346-52.

Visco AG, Priore GD. Postmenopausal Bartholin gland enlargement: a hospital – based cancer risk assessment; New York. Obstetrics & Gynecology. 1996; 87(2):286-90.

Wechter ME, Wu JM, Marzano D, Haefner H et al. Management of Bartholin duct cysts and abscesses: a systematic review. Department of Gynecology, Mayo Clinic Florida, Jacksonville, Florida, USA – Obstetrical and Gynecological Survey. 2009; 64(6):395-404.

Schecter JC, Quinn A. Disponível em: emedicine.medscape.com. Update: Dec2, 2009. Acesso em: 2019.

Lesões Intraepiteliais Escamosas

Márcia Farina Kamilos
Adriana Bittencourt Campaner

♦ Introdução

Em 2015, a Sociedade Internacional para Estudo das Doenças Vulvares (ISSVD) publicou a nova nomenclatura para as neoplasias intraepiteliais vulvares (NIV) escamosas (SIL) (Tabela 18.1), englobando as modificações propostas pelo Projeto LAST da Sociedade Americana de Colposcopia e Patologia Cervical de 2012 e pela nomenclatura da Organização Mundial da Saúde. O propósito é unificar a terminologia das lesões escamosas associadas ao papilomavírus humano (HPV) de todo o trato anogenital inferior feminino e masculino. A ISSVD recomenda os termos lesão intraepitelial escamosa de baixo grau (LSIL, acrônimo em inglês) e lesão intraepitelial de alto grau (HSIL) para diagnóstico histopatológico de infecções causadas por HPV, que inclui verrugas genitais externas e lesões precursoras do câncer, respectivamente. A classificação manteve a NIV diferenciada (DNIV), não ligada ao HPV, que tem maior potencial evolutivo para o câncer.

A intenção é definir riscos e orientar condutas terapêuticas. A LSIL não necessita de tratamento, a menos que sintomática; a HSIL tem aproximadamente 20% de potencial evolutivo para câncer invasor; e a DNIV aproximadamente 80% de potencial evolutivo para invasão, segundo a ISSVD. Para casos não classificáveis nas categorias citadas, aplica-se NIV de tipo não escamoso, como, por exemplo, na doença de Paget e no melanoma vulvar *in situ*. Segundo a revisão sistemática da Cochrane 2016, a HSIL está ligada ao HPV de alto risco (os tipos 16, 18 e 31 são os mais comumente associados) e precede quase todos os carcinomas de células escamosas em mulheres mais jovens, e a NIV do tipo diferenciado está associada a condições cutâneas crônicas, como líquen escleroso e atrófico.

Segundo a Federação Brasileira das Associações de Ginecologia/Obstetrícia e a Sociedade Brasileira de Cancerologia, conforme descrito nas diretrizes clínicas da saúde suplementar em 31/01/2011, o câncer de vulva é uma neoplasia rara, correspondendo a menos de 1% das neoplasias malignas da mulher e responsável por 3 a 5% das neoplasias malignas do trato genital feminino, com incidência estimada de 1 a 2 casos por 100.000 mulheres/ano. O tipo histológico mais frequente é o epidermoide (Figuras 18.1 e 18.2), aproximadamente 86%, seguido do melanoma (4%). Os dados sugerem duas vias carcinogênicas: a primeira é ligada a inflamação crônica ou líquen, mais frequente em mulheres acima dos 50 anos de idade e com outro pico aos 80 anos de idade, tendo como lesão precursora a DNIV; a segunda é associada à infecção pelo HPV, que acomete geralmente mulheres mais jovens, com pico aos 50 anos de idade, sendo a HSIL a lesão precursora.

Tabela 18.1
Classificação das neoplasias intraepiteliais vulvares (NIV) publicada pela ISSVD 2015

LSIL da vulva	Lesão intraepitelial de baixo grau, condiloma plano viral ou efeito citopático do HPV
HSIL da vulva	Lesão intraepitelial de alto grau, antiga NIV do tipo usual
DNIV	NIV de tipo diferenciado

DNIV: neoplasia intraepitelial vulvar diferenciada; *HPV:* papilomavírus humano; *HSIL:* lesão intraepitelial de alto grau; *ISSVD:* Sociedade Internacional para Estudo das Doenças Vulvares; *LSIL:* lesão intraepitelial de baixo grau.

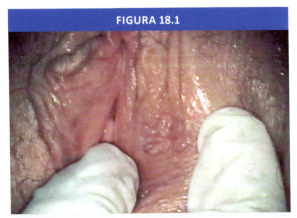

FIGURA 18.1
Carcinoma epidermoide superficialmente invasivo em lábio maior esquerdo.
Fonte: acervo da Dra. Márcia Farina Kamilos.

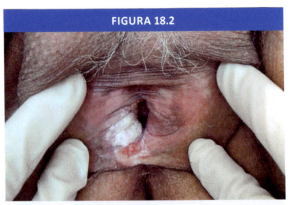

FIGURA 18.2
Carcinoma epidermoide diferenciado superficialmente invasivo à direita.
Fonte: acervo da Dra. Márcia Farina Kamilos.

A HSIL vulvar tem aumentado a sua incidência concomitantemente com a elevação da incidência da infecção pelo HPV, que ocorre mais em mulheres jovens, e associa-se a fatores de risco como o tabagismo e a imunossupressão, embora não se tenha observado aumento na incidência de câncer relacionado com essa lesão. É geralmente multifocal e multicêntrica. Associa-se a condilomas anogenitais e, em 50% dos casos, há coexistência de neoplasia intraepitelial ou doença invasiva em outras localizações do trato genital inferior. Os sulcos interlabiais, a fúrcula e o períneo são os sítios mais frequentemente afetados pelas lesões multifocais; lesões extensas geralmente são confluentes, envolvendo lábios maiores e menores e região perianal. Lesões confluentes ou multifocais ocorrem em até 2/3 das mulheres.

Já a DNIV é mais rara que a HSIL (2 a 5% dos casos), acomete mais as mulheres acima dos 50 a 60 anos de idade, e se destaca pela unifocalidade (Tabela 18.2).

Tabela 18.2
Características diferenciais entre lesão intraepitelial de alto grau (HSIL) e neoplasia intraepitelial vulvar diferenciada (DNIV)

HSIL vulvar	DNIV
Mais frequente	Menos frequente – 2 a 5% dos casos
Mais jovens – 30 a 40 anos de idade	Mais velhas – acima de 60 anos de idade
Relacionada com o HPV, condilomas anogenitais, 50% coexistência NIC, NIVA ou CA no TGI	Não relacionada com o HPV
Tabagistas (60 a 80%), imunossuprimidas, herpes-vírus	Líquen escleroso
Baixo potencial evolutivo (< 20%)	Alto potencial de malignidade (> 20 a 30%)
Multifocal, confluente, multicêntrica	Geralmente unifocal, unilateral

CA: câncer; *HPV:* papilomavírus humano; *NIC:* neoplasia intraepitelial cervical; *NIVA:* neoplasia intraepitelial vaginal; *TGI:* trato genital inferior.

Diagnóstico

Por ser assintomática em alguns casos e aliada à pouca inspeção pela paciente da região vulvar, as lesões precursoras vulvares podem ter seu diagnóstico retardado, o qual é eminentemente clínico. As queixas mais frequentes são prurido intenso e de longa duração, ardência causada por fissuras e escoriações, e desconforto local. A HSIL ocorre mais em áreas sem pelos, com espessamento variado, o aspecto é diversificado, podendo a lesão ser branca, amarronzada, acinzentada, avermelhada, enegrecida, ou ter associação de cores. A DNIV ocorre mais em áreas com pelos, superfície espessada e queratótica, e pode apresentar-se também com variação de cor – branca ou avermelhada (Tabela 18.3).

O uso do ácido acético a 5% ajuda a identificar e diferenciar lesões, sobressaindo o acetobranqueamento nas áreas de lesões mais significativas, porém pode não reagir satisfatoriamente em áreas de intensa queratose (Figuras 18.3 a 18.6).

Tabela 18.3
Características diagnósticas da lesão intraepitelial de alto grau (HSIL) e da neoplasia intraepitelial vulvar diferenciada (DNIV)

HSIL vulvar	DNIV
Lesões multicêntricas	Lesões únicas
Principalmente áreas sem pelos	Principalmente áreas com pelos
Brancas, amarronzadas, acinzentadas, avermelhadas, enegrecidas	Brancas, avermelhadas, espessadas e queratóticas
Ácido acético a 5%: intensamente brancas	Ácido acético a 5%: geralmente as lesões não se modificam

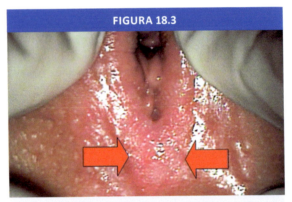

FIGURA 18.3

Lesão intraepitelial de baixo grau em fúrcula vulvar com fraca acetorreação.
Fonte: acervo da Dra. Adriana Bittencourt Campaner.

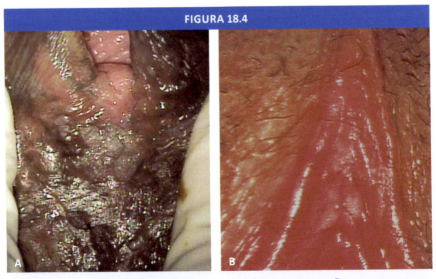

FIGURA 18.4

Lesão intraepitelial de alto grau em clitóris com acetorreação.
Fonte: acervo da Dra. Adriana Bittencourt Campaner.

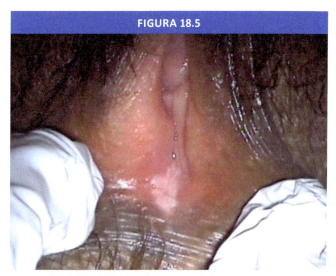

Lesão intraepitelial de alto grau na fúrcula com acetorreação mais intensa.
Fonte: acervo da Dra. Adriana Bittencourt Campaner.

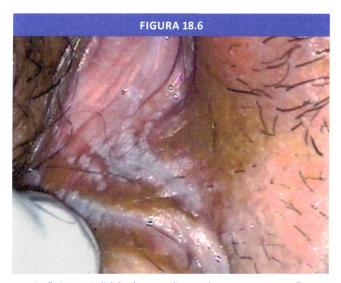

Lesão intraepitelial de alto grau: diversas áreas com acetorreação em vulva, períneo e região perianal
Fonte: acervo da Dra. Adriana Bittencourt Campaner.

Na HSIL, a lesão poder ser unifocal (em placa) e geralmente são multifocais, em pápulas. Atenção para as lesões multicêntricas, em associação à neoplasia intraepitelial cervical (NIC), à neoplasia intraepitelial vaginal (NIVA) e à neoplasia intraepitelial anal (NIA); denotam imunossupressão conhecida ou não. Apresentam coloração variada, branco-acinzentada, rósea, avermelhada ou hipercrômica, variando de amarronzada até enegrecida (Figuras 18.7 a 18.20). Vejam exemplos clínicos da DNIV nas Figuras 18.21 a 18.25.

FIGURA 18.7

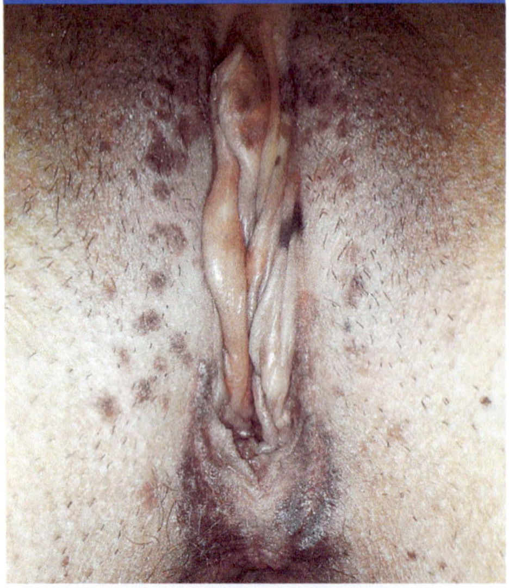

Lesão intraepitelial de alto grau em paciente com sarcoma uterino, submetida a cirurgia, quimioterapia e radioterapia; após um mês do término do tratamento desenvolveu múltiplas lesões enegrecidas.
Fonte: acervo da Dra. Adriana Bittencourt Campaner.

FIGURA 18.8

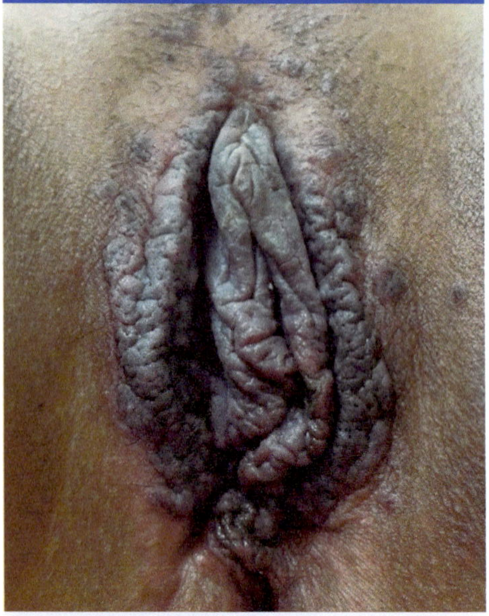

Lesão intraepitelial de alto grau em paciente imunossuprimida com múltiplas lesões hipercrômicas dispersas em toda a vulva.
Fonte: acervo da Dra. Adriana Bittencourt Campaner.

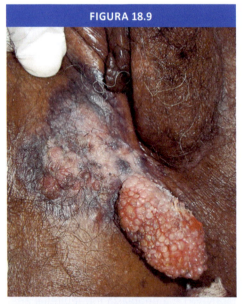

FIGURA 18.9

Paciente transplantada renal.
Lesão intraepitelial de alto grau com componente hipercrômico e hipocrômico ao lado de lesão condilomatosa, tratada com vaporização a *laser*.
Fonte: acervo da Dra. Lana Aguiar.

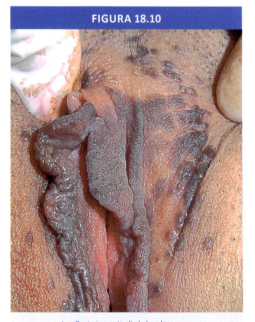

FIGURA 18.10

Lesão intraepitelial de alto grau acinzentada extensa em paciente imunossuprimida.
Fonte: acervo da Dra. Adriana Bittencourt Campaner.

FIGURA 18.11

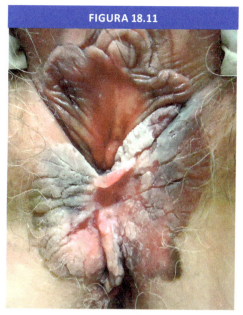

Paciente idosa, com lesão intraepitelial de alto grau extensa, acinzentada e avermelhada, hiperqueratótica, tratada com vaporização por radiofrequência pulsada.
Fonte: acervo da Dra. Lana Aguiar.

FIGURA 18.12

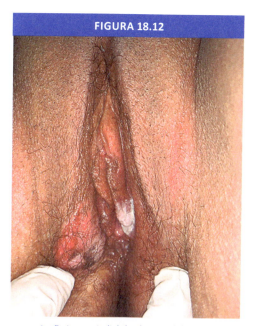

Lesão intraepitelial de alto grau bilateral: à direita lesão, com cores variadas; e à esquerda, lesão esbranquiçada hiperqueratótica.
Fonte: acervo da Dra. Adriana Bittencourt Campaner.

FIGURA 18.13

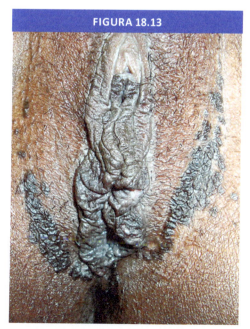

Lesão intraepitelial de alto grau acinzentada extensa em paciente imunossuprimida.
Fonte: acervo da Dra. Adriana Bittencourt Campaner.

FIGURA 18.14

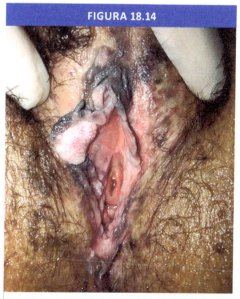

Lesão intraepitelial de alto grau com componente hipercrômico e hipocrômico ao lado de lesão condilomatosa. Paciente lúpica em uso de imunossupressor.
Fonte: acervo da Dra. Adriana Bittencourt Campaner.

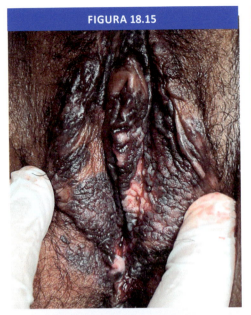

FIGURA 18.15

Lesão intraepitelial de alto grau com componente hipercrômico extenso em toda a vulva em paciente imunossuprimida.
Fonte: acervo da Dra. Adriana Bittencourt Campaner.

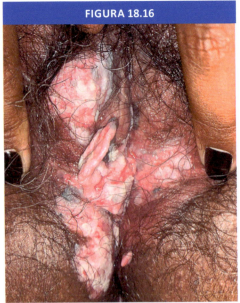

FIGURA 18.16

Lesão intraepitelial de alto grau extensa com componentes hipercrômico/hipocrômico e hiperqueeratose. Paciente com hepatite B ativa sem tratamento.
Fonte: acervo da Dra. Adriana Bittencourt Campaner.

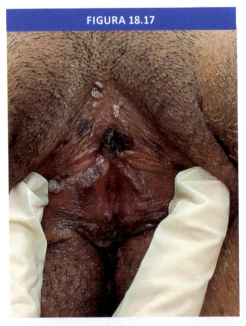

FIGURA 18.17

Lesão intraepitelial de alto grau com componente hipercrômico e hiperqueratose ao lado de lesões condilomatosas em paciente eutrófica.
Fonte: acervo da Dra. Iramaia Cardoso Vazquez.

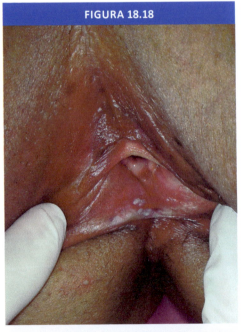

FIGURA 18.18

Lesão intraepitelial de alto grau na fúrcula em paciente de 74 anos de idade.
Fonte: acervo da Dra. Adriana Bittencourt Campaner.

FIGURA 18.19

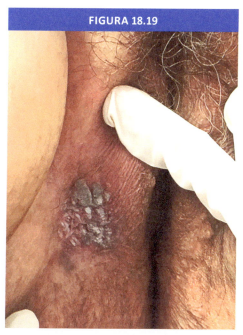

Lesão intraepitelial de alto grau: note lesão única de cerca de 4 a 5 cm, escurecida com hiperqueratose, em face externa de lábio maior direito.
Fonte: acervo da Dra. Adriana Bittencourt Campaner.

FIGURA 18.20

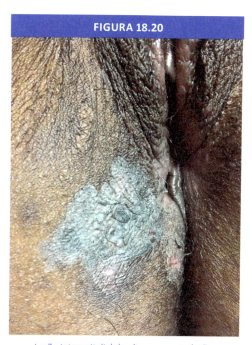

Lesão intraepitelial de alto grau: note lesão única de cerca de 6 cm, escurecida com hiperqueratose, em região perineal direita.
Fonte: acervo da Dra. Adriana Bittencourt Campaner.

FIGURA 18.21

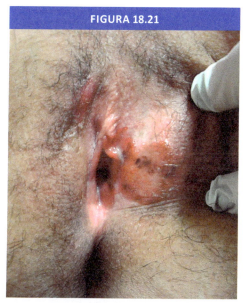

Neoplasia intraepitelial vulvar diferenciada: lesão única em lábio à esquerda.
Fonte: acervo das Dras. Márcia Farina Kamilos e Adriana Bittencourt Campaner.

FIGURA 18.22

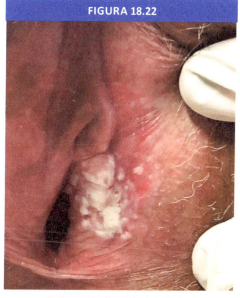

Paciente com líquen escleroso que desenvolveu neoplasia intraepitelial vulvar diferenciada em lábio maior esquerdo.
Fonte: acervo da Dra. Adriana Bittencourt Campaner.

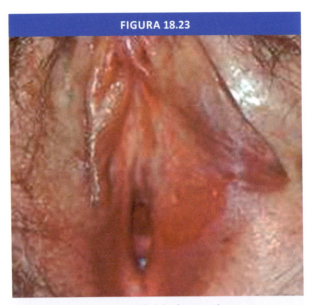

Lesão intraepitelial de alto grau plana, avermelhada do tipo histológico basaloide.
Fonte: Acervo da Dra. Márcia Farina Kamilos.

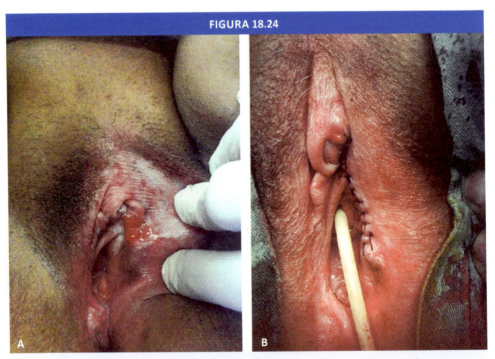

Paciente com neoplasia intraepitelial vulvar diferenciada em lábio esquerdo associada a líquen escleroso, submetida à vulvectomia parcial.
Fonte: acervo da Dra. Adriana Bittencourt Campaner.

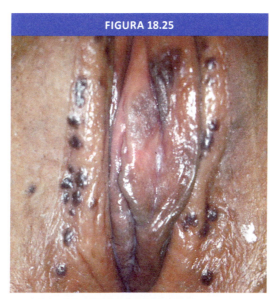

FIGURA 18.25

Lesão intraepitelial de alto grau, extensa, em paciente de 30 anos de idade. Foi prescrito imiquimode; veja o resultado após tratamento na Figura 18.27.
Fonte: acervo da Dra. Adriana Bittencourt Campaner.

O exame magnificado da vulva com o colposcópio e o uso do ácido acético – vulvoscopia – normalmente não é necessário para o diagnóstico dessas lesões visto que a HSIL e a DNIV são lesões clínicas; no entanto, o exame auxilia o diagnóstico precoce da lesão de alto grau e pode identificar áreas de maior gravidade, alterações vasculares e limites para dirigir a biópsia. LSIL subclínica manifesta-se apenas após uso do ácido acético a 5%, normalmente não indicada biópsia para se evitar sobretratamentos, porém pode ajudar a delimitar lesões periféricas à HSIL com finalidade de estender tratamentos destrutivos; lesões verrucosas são clinicamente identificáveis e a biópsia deve ser realizada apenas nos casos duvidosos, atípicos.

São consideradas indicações da vulvoscopia: demarcação exata da SIL/NIV; acompanhamento pós-tratamento para identificar lesão residual; áreas congestas circunscritas, que podem favorecer a identificação de lesão precursora ou carcinoma, rastreamento de população de alto risco (HPV multicêntrico, imunossuprimidas).

A biópsia em áreas suspeitas é obrigatória para se afastar microinvasão subjacente, e assim permitir tratamentos destrutivos mais conservadores. Aspectos histológicos:

- Verrugas/condilomas: arquitetura verruciforme, eixos fibrovasculares, acantose, papilomatose, paraqueratose, hiperqueratose. Importante: atipia coilocitótica é mínima ou ausente nas camadas mais profundas
- HSIL (usual tipo condilomatoso, verrucoso, bawenoide): padrão de crescimento condilomatoso, superfície espiculada ou ondulada, acantose, papilomatose, queratinização, hiperqueratose, paraqueratose. Atipias coilocitóticas, multinucleação, mitoses atípicas, disqueratose
- HSIL (usual tipo basaloide): lesão plana (ver Figura 18.23), pouca ou nenhuma hiperqueratose e paraqueratose, pequenos queratinócitos displásicos, esparsos efeitos citopáticos do HPV nas camadas superficiais

- HSIL (usual mista): lesão verrucosa com sobreposição ou associação, característica basalóides
- DNIV: acantose com alongamento das cristas epiteliais, células atípicas, mitose na camada basal, queratinócitos diferenciados, sem sinais morfológicos do HPV.

O uso de estudo imuno-histoquímico pela p53 pode ter valor para identificar a DNIV em casos de difícil diagnóstico. Ocorre coloração da camada basal em mais de 90%, com extensão da coloração acima dessas células, em altas concentrações.

O diagnóstico diferencial inclui: líquen escleroso, líquen simples crônico, queratose folicular, pênfigos, siringoma, psoríase, lesões melanocíticas, carcinoma, NIV não escamosa, entre outras possibilidades.

◆ Tratamento

O tratamento deve ser individualizado e considerar alguns critérios importantes: aliviar os sintomas e evitar progressão para carcinoma invasor. Com o aumento da incidência da doença vulvar precursora em mulheres jovens, os tratamentos que são eficazes e que não distorcem a anatomia normal estão sendo cada vez mais considerados.

A LSIL subclínica (não visível a olho nu) não deve ser tratada e sim acompanhada; já as lesões clinicamente visíveis, como as verrugas, devem ser tratadas, pois são altamente infectantes, e 60% dos contactantes costumam desenvolver lesões.

A DNIV deve ser confirmada histologicamente, pois seu tratamento é excisional para estudo anatomopatológico final, devido ao risco de microinvasão em cerca de 10 a 20% dos casos. O procedimento pode ser realizado com bisturi frio ou radiofrequência, preferencialmente com aparelhos de alta frequência para diminuir efeitos cicatriciais indesejados. Na técnica cirúrgica, deve-se estabelecer margens de segurança de 0,5 a 1 cm e profundidade de 1 mm, quando a lesão for em mucosa, e de 3 mm quando em pele. O envolvimento pilossebáceo pode ocorrer em 11,5 a 53%. Em geral, a profundidade do envolvimento dos apêndices não excede 2 mm (ver Figura 18.24).

Na HSIL vulvar e em suas extensões para as regiões perineal e perianal, o tratamento é sempre indicado, independente do seu tipo histológico, devido ao risco de evolução; frequentemente podem ser tratadas mais conservadoramente, seja por terapêuticas medicamentosas, seja por tratamentos cirúrgicos destrutivos, visando a ações minimamente invasivas com finalidade de preservação estético-funcional, possibilitando repetição do tratamento nos casos de recidivas, especialmente em mulheres jovens. Nos casos mais complexos ou não responsivos a outras modalidades terapêuticas, pode-se realizar excisão cirúrgica, nos mesmos moldes da DNIV, com vantagem do estudo histopatológico mais completo, tais como a exérese com margem da lesão, *skinning* vulvectomia ou a vulvectomia simples.

Para tratamentos mais conservadores, que também podem ser associados, citam-se: medicamentoso (não têm aprovação da Agência Nacional de Vigilância Sanitária para esse fim, porém várias publicações têm demonstrado algum benefício, portanto uso *off label*: imiquimode, 5-fluorouracila, ácido tricloroacético, cidofovir) e destrutivo por energia térmica (*laser* e radiofrequência pulsada). Existem descrições no uso da terapia fotodinâmica no tratamento da HSIL com resultados satisfatórios.

A 5-fluorouracila tópica é um quimioterápico derivado da uracila e da timina, com aplicações no tratamento de lesões precursoras e cancerosas interferindo na síntese do ácido desoxirribonucleico (DNA) e em menor extensão, com a formação do ácido ribonucleico

(RNA); o mecanismo de ação ainda não está totalmente esclarecido. Pode ser utilizado na dermatologia para tratamento de queratose actínica solar ou senil, doença de Bowen, alguns casos de epiteliomas basocelulares e em verrugas. Existem poucos trabalhos no uso da NIV com resultados estimuladores. Indicada como segunda linha, ou em tratamentos associados, naqueles casos recidivantes, principalmente em pacientes imunossuprimidas ou com lesões múltiplas. Pelo seu uso, podem ocorrer hiperemia, edema, ulceração local e também em áreas sem lesões visíveis. Posologias recomendadas: aplicação sobre a lesão uma vez ao dia por 4 a 8 dias, ou 2 vezes por semana, durante 6 a 10 semanas.

Ácido tricloroacético a 70 ou 80% também não é indicado como primeira escolha, pois tem o risco de não alcançar lesões profundas em áreas pilosas, mas pode ser utilizado em situações em que não há outras opções; restrito a lesões focais e pequenas.

Cidofovir na forma de creme poder ser utilizado, apesar do alto custo; tem amplo espectro de atividade antiviral, por induzir a apoptose da célula infectada pelo HPV. Em 2015, Palacios et al. utilizaram esse medicamento no tratamento de NIV em creme a 1%, uma aplicação a cada 48 h, durante 6 meses, sem efeitos adversos, e com resposta completa na região vulvar e parcial nas áreas perineal e perianal.

O imiquimode já é utilizado com eficácia no tratamento de lesões condilomatosas genitais, e vários estudos têm demonstrado bons resultados no tratamento da HSIL vulvar. Imiquimode é um modulador da imunidade mediado por células com grande capacidade antiviral, por aumentar os níveis locais de interferonas, do fator de necrose tumoral e de interleucinas. Pode ser utilizado isoladamente ou em associação com outras modalidades terapêuticas, principalmente para diminuir lesões extensas e múltiplas, e tratar com métodos destrutivos ou excisionais as lesões residuais. Sua aplicação tópica normalmente é bem tolerada, com poucos efeitos colaterais. Pelo seu uso, podem ocorrer eritema, edema, dor, prurido, úlceras superficiais; na presença de sintomas intensos, deve-se suspender o uso por alguns dias. Efeitos sistêmicos similares a sintomas gripais, como cefaleia, mialgia e febrícula, podem ocorrer, mas são mais raros e passageiros, e normalmente é necessária a interrupção do uso. A posologia é de 1 sachê de 250 mg, aplicado sobre a lesão, 3 vezes por semana, até 16 semanas (Figuras 18.26 a 18.28). As Figuras 18.29 a 18.31 mostram HSIL tipo usual mista extensa, com resposta parcial ao imiquimode e após vulvectomia.

Segundo a revisão sistemática da Cochrane, existem evidências de qualidade moderada a alta de que o tratamento tópico (imiquimode ou cidofovir) pode tratar efetivamente cerca de metade dos casos de NIV usual (HSIL) após um curso de 16 semanas, mas essas evidências são limitadas. Lesões menores são possivelmente mais propensas a responder ao tratamento. O risco relativo de progressão para o câncer vulvar é incerto. O imiquimode e o cidofovir parecem ser razoavelmente bem tolerados.

O *laser* pode ser utilizado na região vulvar para procedimentos excisionais, mas no HSIL tem especial utilização com a vaporização de lesões devido à ótima resposta tecidual regenerativa. Sua ação ocorre pelo aumento da temperatura da célula até que a água intracelular se transforme em vapor. Tem controle do dano térmico superficial e pode ser reaplicado nas regiões de acometimento mais profundo da lesão, como nas áreas pilosas. A taxa de cura, conforme Penna et al., após uma sessão de vaporização, é de 76,9%; de excisão, é de 78,4%, e após 2 sessões é de 96,8%. Deve-se ter treinamento adequado para evitar os mínimos riscos de complicações, assim como no uso de qualquer outra tecnologia térmica (Figuras 18.32 a 18.34).

FIGURA 18.26

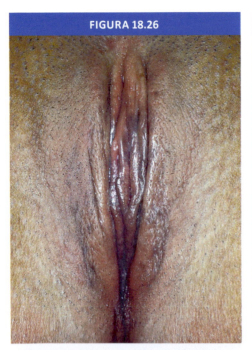

Remissão total das lesões após tratamento com imiquimode 3 vezes na semana, durante 30 dias.
Fonte: acervo da Dra. Adriana Bittencourt Campaner.

FIGURA 18.27

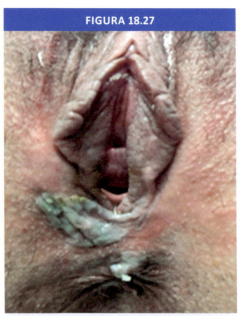

Lesão intraepitelial de alto grau avermelhada com forte reação ao ácido acético a 5% e lesão intraepitelial de baixo grau periférica. Foi prescrito imiquimode; veja resultado na Figura 18.28.
Fonte: acervo da Dra. Márcia Farina Kamilos.)

FIGURA 18.28

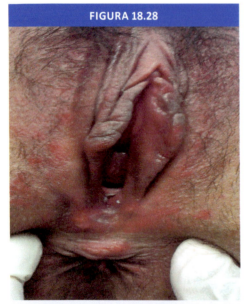

Redução da lesão intraepitelial de alto grau da Figura 18.27 após imiquimode 3 vezes na semana, durante 2 meses.
Fonte: acervo da Dra. Márcia Farina Kamilos.

FIGURA 18.29

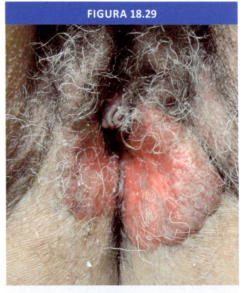

Lesão intraepitelial de alto grau tipo histológico usual mista complexa extensa. Enquanto a paciente aguardava a cirurgia, foi prescrito imiquimode. Veja Figuras 18.30 e 18.31.
Fonte: acervo da Dra. Lana Aguiar.

FIGURA 18.30

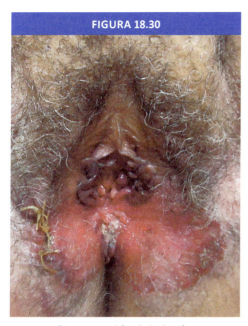

Resposta parcial ao imiquimode.
Fonte: acervo das Dras. Márcia Farina Kamilos e Adriana Bittencourt Campaner.

FIGURA 18.31

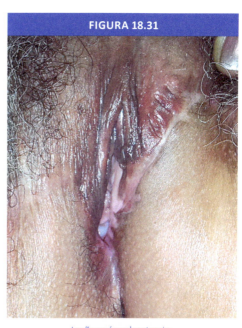

Lesão após vulvectomia.
Fonte: acervo das Dras. Márcia Farina Kamilos e Adriana Bittencourt Campaner.

FIGURA 18.32

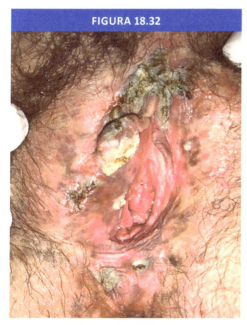

Paciente da Figura 18.14 com lesão intraepitelial vulvar de alto grau após destruição imediata com *laser*.
Fonte: acervo das Dras. Márcia Farina Kamilos e Adriana Bittencourt Campaner.

FIGURA 18.33

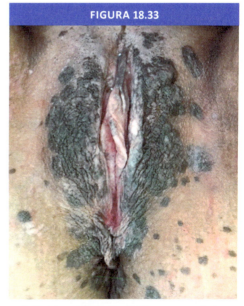

Lesão intraepitelial vulvar de alto grau em paciente imunossuprimida, submetida a três sessões de *laser*, pré e pós-operátorio imediato e tardio. O resultado final mostra discromia, que desaparecerá com o longo do tempo, porém sem sinéquias ou retrações.
Fonte: acervo da Dra. Neila Góis Speck.

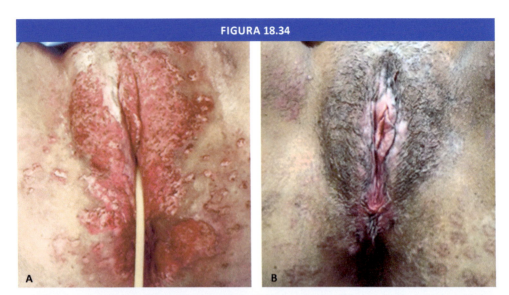

FIGURA 18.34

Lesão intrepitelial vulvar de alto grau em paciente submetida a tratamento com *laser*: pré e pós-operátório tardio.
Fonte: acervo da Dra. Neila Góis Speck.

Vaporização com radiofrequência pulsada – alta frequência 4 MHz: o diferencial entre aparelhos de radiofrequência é aquele que atinge 4 MHz, ou seja 4 milhões de ciclos em 1 segundo; nessa frequência, a ação térmica tecidual é controlável, tanto no seu efeito destrutivo quanto na segurança de tecido saudável na periferia. Na alta frequência, as ondas eletromagnéticas, ao atravessarem as células, aumentam em microssegundos a temperatura da água intracelular a 100ºC, promovendo volatização e vaporização celulares. Na radiofrequência pulsada, a onda é modulada de forma que, em cada pulso emitido de 0,25 segundos, deixa passar 20% de corrente e 80% de pausa, e neste tempo de pausa o tecido esfria 50% do que aqueceu antes, permitindo o tempo de relaxamento térmico (TRT), com efeito térmico controlável na profundidade, em 1 a 3 mm, promovendo ótimo resultado estético-cicatricial. Pode ser utilizado no tratamento de lesões precursoras da vagina, da vulva e região perianal (Figuras 18.35 a 12.43).

A radiofrequência de 4 MHz linear contínua pode ser utilizada para o tratamento excisional, com o eletrodo agulha ou em alça rasa, no modo corte, permitindo estudo histológico, sem que o dano térmico influencie na análise das margens. A cicatrização completa demora de 15 a 30 dias, a depender da extensão e da necessidade de aplicação mais profunda em áreas pilosas, e são indicados cremes cicatrizantes e com antibiótico. Complicações como hipocromia ou hipercromia cicatrical podem ocorrer em qualquer método destrutivo, inclusive no medicamentoso, porém são mínimos na alta frequência com a utilização correta da técnica.

Procedimentos excisionais: seja qual for a técnica, bisturi frio, alça de radiofrequência ou *laser*, nos poucos estudos os resultados são semelhantes e mostram recidiva em 51% (37/70) em 14 meses e carcinoma invasor em 15%. A mesma revisão sistemática mostra evidências de baixa qualidade indicando que há pouca diferença no risco de recorrência entre excisão cirúrgica e vaporização a *laser*. Há cerca de 50% de chance de recorrência em 1 ano com as duas intervenções. As lesões multifocais têm maior risco de recorrência e progressão.

FIGURA 18.35

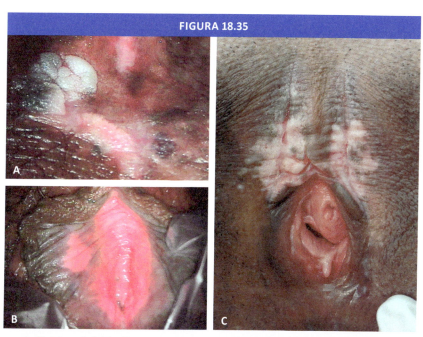

Lesão intraepitelial de alto grau com componentes hipercrômico e hipocrômico. Indicada vaporização com alta frequência pulsada. Veja as Figuras 18.36 e 18.37.
Fonte: acervo da Dra. Márcia Farina Kamilos.

FIGURA 18.36

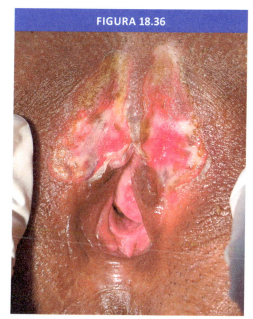

Pós-operatório imediato após vaporização da lesão com *megapulse*: alta frequência pulsada, sob anestesia local infiltrativa.
Fonte: acervo da Dra. Márcia Farina Kamilos.

FIGURA 18.37

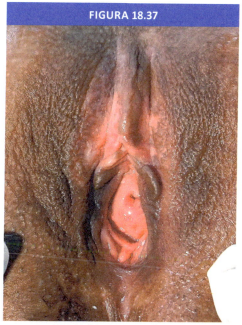

Seis meses após a vaporização da lesão intraepitelial de alto grau com *megapulse*.
Fonte: acervo da Dra. Márcia Farina Kamilos.

Lesões Intraepiteliais Escamosas — Capítulo 18

FIGURA 18.38

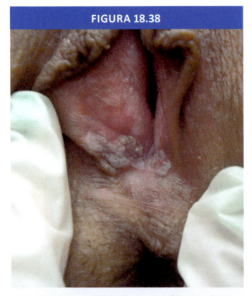

Lesão intraepitelial de alto grau na fúrcula vulvar, bem delimitada após ácido acético a 5%. Indicada vaporização com alta frequência pulsada – *megapulse*. Veja Figuras 18.39 a 18.41.
Fonte: acervo da Dra. Márcia Farina Kamilos.

FIGURA 18.39

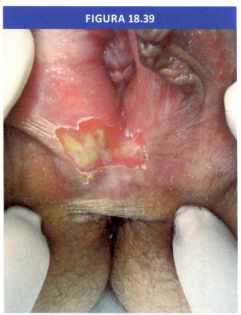

Após vaporização imediata com *megapulse*, sob anestesia local.
Fonte: acervo da Dra. Márcia Farina Kamilos.

FIGURA 18.40

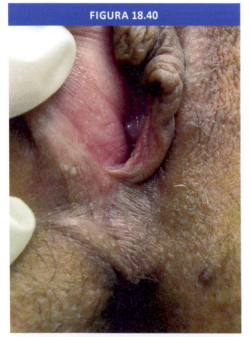

Após 1,5 mês da vaporização com *megapulse*: cicatrização completa, sem cicatrizes.
Fonte: acervo da Dra. Márcia Farina Kamilos.

FIGURA 18.41

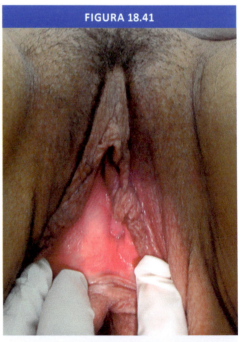

Um ano e seis meses após o tratamento: livre de lesões.
Fonte: acervo da Dra. Márcia Farina Kamilos.

FIGURA 18.42

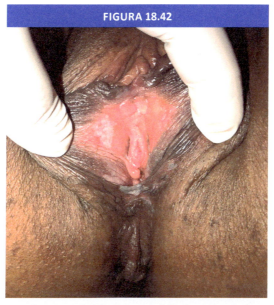

Lesão intraepitelial de alto grau multifocal em paciente de 20 anos de idade e imunossuprimida. Indicada vaporização com radiofrequência pulsada. Veja Figura 18.43.
Fonte: acervo da Dra. Márcia Farina Kamilos.

FIGURA 18.43

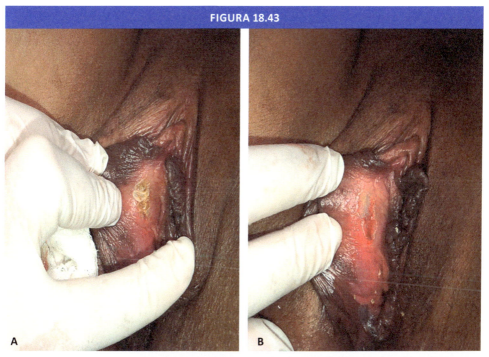

Vaporização imediata com radiofrequência pulsada da paciente da Figura 18.42.
Fonte: acervo da Dra. Márcia Farina Kamilos.

Lesões Intraepiteliais Escamosas   Capítulo 18

A *skinning* vulvectomia tem sua melhor indicação nas mulheres mais jovens. Nessa técnica, preserva-se o tecido celular subcutâneo, o que possibilitao melhor resultado estético. A vulvectomia simples é indicada nos casos mais extensos, às vezes com rotação de retalhos, e preserva a fáscia perineal.

O acompanhamento semestral cuidadoso é necessário devido à alta taxa de recidiva (15% unifocal, 25% multifocal); nas margens comprometidas, a recidiva pode ocorrer em 46%. Considerar sempre os fatores de risco como multifocalidade, imunossupressão (nas soropositivas para o vírus da imunodeficiência humana [HIV], o risco é 3 vezes maior de progressão), multicentricidade, e descartar risco de microinvasão subjacente com biópsias.

Vários trabalhos mostram redução do risco de recidivas de lesões precursoras em colo do útero, vagina e vulva, em 70 a 100%, tanto para a vacina profilática bivalente (16 e 18) quanto para a tetravalente (6, 11, 16 e 18). Apesar de profiláticas, podem ser indicadas mesmo na presença da lesão como medida auxiliar para diminuir risco de recidiva.

A condução das lesões precursoras escamosas vulvares é complexa e desafiadora. Deve ser estimulado o exame atento da vulva em todas as mulheres, além de medidas preventivas, como a redução dos fatores de risco em geral e da exposição ao HPV, e a vacinação precoce como prevenção primária.

◆ Bibliografia

Benedet JL, Wilson PS, Matisic J. Epidermal thickness and skin appendage involvement in vulvar intraepithelial neoplasia. J Reprod Med. 1991; 36:608-11.

Blanc B, Benmoura D, D'Ercole C. Diagnostic and therapeutic approach of VIN3 among young woman. Challenges of Modern Medicine. Volume 9: Papillomavirus in Human Pathology. In: Monsonego J. Roma: Ares-Serono Symposia Publications; 1995. p. 413-8.

Bornstein J at al. Terminology of the vulva of the International Federation for Cervical Pathology and Colposcopy, 2012, ASCCP.

Bornstein J, Sideri M, Tatti S, Walker P, Prendiville W, Haefner HK; Nomenclature Committee of International Federation for Cervical Pathology and Colposcopy. 2011 terminology of the vulva of the International Federation for Cervical Pathology and Colposcopy. J Low Genit Tract Dis. 2012; 16(3):2.

Cardial MFT, Speck NMG, Martins NV. Conduta terapêutica nas neoplasias intra-epiteliais escamosas. In: Martins NV. Patologia do Trato Genital Inferior. São Paulo: Roca; 2005. p.714-29.

Cardosi JR, Bomalaski JJ, Hoffman MS. Diagnosis and management of vulvar and vaginal intraepithelial neoplasia. Obstet Gynecol Cl North Am. 2001; 28:685-703.

Choontanom R, Thanos S, Busse H, Stupp T. Treatment of basal cell carcinoma of the eyelids with 5% topical imiquimod: a 3-year follow-up study. Graefes Arch Clin Exp Ophthalmol. 2007; 245:1217-20.

Deruelle P, Deruelle-Khazall R, Collinet P, Lucot JP, Thomas P, Leroy JL. Étude clinique et pronostic de 56 cas de néoplasies intraépithéliales vulvaires. Gynécologie Obstétrique & Fertilité. 2005; 33:755-61.

Diretrizes clínicas na saúde suplementar. FEBRASGO e ABC. Diretrizes AMB. Disponível em: https://diretirzes.amb. org.br>ans>cancer_de_vulva. Acesso em: 15/12/2019.

Fonseca-Moutinho JA. Neoplasia intraepithelial vulvar: um problema atual. Rev Bras Ginecol Obstet. 2008; 30(8):420-6.

Foster DC. Vulvar disease. Obstet Gynecol. 2002; 100(1):145-63.

Gabriela C et al. Fractional ablative radiofrequency: a pilot study of twenty cases involving rejuvenation of the lower eyelid. Surgical and Cosmetic Dermatology. 2014; 6(1).

Hruza G, Taub AF, Collier SL, Mulholland SR. Skin rejuvenation and wrinkle reduction using a fractional radiofrequency system. J Drugs Dermatol. 2009; 8(3):259-65.

Iavazzo C, Pitsouni E, Athanasiou S, Falagas ME. Imiquimod for treatment of vulvar and vaginal intraepithelial neoplasia. Int J Gynaecol Obstet. 2008; 101(1):3-10.

International Society for the Study of Vulvovaginal Disease (ISSVD). Disponível em: www.issvd.org. Acesso em novembro de 2019.

Isabel C Val, Susana Aidé, Anna Gatto et al. Série de casos de neoplasia intraepitelial vulvar tratados com imiquimode. DST- J Bras Doenças Sex Transm. 2011; 23(1):40-3.

Iyengar S, Acheson N. Premalignant vulval conditions. Obstetrics, Gynaecology and Reproductive Medicine. 2008; 18(3):60-3.

Jacyntho C. Vulvoscopy and anoscopy: indications. Abstracts of X Congress of the International International college on out patients procedure in gynecology (IGOG), 2008, Rabat- Marrocos.

Jones RW, Baranyai J, Stables S. Trends in squamous cell carcinoma of the vulva: the influence of vulvar intraepithelial neoplasia. Obstetrics & Gynecology. 1997; 90(3):448-52.

Kamilos MF et al. May electrosurgery fulguration be better procedure for the Bartholin's gland cyst? [In press] RAMB. jan 2020.

Kim JJ. Effect of quadrivalent HPV vaccination on HPV related disease in women treated for cervical or vulvar/vaginal disease. BMJ. 2012; 344:e154.

Lima EA. Radiofrequência pulsada com multiagulhas: uma proposta terapêutica em rugas, flacidez e pigmentação periorbital. Surg Cosmet Dermatol. 2015; 7(3):223-6.

Mahto M, Nathan M, O'Mahony C. More than a decade on: review of the use of imiquimod in lower anogenital intraepithelial neoplasia. Int J STD AIDS. 2010; 21(1):8-16.

Mathiesen O, Buus SK, Cramers M. Topical imiquimod can reverse vulvar intraepithelial neoplasia: a randomised, double-blinded study. Gynecol Oncol. 2007; 107(2):219-22. Epub 2007 Jul 25.

McFadden K, Cruickshank M. New developments in the management of VIN. Reviews in Gynaecological Practice. 2005;5:102–8.

Modesitt SC, Waters AB, Walton L, Fowler Jr WC, van Lee L. Vulvar intraepiyhelial neoplasia III: occult cancer and the impact of margin status on recurrence. Obstetrics & Gynecology. 1998; 92(6):962-6.

Neoplasia intraepitelial vulvar do tipo usual: novas evidências sobre as opções de tratamento. Cochrane, 2016. Disponível em: https://uk.cochrane.org/news/usual-type-vulval-intraepithelial-neoplasia-new-evidence-treatment-options. Acesso em: 15/12/2019.

Palacios JMS, Jiménez JBR, Bernier MA, Morano TF, de Troya Martín M, Ortiz LL. Tratamiento de la neoplasia vulvar intraepitelial con cidofovir tópico: presentación de un caso y revisión de la literatura. Progresos de Obstetricia y Ginecología. 2015; 58.

Parellada CI, Campaner AB, Pereyra EAG. Imunomoduladores e agentes tópicos. In: Martins NV, Campaner AB, Parellada CI, Ribalta J. 2. ed. São Paulo: Roca; . p. 340-51.

Penna C, Fallani MG, Fambrini M, Zipoli E, Marchionni M. CO2 Laser surgery for vulvar intraepithelial neoplasia – excisional, destructive and combined techniques. J Reprod Med. 2002; 47:913-8.

Plantier F, Moyal-Barracco M. Comprende les néoplasies intraépithéliales vulvaires. Annales de Dermatologie et de Vénéréologie. 2009; 136:145-51.

Reid R. Laser surgery of the vulva. Obstet Gynecol Clin N Am. 1991; 18:491-510.

Sarian LOZ, Marshall PS, Derchain SFM, Torres JCC, Santos ACP, Souza GA. Invasão linfática clinicamente não detectável do câncer vulvar. Rev Assoc Med Bras. 2005; 51(4):228-32.

Shatz P, Bergeron C, Wilkinson E, Arseneau J, Ferenczy A. Vulvar intraepithelial neoplasia and skin appendage involvement. Obstet Gynecol. 1989; 74:769-74.

Sideri M, Jones RW, Wilkinson EJ, Preti M, Heller DS, Scuri J et al. Squamous vulvar intraepithelial neoplasia: 2004 modified terminology, ISSVD Vulvar Oncology Subcommitee. J Reprod Med. 2005; 50(11)807-10.

Skapa P, Zamecnik J, Hamsikova E, Salakova M, Smahelova J, Jandova K et al. Human pappilomavirus (HPV) profiles of vulvar lesions. Possible implications for the classification of vulvar squamous cell carcinoma precursors and for the efficacy of prophylactic HPV vaccination. Am J Surg Pathol. 2007; 31(12): 1834-43.

Smith JS, Backes DM, Hoots BE, Kurman RJ, Pimenta JM. Human pappilomavirus type - distribution in vulvar and vaginal cancers and their associated precursors. Obstetrics & Gynecology. 2009; 113(4):917-24.

Speck NMG, Costa RRL, Kesselring F, Freitas VG, Ribalta JCL, Kubata MP et al. Grade 3 vulvar and anal intraepithelial neoplasia in a HIV seropositive child- therapeutic: case report. Clin Exp Obst & Gyn. 2005; 32(2):138-40.

Speck NMG, Ribalta JCL, Focchi J, Costa RRI, Kesselring F, Freitas CG. Low - dose 5 - fluorouracil adjuvant in laser therapy for HPV lesions in immunosuppressed patients and cases of difficult control. Eur J Gynaec Oncol. 2004; 25(5):597-9.

Sturgeon SR, Briton LA, Devesa SS, Kurman RJ. In situ and invasive vulvar cancer incidence trends. Am J Obstet Gynecol. 1992; 166:1482-5.

Sykes P, Smith N, McCormick P, Frizelle FA. High-grade vulval intraepithelial neoplasia (VIN 3): a retrospective analysis of patient characteristics, management, outcome and relationship to squamous cell carcinoma of the vulva 1989-1999. ANZJOG. 2002; 42(1):69-74.

Townsend DE, Marks EJ. Cryosurgery and the CO2 laser. Cancer. 1981; 48:632-7.

Tristam A, Fiander A. Clinical responses to cidofovir applied topically to women with high grade vulval intraepithelial neoplasia. Gynecol Oncol. 2005; 99:652-5.

van de Nieuwenhof HP, van der Avoort IAM, Hullu JA. Critical Reviews in Oncology. Hematology. 2008; 68:131-56.

van Seters M, van Beurden M, ten Kate FJ, Beckmann I, Ewing PC, Eijkemans MJ et al. Treatment of vulvar intraepithelial neoplasia with topical imiquimod. N Engl J Med. 2008; 358(14):1465-73.

Vlastos AT, Levy LB, Malpica A, Follen M. Loop electrosurgical excision procedure in vulvar intraepithelial neoplasia treatment. Journal of Lower Genital Tract Disease. 2002; l6:232-8.

Whitcomb BP. Gynecologic malignancies. Surg Clin N Am. 2008; 88:301-17.

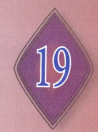

Doença de Paget *in Situ*

Adriana Bittencourt Campaner
Márcia Farina Kamilos

◆ Introdução

A doença de Paget é classificada em mamária e extramamária, e esta última compreende um grupo raro de neoplasias cutâneas que podem acometer diferentes localizações. Em geral, as lesões são localizadas em áreas com elevada densidade de glândulas apócrinas: vulva, ânus, região perianal e axila. A localização mais frequente da doença de Paget extramamária nas mulheres é a vulva, seguida da região perianal em 20% dos casos. A doença de Paget vulvar (DPV) corresponde a menos de 1% das neoplasias vulvares. Sua característica é a proliferação intraepitelial de células apócrinas, as quais são denominadas células de Paget, que estão localizadas na camada basal, podendo atingir toda a espessura do epitélio e ser observadas nos folículos pilosos e na estrutura das glândulas sudoríparas.

Quanto à origem etiológica, essa doença pode ser classificada em primária e secundária. A classificação primária refere-se a sua origem cutânea e é caracterizada pelo adenocarcinoma originado dentro do epitélio. A classificação secundária refere-se ao envolvimento da pele vulvar, que decorre de neoplasia não cutânea, metástases ou extensão direta.

A DPV está associada em 10 a 20% a carcinomas invasores subjacentes, principalmente adenocarcinomas. Também tem sido descrita a associação a outros adenocarcinomas que podem localizar-se em colo do útero, cólon, bexiga, vesícula ou mama. Quando há envolvimento da mucosa anal pela doença, usualmente existe um adenocarcinoma retal associado.

As formas histológicas reconhecidas da DPV são: intraepitelial – a membrana basal está intacta, e as células de Paget estão dentro do epitélio; minimamente invasiva – as células rompem a membrana basal e atingem até 1 mm de profundidade, invasiva – as células neoplásicas ultrapassam 1 mm de profundidade; é a doença de Paget com adenocarcinoma subjacente.

◆ Diagnóstico

O diagnóstico baseia-se na suspeita clínica e necessita sempre de estudo histológico. Sintomas mais frequentes são irritação, coceira e queimação; pode ser assintomática em algumas pacientes. Ao exame físico, apresenta-se como uma placa eritematosa com descamação branca típica. É um camaleão clínico, pois exibe grande variedade de cores e manifestações maculares ou semelhantes a placas, com acometimento uni ou bilateral. Características principais: as lesões crescem lentamente, as bordas são pouco definidas, têm aparência eritematosa ou eczematoide, aveludado ou descamativo, são planas ou levemente sobrelevadas (Figuras 19.1 a 19.10). Seu aspecto clínico pode assemelhar-se ao de outras doenças, como dermatomicoses, dermatite de contato, dermatite seborreica, psoríase e doença de Bowen, dificultando o seu diagnóstico.

Os sintomas experimentados pela paciente nem sempre estão relacionados à extensão da lesão visível. Os estudos mostraram que os sintomas geralmente estão presentes, em média, dois anos antes do diagnóstico, por falha do profissional em definir a patologia ou atraso da paciente em procurar o atendimento.

A confirmação diagnóstica é obtida por meio de exame histopatológico, e pode ser empregada a microscopia de reflectância confocal como ferramenta diagnóstica *in vivo*. Outra opção é complementar com painel de marcadores imuno-histoquímicos. Após o diagnóstico, deve-se definir se a DPV é exclusivamente cutânea (primária) ou se há doença subjacente (secundária), investigando neoplasias em órgãos intrapélvicos, intra-abdominais (vesícula biliar, fígado e cólon) e mamas. Exames complementares podem ser solicitados, tais como mamografia, ultrassonografia abdominal total, colonoscopia, cistoscopia.

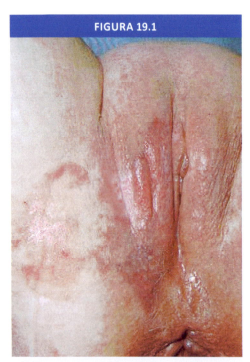

FIGURA 19.1

Paciente de 72 anos de idade com queixa de prurido vulvar e manchas avermelhadas em vulva e coxa direita, com início há mais de 2 anos. Exame histológico confirmou doença de Paget.
Fonte: acervo das Dras. Adriana Bittencourt Campaner e Márcia Farina Kamilos.

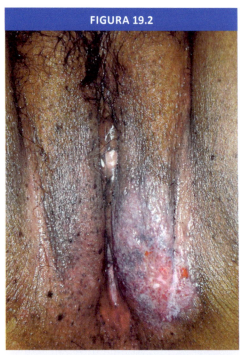

FIGURA 19.2

Paciente de 60 anos de idade com queixa de prurido vulvar com início há cerca de 3 a 4 meses. Lesão eczematosa em grande lábio foi confirmada como manifestação da doença de Paget.
Fonte: acervo das Dras. Adriana Bittencourt Campaner e Márcia Farina Kamilos.

FIGURA 19.3

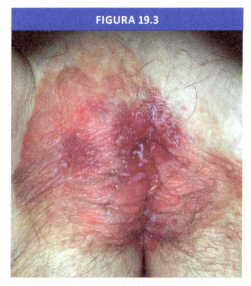

Paciente de 79 anos de idade com queixa de prurido vulvar e manchas avermelhadas em vulva e púbis, com início há mais de 3 a 4 anos (foi tratada por muito tempo como eczema alérgico). Observa-se lesão extensa de Paget em toda a vulva.
Fonte: acervo das Dras. Adriana Bittencourt Campaner e Márcia Farina Kamilos.

FIGURA 19.4

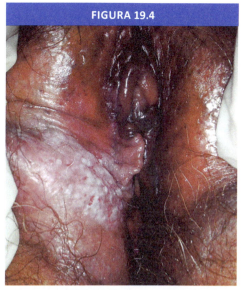

Paciente de 59 anos de idade com lesão de Paget, com envolvimento de grande lábio direito. A ferida apresenta aspecto eczematoso e hiperqueratose local.
Fonte: acervo das Dras. Adriana Bittencourt Campaner e Márcia Farina Kamilos.

FIGURA 19.5

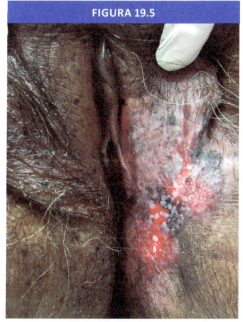

Paciente menopausada com lesão extensa de Paget, com envolvimento de vulva à esquerda.
Fonte: acervo do Dr. John Verrinder Veasey.

FIGURA 19.6

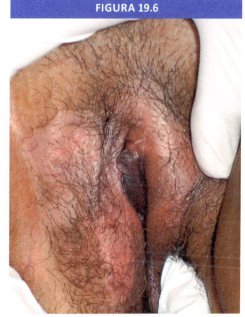

Paciente com lesão extensa de Paget em lábio maior direito, caracterizada por eczema tênue.
Fonte: acervo da Dra. Márcia Farina Kamilos.

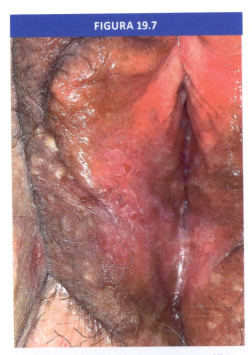

FIGURA 19.7

Paciente com lesão eritêmato-descamativa em lábio menor direito compatível com doença de Paget.

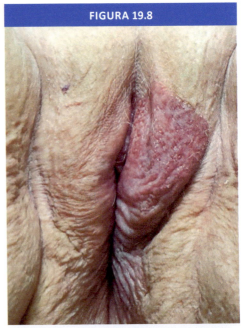

FIGURA 19.8

Paciente na menopausa com lesão extensa de Paget, com envolvimento de vulva à esquerda.
Fonte: acervo da Dra. Neila Maria de Góis Speck.

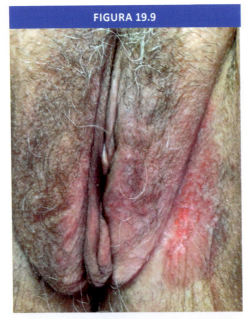

FIGURA 19.9

Lesão eczematosa em virilha esquerda compatível com doença de Paget.
Fonte: acervo das Dras. Ascencion V. Almeida e Marcia Fuzaro Terra Cardial.

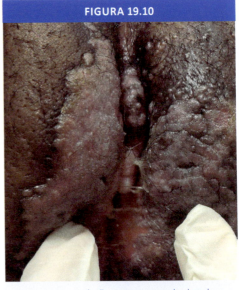

FIGURA 19.10

Paciente com lesão eczematosa sobrelevada extensa bilateral em grandes lábios, sugestiva de doença de Paget. O exame histológico confirmou metástase de adenocarcinoma de estômago (Paget metastático).
Fonte: acervo da Dra. Lívia Custódio Pereira.

Características histológicas: células de Paget com nucléolos grandes, proeminentes e citoplasma abundante, pálido, basofílico e aspecto granular, comtendência a formar grupos ou ninhos intraepiteliais semelhantes às glândulas. Observem a Figura 19.11. Células anormais geralmente estendem-se para fora da área clinicamente anormal, por isso alguns estudos sugerem seção congelada no momento da cirurgia, e um patologista pode fornecer um rápido relatório de pequenas biópsias para confirmar se a pele está envolvida ou não com doença de Paget.

FIGURA 19.11

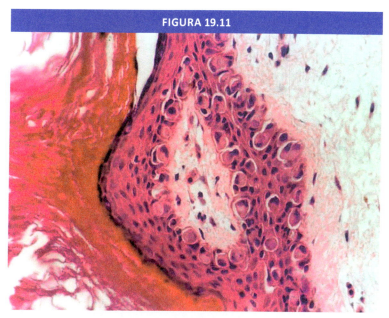

Corte histológico de doença de Paget vulvar mostrando as células de Paget (coloração por hematoxilina-eosina; aumento de 40 vezes).
Fonte: acervo da Dra. Maria Antonieta Longo Galvão Silva.

◆ **Tratamento**

O tratamento inicial mais relatado tem sido a cirurgia com margem, porém excisões cirúrgicas repetidas podem ser necessárias para se controlar a doença residual e recorrente (Figuras 19.12 e 19.13).

Segundo uma revisão sistemática da Cochrane (Edey *et al.*, 05/06/2019), a cirurgia é a base do tratamento da DPV. Embora exista grande variedade na radicalidade cirúrgica, não há evidências de resultado superior em relação a outras modalidades terapêuticas. A revisão acrescenta que o tratamento deveria ser oferecido como parte de um estudo e afirma que, atualmente na literatura, um estudo prospectivo com imiquimode em oito mulheres apresenta dados de qualidade mais alta, e outro com 20 mulheres está em andamento. Outros tratamentos incluem: medicação tópica, como imiquimode; radioterapia; quimioterapia (5-fluorouracila, entre outras); terapia fotodinâmica utilizando substâncias fotossensibilizantes (ácido aminolevulínico) para células cancerígenas e outras células doentes (consultar o Capítulo 26, *Terapias Fotônicas em Patologia Vulvar*); vaporização com laser; ou uma combinação dessas abordagens.

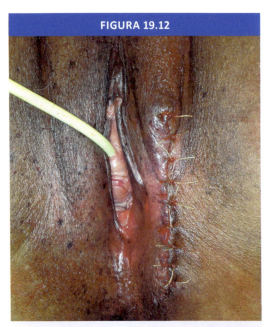

Paciente da Figura 19.2 submetida à resseção da lesão de Paget, com margem de segurança.
Fonte: acervo das das Dras. Adriana Bittencourt Campaner e Márcia Farina Kamilos.

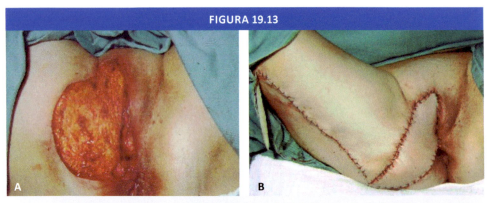

Paciente da Figura 19.1 submetida à ressecção da lesão de Paget e rotação de retalho.
Fonte: acervo das das Dras. Adriana Bittencourt Campaner e Márcia Farina Kamilos.

O imiquimode é aprovado pela Agência de Vigilância Sanitária (Anvisa) para o tratamento de condilomas acuminados anogenitais externos em pacientes com idade igual ou superior a 12 anos, queratose actínica e carcinoma basocelular superficial em adultos. A apresentação disponível é em creme a 5% e vem acondicionado em sachês (cada sachê contém 50 mg/g de creme). A posologia em casos de DPV é a mesma: um sachê em dias alternados, três vezes por semana. A bula recomenda o uso de no máximo até 16 semanas; no entanto diversos relatos de casos publicados descrevem seu uso por mais tempo (Figuras 19.14 a 19.18).

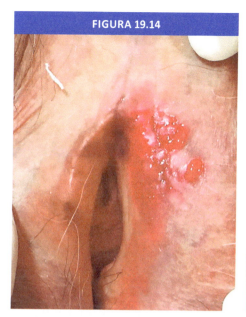

Paciente menopausada com lesão de Paget em lábio maior à esquerda.
Fonte: acervo do Dr. John Verrinder Veasey.

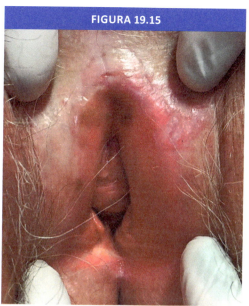

Paciente da Figura 19.14 após 8 semanas de aplicação de imiquimode, com desparecimento total da lesão.
Fonte: acervo do Dr. John Verrinder Veasey.

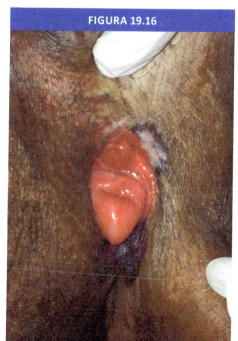

Paciente com 2 lesões de Paget: em região superior de lábio menor à direita e fúrcula.
Fonte: acervo do Dr. John Verrinder Veasey.

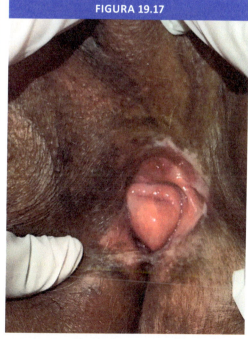

Paciente da Figura 19.16 após 8 semanas de aplicação de imiquimode com desaparecimento total das lesões.
Fonte: acervo do Dr. John Verrinder Veasey.

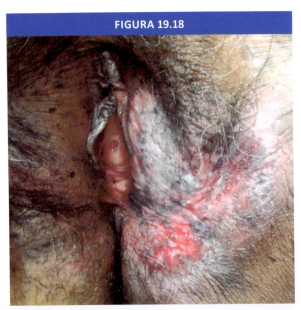

Paciente da Figura 19.5 após 28 semanas de aplicação de imiquimode. Não houve resposta ao tratamento.
Fonte: acervo do Dr. John Verrinder Veasey.

Longo período de acompanhamento é preconizado para todos os casos de DPV, visto que as recidivas são comuns (20 a 60% dos casos) e podem ser notadas muitos anos após o tratamento inicial. Essas altas taxas de recorrência podem ser explicadas pelos limites irregulares da lesão, pela multicentricidade e o longo período entre a lesão visível e o exame histológico e a lesão visível (por retrodisseminação de células de Paget através dos vasos linfáticos de sítio metastático oculto prévio).

◆ Bibliografia

Baiocchi G, Begnami MD, Fukazawa EM, Surima WS, Badiglian-Filho L, Costa FD et al. Conservative management of extramammary Paget disease with imiquimod. J Low Genit Tract Dis. 2012; 16(1):59-63.

Bakalianou K, Salakos N, Iavazzo C, Paltoglou G, Papadias K, Gregoriou O et al. Paget's disease of the vulva. A ten-year experience. Eur J Gynaecol Oncol. 2008; 29(4):368-70.

Campaner AB, Parellada CI, Martins NV. Doença de Paget. In: Martins NV, Campaner AB, Parellada CI, Ribalta J. Patologia do Trato Genital Inferior. 2. ed. São Paulo: Roca; 2014. p. 456-9.

Challengor R, Hughes G, Fitton AR. Multidisciplinary treatment of vulvar extramammary Paget's disease to maintain sexual function: an imiquimod success story. J Obstet Gynecol. 2009; 29:252-4.

Cohen PR, Schulze KE, Tschen JA, Hetherington GW, Nelson BR. Treatment of extramammary Paget's disease with topical imiquimod cream: case report and literature review. South Med J. 2006; 99:396-402.

Edey KA, Allan E, Murdoch JB, Cooper S, Bryant A. The comparison of different treatments for women with Paget`s disease of the vulva. Revisão sistemática Cochrane. 05 jun 2019. Disponível em: https://www.cochrane.org/CD009245/GYNAECA_comparison-different-treatments-women-pagets-disease-vulva. Acesso em: 20 de dezembro de 2019

Fanning J, Lambert HC, Hale TM, Morris PC, Schuerch C. Paget's disease of the vulva: prevalence of associated vulvar adenocarcinoma, invasive Paget's disease, and recurrence after surgical excision. Am J Obstet Gynecol. 1999; 180:24-7.

Feldmeyer L, Kerl K, Kamarashev J, de Viragh P, French LE. Treatment of vulvar Paget disease with topical imiquimod: a case report and review of the literature. J Dermatol Case Rep. 2011; 5(3):42-6.

Lam C, Funaro D. Extramammary Paget's disease: summary of current knowledge. Dermatol Clin. 2010; 28(4):807-

26.

Lloyd J, Flanagan AM. Mammary and extramammary Paget's disease. J Clin Pathol. 2000; 53(10):742-9.

MacLean AB, Makwana M, Ellis PE, Cunnington F. The management of Paget's disease of the vulva. J Obstet Gynaecol. 2004; 24(2):124-8.

Micromedex. DRUGDEX® Evaluations Imiquimod. Disponível em: http://www.thomsonhc.com/hcs/librarian/ND_T/HCS/ND_PR/Main/CS/1967D0/DUPLICATIONSHIELDSYNC/1B4162/ND_PG/PRIH/ND_B/HCS/SBK/2/ND_P/Main/PFActionId/hcs.common.RetrieveDocumentCommon/DocId/1810/ContentSetId/31#all Acesso em: 22/06/2012.

Miyamoto T, Inoue S, Adachi K, Takada R. Differential expression of mucin core proteins and keratins in apocrine carcinoma, extramammary Paget's disease and apocrine nevus. J Cutan Pathol. 2009; 36(5):529-34.

Petković S, Jeremić K, Vidakovic S, Jeremić J, Lazović G. Paget's disease of the vulva – a review of our experience. Eur J Gynaecol Oncol. 2006; 27(6):611-2.

Roh HJ, Kim DY, Kim JH, Kim YM, Kim YT, Nam JH. Paget's disease of the vulva: evaluation of recurrence relative to symptom duration, volumetric excision of lesion, and surgical margin status. Acta Obstet Gynecol Scand. 2010; 89(7):962-5.

Shaco-Levy R, Bean SM, Vollmer RT, Papalas JA, Bentley RC, Selim MA et al. Paget disease of the vulva: a histologic study of 56 cases correlating pathologic features and disease course. Int J Gynecol Pathol. 2010; 29(1):69-78.

Snow SN, Desouky S, Lo JS, Kurtycz D. Failure to detect human papillomavirus DNA in extramammary Paget's disease. Cancer. 1992; 69(1):249-51.

Taddei GL, Moncini D, Cattaneo A, Carli P, Baroni G. Extramammary Paget's disease. An HPV-correlated neoplasia? Pathologica. 1993; 85(1100):645-8.

Tanaka VD, Sanches JA, Torezan L, Niwa AB, Festa Neto C. Mammary and extramammary Paget's disease: a study of 14 cases and the associated therapeutic difficulties. Clinics (Sao Paulo). 2009; 64(6):599-606.

Terlou A, Blok LJ, Helmerhorst TJ, van Beurden M. Premalignant epithelial disorders of the vulva: squamous vulvar intraepithelial neoplasia, vulvar Paget's disease and melanoma in situ. Acta Obstet Gynecol Scand. 2010; 89(6):741-8.

Tonguc E, Güngor T, Var T, Ozat M, Sahin I, Sirvan L. Treatment of recurrent vulvar Paget disease with imiquimod cream: a case report and review of the literature. Arch Gynecol Obstet. 2011; 283(1):97-101.

Trindade ES, Polcheira PA, Basílio DB, Rocha ZN, Rocha JR JL, Primo GRP. Doença de Paget invasiva da vulva e região perianal: relato de caso. RBGO. 2004; 26(4):329-35.

Wilkinson EJ, Brown HM. Vulvar Paget disease of urothelial origin: a report of three cases and proposed classification of vulvar Paget disease. Hum Pathol. 2002; 33(5):549-54.

Melanoma *in Situ* e Invasor da Vulva

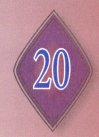

André Luis Ferreira Santos
Érico Pampado Di Santis
Fernanda Gonçalves Moya
Marcos Roberto Martins

♦ Introdução

As lesões pigmentadas vulvares afetam aproximadamente 1 em cada 10 mulheres e incluem proliferações melanocíticas e não melanocíticas. Nevo, melanose e melanoma de vulva são particularmente desafiadores pela similaridade das suas apresentações clínicas e/ou histopatológicas. Toda lesão pigmentada, particularmente aquela que aparenta estar crescendo rapidamente ou que pareça irregular (com cores, espessuras e bordas variáveis), deve ser imediatamente relatada.

Melanoma *in situ* é o tumor maligno da pele originário dos melanócitos e, em uma classificação morfológica, considerando-se determinado momento, visto que o comportamento biológico dos cânceres é dinâmico. *In situ* é uma expressão latina utilizada em contextos distintos. Amplamente, significa "no lugar" e em medicina, "no local". A maioria dos melanomas origina-se na pele, mas, por sua origem embriológica, pode surgir em qualquer estrutura derivada da crista neural. Entre essas estruturas, estão as mucosas.

O melanoma vulvar primário é raro, representa 1 a 3% dos melanomas. A incidência anual estimada do melanoma vulvar primário é de 0,1 a 0,15/100.000 mulheres. Apesar de raro, esse melanoma é o segundo tipo histológico mais comum de câncer de vulva, representando 7 a 10% de todas as neoplasias malignas da vulva. A vulva é o sítio mais frequentemente acometido no trato genital. As mulheres acometidas são geralmente caucasianas e na faixa etária dos 50 a 80 anos de vida. Segundo dados do Instituto Nacional de Câncer (Inca), órgão do Ministério da Saúde, no Brasil, em 2018 foram registrados 582.590 casos de câncer. Nesse mesmo ano, o melanoma representou 6.260 casos. Dos cânceres diagnosticados em 2018 no Brasil, 1,07% foi de melanoma. Um dado relevante é a sua prevalência: atingiu 3.340 mulheres e 2.920 homens. A causa do melanoma vulvar é complexa e multifatorial.

♦ Quadro clínico

O melanoma vulvar primário desenvolve-se mais frequentemente no lábio maior, seguido do lábio menor e do capuz clitoriano. Sugiyama *et al.* relatam que 34% dos melanomas vulvares ocorreram nos grandes lábios, 29% nos pequenos lábios, 24% nas estruturas medianas, incluindo o clitóris, e 13% na área periuretral, no introito vaginal e na fúrcula.

O melanoma vulvar pode manifestar-se como mácula, pápula ou nódulo pigmentado de coloração irregular (Figura 20.1), bordas assimétricas e diâmetro maior que 7 mm. Sintomas não específicos que acompanham a lesão podem incluir sangramento vulvar, prurido, secreção, irritação, dor e linfadenopatia. Em 44% dos casos, essas lesões não apresentam sintomas, e em 31%, apresentam sangramentos.

O esquema ABCDE (*Asymmetry, Border irregularity, Color variation, Diameter > 6 mm, Enlargement or evolution of color change, shape or symptoms*) deve ser usado para reconhecimento de lesões pigmentadas suspeitas. Clinicamente, as lesões podem ser planas ou elevadas, com bordas irregulares, de dimensão superior a 6 mm. A maioria das lesões é pigmentada (Figura 20.2), apesar de formas amelanóticas serem responsáveis por 4 a 27% dos casos.

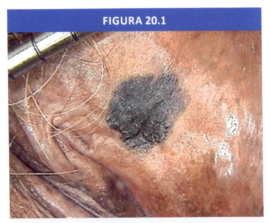

FIGURA 20.1

Melanoma vulvar: lesão hiperpigmentada e irregular no grande lábio esquerdo.
Fonte: Cardial et al., 2018.)

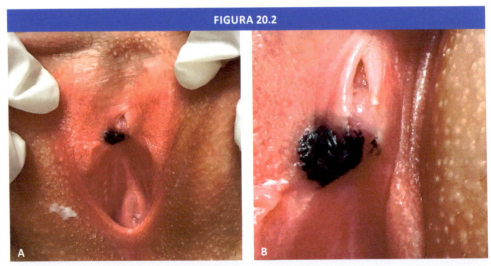

FIGURA 20.2

Melanoma vulvar: lesão nodular pigmentada e irregular periclitoridiana.
Fonte: acervo do Dr. Flavio Cavardan.

♦ Diagnóstico

Na suspeita clínica de melanoma vulvar, devem-se seguir as mesmas diretrizes para as suspeitas de melanomas cutâneos, ou seja, a conduta é realizar uma biópsia, preferencialmente excisional sob anestesia local. A possibilidade de se realizar a exérese total da lesão com margens mínimas (1 a 2 mm) deve ser sempre considerada, visto que a acurácia do exame anatomopatológico é superior se comparado a uma biópsia incisional. Essa intervenção parcial pode ser realizada, quando a hipótese de melanoma for remota ou houver lesões muito extensas.

A dermatoscopia é uma ferramenta útil na avaliação de lesões pigmentadas, principalmente em membranas mucosas não modificadas. Nesse exame, o padrão de policromia e polimorfismo está mais relacionado a melanomas, podendo ser observadas as seguintes estruturas: glóbulos irregulares, véu branco-azulado, despigmentação reticular (rede invertida), estruturas de regressão (constituindo pontos e glóbulos irregulares e pontos cinzas), áreas heterogêneas com múltiplas colorações e atipia venosa (Figura 20.3).

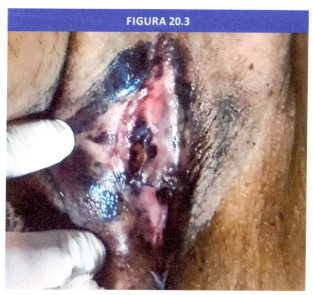

FIGURA 20.3

Melanoma vulvar difuso: lesões hiperpigmentadas, múltiplas, assimétricas, irregulares e mal delimitadas.
Fonte: acervo do Dr. Flavio Cavardan.

No melanoma *in situ*, os melanócitos malignos estão confinados à epiderme. Histologicamente, em todos os níveis da epiderme, há melanócitos atípicos, pequenos, fusiformes ou epitelioides, finamente pontilhados com melanina, arranjados em ninhos, com dendritos largos e aumento do número de mitoses. A epiderme pode ser normal, atrófica ou hiperplásica. Na imuno-histoquímica, utiliza-se a proteína S100, o HMB-45 e o Mart-1 como marcadores.

Uma técnica emergente não invasiva para a análise detalhada seria a microscopia confocal por epiluminescência *in vivo*. Esse instrumento possibilita observar em tempo real imagem em nível histopatológico com alta resolução até a junção dermoepidérmica.

A imagem é formada devido a diferentes refratividades dos tecidos. Particularmente, a melanina e os melanossomas apresentam elevado índice de refração, aparecendo de forma brilhante facilmente identificável na microscopia confocal.

Os tipos histológicos, em ordem de incidência, são lentiginoso mucoso (27 a 57%), nodular (22 a 28%), inclassificável (12 a 16%) e extensivo superficial (4 a 56%). Histologicamente, o melanoma *in situ* é geralmente composto por melanócitos atípicos dispostos isoladamente e em ninhos. Células isoladas geralmente predominam acima dos ninhos e a confluência pode ser extensa.

Particularmente, no melanoma extensivo superficial, as células tumorais geralmente exibem atipia de alto grau (núcleos grandes, pleomórficos, com nucléolo amplo), assim como marcada desordem arquitetural, incluindo disseminação pagetoide através das camadas superficiais da epiderme (Figura 20.4). A variante lentiginosa geralmente mostra menos disseminação pagetoide e frequentemente tem citoplasma menos abundante, sendo constituído por melanócitos relativamente pequenos, porém densamente hipercromáticos, com uma marcante tendência a estender-se ao longo da camada basal da epiderme e do epitélio anexial. No caso de melanoma vulvar invasivo, os melanócitos atípicos estão dispostos em ninhos confluentes e observa-se ausência de maturação na derme (Figura 20.5).

O papilomavírus humano (HPV) pode estar relacionado ao desenvolvimento do melanoma vulvar. Por meio de investigação de reação de cadeia de polimerase (PCR), foi confirmado o ácido desoxirribonucleico (DNA) do HPV-16 em células de melanoma vulvar. Muitos pesquisadores sugerem que o HPV pode infectar melanócitos e causar

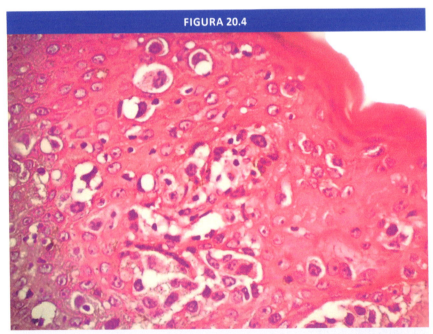

FIGURA 20.4

Aspecto histológico do melanoma: núcleos grandes, pleomórficos, com nucléolo amplo e marcada desordem arquitetural, incluindo disseminação pagetoide através das camadas superficiais da epiderme.
Fonte: acervo da Dra. Fernanda Gonçalves Moya.

FIGURA 20.5

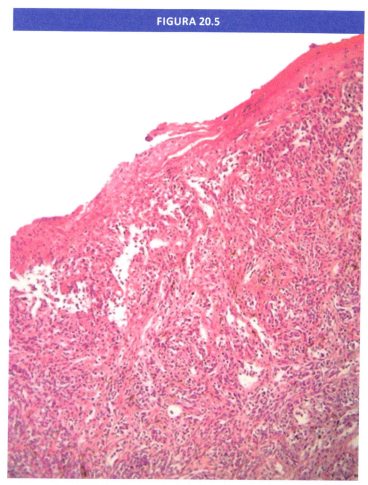

Aspecto histológico do melanoma invasivo: observam-se melanócitos atípicos dispostos em ninhos confluentes e ausência de maturação na derme.
Fonte: acervo da Dra. Fernanda Gonçalves Moya.

distúrbios que auxiliariam no desencadeamento tumoral. Inclusive, de acordo com alguns estudos, o HPV funcionaria como um cofator no desenvolvimento do melanoma por meio de uma inflamação crônica que liberaria citocinas pró-oxidantes, condição que, associada a fatores ainda desconhecidos, poderia iniciar um progresso carcinogênico.

♦ Prognóstico e tratamento

O estadiamento do melanoma vulvar pode ser analisado por meio de diversas classificações, como a da International Federation of Gynecology and Obstetrics (FIGO – aplicado para carcinomas vulvares); TNM, do American Joint Committe on Cancer (AJCC); e de Clark e Breslow (Tabela 20.1). Podratz *et al.* evidenciaram que a tabela da FIGO não possui grande valor para prognóstico do melanoma, mas a avaliação do nível de espessura por meio da classificação de Clark e Breslow apresentou bom valor preditivo, e, de acordo com a literatura, o índice de Breslow apresenta maior acurácia do que o de Clark.

Por fim, Phillips *et al*. concluíram em seu estudo prospectivo, por meio do *Gynecologic Oncology Group*, que o estadiamento do AJCC poderia ser utilizado em pacientes com melanose vulvar para determinar prognóstico e selecionar melhor terapêutica.

Tabela 20.1
Estadiamento de Clark e Breslow para melanoma

Estágio	Breslow	Clark
pT*is*	*In situ*	Intraepidérmico
pT1	≤ 1 mm	Até derme papilar
pT2	> 1 a 2 mm	Derme papilar completa
pT3	> 2 a 4 mm	Até derme reticular
pT4	> 4 mm	Até tecido subcutâneo

O sistema de estadiamento do AJCC (*American Joint Committee on Cancer*) mais recente para melanoma cutâneo é aplicável para o melanoma vulvar. Ele inclui o sistema de índices de Breslow, que é baseado na espessura do melanoma, e mede a distância do topo da camada granulosa da epiderme suprajacente até a célula mais profunda do melanoma na derme ou no tecido subcutâneo. Se a maior espessura do tumor é em uma área de ulceração (ou seja, com camada granulosa ausente), a base da úlcera deve ser usada como ponto de partida para a medição. Células tumorais ao redor de apêndices não devem ser usadas para medição da espessura de Breslow.

O sistema de níveis de Clark baseia-se na profundidade de invasão em relação a derme papilar, derme reticular e tecido adiposo subcutâneo. O nível de Clark não é aplicável ao melanoma da mucosa e é difícil de determinar também no melanoma de pele da vulva, uma vez que a fronteira anatômica entre derme papilar e reticular é difícil de ser determinada na genitália. O conceito de nível de Clark está ligado ao de fase de crescimento. Por definição, todos os melanomas *in situ* (nível I de Clark) e alguns melanomas microinvasivos (nível II de Clark) são considerados em fase de crescimento radial. A partir deste ponto, o melanoma pode sofrer uma alteração qualitativa para fase de crescimento vertical, se apresentar um ou ambos dos seguintes critérios: (1) ninho(s) dérmico(s) maior (es) do que o maior ninho de tumor intraepidérmico(s); e/ou (2) qualquer processo mitótico na derme.

O melanoma é ainda notável por sua regressão espontânea ocasional, indicada pela ausência de melanoma *in situ* na epiderme suprajacente, fibrose dérmica, aumento da vascularização, infiltrado linfocitário e melanófagos.

O melanoma vulvar é frequentemente diagnosticado tardiamente e apresenta prognóstico ruim, com uma sobrevida média para a paciente de 5 anos (27 a 60%). Identificação e intervenção precoces podem aumentar a sobrevida das pacientes. Espessura de Breslow, ulceração e envolvimento de linfonodo são importantes indicadores prognósticos. A invasão perineural está associada a maior risco de recorrência local, e a invasão linfovascular é forte fator preditivo para positividade de linfonodo sentinela, após a espessura do tumor (Figura 20.6). Além disso, pacientes mais velhos geralmente têm pior evolução. Se há suspeita de melanoma vulvar, uma biópsia ampla, assegurando profundidade adequada ao estadiamento, é indicada. Em tumores com espessura maior que 1 mm, o exame dos linfonodos é geralmente recomendado.

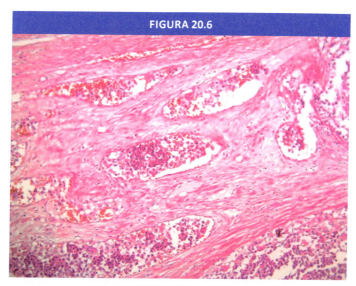

Aspecto histológico do melanoma vulvar.
Fonte: acervo da Dra. Fernanda Gonçalves Moya.

O tratamento é cirúrgico. Em pacientes com doença localizada, parece não haver diferença na sobrevida tumor-específica entre aqueles submetidos à vulvectomia radical em comparação à cirurgia mais conservadora, como a excisão local ampla. Confirmando-se o diagnóstico de melanoma *in situ*, deve ser realizada a ampliação de 5 a 10 mm nas margens cirúrgicas. A excisão local com margem aumenta a sobrevida, semelhante à vulvectomia radical, com menor morbidade. Com o advento das terapias imunes e moleculares, como o imatinibe, existem novas modalidades de tratamento promissoras que podem melhorar o cuidado e a evolução de pacientes com melanoma vulvar.

♦ Diagnósticos diferenciais

A melanose vulvar, também referida como lentiginose vulvar e mácula melanótica vulvar, representa aproximadamente 68% das lesões pigmentadas vulvares em mulheres em idade reprodutiva. A melanose vulvar é mais comumente encontrada entre mulheres na perimenopausa com média de idade entre 40 e 44 anos. Quando surge em crianças, as genodermatoses multissistêmicas devem ser consideradas. A melanose vulvar tem uma predileção maior pelas superfícies mucosas do que pela pele queratinizada e com pelos na genitália externa. Os lábios maior e menor são os locais mais comumente afetados. Melanoses são lesões frequente e densamente pigmentadas, mas geralmente têm coloração uniforme, são bem circunscritas e com bordas regulares (Figura 20.7). Os principais achados da melanose vulvar são aumento de melanina na camada basal e número normal ou pouco aumentado de melanócitos dispostos isoladamente na junção dermoepidérmica (Figura 20.8). Outras características possíveis são alongamento de cones epiteliais, melanócitos dendríticos na junção dermoepidérmica e melanófagos na derme papilar. Os melanócitos da camada basal não apresentam atipia citológica. A melanose vulvar segue tipicamente um curso clínico benigno.

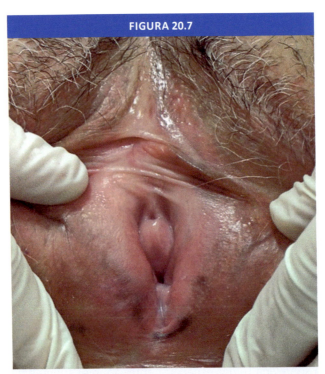

Melanose vulvar.
Fonte: Cardial et al., 2018.

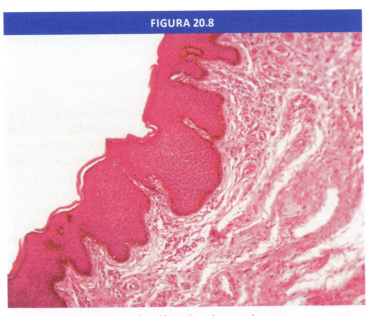

Aspecto histológico da melanose vulvar.
Fonte: acervo da Dra. Fernanda Gonçalves Moya.

Aproximadamente 2% das mulheres adultas têm nevo vulvar, contabilizando 23% de todas as lesões pigmentadas da vulva. O nevo vulvar pode apresentar-se durante a infância. Em adultos, são geralmente encontrados em mulheres na pré-menopausa. Estão mais frequentemente localizados nos lábios maior e menor e no capuz clitoriano. O nevo vulvar comum manifesta-se como máculas simétricas e pápulas achatadas ou arredondadas, com coloração variando de rosa a marrom-escuro/preto, ou raramente, azul. As lesões bem delimitadas, com bordas regulares e diâmetro tipicamente menor que 1 cm (Figura 20.9). O nevo vulvar comum exibe tamanho regular e ninhos de melanócitos uniformemente distribuídos que não mostram atipia (Figura 20.10). Existe um subconjunto de nevo vulvar denominado "nevo melanocítico atípico do tipo genital", que tem apresentação histopatológica mais alarmante com características sobrespostas àquelas do melanoma. Achados incluem ninhos confluentes de melanócitos atípicos irregularmente distribuídos ao longo dos cones epiteliais, disseminação pagetoide focal, envolvimento anexial, perda de coesão celular dando uma aparência pseudovascular, fibrose dérmica e inflamação (Figura 20.11).

Características que distinguem nevo melanocítico atípico do tipo genital de melanoma são maturação dérmica, atividade mitótica rara e ausência de necrose celular e ulceração. Acredita-se que o nevo vulvar siga um curso clínico benigno, mas é prudente examiná-lo periodicamente atentando para qualquer alteração nas características que possa sugerir desenvolvimento de melanoma.

A queratose seborreica também é diagnóstico diferencial. É um tumor benigno comum a partir dos 30 a 40 anos de idade. Clinicamente, caracteriza-se por pápula ou placa circunscrita hipercrômica, com coloração variando do castanho-claro ao escuro ou preto, coberta por escama aderente e graxenta, ou verrucosa, e costuma aparecer em várias regiões do corpo (Figura 20.12).

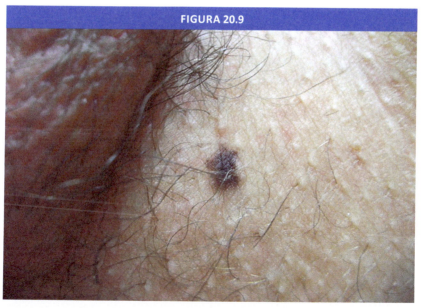

FIGURA 20.9

Nevo melanocítico.
Fonte: Cardial et al., 2018.

FIGURA 20.10

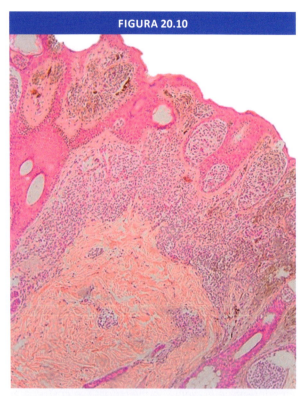

Aspecto histológico do nevo melanocítico: tamanho regular e ninhos de melanócitos uniformemente distribuídos que não mostram atipia.
Fonte: acervo da Dra. Fernanda Gonçalves Moya.

FIGURA 20.11

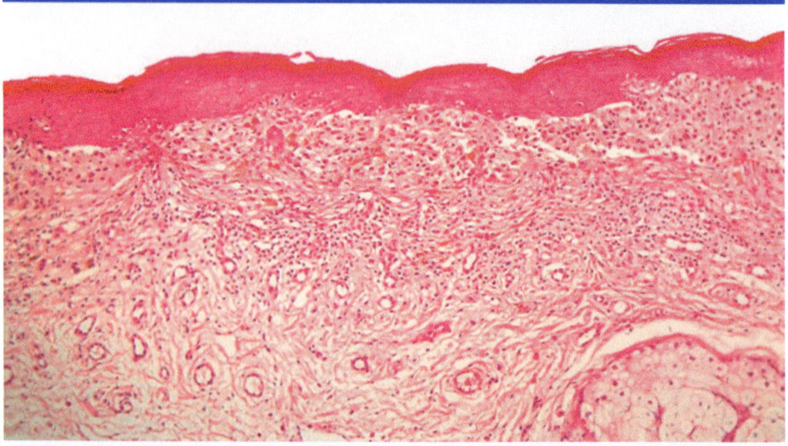

Aspecto histológico do nevo melanocítico atípico.
Fonte: acervo da Dra. Fernanda Gonçalves Moya.

FIGURA 20.12

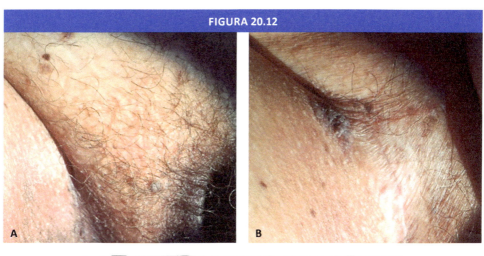

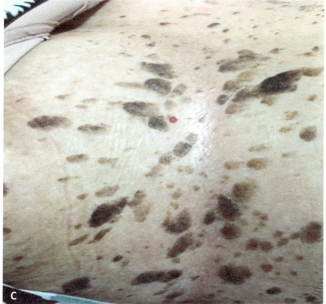

Diagnóstico diferencial: queratose seborreica.
A paciente costuma apresentar a lesão variadas partes do corpo,
como na vulva, tronco, regiões inguinal e inframamária.
Fonte: acervo do Dr. André Luis Ferreira Santos.

Outro importante diagnóstico diferencial é a neoplasia intraepitelial vulvar (NIV), que é uma lesão induzida pelo papilomavírus humano (HPV) e precursora do câncer vulvar. Foi reclassificada pela *International Society for the Study of Vulvovaginal Disease* (ISSVD), em 2015, em lesão de baixo grau (LSIL) e lesão de alto grau (HSIL), seguindo a terminologia LAST (*lower anogenital squamous terminology*). Na Figura 20.13, observam-se lesões hiperpigmentadas em relevo, difusas e com aspecto verrucoso em uma paciente imunossuprimida, diagnosticada através da biópsia como HSIL vulvar.

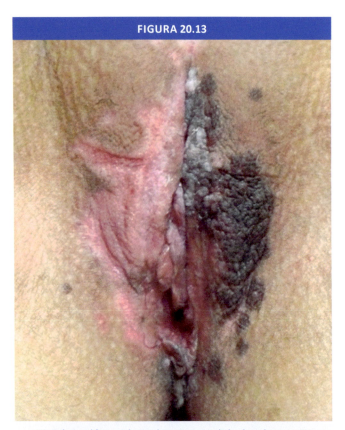

FIGURA 20.13

Diagnóstico diferencial: neoplasia intraepitelial vulvar do tipo HSIL em paciente imunossuprimida em uso de corticosteroide sistêmico por colagenose. À direita, lesão da hemivulva tratada com vaporização a laser de CO_2; à esquerda, aspecto clínico pigmentado da lesão, ainda sem o tratamento.
Fonte: Cardial et al., 2018.

◆ Bibliografia

Alkatout I, Schubert M, Garbrecht N, Weigel MT, Jonat W, Mundhenke C et al. Vulvar cancer: epidemiology, clinical presentation, and management options. Int J Womens Health. 2015; 7:305-13.

Baiocchi G, Duprat JP, Neves RI, Fukazawa EM, Landman G, Guimarães GC et al. Vulvar melanoma: report on eleven cases and review of the literature. Sao Paulo Med J. 2010; 128(1):38-41.

Barros JA, Ushikusa TE, Cardial MFT, Almeida MAPV. Lesões pigmentadas e despigmentadas da vulva. Revista Brasileira de Patologia do Trato Genital Inferior. 2012; 2(3):112-7.

Campaner AB, Fernandes GL, Cardoso FA, Veasey JV. Vulvar melanoma: relevant aspects in therapeutic management. An Bras Dermatol. 2017; 92(3):398-400.

Cardial MFT, Campaner AB, Santos ALF, Speck NMG, Barbosa MTA, Martins CMR. Manual de Diagnóstico e Condutas em Patologia do Trato Genital Inferior. Rio de Janeiro: Atheneu; 2018.

Cichorek M, Wachulska M, Stasiewicz A, Tymińska A. Skin melanocytes: biology and development. Postepy Dermatol Alergol. 2013; 30(1):30-41.

Cinotti E, Couzan C, Perrot JL, Labeille B, Bahadoran P, Puig S et al. Reflectance confocal microscopy for the diagnosis of vulvar naevi: six cases. J Eur Acad Dermatol Venereol. 2016; 30(1):30-5.

Estimativa de Câncer no Brasil. Rio de Janeiro: Instituto Nacional de Câncer / Ministério da Saúde. 2018.

Lotem M, Anteby S, Peretz T, Ingber A, Avinoach I, Prus D. Mucosal melanoma of the female genital tract is a multifocal disorder. Gynecol Oncol. 2003; 88:45-50.

Murzaku EC, Penn LA, Hale CS, Pomeranz MK, Polsky D. Vulvar nevi, melanosis, and melanoma: An epidemiologic, clinical, and histopathologic review. J Am Acad Dermatol. 2014; 71(6):1241-9.

Namikawa K, Aung PP, Gershenwald JE, Milton DR, Prieto VG. Clinical impact of ulceration width, lymphovascular invasion, microscopic satellitosis, perineural invasion and mitotic rate in patients undergoing sentinela lymph node biopsy for cutaneous melanoma: a retrospective observational study at a comprehensive cancer center. Cancer Med. 2018; 7(3):583-93.

NIH Consensus Conference. Diagnosis and treatment of early melanoma. JAMA. 1992; 268:1314-9.

Patrick R, Fenske N, Messina J. Primary mucosal melanoma. J Am Acad Dermatol. 2007; 56:828-34.

Podratz KC, Gaffey TA, Symmons RE, Johanssen KL, O'Brien PC. Melanoma of the vulva. An update. J Ginecol Oncol. 1983; 16:153-68.

Robboy SJ, Mutter GL, Prat J, Bentley RC, Russel P, Anderson MC. Robboy's pathology of the female reproductive tract. 2nd ed. Edinburgh: Churchill Livingstone/Elsevier; 2009. p. 76-81.

Rogers T, Pulitzer M, Marino ML, Marghoob AA, Zivanovic O, Marchetti MA. Early diagnosis of genital mucosal melanoma: how good are our dermoscopic criteria? Dermatol Pract Concept. 2016; 6(4):43-6.

Rohwedder A, Philips B, Malfetano J, Kredenster D, Carlson JA. Vulvar malignant melanoma associated with human papillomavirus DNA. Am J Dermatopathol. 2002; 24:230-40.

Stang A, Streller B, Eisinger B, Jöckel K. Population-based incidence rates of malignant melanoma of the vulva in Germany. Gynecol Oncol. 2005; 96:216-21.

Sugiyama V, Chan J, Shin J, Berek J, Osann K, Kapp D. Vulvar melanoma: a multivariable analysis of 644 patients. Obstet Gynecol. 2007; 110:296-301.

Terlou A, Blok LJ, Helmerhorst TJ, van Beurden M. Premalignant epithelial disorders of the vulva: squamous vulvar intraepithelial neoplasia, vulvar Paget's disease and melanoma in situ. Acta Obstet Gynecol Scand. 2010; 89(6):741-8.

The National Comprehensive Cancer Network. Practice Guidelines in Oncology. Melanoma. Version 1. 2002

Tovo LFR, Belfort FA, Sanches Junior JA. Melanoma cutâneo primário. Rev. Assoc Med Bras. 2005; 51(1).

Trimble EL. Melanomas of the vulva and vagina. Oncology. 1996; 10(7):1017-23.

Verschraegen C, Benjapibal M, Suprakarapongkul W. Vulvar melanoma at the M.D. Anderson Cancer Center: 25 years later. Int J Gynecol Cancer. 2001; 11:359-64.

Wechter ME, Reynolds RK, Haefner HK, Lowe L, Gruber SB, Schwarts JL et al. Vulvar melanoma: review of diagnosis, staging, and therapy. J Low Genit Tract Dis. 2004; 8(1):58-69.

Câncer Vulvar Epitelial

Caetano da Silva Cardial
Sérgio Mancini Nicolau
Débora Terra Cardial

◆ Introdução

A vulva contém aproximadamente 1% da pele do nosso corpo e pode ser acometida por tumores epiteliais, mesenquimais e glandulares. Os tumores malignos da vulva são relativamente raros e afetam mulheres após os 60 anos de idade. Neste capítulo, será abordado exclusivamente o carcinoma espinocelular, um tipo de tumor epitelial maligno.

◆ Incidência

O carcinoma espinocelular da vulva representa 3 a 5% dos tumores malignos da mulher, sendo mais frequente entre a 5ª e 7ª décadas de vida. Dos tumores vulvares, cerca de 90% são do tipo espinocelular e estão associados principalmente ao líquen escleroso nesta faixa etária. A associação do carcinoma com o papilomavírus humano (HPV) ocorre geralmente em mulheres jovens; Rakislova et al., analisando 1.594 casos de câncer vulvar, relacionaram apenas 441 casos ao HPV, ou seja, menos de 30% dos casos e em mulheres com faixa etária mais precoce.

A American Cancer Society estimou para 2019 a incidência de 6.070 casos novos com um número estimado de 1.280 mortes; no Brasil, o Instituto Nacional do Câncer não faz referência à estatística dos casos de neoplasias vulvares.

◆ Quadro clínico

O quadro clínico dos tumores vulvares é variável e com associação de sintomas, os quais podem abranger prurido, nódulos, ulcerações, sangramento e dor (Figuras 21.1 a 21.6). Recentemente, um trabalho realizado no Reino Unido sobre o valor preditivo positivo (PPV) dos sintomas vulvares relacionados ao câncer de vulva mostrou índice de 33% para lesões associadas a sangramento, seguido de 17,9% para lesões com dor.

Muitas vezes, pacientes diabéticas com prurido vulvar têm sua queixa relativizada pela sua doença associada e não são investigadas em relação aos tumores vulvares, entretanto não se deve desvalorizar suas queixas; apesar de ser frequentemente esquecido no exame ginecológico, a inspeção minuciosa da vulva pode revelar alterações não percebidas pela paciente.

FIGURA 21.1

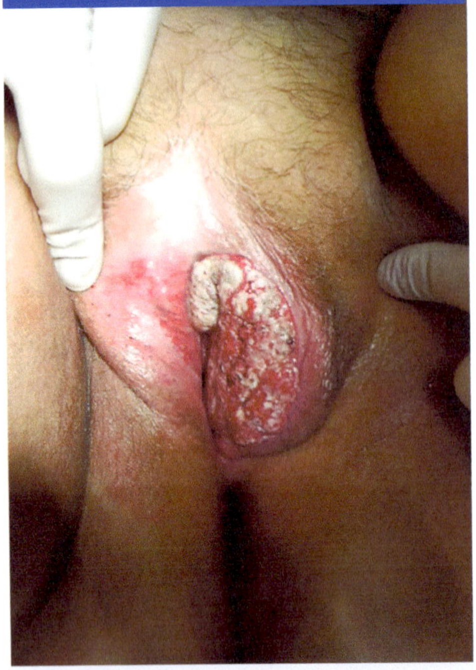

Carcinoma espinocelular de vulva com lesão ulcerada ocupando os lábios à esquerda, com infiltração de clitóris.
Fonte: acervo do Dr. Caetano da Silva Cardial.

FIGURA 21.2

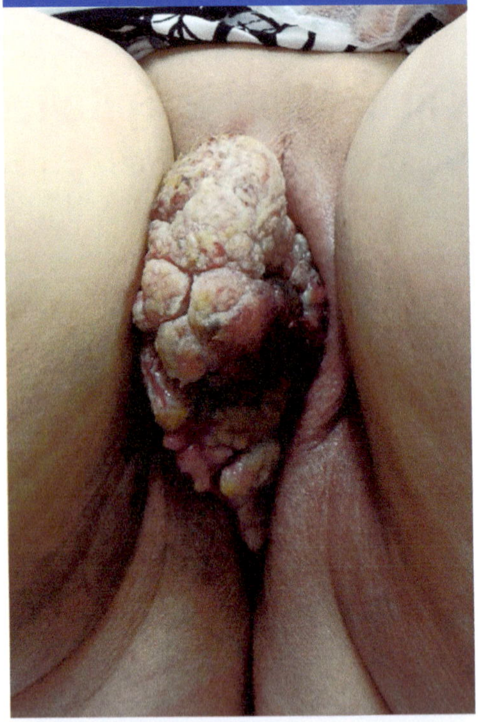

Extenso tumor epitelial da vulva.
Fonte: acervo do Dr. Caetano da Silva Cardial.

FIGURA 21.3

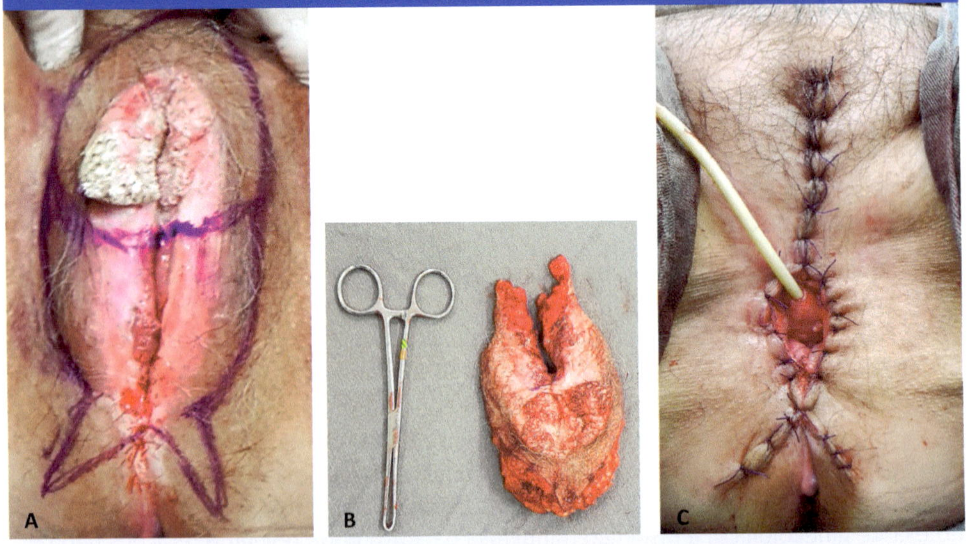

A. Extenso carcinoma espinocelular de vulva. **B.** Peça cirúrgica de vulvectomia. **C.** Resultado imediato da cirurgia.

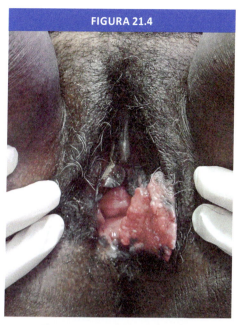

Carcinoma em vulva acometendo o grande e o pequeno lábio esquerdo e a região do introito vaginal.
Fonte: acervo das Dras. Ascencion V. Almeida e Marcia Fuzaro Terra Cardial.)

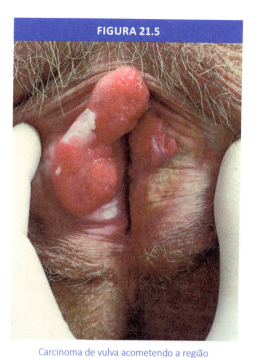

Carcinoma de vulva acometendo a região bilateralmente.
Fonte: acervo das Dras. Ascencion V. Almeida e Marcia Fuzaro Terra Cardial.)

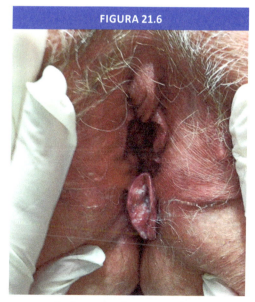

Carcinoma de vulva acometendo as regiões perineal e perianal.
Fonte: acervo das Dras. Ascencion V. Almeida e Marcia Fuzaro Terra Cardial.

♦ Diagnóstico e estadiamento

Nas pacientes com suspeita de câncer vulvar, deve ser realizada biópsia por *punch* dermatológico ou biópsia incisional. A excisão total da lesão deve ser evitada na propedêutica inicial, para não atrapalhar o planejamento cirúrgico futuro. O laudo anatomopatológico da biópsia pré-operatória deve incluir, pelo menos, o tipo histológico e a profundidade da invasão estromal.

Em doentes com lesões vulvares múltiplas, todas as lesões devem ser biopsiadas separadamente, com mapeamento das mesmas. Deve-se proceder detalhadamente ao exame clínico, relatando-se o tamanho da lesão, sua distância até a linha média, verificando-se clitóris, ânus, vagina, uretra, e palpando-se os linfonodos. Deve-se examinar minuciosamente o colo do útero, a vagina e o ânus para se descartar lesões primárias associadas.

Além da palpação dos linfonodos, podem ser realizados exames de imagem, tais como: ultrassonografia das regiões inguinais, tomografia computadorizada (TC) ou ressonância magnética (RM) de pelve ou até mesmo PET-TC ou PET-ressonância; entretanto não há estudos com número suficiente de pacientes que suportem a acurácia desses exames, sendo muitas vezes operador-dependente. A sensibilidade desses exames varia de 40 a 89% e sua especificidade, 27 a 91%.

Nos linfonodos suspeitos à palpação clínica, a realização de biópsia por agulha fina ou por *core-biopsy* poderá ser feita se isso for mudar o plano terapêutico da paciente. O restante do estadiamento, para definir se há doença metastática, poderá ser realizado com TC de tórax ou abdome, se houver suspeita clínica. Normalmente, utiliza-se o sistema TNM ou da International Federation of Gynecology and Obstetrics (FIGO) para o estadiamento do câncer vulvar (Tabela 21.1).

Todos os doentes com câncer vulvar devem ser encaminhados para um centro de oncologia ginecológica para tratamento multidisciplinar.

♦ Tratamento

Cirúrgico

O tratamento do câncer vulvar é realizado de forma multidisciplinar após diagnóstico e estadiamento iniciais, devendo, sempre que possível, ser instituída cirurgia, caso haja condições locais de ressecabilidade e a paciente apresente condições clínicas para tal procedimento. O tratamento cirúrgico deve englobar as áreas de neoplasia intraepitelial vulvar (NIV) adjacentes ou retirá-las com incisões separadas. A avaliação pré-operatória deve incluir o tamanho da lesão, a distância da linha média (se até 1 cm de distância, considerar como lesão da linha média), e a palpação dos linfonodos. Sempre devem ser avaliados o colo do útero, a vagina e o ânus em busca de outras lesões sincrônicas.

Classicamente, o tratamento das lesões vulvares menores que 2 cm eram tratadas por ressecção ampla e das lesões maiores ou iguais a 2 cm eram submetidas à vulvectomia; entretanto, com a publicação recente das diretrizes da Sociedade Europeia de Ginecologia Oncológica, discute-se a indicação da vulvectomia radical *versus* a excisão ampla. Nenhum dos cinco estudos identificados demonstrou diferenças estatisticamente significativas na sobrevida global, na sobrevida livre de doença e nas taxas de recorrência

Tabela 21.1
Estadiamento do câncer vulvar

TNM	FIGO	Definição
TX	–	Tumor primário não pode ser avaliado
T0	–	Sem evidência de tumor primário
Tis	–	Carcinoma *in situ*
T1a	IA	Lesão menor ou igual a 2 cm, confinada à pelve; invasão estromal menor ou igual a 1 mm; linfonodos negativos
T1b	IB	Lesão maior que 2 cm ou invasão estromal maior que 1 mm, confinada a pelve ou períneo; linfonodos negativos
T2	II	Tumor de qualquer tamanho, com extensão para estruturas perineais (terço inferior de uretra, ou vagina, ou ânus)
T3	IVA	Tumor invade uretra superior e/ou vagina, mucosa vesical ou retal, ou está aderido à pelve
NX	–	Linfonodos regionais não podem ser avaliados
N0	–	Sem evidência de metástase linfonodal
N1	III	Metástase para 1 ou 2 linfonodos com as seguintes características:
N1a	IIIA	1 ou 2 linfonodos metastáticos menores que 5 mm
N1b	IIIA	1 linfonodo metastático maior que 5 mm
N2	IIIB	Linfonodos regionais metastáticos com as seguintes características:
N2a	IIIB	3 ou mais linfonodos metastáticos menores de 5 mm
N2b	IIIB	2 ou mais linfonodos metastáticos maiores de 5 mm
N2c	IIIC	Metástase extracapsular
N3	IVA	Linfonodos fixos ou ulcerados
M0	–	Sem metástases a distância
M1	IVB	Metástase a distância, incluindo linfonodos pélvicos

entre os pacientes tratados com as duas formas de cirurgia. O objetivo da excisão é obter margens anatomopatológicas sem tumor. A margem de excisão cirúrgica com pelo menos 1 cm é a recomendada. Também é aceitável considerar margens menos amplas nos casos em que o tumor se localize perto das estruturas da linha média, do clitóris, da uretra e do ânus, visando à preservação das suas funções. Quando a doença invasiva estende-se às margens de excisão anatomopatológica do tumor primário, a reexcisão é o tratamento de escolha.

Como parte da revisão sistemática da Cochrane, van der Velden também avaliou a eficácia e segurança da excisão local radical. Dois estudos observacionais com 94 pacientes (T1N0M0: N = 51; T2N0M0: N = 43) foram incluídos nesta revisão sistemática. Os autores relataram uma taxa de recorrência de 0% e 12%. Nenhuma das pacientes com recidiva local morreu de câncer vulvar após acompanhamento mediano de 38 meses.

O tratamento dos linfonodos deve ser realizado para todos os tumores maiores que T1a, para tumores unifocais menores de 4 cm, sem linfonodos inguinais suspeitos no exame clínico e/ou de imagem; a pesquisa do linfonodo sentinela mostra-se eficaz, sendo o uso de traçador radioativo obrigatório (o uso de corante azul é opcional). A linfocintilografia é aconselhável para identificação pré-operatória, localização e número de linfonodos sentinela.

Ao se tratar um tumor da linha média, a identificação do linfonodo sentinela bilateralmente é obrigatória e nos casos em que não seja possível essa identificação por falha do método, deve-se proceder à linfadenectomia inguinal.

Para tumores maiores ou iguais a 4 cm e/ou em caso de doença invasiva multifocal, a vulvectomia ampliada tem sido evitada cada vez mais, em favor da ressecção ampla e do uso das incisões separadas para a linfadenectomia. Em tumores laterais cuja borda medial é maior que 1 cm da linha média, a linfadenectomia inguinofemoral ipsilateral é recomendada; se estes apresentarem doença metastática a linfadenectomia inguinofemoral contralateral deve ser realizada (ver Figura 21.3).

A equipe multidisciplinar é parte fundamental do tratamento do câncer vulvar, e o uso de técnicas reconstrutivas na reparação da ferida operatória, tanto nos casos precoces como avançados, deve ser utilizada de forma rotineira.

Tratamento adjuvante

O tratamento adjuvante com radioterapia deve ser indicado para as pacientes com mais de um linfonodo comprometido ou extravasamento extracapsular do tumor e deve incluir a área ipsilateral comprometida e a parte distal dos linfonodos ilíacos até o limite superior da bifurcação comum da artéria ilíaca.

Nos casos de margens próximas, o uso de radioterapia adjuvante parece reduzir a incidência de recidivas locais, mas não há consenso sobre a distância ideal das margens. O início do tratamento deve ser o mais breve possível, preferencialmente em até 6 semanas após a cirurgia. Levando-se em consideração as evidências do tratamento de outros carcinomas espinocelulares, como de colo do útero, cabeça e pescoço e canal anal, a quimiossensibilização com cisplatina deve ser cogitada. Somente um estudo com 50 pacientes, de Gill et al., foi identificado. Como parte de uma grande análise de base populacional, os autores avaliaram a quimioterapia adjuvante para pacientes com câncer vulvar que receberam radioterapia adjuvante. Os resultados de quatro outros estudos identificados são limitados, principalmente, pelo pequeno número de pacientes avaliadas. Nenhum estudo incluiu mais de 10 doentes, portanto, até o momento não existem dados suficientes na literatura que comprovem benefícios da quimioterapia adjuvante no tratamento do câncer vulvar.

Quanto à quimioirradiação neoadjuvante, diversos estudos, incluindo uma revisão sistemática da Cochrane, mostram que este é o tratamento de escolha para o carcinoma vulvar localmente avançado em vez da cirurgia exenterativa.

No tratamento das recidivas locais e a distância, em casos passíveis de ressecção, esta é a melhor opção terapêutica. O uso de quimioirradiação ou quimioterapia isolada também pode ser tentado nos casos em que a ressecção não seja possível. Para os casos de metástase a distância, o tratamento quimioterápico paliativo é indicado, entretanto, parece não haver consenso quanto ao esquema terapêutico a ser utilizado.

◆ Acompanhamento

Não há uma sequência de acompanhamento ótimo para o câncer vulvar. O esquema utilizado na Faculdade de Medicina do ABC é o acompanhamento quadrimensal nos primeiros dois anos, semestral entre o terceiro e quinto ano e anual após o quinto ano, realizando-se exame físico completo e solicitação de exames, conforme as queixas da paciente.

◆ Bibliografia

Andrews SJ et al. Therapeutic implications of lymph nodal spread in lateral T1 and T2 squamous cell carcinoma of the vulva. Gynecol Oncol. 1994; 55:41-6.

Burke TW et al. Surgical therapy of T1 and T2 vulvar carcinoma: further experience with radical wide excision and selective inguinal lymphadenectomy. Gynecol Oncol. 1995; 57:215-20.

de Simone CP et al. The treatment of lateral T1 and T2 squamous cell carcinomas of the vulva confined to the labium majus or minus. Gynecol Oncol. 2007; 104:390-5.

di Saia PJ, Creasman WT, Rich WM. An alternate approach to early cancer of the vulva. Am J Obstet Gynecol. 1979; 133:825-32.

Gill BS et al. Impact of adjuvant chemotherapy with radiation for nodepositive vulvar cancer: A National Cancer Data Base (NCDB) analysis. Gynecol Oncol. 2015; 137:365-72.

Han SC, Kim DH, Higgins SA, Carcangiu ML, Kacinski BM. Chemoradiation as primary or adjuvant treatment for locally advanced carcinoma of the vulva. Int J Radiat Oncol Biol Phys. 2000; 47:1235-44.

Jackson KS, Das N, Naik R, Lopes A, Monaghan JM. Contralateral groin node metastasis following ipsilateral groin node dissection in vulval cancer: a case report. Gynecol Oncol. 2003; 89:529-31.

Lawrie TA et al. Sentinel node assessment for diagnosis of groin lymph node involvement in vulval cancer. Cochrane Database Syst Rev. 2014; 6:CD010409.

Mak RH et al. Outcomes after radiation therapy with concurrent weekly platinumbased chemotherapy or every-3-4-week 5- fluorouracil-containing regimens for squamous cell carcinoma of the vulva. Gynecol Oncol. 2011; 120:101-7.

Pecorelli S. Revised FIGO staging for carcinoma of the vulva, cervix, and endometrium. Int J Gynaecol Obstet. 2009; 105:103-4.

Petru E et al. Gynecologic Cancer Intergroup (GCIG) proposals for changes of the current FIGO staging system. Eur J Obstet Gynecol Reprod Biol. 2009; 143:69-74.

Podratz KC, Symmonds RE, Taylor WF, Williams T.J. Carcinoma of the vulva: analysis of treatment and survival. Obstet Gynecol. 1983; 61:63-74.

Rakislova N, Clavero O, Alemany L, Saco A, Quirós B, Lloveras B et al.; VVAP Study Group. Histological characteristics of HPV-associated and-independent squamous cell carcinomas of the vulva: A study of 1,594 cases. Int J Cancer. 2017; 141(12):2517-27.

Selman TJ, Luesley DM, Acheson N, Khan KS, Mann CH. A systematic review of the accuracy of diagnostic tests for inguinal lymph node status in vulvar cancer. Gynecol Oncol. 2005; 99:206-14.

Siegel RL, Kimberly D, Miller KD, Jemal A. Cancer statistics. Cancer J Clin. 2019; 69:7-340.

Shylasree TS, Bryant A, Howells RE. Chemoradiation for advanced primary vulval cancer. Cochrane Database Syst Rev. 2011; (4):CD003752.

Tham KF, Shepherd JH, Lowe DG, Hudson CN, van Dam PA. Early vulval cancer: the place of conservative management. Eur J Surg Oncol. 1993; 19:361-7.

Thomas G, Dembo A, De Petrillo A, Pringle J, Ackerman I, Bryson P et al. Concurrent radiation and chemotherapy in vulvar carcinoma. Gynecol Oncol. 1989; 34(3):263-7.

van der Velden J. Surgical interventions for early squamous cell carcinoma of the vulva. Cochrane Database Syst Rev. 2000; (2):CD002036.

Wiggans A, Coleridge S, Bryant A, Morrison J. Relationship between vulvar symptoms and incidence of vulvar cancer in women referred to a rapid access clinic. Int J Gynaecol Obstet. 2019; 145(3):283-6.

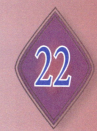

Outras Neoplasias Invasoras

Caetano da Silva Cardial
Sergio Mancini Nicolau
Débora Terra Cardial

Como abordado no Capítulo 21, *Câncer Vulvar Epitelial*, a maioria dos tumores vulvares são constituídos por carcinoma espinocelular. Entre os outros tumores invasivos da vulva, os mais comuns são: a doença de Paget da vulva, o melanoma maligno e os tumores da glândula de Bartholin. Neste capítulo, estas patologias serão discutidas. O melanoma será descrito em outro capítulo.

♦ Doença de Paget invasiva da vulva (DPIV)

Doença rara geralmente acometendo mulheres na pós-menopausa e, na maioria, caucasianas. A localização anatômica mais comum da doença de Paget extramamária é a vulva, seguida pela pele perianal e, menos frequentemente, o escroto, o pênis e a axila (Figuras 22.1 e 22.2).

A doença de Paget foi descrita originalmente envolvendo o mamilo e a aréola, por Sir James Paget em 1874. Foi relatada pela primeira vez em 1901 pelo Dr. Dubreuilh. Apresenta-se geralmente como lesão eczematosa, cor-de-rosa com ilhas brancas de hiperqueratose, acompanhada de prurido. Pacientes com esta doença podem apresentar um segundo tumor primário sincrônico ou metacrônico. Em 4 a 17% dos casos, associa-se a carcinoma subjacente da vulva no diagnóstico inicial.

Além disso, em 11 a 20% dos casos pode-se encontrar outras malignidades envolvendo vagina, útero, ovário, bexiga, reto, cólon, mama, vesícula biliar, fígado ou pele. A triagem rotineira com colonoscopia, citologia oncótica cérvico-vaginal, mamografia e cistoscopia é, portanto, recomendada.

O diagnóstico diferencial com eczema, candidíase, psoríase, líquen, melanoma e até mesmo linfoma de células T cutâneo deve ser confirmado por biópsia da lesão; o exame imuno-histoquímico pode ser usado para distinguir DPIV de seus mimetizadores histológicos. As células de Paget podem ser destacadas pela reação de PAS (do inglês, *periodic acid shiff*) e/ou pela imuno-histoquímica, que geralmente são positivas para citoqueratina (CK) 7 e antígeno carcinoembrionário (CEA). Não expressam marcadores de diferenciação de células escamosas, como P63 e P40; esses marcadores podem ser usados para excluir lesões escamosas intraepiteliais como neoplasia intraepitelial da vulva

(NIV), também conhecida como HSIL, induzida por papilomavírus humano (HPV) com crescimento pagetoide. Entretanto, DPIV pode expressar a P16 e imitar NIV (HSIL), que também expressam P16. As células de Paget não expressam marcadores do melanócitos, tais como mel-A, HMB45 ou S100, o que ajuda a distinguir DPIV do melanoma *in situ*. Células de Paget podem expressar receptores de androgênio, mas em geral são negativas para os receptores de estrogênio e progesterona.

O tratamento da DPIV é cirúrgico, realizando-se excisão ampla em busca de margens livres associada ou não a linfadenectomia inguinofemoral, que é indicada quando a profundidade de invasão é maior que 1 mm ou na presença de linfonodos suspeitos (ver Figuras 22.1 e 22.2). A pesquisa do linfonodo sentinela não apresenta respaldo na literatura sobre sua acurácia em doença de Paget, havendo poucos casos descritos em doença microinvasiva ou com linfonodos suspeitos. Entretanto, com base no conhecimento atual da cirurgia para o câncer vulvar, a microinvasão menor que 1 mm não é indicação para pesquisa do linfonodo sentinela, e a linfadenectomia inguinofemoral uni ou bilateral é indicada nos casos de DPIV com linfonodos suspeitos.

A radioterapia tem sido usada como tratamento de primeira linha somente em um número pequeno de pacientes, sendo escolha alternativa em caso de contraindicação médica ou dificuldades cirúrgicas, por causa da extensão da doença, da posição do tumor, do comprometimento perineal ou da recusa do tratamento cirúrgico pela paciente.

O acompanhamento dessas pacientes ocorre de forma semelhante ao do carcinoma espinocelular da vulva descrito no Capítulo 21, *Câncer Vulvar Epitelial*.

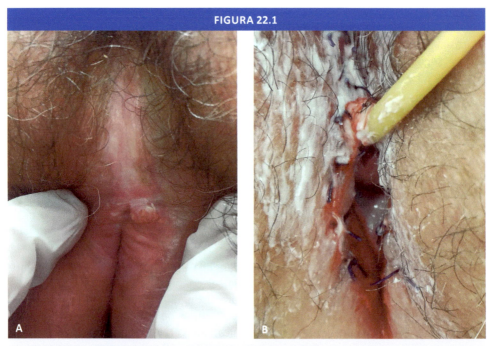

FIGURA 22.1

A. Carcinoma espinocelular em região clitoridiana associado à doença de Paget da vulva.
B. Aspecto imediato após ressecção ampla.
Fonte: acervo dos Drs. Caetano da Silva Cardial, Sérgio Mancini Nicolau e Débora Terra Cardial.

FIGURA 22.2

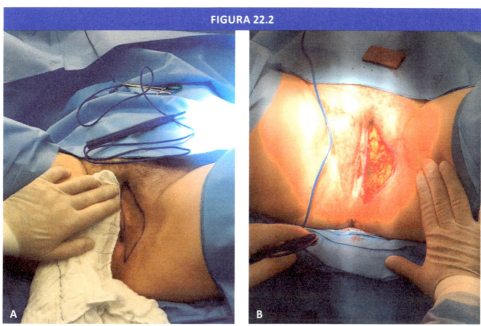
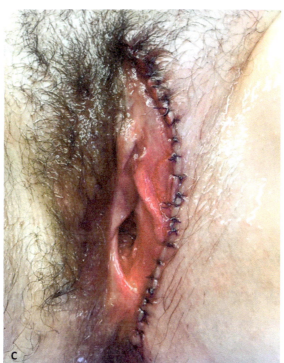

A. Doença de Paget microinvasora acometendo o grande lábio esquerdo. **B.** Ressecção da lesão. **C.** Aspecto imediato da ferida operatória.
Fonte: acervo dos Drs. Caetano da Silva Cardial, Sérgio Mancini Nicolau e Débora Terra Cardial.

◆ Tumores da glândula de Bartholin

Das malignidades vulvares, o carcinoma da glândula de Bartholin (CGB) é extremamente raro. Os critérios para o diagnóstico de CGB foram originalmente descritos por Honan, em 1897, e posteriormente revisados por Chamlian e Taylor para incluir: (a) tumor envolvendo a área da glândula de Bartholin é histologicamente compatível com a origem da glândula; (b) áreas de transição aparente de elementos normais para neoplásicos são encontradas no estudo histológico; (c) não haver nenhuma evidência do tumor preliminar em outra parte.

A apresentação do CGB primário é geralmente tardia, porque as lesões são profundas dentro da vulva e erroneamente diagnosticadas como abscesso ou quisto da glândula. Em geral, o CGB apresenta-se como tumor de crescimento lento com propensão marcada para a invasão perineural e local. Aproximadamente 50% dos casos são de origem escamosa e acredita-se que são oriundos do ducto de Bartholin; os restantes 50% incluem o adenocarcinoma e a carcinoma adenoide cístico, que imita o comportamento do carcinoma da glândula salivar da mesma histologia.

Geralmente ocorrem na 5ª a 6ª décadas de vida e são diagnosticados tardiamente. O seu tratamento não difere muito dos outros tumores vulvares, sendo a ressecção cirúrgica o mais importante no planejamento terapêutico.

Não há dados na literatura sobre pesquisa de linfonodos sentinela nos CGB, e a linfadenectomia deve ser realizada nos casos de linfonodos suspeitos. Apesar de serem diagnosticados em estágios mais avançados, as pacientes com CGB ainda no início parecem ter resultados mais benéficos e taxas de sobrevivência similares às pacientes com carcinoma vulvar.

◆ Bibliografia

Bhalwal AB, Nick AM, dos Reis R, Chen CL, Munsell MF, Ramalingam P et al. Carcinoma of the Bartholin gland: a review of 33 cases. Int J Gynecol Cancer. 2016; 26(4):785-9.

Campaner AB, Cardoso FA, Fernandes GL, Veasey JV. Vulvar melanoma: relevant aspects in therapeutic management. An Bras Dermatol. 2017; 92(3):398-400.

Copeland LJ, Sneige N, Gershenson DM, McGuffee VB, Abdul-Karim F, Rutledge FN. Bartholin gland carcinoma. Obstet Gynecol. 1986; 67(6):794-801.

Cullen W, Carswell R. On melanosis. Trans Med Chir Soc Edinburgh. 1824; 1:264-84.

Diaz de Leon E, Carcangiu ML, Prieto VG, McCue PA, Burchette JL, To G et al. Extramammary Paget disease is characterized by the consistent lack of estrogen and progesterone receptors but frequently expresses androgen receptor. Am J Clin Pathol. 2000; 113(4):572-5.

Dubreuilh W. Paget's disease of the vulva. Br J Dermatol. 1901; 13(11):407-13.

Dunton C, Berd D. Vulvar melanoma, biologically different from other cutaneous melanomas. Lancet. 1999; 354:2013-4.

Feuer GA, Shevchuk M, Calanog A. Vulvar Paget's disease: the need to exclude an invasive lesion. Gynecol Oncol. 1990; 38(1):81-9.

Hewett P. Melanosis of the labium and glands of the groin and pubes. Lancet. 1861; 1.

Hoang LL, Tacha D, Bremer RE, Haas TS, Cheng L. Uroplakin II (UPII), GATA3, and p40 are Highly Sensitive Markers for the Differential Diagnosis of Invasive

Urothelial Carcinoma. Appl Immunohistochem Mol Morphol. 2015.

Jahnke A, Makovitzky J, Briese V. Primary melanoma of the female genital system: a report of 10 cases and review of the literature. Anticancer Res. 2005; 25:1567-74.

Leuchter RS, Hacker NF, Voet RL, Berek JS, Townsend DE, Lagasse LD. Primary carcinoma of the Bartholin gland: a report of 14 cases and review of the literature. Obstet Gynecol. 1982; 60(3):361-8.

Liegl B, Horn LC, Moinfar F. Androgen receptors are frequently expressed in mammary and extramammary Paget's disease. Mod Pathol. 2005; 18(10):1283-8.

Olson DJ, Fujimura M, Swanson P, Okagaki T. Immunohistochemical features of Paget's disease of the vulva with and without adenocarcinoma. Int J Gynecol Pathol. 1991; 10(3):285-95.

Ouldamer L, Chraibi Z, Arbion F, Barillot I, Body G. Bartholin's gland carcinoma: epidemiology and therapeutic management. Surg Oncol. 2013; 22(2):117-22.

Paget J. On disease of the mamary areola preceding cancer of the mammary gland. St Bartholemew Hosp Res Lond. 1874; 10:87-9.

Tebes S, Cardosi R, Hoffman M. Paget's disease of the vulva. Am. J. Obstet.Gynecol. 2002; 187(2):281-3 (discussion 283-4).

Tolia M, Tsoukalas N, Sofoudis C, Giaginis C, Spyropoulou D, Kardamakis D et al. Primary extramammary invasive Paget's vulvar disease: what is the standard, what are the challenges and what is the future for radiotherapy? BMC Cancer. 2016; 16:563.

Urzal C, Rocha M, Sousa R, Aldinhas P, Silva DP. Primary malignant melanoma of the vulva. Acta Obstet Ginecol Port. 2012; 6(2):58-66.

van der Linden M, Meeuwis KA, Bulten J, Bosse T, van Poelgeest MI, de Hullu A. Paget disease of the vulva. Crit Rev Oncol. 2016; 101:60-74.

Yanai H, Takahashi N, Omori M, Oda W, Yamadori I, Takada S et al. Immunohistochemistry of p63 in primary and secondary vulvar Paget's disease. Pathol Int. 2008; 58(10):648-51.

Miscelânea

23

Lana Maria de Aguiar
Marcia Fuzaro Terra Cardial

♦ Introdução

As doenças da vulva apresentam-se como lesões dermatológicas variadas que podem ser tratadas por dermatologistas, ginecologistas e clínicos gerais (médicos da família), sendo, por vezes, necessária uma abordagem multidisciplinar. O exame físico da área anogenital, da boca e de outras regiões do corpo da paciente necessita de consentimento para que se mantenha a dignidade da paciente e para o registro fotográfico pelo profissional.

Dependendo dos sintomas e fatores de risco, o rastreamento de infecção sexualmente transmissível (IST) deve sempre ser considerado. Nos casos de prurido, além da candidíase vulvovaginal, deve-se descartar o diagnóstico de dermatites (eczemas), líquen simples crônico, líquen escleroso, líquen plano, vulvodínia e neoplasia intraepitelial vulvar (NIV).

♦ Edema

O tecido vulvar é elástico e torna-se prontamente edemaciado em doenças sistêmicas como, por exemplo, na insuficiência cardíaca. As reações locais mais frequentes acontecem nas seguintes situações: angioedema, infecções por cândida, dermatites de contato aguda, urticária de contato aguda, seja por sêmen, látex ou outro alérgeno. Ressaltamos que, no caso de alergia ao látex de preservativos, luvas etc., estes devem ser evitados pelo risco de anafilaxia e morte.

O edema pode ocorrer em IST como a donovanose (granuloma inguinal) ou linfogranuloma venéreo, ou em infecções crônicas como na hidradenite supurativa ou doença de Crohn. Pode ser agudo, como em abscesso de Bartholin, candidíase, celulite, dermatite de contato, ou crônico, como ocorre após radioterapia e cirurgia.

Hiperestímulo ovariano é uma situação rara, de patogênese desconhecida e pode ser causa de massivo edema vulvar, desaparecendo após o tratamento da síndrome. A hipoproteinemia com baixa pressão oncótica, consideradas as características típicas do tecido, pode ser a causa do edema vulvar nesta síndrome.

◆ Linfedema

O linfedema é uma condição crônica, grave e progressiva, caracterizada pelo acúmulo de proteínas no interstício em virtude de deficiência do sistema linfático, a qual pode levar ao acúmulo anormal de linfa nos tecidos. Pode ser primário, relacionado à hipoplasia linfática congênita, ou secundário, cujas causas adquiridas podem ser o linfogranuloma venéreo, obstrução por depósitos malignos, efeitos de linfadenectomia, efeitos de radioterapia na região, hidroadenite supurativa e doença de Crohn.

Pequenas linfangectasias aparecem com vesículas reduzidas nas bordas e, às vezes, são confundidas com verrugas. O tecido torna-se endurecido e sujeito a episódios de celulite, o que aumenta o edema (Figura 23.1).

Inicialmente, o tratamento deve ser conservador, com o uso de medicamentos e fisioterapia, reservando-se os procedimentos cirúrgicos a um pequeno número de casos elegíveis, quando o tratamento conservador não apresentou efetivade. O tratamento medicamentoso visa à diminuição do edema e pode-se utilizar a penicilina intravenosa ou eritromicina a longo prazo. O uso de criocautério ou *laser* pode ser efetivo para controlar o aspecto clínico, porém a ressecção cirúrgica pode ser a opção, por exemplo, para a hidradenite supurativa com linfedema associado.

Entretanto, a causa de linfedema mais frequente no mundo é a *filariose*. Pode estar associada a processos neoplásicos, granulomatosos, sequelas de radioterapia, desequilíbrio hidreletrolítico e a processos idiopáticos e afetar qualquer área do corpo. Nos genitais é infrequente, totalizando 0,6% dos linfedemas gerais; pode apresentar dor, infecção recorrente, disfunção sexual e deformidade estética, limitando a mobilidade e a deambulação, além de causar limitações graves funcionais e emocionais para a paciente.

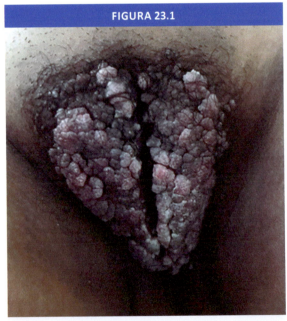

FIGURA 23.1
Linfedema vulvar.
Fonte: acervo da Dra. Lana Maria de Aguiar.

O tratamento cirúrgico é recomendado na falha do clínico e consiste na ressecção da pele e do tecido celular subcutâneo até a fáscia de Beck com posterior enxerto de pele, para se obter resultado estético e funcional.

Nas formas primárias que ocorrem na puberdade e podem estar associadas à hipoplasia linfática congênita, o diagnóstico é clínico e o exame de imagem pode ajudar a descartar processos obstrutivos pélvicos e abdominais e ajudar no planejamento cirúrgico. Em alguns casos, o tratamento pode ser etiológico e medicamentoso, embora na maioria dos casos o cirúrgico seja escolhido em virtude das lesões e dos danos irreversíveis na pele e no tecido celular subcutâneo. O linfedema da hidradenite não tem tratamento etiológico, sendo a única opção a cirurgia.

♦ Trauma

Os traumas podem advir de cicatrizes cirúrgicas, como episiotomia, cirurgia da glândula de Bartholin, cirurgia de Fenton, vulvectomia total ou ressecção parcial para tratamento de neoplasia intraepitelial (NIV) e carcinoma vulvar.

Podem ser originadas também da *dermatite artefacta (DA),* que é uma síndrome psicossomática, constituída por lesões cutâneas produzidas pelo paciente e propositadamente negadas (Münchausen). As lesões são insólitas, de configuração geométrica, aparecimento abrupto, localizadas, preferencialmente, nas partes mais acessíveis da pele e raramente na vulva. Às vezes, a paciente procura simular dermatose ou impede a cura de lesão anterior. Estabelecido o diagnóstico, o tratamento é de âmbito psiquiátrico.

O *pioderma gangrenoso* é uma condição rara que pode comprometer a vulva e mimetizar o artefato. Pode acometer mulheres com artrite reumatoide, colite ulcerativa e em ocorrer associação a distúrbios mieloproliferativos. Apresenta-se como uma úlcera grande, crônica, com bordas foscas e pendentes. O diagnóstico é clínico, uma vez que a histologia é inespecífica. O tratamento é feito com esteroides, dapsona ou minociclina, e ciclosporina, associado ao tratamento da doença de base, quando presente.

Com a progressão das condições, pode surgir úlcera traumática, que, em geral, é linear ou angular, por escoriação profunda, indução não intencional pelo paciente ou pelo médico e por autoindução intencional.

Escoriação profunda

O líquen simples crônico é a causa mais comum de úlceras traumáticas pelo ato da coçadura. Além da terapia padrão para o prurido, o uso de inibidor seletivo de serotonina é recomendado.

Trauma externo reconhecido

Alguns medicamentos podem provocar úlcera, como ácido tricloroacético, fluconazol, imiquimode, bem como nitrogênio líquido, eletrocauterização e ablação a *laser.*

O uso inadequado ou excessivo de produtos de higiene também poderá causar lesão, assim como o uso de fraldas ou absorventes diários. A utilização frequente de hidratante também pode levar a rompimento da pele e formação de erosões e úlceras.

Cirurgias mutiladoras ou reconstrutoras, como a neovagina, podem causar úlceras genitais. Em algumas sociedades (as africanas, por exemplo), praticam-se a clitoridectomia e a reconstrução himenal para preencher um critério sócioultural e religioso.

Trauma externo não reconhecido

Quando a causa do trauma não é conhecida, deve-se excluir autoindução intencional, que ocorre em pacientes que se mutilam por causa emocional e/ou psicológica, e o tratamento é psiquiátrico e não dermatológico ou ginecológico.

♦ Outros pseudotumores da vulva

São assim denominados, pois, à inspeção rápida ou inadequada, assemelham-se a tumores, porém o exame cuidadoso mostrará sua origem, que pode ser prolapso genital, endometriose, carúncula uretral, carúncula himenal, papilomatose vestibular fisiológica e grânulos de Fordyce.

♦ Varizes vulvares

Dilatações venosas que se desenvolvem abaixo da pele, em geral dos grandes lábios. São assintomáticas na maioria das vezes e ocasionalmente aparecem sintomas como dor, incômodo ao caminhar, dispareunia e prurido. Raramente provocam trombose, úlcera ou sangramento e podem também caracterizar-se por pequenos botões isolados.

Ocorre em 4 a 10% das gestantes, especialmente no segundo trimestre, e pode estar associada a varizes de membros inferiores e anomalias vasculares nos lábios, clitóris ou vagina.

Seu diagnóstico é clínico, e o diagnóstico diferencial pode ser cisto, caso se localize em região de vestíbulo. Podem adquirir grandes proporções e, neste caso, o diagnóstico diferencial inclui hérnia; a ultrassonografia de partes moles desta região auxiliará o diagnóstico.

As varizes vulvares podem estar associadas à congestão pélvica, e o conhecimento anatômico é fundamental para o entendimento desta condição. A irrigação arterial e a drenagem venosa provêm do pudendo. A drenagem venosa anterior da vulva ocorre primariamente das veias superficial externa e profunda das pudendas, levando às grandes veias safenas.

As veias labiais são tributárias das veias pudendas internas responsáveis pelo ingurgitamento venoso na fase de excitação sexual. A veia dorsal profunda do clitóris drena os tecidos eréteis do clitóris e esvazia no plexo vesical.

Posteriormente, as veias pudendas internas e a veia obturatória drenam para as veias ilíacas internas e as veias perianais desembocam no tronco crural da safena.

Um estudo usando venografia em 10 puérperas demonstrou quatro principais tributárias responsáveis pelas varizes vulvares:

1. Veias pudendas internas.
2. Veia obturatória.
3. Veias pudendas externas superficiais e profundas
4. Veias do ligamento redondo.

As vísceras pélvicas (bexiga, vagina, útero, ovários, e reto) são cercadas por plexos interconectados formando o plexo pélvico, drenando finalmente para a veia cava inferior através do ovário e das veias ilíacas internas. Notavelmente, a veia ovariana esquerda esvazia-se na veia renal esquerda, e a veia ovariana direita esvazia diretamente na veia cava inferior, predispondo a distúrbios de compressão do lado esquerdo. As anastomoses entre as veias da vulva e as pélvicas justificam a correlação entre varizes pélvicas e vulvares.

Durante a gestação, o tratamento das varizes é conservador e a condição geralmente regride após o parto. Se a variz romper, causando hemorragia, deve-se realizar compressão; se não cessar, a cirurgia é indicada. Pode ser usado agente esclerosante em mulheres sintomáticas e não gestantes. Embolizar artérias é uma opção que pode ser praticada quando em associação ao sintoma de congestão pélvica.

♦ Prolapso de mucosa uretral e carúncula uretral

Prolapso uretral é uma eversão completa circular da mucosa da uretra distal através do meato externo. Pouco frequente, esta condição ocorre nas meninas pré-púberes e mulheres na menopausa. Sua etiologia e fisiopatologia é desconhecida. Há o prolapso congênito, que se deve a mucosa redundante, e o adquirido, que se deve a aumento da pressão abdominal, infecção urinária repetida, traumas, queimaduras, desnutrição, deficiência estrogênica ou abuso sexual. Há, portanto, uma eversão completa circular da mucosa uretral distal através do meato externo (Figura 23.2). O sintoma é sangramento genital. Na pós-menopausa, há disúria, urgência, aumento da frequência miccional,

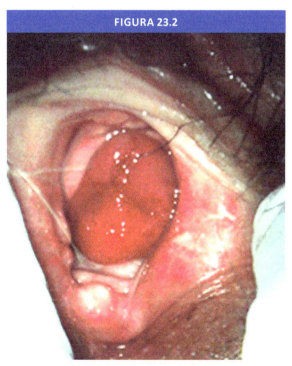

FIGURA 23.2

Prolapso de mucosa uretral.
Fonte: acervo da Dra. Marcia Fuzaro Terra Cardial.

retenção e dispareunia. Se houver isquemia com necrose, a queixa será dor. O diagnóstico é clínico e deve ser diferenciado de carúncula uretral, prolapso vesical, divertículo de uretra, ureterocele e tumor. às vezes, é necessária cistoscopia. O tratamento pode ser conservador, com banhos de assento, cremes estrogênicos e redução manual. Se forem prolapsos grandes e encarcerados, a conduta é a exérse cirúrgica e a sutura de mucosa sã nas bordas da uretra. Pode ser também inserido um cateter uretral e por eletrocoagulação ou criocirurgia, resseca-se a mucosa excedente.

Carúncula uretral é tumor benigno da mucosa uretral sobre uma ectopia uretral, devido a um processo inflamatório local, com aumento de vascularização; é único e localiza-se principalmente no lábio posterior do meato externo. É, portanto, tumor benigno e surge com mais frequência nas mulheres. Ocorre na menacme e pós-menopausa avançada. Sua etiologia é desconhecida, podendo estar relacionada a infecção viral. Clinicamente é um tumor pequeno de 1 cm, séssil ou pediculado, com superfície lisa, rugosa, vermelho brilhante, podendo sangrar facilmente; em geral é assintomático. Quando a carúncula é sintomática, a paciente pode apresentar disúria, mal-estar, dispareunia e sangramento. Seu diagnóstico é clínico, porém pouco frequente, mas deve ser diferencial com malignidade. No diagnóstico diferencial, deve-se pensar em melanoma, linfoma não Hodgkin e tuberculose. O exame histológico revela tecido conjuntivo vascularizado, rodeado por epitélio pavimentoso e infiltrado polimorfo rico em linfócitos. O tratamento será estabelecido apenas nas formas sintomáticas, que, se muito volumosas, serão tratadas com anti-inflamatórios e hormônios tópicos locais antes da exérese. Em meninas, o tratamento é conservador, com pomadas de esteroides, porém as lesões serão extirpadas se levarem muito tempo para curar.

◆ Carúncula himenal

Também denominada carúncula mirtiforme, são restos da membrana himenal e encontram-se ao redor da vagina. Às vezes, apresenta-se como pequenas papilas ou nódulo único isolado, que podem ser uma variante normal do hímen; não é causada por papilomavírus humano (HPV) ou tumores. Tem importância em medicina legal, uma vez que no desgarro himenal, quando as bordas cicatrizam não se unem espontaneamente.

◆ Hematoma vulvar

Definido como coleção localizada de sangue, surge na vulva após parto, cirurgias e traumas. A maior causa está no parto, pois na gestação há congestão vascular. Sua incidência é de 0,8% e ocorre principalmente em acidentes de bicicleta, abuso sexual, coito, quedas e traumas na pelve e pós-cirurgia pélvica, como bartholinectomia. Clinicamente, a paciente pode apresentar-se com dor, aumento de volume e pele azulada na região vulvar (Figuras 23.3 e 23.4). No pós-parto, é importante saber se o hematoma está acima ou abaixo do músculo elevador do ânus, pois poderá haver grande coleção de sangue em fossas isquiorretais e tecidos paravaginais. O diagnóstico é clínico e o seu tratamento vai depender da gravidade e etiologia. Muitas vezes o exame é realizado sob anestesia. Na maioria dos hematomas, o seu tratamento é conservador, com aplicação de gelo, sondagem vesical com sonda de Foley, analgésico e antibióticos. Porém, se o hematoma continuar crescendo ou houver instabilidade hemodinâmica, a drenagem, com hemostasia dos vasos sangrantes, será o tratamento. Algumas vezes, em vez da cirurgia poderá ser feita embolização arterial seletiva.

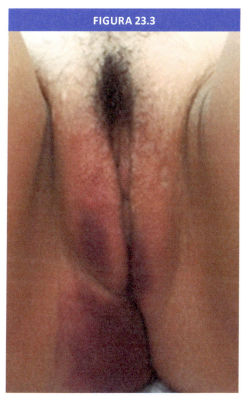
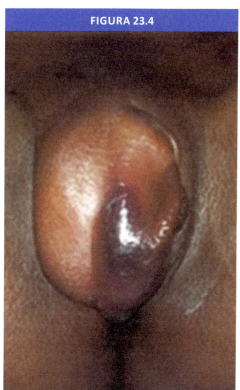

Equimose na vulva.
Fonte: acervo da Dra. Lana Maria Aguiar.

Hematoma vulvar.
Fonte: acervo da Dra. Lana Maria Aguiar.

♦ Tumores não vulvares observados na vulva

Tumores de órgãos vizinhos podem ser observados na vulva, como cistos do canal de Nuck, pólipos, tecidos ectópicos, mama, glândulas salivares e tumor veloso de reto. *Cisto do canal de Nuck* ou hidrocele é o resultado de invaginação do peritônio parietal no canal inguinal. Pouco frequente, aparece em mulheres jovens. Clinicamente, é um tumor inguinal ou do lábio maior. Para diagnosticá-lo, o ideal é usar exames de imagem, e no diagnóstico diferencial, incluem-se hérnias, aneurismas, linfonodos, neoplasias e cistos da glândula de Bartholin (Figura 23.5). Seu tratamento é cirúrgico, para redução completa do conduto de Nuck.

♦ Hemangioma vulvar

Neoplasia benigna que pode afetar a vulva, provocada por uma alteração na angiogênese com proliferação dos elementos vasculares. Aparece após o nascimento e evolui por anos. Embora raro, é motivo de consulta psicológica e pode causar disfunção e problemas emocionais. Muitos hemangiomas involuem espontaneamente, no entanto, outros crescem, sangram e ulceram. O tratamento cirúrgico isolado é indicado para casos de lesões sintomáticas e refratárias. *Hemangioma infantil* é o mais comum dos tumores

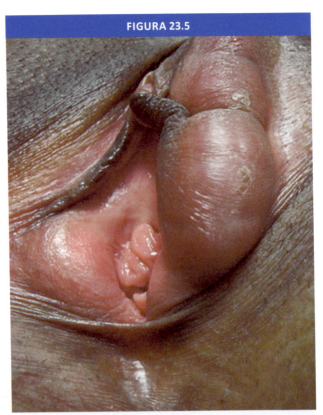

Cisto da glândula de Bartholin complicado.
Fonte: acervo da Dra. Lana Maria Aguiar.

vasculares da infância. Na maioria das vezes, não há necessidade de tratamento cirúrgico. Os medicamentos incluem tratamento tópico com corticosteroides, imiquimode e timolol. O tratamento sistêmico inclui glicocorticoides tópicos ou intralesionais, interferona ou vincristina, *laser* ou combinação desses tratamentos. Propranolol também mostrou-se efetivo no tratamento do hemangioma infantil. Apesar dos efeitos colaterais, como hipoglicemia, obstrução brônquica, hipotensão, transtornos do sono, distúrbios gastrintestinais, ele foi usado em crianças com bons resultados. Atenolol também pode ser empregado na dose de 1 mg/kg/dia durante 6 meses ou 2 mg/kg/dia a cada 3 dias por 6 meses.

◆ Angioqueratomas de vulva

Malformações de vasos da derme superficial; são benignos e não requerem tratamento, a não ser que sangrem. Ocorrem em mulheres de mais idade e são extremamente raros na infância. São pequenas pápulas de 1 até 5 mm de diâmetro, superfície hiperqueratótica, número variável, cor roxo-violácea a preta, podem sangrar ao contato ou a traumas, em geral assintomáticos. Seu diagnóstico é clínico e deve ser diferenciado de verrugas genitais (condilomas), melanoma, nevos e varizes. O tratamento apenas será realizado se a paciente assim o desejar, podendo ser utilizados *laser* de CO_2 (Figura 23.6), exérese com radiofrequência, eletrocoagulação ou criocirurgia.

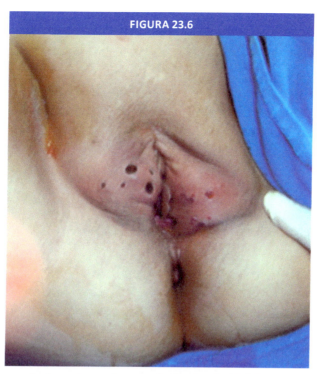

Angioqueratoma vulvar: vaporização a *laser* de CO_2 à direita.
Fonte: acervo da Dra. Marcia Fuzaro Terra Cardial.

♦ Enfermidades sistêmicas com manifestações na vulva

São numerosas as ocasiões em que doenças sistêmicas se manifestam na vulva, e não somente as doenças de pele, mas também de outros órgãos. Podem aparecer distúrbios ulcerativos, como o da doença de Behçet, doença de Crohn, líquen plano, pênfigo, doença de Darier, entre outras. As enfermidades não ulcerativas também podem ser manifestação de doenças sistêmicas, como psoríase, dermatite seborreica, acantose nigricante, edema, reação a fármaco. Para o diagnóstico, devem-se analisar os sintomas por meio de completo exame físico da paciente, além da avaliação de outros especialistas.

♦ Bibliografia

Aharzúa-Araya A, Navarrete-Dechent CP, Heusser F, Retamal J, Zegpi-Trueba MS. Atenolol versus propranolol for the treatment of infantile hemangiomas: a randomized controlled study. J Am Acad Dermatol. 2014; 70(6):1045-9.
Cohen PR. A case report of scrotal rejuvenation: laser treatment of angiokeratomas of the scrotum. Dermatol Ther (Heidelb). 2019; 9(1):185-92.
Edward L, Lynch PJ (Eds.). Genital Dermatology Atlas. 2nd ed. Philadelphia: Lippincott Williams & Wilkins; 2011.
Garay M de LA. Vulvar normal y patológica. 2017.
Kim AS, Greyling LA, Davis LS. Vulvar varicosities: a review. Dermatol Surg. 2017; 43:351-6.
Marchiletti C. Enfermedades de la vulva – un enfoque interdisciplinario. Ediciones Journal; 2018.
Silva JMD, Calife ER, Cabral JVS, Andrade HPF, Gonçalves AK. Vulvar hemangioma: case report. Rev Bras Ginecol Obstet. 2018; 40(6):369-71.

Atrofia Genital e Novas Tecnologias para Seu Tratamento | *Laser* de CO_2 Fracionado

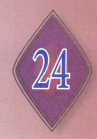

Marcia Fuzaro Terra Cardial
Vera Lucia Cruz

♦ Introdução

A síndrome geniturinária da menopausa (SGM), como o nome indica, é uma condição que surge antes ou após a menopausa e caracteriza-se por secura, irritação, dor ao ato sexual, flacidez da mucosa vaginal, podendo associar-se à incontinência urinária. A fisiopatologia consiste na redução do estrogênio local, causando diminuição nas camadas do epitélio vaginal e no aporte sanguíneo local, que influencia diretamente na elasticidade, lubrificação e espessura da parede. Nesse processo, ocorre a substituição dos fibroblastos, responsáveis pela produção do ácido hialurônico, por fibrócitos quiescentes inativos e produção de colágeno tipos I e III do tecido conjuntivo, ocasionando o quadro anteriormente denominado atrofia vulvovaginal (VVA – do inglês, *vulvo-vaginal atrophy*).

A mucosa vaginal, com menor lubrificação, nutrição e maior fragilidade, torna-se suscetível às infecções, devido ao declínio de lactobacilos produtores de ácido láctico, com consequente aumento do pH local e baixo teor de água no tecido conjuntivo, proporcionando maior dificuldade na migração de linfócitos da lâmina própria.

A alcalinização do meio e da mudança da microbiota vaginal pode resultar em conteúdo vaginal amarelo purulento, associado ou não a ardor, caracterizando a vaginite atrófica. A forma grave desta pode mimetizar a vaginite inflamatória descamativa (Figura 24.1) nas mulheres com hipoestrogenismo. O exame microscópico a fresco, bem como os sinais e sintomas, pode ser muito semelhante nas duas condições, mas a resposta favorável aos estrogênios locais favorece o diagnóstico de vaginite atrófica.

A atrofia urogenital é a principal queixa da SGM e a segunda queixa mais frequente na menopausa, relada em aproximadamente 60% das mulheres, logo a seguir aos sintomas vasomotores. Afeta as mulheres na pré e pós-menopausa (em qualquer idade) e torna-se mais evidente quatro a cinco anos após menopausa, tendendo a ser progressiva, diferentemente dos sintomas vasomotores. Apesar de ser o sintoma inicial desse período, as mulheres nem sempre procuram aconselhamento e orientação para o problema, segundo o Consenso da Sociedade Inglesa de Menopausa (BMS – do inglês, *British Menopause Society*). As mulheres afetadas preferem não falar sobre o problema, por considerá-lo parte integrante do envelhecimento.

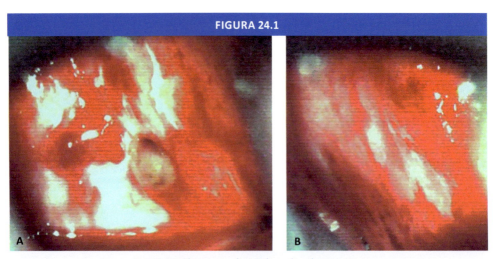

FIGURA 24.1

Vaginite atrófica grave adquirindo caráter descamativo.
Fonte: acervo da Dra. Márcia Fuzaro Terra Cardial.

Os sintomas mais comuns são ressecamento, incontinência urinária de urgência, dispareunia, irritação local e até sangramento da mucosa, fibrose e estenose de introito, e podem levar a problemas nos relacionamentos, à perda de intimidade entre os casais e limitar hábitos de vida saudável, como é o caso da atividade física, já que o próprio movimento pode causar desconforto, em casos mais acentuados.

O papel da secura vulvovaginal é um importante fator de risco subestimado na evolução, no diagnóstico e na conduta das lesões precursoras do câncer de colo de útero, devido à possibilidade de penetração viral pelas microfissuras vaginais decorrentes da atrofia, bem como ser a causa de resultado citológico falso-positivo e até dificultar a abordagem cirúrgica. Portanto, o tratamento desta condição assume um papel importante na prevenção de doenças e na melhora da qualidade de vida da mulher. As indicações para o tratamento da SGM são ressecamento, ardência, dispareunia, sinais de atrofia vaginal (palidez, estreitamento, encurtamento vaginal), infecção do trato urinário (ITU) e cistites de repetição, noctúria e urgência urinária típicas da menopausa.

Pode-se utilizar hormônio tópico para o alívio dos sintomas, o que promove a recuperação da integridade epitelial; hidratantes não hormonais e ácido hialurônico, na apresentação creme; e em breve estará no mercado nacional nova substância hormonal com efeito androgênico, que poderá representar uma alternativa válida no tratamento da SGM. Também ganham espaço novas modalidades terapêuticas com base em energia, como o *laser* de CO_2, *laser* de érbio, radiofrequência fracionada ablativa e não ablativa, fototerapia, Ultrassom microfocado. Neste capítulo, será abordada a modalidade *laser* de CO_2.

O *laser* de CO_2 fracionado desponta como uma técnica minimamente ou não invasiva com emissão de energia sobre a vulva e a parede vaginal para melhora das disfunções urogenitais. É uma alternativa inovadora para as mulheres que tenham contraindicação ou baixa adesão ao uso contínuo de estrogênio local (Figura 24.2).

O procedimento é ambulatorial e geralmente indolor, realizado normalmente em duas a três sessões mensais e uma sessão de manutenção a cada 12 ou 18 meses. Tem-se mostrado seguro e eficaz, podendo melhorar a vida sexual das mulheres na menopausa.

FIGURA 24.2

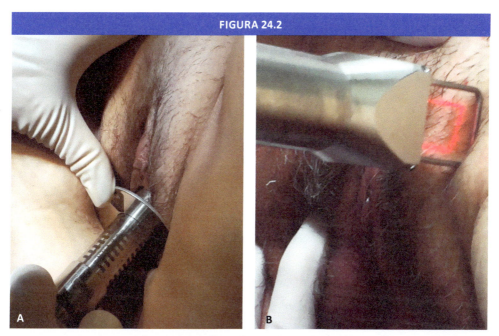

Aplicação de *laser* de CO_2 fracionado em vagina e vulva.
Fonte: acervo da Dra. Marcia Fuzaro Terra Cardial.

O *laser* de CO_2 fracionado emite microfeixes de luz e, por ter grande afinidade pela água presente na pele, promove aquecimento rápido, vaporização e destruição da pele em "colunas térmicas", reduzindo o tempo de recuperação pós-procedimento. A energia que é emitida em colunas propaga-se lateralmente, resultando em remodelação e contração do colágeno, aumento da densidade das fibras elásticas e de elastina, proporcionando maior firmeza da pele (efeito *lifting*, . Recentemente denominamos esse processo de recuperação vulvovaginal (Figura 24.3).

Ocorre, portanto, efeito térmico sobre as paredes vaginal e vulvar, que promove estímulo e replicação de fibroblastos associados à síntese de colágeno, propiciando remodelação tissular com recuperação do trofismo e da função das estruturas da parede vulvovaginal. A maior produção de proteoglicanos ocasiona aumento da capacidade de retenção de água pela mucosa vaginal e a ampliação na produção de elastina melhora a elasticidade, enquanto a vasodilatação local resultante dessa aplicação melhora a irrigação sanguínea do tecido. O resultado é uma mucosa mais hidratada, elástica e vascularizada, como pode-se observar na Figura 24.4.

A ação microablativa estimula a remodelação tecidual por meio da ativação de proteínas denominadas *heat shock protein*, principalmente a 47 (HSP47) nos fibroblastos, estimulando, assim, a síntese de colágeno, ácido hialurônico, glicosaminoglicanos e proteoglicanos, elastina e glicoproteínas. Pode-se observar na Figura 24.5 a recuperação do epitélio vaginal após a aplicação do *laser* de CO_2 na vagina. Após o tratamento usual da vaginite inflamativa descamativa com hidrocortisona e clindamicina tópicas e manutenção com estrogênios locais, houve recorrência (em virtude de sua condição crônica), sendo realizada a terapia com *laser* de CO_2, com recuperação da mucosa em 20 dias.

FIGURA 24.2

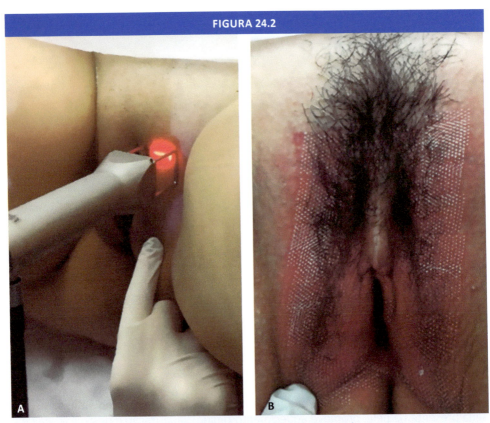

Aplicação de *laser* de CO_2 fracionado em vagina e vulva.
Fonte: acervo da Dra. Marcia Fuzaro Terra Cardial.

FIGURA 24.4

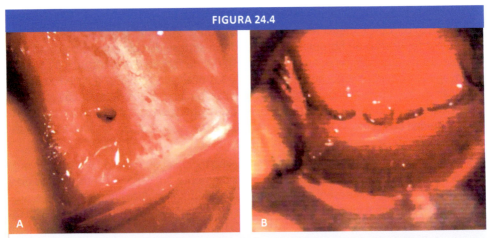

Laser de CO_2 fracionado para tratamento da atrofia vaginal: antes (**A**) e depois (**B**).
Fonte: acervo da Dra. Marcia Fuzaro Terra Cardial.

FIGURA 24.5

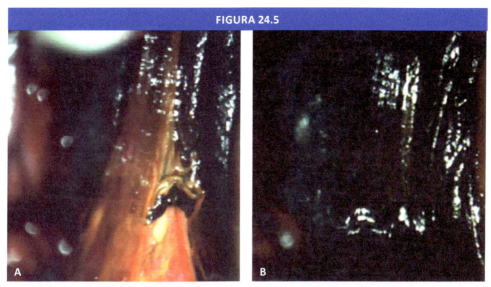

Vaginite inflamatória descamativa: antes (**A**) e após (**B**) aplicação de *laser* de CO_2 fracionado. Visualização após aplicação de lugol.
Fonte: acervo da Dra. Marcia Fuzaro Terra Cardial.

Estudos recentes demonstram que o início da restauração aparece muito precocemente a partir dos mecanismos de diferenciação e maturação das células epiteliais, com aumento de fator de transformação do crescimento beta (TGF-β), que é uma proteína que controla a proliferação, a diferenciação celular e outras funções na maioria das células, sendo importante na resposta inflamatória e na fibrogênese, estimula a síntese de proteínas da matriz, como o colágeno. Também aumenta a atividade angiogênica estimulante do fator de crescimento fibroblástico básico (bFGF), com migração e proliferação de células endoteliais, do fator de crescimento epidérmico (EGF) que estimula a reepitelização, do fator de crescimento plaquetário (PDGF), que estimula fibroblastos a produzirem componentes da matriz extracelular e do fator de crescimento endotelial (VEGF), que regula a vasculogênese. Todos sinergicamente ativam os fibroblastos a produzirem novo colágeno e outros componentes da matriz extracelular e iniciam imediatamente após a irradiação de *laser* em até 30 dias (Figura 24.6).

O *laser* é bem tolerado e pode aumentar a espessura do epitélio escamoso e melhorar a vascularização da vagina. Foi relatado aumento da produção de colágeno e matriz extracelular, juntamente com o acréscimo da espessura do epitélio vaginal e a formação de nova papila. Essas mudanças morfológicas provavelmente aliviam os sintomas de secura, dispareunia e irritação. Tem-se mostrado efetivo e seguro, podendo melhorar a vida sexual das mulheres na menopausa (Figura 24.7).

Em 2015, Salvatore et al. analisaram a literatura sobre a segurança e eficácia do uso de *laser* de CO_2 pulsado para o tratamento da VVA. Estudos observacionais prospectivos demonstraram alterações histológicas após seu uso vaginal em condições atróficas. Três estudos observacionais diferentes relataram uma melhora significativa da VVA avaliada subjetivamente (com uma escala analógica visual de 10 pontos) e objetivamente (pelo Índice de Saúde Vaginal) após um ciclo de três tratamentos de *laser*

FIGURA 24.6

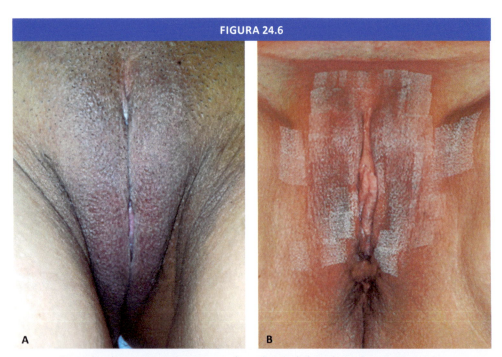

Exame da vulva antes e imediatamente após a aplicação do *laser* de CO_2 fracionado em vulva.
Fonte: acervo da Dra. Marcia Fuzaro Terra Cardial

FIGURA 24.7

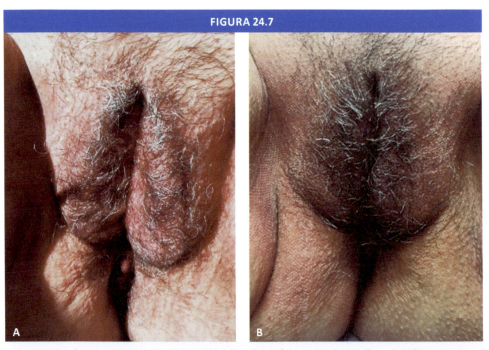

Aspecto da vulva antes e após 30 dias da terapia com *laser* de CO_2 fracionado vulvar: melhora do trofismo da pele.
Fonte: acervo da Dra. Marcia Fuzaro Terra Cardial.

de CO_2 fracionado. A função sexual avaliada pelo Índice de Função Sexual Feminina (FSFI) e a qualidade de vida (avaliada com o questionário SF12) melhoraram significativamente. Não foram relatadas complicações ou efeitos colaterais durante ou após o procedimento a *laser* que foi realizado em ambiente ambulatorial. Entretanto faltam estudos de controle randomizados e controlados sobre a duração da terapia. A avaliação de 77 mulheres pelo mesmo questionário levou os autores a concluírem que o tratamento com *laser* de CO_2 fracionado microablativo está associado a uma melhoraa significativa da função sexual e da satisfação com a vida sexual em mulheres pós-menopáusicas com VVA.

Em 2016, Pagano et al. estudaram 26 mulheres afetadas por tumores de mama com receptores hormonais positivos. Os sintomas de VVA foram tratados com o sistema fracionado de *laser* de CO_2 microablativo. Repetiram o procedimento a cada 30 a 40 dias, em um total de três ciclos. As pacientes foram submetidas a exame ginecológico e questionários de escala analógica visual completos, projetados para avaliar (1) o grau de sintomas e (2) desconforto relacionado ao procedimento. O tratamento resultou em regressão significativa de sintomas de VVA e desconforto relacionado ao procedimento *versus* linha de base anterior ao tratamento.

Em 2017, Filippini e al. avaliaram 386 mulheres com VVA na menopausa, tratadas com três sessões de *laser* fracionado microablativo de CO_2. Após três sessões, as pacientes relataram melhora completa dos sintomas de secura em 59,94%; ardor em 56,26%; dispareunia em 48,75%; coceira em 56,37%; dor em 73,15% e vestibulodínia em 48,79%. Concluíram que o *laser* de CO_2 microablativo fracionado parece reduzir os sintomas relacionados à atrofia vaginal e que os efeitos benéficos foram relatados logo após a primeira sessão e confirmados 12 meses após a última sessão.

Recentes estudos introduziram o *laser* de CO_2 como alternativa ao procedimento cirúrgico (por ser opção de tratamento pouco invasiva) para incontinência urinária de esforço (IUE), com o objetivo de fortalecer as camadas fibromusculares suburetral e pubocervical, juntamente com seus suportes fasciais circundantes, uma vez que a associação entre IUE e colágeno está bem estabelecida. Os níveis de expressão de colágeno tipos I e III são significativamente menores em pacientes com IUE quando comparados ao grupo-controle ($p < 0,01$), bem como na fáscia pubocervical de mulheres incontinentes. A falta de suporte hormonal na menopausa diminui a reserva de colágeno, o que é uma possível explicação para o insucesso de muitos procedimentos cirúrgicos em uroginecologia com recorrência frequente dos sintomas.

Exame histológico realizado antes e após o tratamento da incontinência urinária por *laser* mostrou sinais de neocolagênese, neoangiogênese, elastogênese, redução do epitélio, degeneração e atrofia, e aumento na população de fibroblastos da parede vaginal. A energia pulsátil do *laser* pode ampliar as estruturas e estimular nova formação de colágeno em pele e mucosa, como pode ser observado na Figura 24.8.

No Brasil, foram realizados dois ensaios clínicos que demonstraram a eficácia do *laser* na SGM. Cruz et al. realizaram um estudo duplo-cego randomizado, placebo controlado, comparando o *laser* de CO_2 fracionado *versus* estriol tópico e a combinação de ambos. Os autores mostraram que o *laser* de CO_2 fracionado tem eficácia semelhante ao estrogênio local na melhora da saúde vaginal e no índice de maturação vaginal, e que a combinação de *laser* e estriol local tiveram maior eficácia na melhora da dispareunia utilizando o *índice da função sexual feminina* (FSFI), durante as 20 semanas da pesquisa.

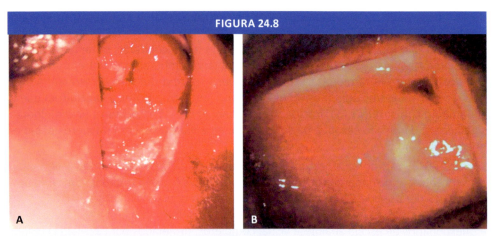

FIGURA 24.8

Síndrome geniturinária da menopausa e prolapso uretral antes e após aplicação de *laser* de CO_2. Houve melhora clínica de perda urinária, da atrofia vaginal e reepitelização da ectopia uretral.
Fonte: acervo da Dra. Marcia Fuzaro Terra Cardial.

Em 2019, Politano et al. avaliaram comparativamente o *laser* de CO_2 fracionado com o promestrieno e o lubrificante vaginal em um ensaio clínico randomizado analisando o Vaginal Health Index, índice de maturação vaginal, e a função sexual através de um questionário (FSFI). Eles demonstraram que o uso de *laser* de CO_2 apresentou melhores resultados que o promestrieno e o lubrificante no tratamento da SGM.

Em conclusão, o uso do *laser* tem importante papel terapêutico em várias condições médicas e recentemente mostrou benefícios no tratamento não hormonal da SGM, como uma opção não invasiva para o tratamento da atrofia e da incontinência urinária de estresse (SUI). Induz alterações morfológicas nos tecidos vaginais podendo aliviar a secura vaginal e a dispareunia, melhorar a SUI, bem como o prolapso vaginal, sendo uma alternativa segura e eficaz à terapia de reposição hormonal (TH) para a SGM.

♦ Bibliografia

Arunkalaivanan A, Kaur H, Onuma O. Laser therapy as a treatment modality for genitourinary syndrome of menopause: a critical appraisal of evidence. Int Urogynecol J. 2017; 28(5):681-5.

Cruz VL, Steiner ML, Pompei LM, Strufaldi R, Fonseca FLA, Santiago LHS et al. Randomized, double-blind, placebo-controlled clinical trial for evaluating the efficacy of fractional CO_2 laser compared with topical estriol in the treatment of vaginal atrophy in postmenopausal women. Menopause. 2018; 25(1):21-8.

Filippini M, Del Duca E, Negosanti F, Bonciani D, Negosanti L, Sannino M et al. Fractional CO_2 laser: from skin rejuvenation to vulvo-vaginal reshaping. Photomed Laser Surg. 2017; 35(3):171-5.

Gambacciani M, Palacios S. Laser therapy for the restoration of vaginal function. Maturitas. 2017; 99:10-5.

Goncharenko V, Bubnov R, Polivka Jr. J, Zubor P, Biringer K, Bielik T et al. Vaginal dryness: individualised patient profiles, risks and mitigating measures. EPMA J. 2019; 10(1):73-9.

Hutchinson-Colas J, Segal S. Genitourinary syndrome of menopause and the use of laser therapy. Maturitas. 2015; 82(4):342-5.

Lima-Silva J, Tavares S, Vieira-Baptista P, Beires J. Vaginite inflamatória descamativa. Acta Obstet Ginecol Port. 2016; 10(4).

Management of symptomatic vulvovaginal atrophy: 2013 position statement of The North American Menopause Society. Menopause: The Journal of The North American Menopause Society. 2013; 20(9): 888-902.

Pagano T, De Rosa P, Vallone R, Schettini F, Arpino G, De Placido S et al. Fractional microablative CO_2 laser for vulvo-vaginal atrophy in women treated with chemotherapy and/or hormonal therapy for breast cancer: a retrospective study. Menopause. 2016; 23(10):1108-13.

Perino A, Calligaro A, Forlani F, Tiberio C, Cucinella G, Svelato A et al. Vulvo-vaginal atrophy: a new treatment modality using thermo-ablative fractional CO_2 laser. Maturitas. 2015; 80(3):296-301.

Pieralli A, Fallani MG, Becorpi A, Bianchi C, Corioni S, Longinotti M et al. Fractional CO2 laser for vulvovaginal atrophy (VVA) dyspareunia relief in breast cancer survivors. Arch Gynecol Obstet. 2016; 294(4):841-6.

Pitkin J; British Menopause Society medical advisory council. BMS- Consensus statement. Post Reprod Health. 2018; 24(3):133-8.

Politano CA, Costa-Paiva L, Aguiar LB, Machado HC, Baccaro LF. Fractional CO_2 laser versus promestriene and lubricant in genitourinary syndrome of menopause: a randomized clinical trial. Menopause. 2019; 26(8):833-40.

Portman DJ, Gass MLS. Vulvovaginal Atrophy Conference Panel Genitourinary syndrome of menopause: new terminology for vulvovaginal atrophy from the International Society for the Study of Women's Sexual Health and The North American Menopause Society. Climacteric. 2014; 17:557-63.

Salvatore S, Athanasiou S, Candiani M. The use of pulsed CO_2 lasers for the treatment of vulvovaginal atrophy. Curr Opin Obstet Gynecol. 2015; 27(6):504-8. Review. Erratum in: Curr Opin Obstet Gynecol. 2017; 29(4):282.

Salvatore S, Nappi RE, Parma M, Chionna R, Lagona F, Zerbinati N et al. Sexual function after fractional microablative CO_2 laser in women with vulvovaginal atrophy. Climacteric. 2015; 18(2):219-25.

Salvatore S, Stavros A, Massimo C. The use of pulsed CO_2 lasers for the treatment of vulvovaginal atrophy Curr Opin Obstet Gynecol. 2015; 27(6):504-8.

Siliquini GP, Tuninetti V, Bounous VE, Bert F, Biglia N. Fractional CO_2 laser therapy: a new challenge for vulvovaginal atrophy in postmenopausal women. Climacteric. 2017; 20(4):379-84.

Sokol ER, Karram MM. An assessment of the safety and efficacy of a fractional CO_2 laser system for the treatment of vulvovaginal atrophy. Menopause. 2016; 23(10):1102-7.

Sokol ER, Karram MM. Use of a novel fractional CO_2 laser for the treatment of genitourinary syndrome of menopause; 1-year outcomes. Menopause. 2017; 24;810-4.

Srisukho S, Pantasri T, Piyamongkol W, Phongnarisorn C, Morakote N. The experience of genitourinary syndrome of menopause (GSM) among Thai postmenopausal women: the non-reporting issue Int Urogynecol J. 2019; 30(11):1843-7.

Tzur T, Yohai D, Weintraub AY. The role of local estrogen therapy in the management of pelvic floor disorders. Climacteric. 2016; 19:162-71.

Zerbinati N, Serati M, Origoni M, Candiani M, Iannitti T, Salvatore S. Microscopic and ultrastructural modifications of postmenopausal atrophic vaginal mucosa after fractional carbon dioxide laser treatment. Lasers in Medical Science. 2014; 30(1):429-36.

Radiofrequência Linear Contínua, Pulsada e Fracionada Microablativa | Aplicações Vulvovaginais

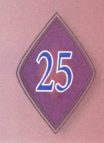

Márcia Farina Kamilos
Adriana Bittencourt Campaner

◆ Introdução

A radiofrequência (RF), também denominada eletrocirurgia de alta frequência, é um processo de corte e/ou coagulação do tecido biológico que utiliza corrente alternada, na qual a polaridade se alterna entre positiva e negativa e, ao atravessar o tecido biológico, promove movimentação iônica intracelular do Na⁺ e Cl⁻, produzindo calor por meio de energia cinética. Em aparelhos de alta frequência (AF), a temperatura da água intracelular é rapidamente (microssegundos) elevada a 100°C, determinando expansão e ruptura da membrana celular. Esse fenômeno é conhecido como vaporização celular.

Um ciclo completo da onda em 1 segundo denominado 1 Hertz (Hz) (Figuras 25.1 e 25.2). Aparelhos eletrocirúrgicos de baixa frequência, em aproximadamente 400 KHz (400 mil ciclos por segundo), elevam mais lentamente a temperatura, com maior dano térmico de dessecação (Figura 25.3). Na frequência de oscilação de 4 MHz (4 milhões de ciclos por segundo), obtém-se melhor controle do efeito térmico lateral ao microponto de toque do eletrodo e, consequentemente, qualidade superior da vaporização celular e da cicatrização. Para efeito térmico tecidual adequado, interferirão o tipo de aparelho utilizado e a técnica correta de realização do procedimento, com velocidade e tempo de exposição pertinentes aos diferentes tecidos biológicos. Alguns aparelhos são capazes de gerar três tipos de RF: linear contínua (também conhecida por convencional), pulsada e fracionada.

A RF linear contínua é utilizada nos procedimentos de cortes teciduais e coagulação. As ondas senoidais puras de corte são de alta concentração de energia por segundo, decorrente da alta frequência, e as ondas *blend*, misturadas, são moduladas para efeito de corte e coagulação ao mesmo tempo. O modo corte puro é utilizado para excisões e é excelente para biópsias, pois não altera a avaliação das margens de peça cirúrgica no estudo histopatológico. O modo *blend* é indicado para incisões em tecidos mais vascularizados, pois promove hemostasia concomitante ao corte. Existem 3 opções do *blend*: *blend* 1 – 90% de corte e 10% de coagulação; *blend* 2 – 70% de corte e 30% de coagulação; e *blend* 3 – 50% de corte e 50% de coagulação. O modo coagulação, cujas as ondas são caracterizadas por altos picos de energia e longo período de pausa entre eles, produz calor em grande quantidade para promover coagulação, mas é ineficiente para cortar, sendo utilizado para hemostasia e destruição tecidual (Figura 25.4).

FIGURA 25.1

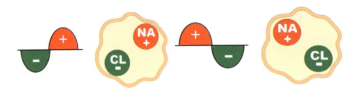

Movimentação iônica intracelular durante passagem de corrente alternada.
Fonte: Manual do aparelho Wavetronic 6000, com autorização do fabricante.

FIGURA 25.2

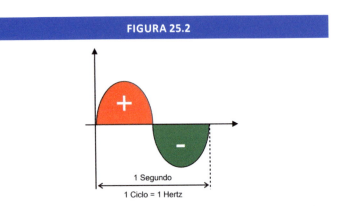

Ciclo completo em 1 segundo = 1 Hertz.
Fonte: Manual do aparelho Wavetronic 6000, com autorização do fabricante.

FIGURA 25.3

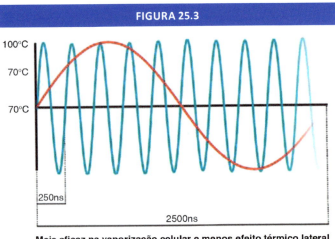

Mais eficaz na vaporização celular e menos efeito térmico lateral

■ Wavetronic – alta frequência – 4 MHz
■ Equipamentos de baixa frequência – 400 kHz

Diferença de oscilação entre aparelhos de alta e baixa frequência.
Fonte: Manual do aparelho Wavetronic 6000, com autorização do fabricante.

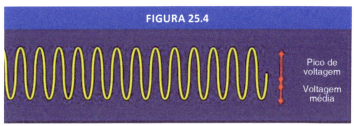
Corte – CUT

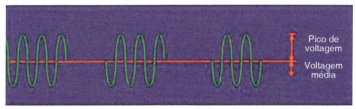
Meio a meio – BLEND

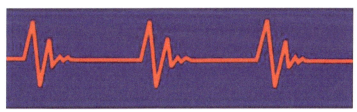
Coagulação – COAG

Tipos de ondas de radiofrequência.

Na RF pulsada, em cada pulso o aparelho deixa passar 20% de corrente e 80% de pausa; neste tempo de pausa, o tecido esfria 50% em relação ao aquecimento durante a passagem da corrente, processo denominado tempo de relaxamento térmico (TRT) (Figura 25.5). Com o TRT, o efeito termal será fortemente controlado na superfície e na profundidade da pele. No aparelho de RF Wavetronic 6000, os pulsos variam de 5 a 80 por segundo. Quanto maior o número de pulsos, mais efeito termal é acumulado devido ao encurtamento do tempo sem corrente e ocorre menos TRT, com maior desidratação tecidual. No modo pulsado de 5 e na potência até 30 W, o dano tecidual restringe-se à epiderme. Isto possibilita tratamentos destrutivos superficiais de lesões de pele e mucosa de forma delicada, com controle do dano térmico à epiderme e à derme, e indicações terapêuticas excisionais e destrutivas interessantes na vulva e vagina.

Na radiofrequência fracionada microablativa (RFFMA), o fracionamento consiste na distribuição da energia em micropontos equidistantes, produzindo colunas de dano térmico por vaporização na epiderme e na derme superior, resultando em microcolunas de tecido desnaturado de proteínas, mantendo os tecidos adjacentes aos micropontos íntegros e vitais, que fornecem células viáveis para regeneração do tecido. Este dano térmico estimula uma cascata de fatores de reparo, enzimas, proteínas de choque térmico, interleucinas, fator transformador de crescimento, e migração de fibroblastos, responsáveis por remodelação de colágeno, neocolagênese e elastogênese; ocorre neovascularização, estímulo de glicosaminoglicanos e consequente melhora da hidratação tecidual.

FIGURA 25.5

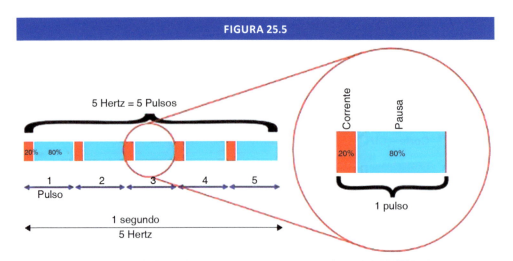

Radiofrequência pulsada possibilitando o tempo de relaxamento térmico.

Trabalhos com estudo histológico da RF fracionada e do *laser* racionado no rejuvenescimento de pele e mucosa mostraram estímulo de reepitelização da epiderme, contração e remodelação do colágeno no espaço dérmico profundo. Com a RFFMA, além do efeito microablativo que ocorre na epiderme e na derme superficial a 100°C sem carbonização, abaixo deste ocorre um microefeito térmico não ablativo mais profundo na derme, a 70°C e, logo abaixo deste, a 50°C, que também estimula a neocolagênese; ao redor de toda essa região o tecido não sofre efeito térmico (Figura 25.6).

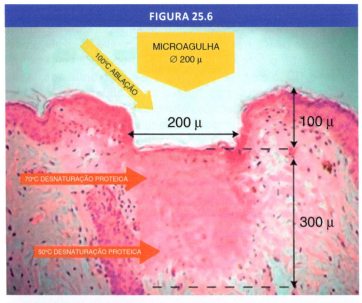

Radiofrequência fracionada microablativa e seu efeito térmico microablativo na epiderme e na derme superficial, sem carbonização, e não ablativo na derme mais profunda.

Uma empresa brasileira desenvolveu um sistema de RFFMA, chamado FRAXX, que contém ponteiras de pele e uma ponteira vaginal pequena e ergonômica, composta por 64 micropontos, cada um medindo 200 µ diâmetro × 800 µ de profundidade, equidistantes 1 mm e distribuídos em 1 cm², que apenas tocam as paredes da vagina (Figuras 25.7 e 25.8). Existem outras ponteiras com menor número de micropontos para cúpula vaginal e setores da pele. Além disso, o sistema FRAXX dispõe de um *software* que controla várias partes do sistema, como o *dual deep power* (DPP), o *tissue impedance control* (TIC) e o programa *Smart Shoot*, que randomiza os disparos, de forma que dois pontos não sejam energizados sequencialmente para que não ocorra somação do efeito térmico e o dano termal no tecido adjacente não seja significativo (Figura 25.9). Cada disparo proporciona 64 microablações no tecido (Figuras 25.10 e 25.11).

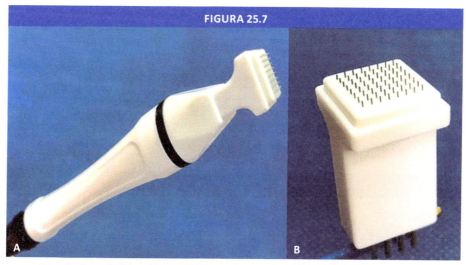

FIGURA 25.7

Eletrodo descartável de pele com 64 microagulhas de 200 µ de diâmetro × 0,8 mm cada uma, dispostas em 1 cm² e equidistantes 1 mm.

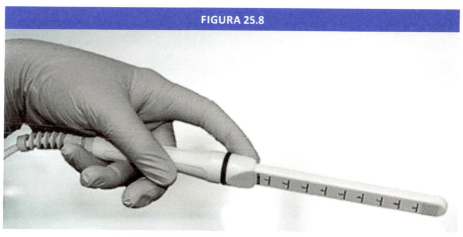

FIGURA 25.8

Eletrodo vaginal Linly® descartável do FRAXX.

FIGURA 25.9

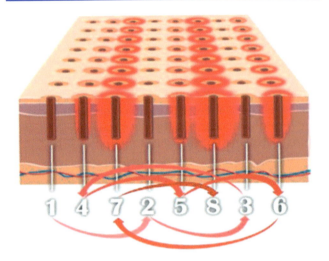

Programa *Smart Shoot* de randomização dos disparos do sistema FRAXX.

FIGURA 25.10

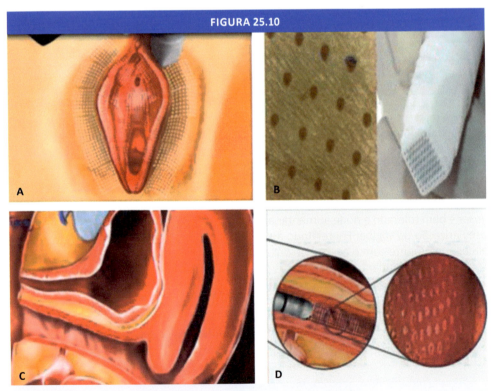

Microablações em pele e mucosas vulvar e vaginal.

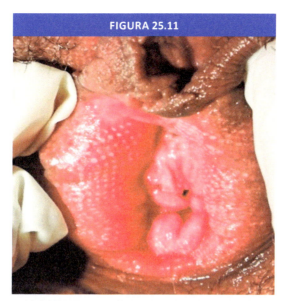

Microablações no vestíbulo vulvar realizadas com FRAXX.

A RFFMA é uma modalidade terapêutica amplamente utilizada por dermatologistas no rejuvenescimento facial, corporal e no tratamento de estrias e cicatrizes. Na área genital, começou a ser implementada para melhora da estética vulvar nos grandes lábios e no monte pubiano, e sua aplicação foi usada para o vestíbulo vulvar e a vagina com intenção de melhora do trofismo por estimulação percutânea de neocolagênese e neoelastogênese. Com as tecnologias fracionadas na RF e no *laser*, observou-se redução do período de recuperação em relação à ablação tradicional, apesar da necessidade de reaplicação em alguns casos para se obter o mesmo resultado, porém com menor índice de complicações e melhora clínica consistente ou mais persistente em relação aos métodos não ablativos.

A seguir serão descritos e ilustrados alguns exemplos de utilização das modalidades de RF no trato genital inferior, especialmente na vulva.

♦ RF linear contínua

- Biópsias em colo do útero, vagina e vulva (Figuras 25.12 e 25.13)
- Excisões na zona de transformação para tratamento das lesões precursoras do câncer do colo do útero, assim como nos tratamentos destrutivos do colo do útero, com eletrodos em alça (EZT), agulha (técnica SWETZ) e esféricos para coagulação (Figuras 25.14 e 25.15)
- Labioplastias, nas quais utiliza-se o eletrodo agulha como um "bisturi" para excisão, com opção do modo *blend* para diminuir sangramentos (Figuras 25.16 a 25.18)
- Excisões de lesões vulvares pediculadas ou sésseis (Figuras 25.19 a 25.21)
- Marsupialização ou incisão, drenagem e cauterização capsular do cisto ductal da glândula de Bartholin
- Vaporização de lesão condilomatosa no prepúcio do clitóris com modo coagulação, em baixa potência (25 W) (Figuras 25.22 e 25.23).

FIGURA 25.12

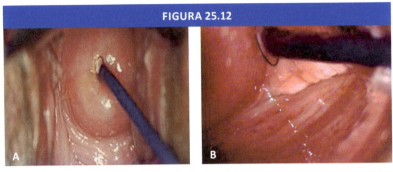
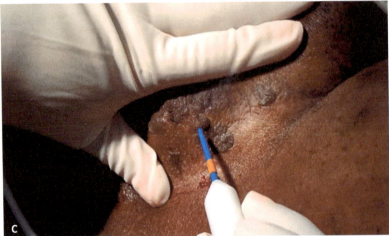

Biópsias de colo do útero, vagina e vulva com eletrodos em alça pequena. Utilizar modo corte (*cut*) e baixa potência (15 a 20 W) para minimizar efeito térmico nas margens. Veja o tratamento por meio da vaporização das lesões vulvares com radiofrequência pulsada na Figura 25.22.

FIGURA 25.13

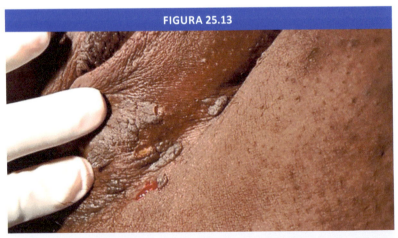

Biópsia de condiloma extenso e persistente após tratamentos químicos. Há necessidade de treinamento para se retirar a lesão na profundidade adequada.

FIGURA 25.14

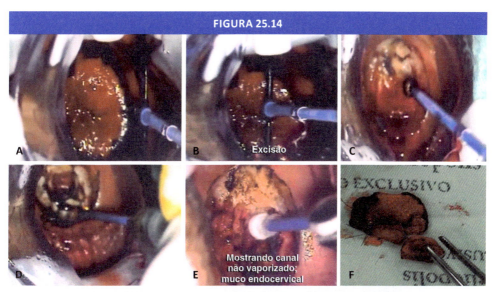

Exérese da zona de transformação (EZT) com radiofrequência linear contínua. Escolher as alças adequadas para excisão completa da lesão em uma só passagem, se possível. Pode-se optar pelo modo corte puro (*cut*), ou modos *blend* 1, 2 ou 3, conforme seja necessária maior hemostasia durante o corte. Modo coagulação para hemostasia do leito cirúrgico e diminuição do risco de lesão residual, preservando o canal endocervical para redução do perigo de estenose. **A–C.** Mostram a passagem da alça no modo corte puro (*cut*) ou *blend* 1,2 ou 3. **D** e **E.** Hemostasia do leito cirúrgico e hemostasia. **F.** Peça final da EZT.

FIGURA 25.15

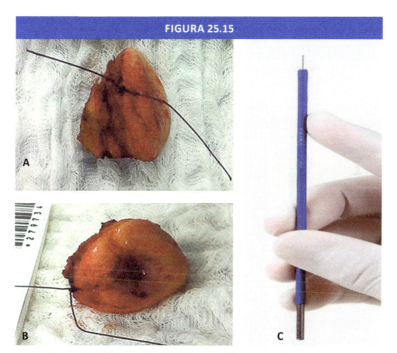

Método SWETZ de excisão com eletrodo agulha, mais utilizado para casos de EZT tipo 3, conização.
Foto de procedimento realizado pelo Dr. Nelo Manfredine Neto, no Hospital Heliópolis.

FIGURA 25.16

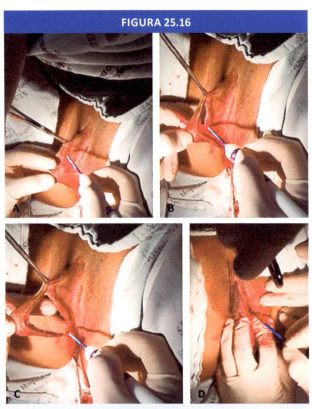

Labioplastia redutora de pequenos lábios, com anestesia local, utilizando eletrodo agulha modo *blend* 2 (70% corte e 30% coagulação). Hemostasia com eletrodo esférico de 3 mm de diâmetro.

FIGURA 25.17

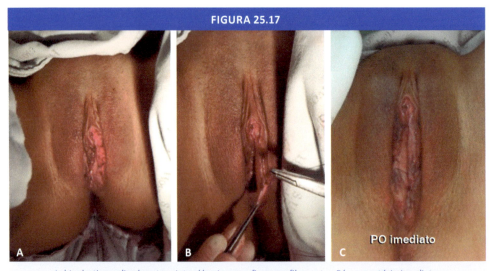

Labioplastia: realizada sutura intradérmica com fio monofilamentar. Pós-operatório imediato.

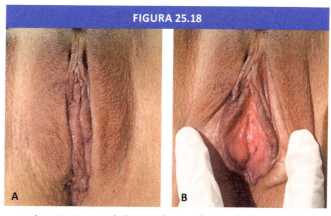

FIGURA 25.18

Aspecto antes e após 3 meses do procedimento de labioplastia.

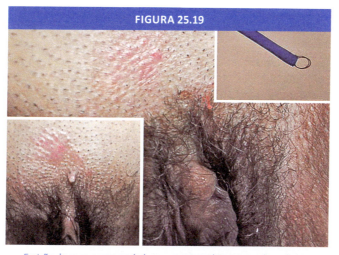

FIGURA 25.19

Excisão de pequeno acrocórdon no monte pubiano com eletrodo em alça pequena, modo corte (20 W).

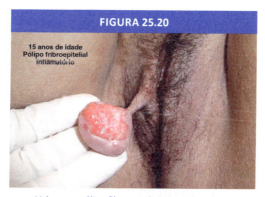

FIGURA 25.20

Volumoso pólipo fibroepitelial ulcerado vulvar, com 2 anos de evolução.

Radiofrequência Linear Contínua, Pulsada e Fracionada Microablativa | Aplicações Vulvovaginais

FIGURA 25.21

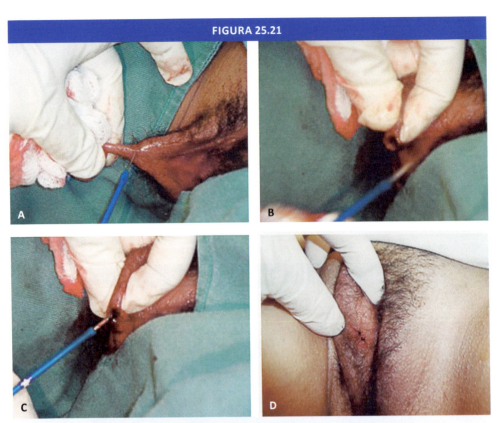

A. Anestesia infiltrativa local. **B.** Incisão com eletrodo agulha modo *blend* 2 (potência de 30 W).
C. Hemostasia com eletrodo agulha, modo coagulação (potência de 40 W).
D. Dois pontos de aproximação.

FIGURA 25.22

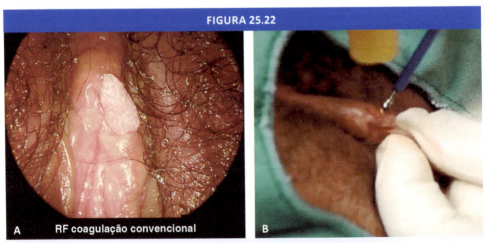

Vaporização de condiloma no prepúcio, modo coagulação (25 W). Na pele ou em superfícies secas, deve-se mantê-las úmidas com soro fisiológico para facilitar a penetração da onda eletromagnética.

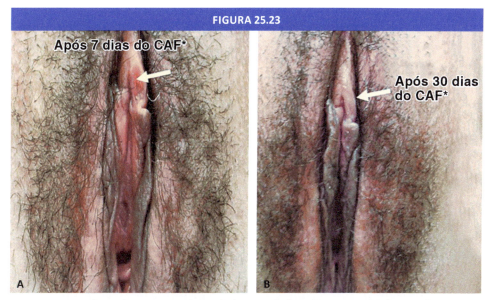

FIGURA 25.23

Imagem referente à Figura 25.22 mostrando ótimo resultado estético cicatricial após 7 e 30 dias.
*CAF – cirurgia de alta frequência.

◆ RF pulsada

- Excisão mais delicada de lesões vaginais e vulvares utilizando a energia pulsada, pois proporciona menor efeito térmico e ótima cicatrização (Figuras 25.24 e 25.25)
- Lesões condilomatosas cervicais, vaginais e vulvares (Figuras 25.26 e 25.27). Lesões condilomatosas maiores e extensas podem ser excisadas com eletrodo agulha ou em alça, tomando-se o cuidado de deixar lesão próximo à pele e vaporizar essa lesão remanescente e sua base com eletrodo esférico com RF pulsada (Figuras 25.28 e 25.29)
- Tratamento destrutivo de neoplasia intraepitelial vaginal (NIVA) e neoplasia intraepitelial vulvar (NIV) – lesões escamosas intraepiteliais vaginais e vulvares (Figuras 25.30 a 25.33).

◆ RF fracionada microablativa

- Atrofia vulvovaginal e síndrome geniturinária da menopausa (SGM) (Figuras 25.34 a 25.37)
- Melhora de trofismo, flacidez, hidratação e vascularização tecidual na vagina e na vulva (Figuras 25.38 a 25.41)
- Casos selecionados de incontinência urinária de esforço e urgência miccional
- Fissuras vulvares, carúnculas uretrais (Figura 25.42)
- Relato de caso de melhora dos sintomas e do trofismo no líquen escleroso vulvar (Figura 25.43)
- Relato de caso de SGM e psoríases perineal e perianal (Figura 25.44).

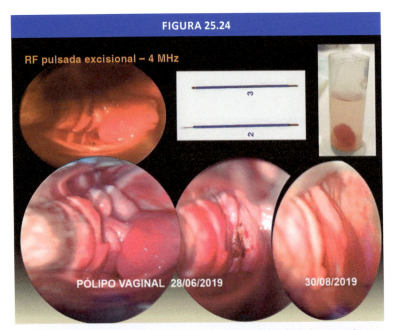

Excisão com radiofrequência pulsada. Pólipo fibroepitelial pediculado na parede vaginal lateral direita, excisado com eletrodo agulha e radiofrequência pulsada (5 pulsos por segundo), potência de 15 W, vaporização da base com eletrodo esférico de 3 mm, aparelho Wavetronic 6000. Cicatrização completa e sem marcas cicatriciais, com ótima regeneração tecidual.

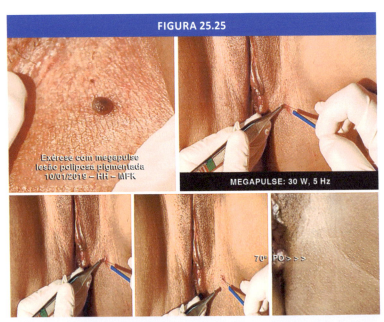

Excisão com radiofrequência pulsada de nevo melanocítico intradérmico pigmentado, margens livres.

FIGURA 25.26

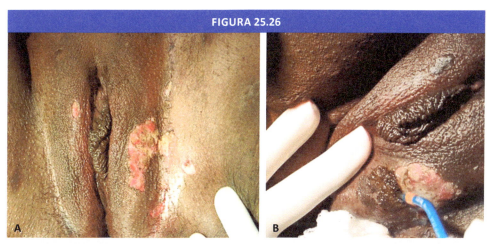

Vaporização de lesões condilomatosas (ver Figuras 25.12 e 25.13 da biópsia da lesão) com radiofrequência pulsada com eletrodo esférico de 2 mm de diâmetro, 20 pulsos por segundo, potência de 25 W. Obtém-se um resultado mais delicado, circunscrito e efetivo em relação às cauterizações químicas.

FIGURA 25.27

Megapulse PULSE 35 Hz

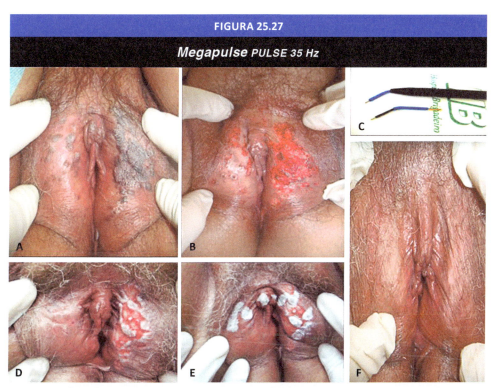

Lesão de baixo grau, condilomatosa, persistente há 6 anos em paciente de 60 anos de idade, com história de numerosas cauterizações químicas sem sucesso. Realizada vaporização das lesões com radiofrequência modo pulsado, 35 pulsos por segundo, potência de 30 W. Após 10 dias do procedimento, a lesão apresentou espessamentos focais sugestivos de recidiva. Aplicou-se ácido tricloroacético (ATA) a 80% focalmente. Discreta hipocromia cicatricial após 2 meses. Paciente foi acompanhada por mais 3 anos, livre de recidiva.

Radiofrequência Linear Contínua, Pulsada e Fracionada Microablativa | Aplicações Vulvovaginais — Capítulo 25

FIGURA 25.28

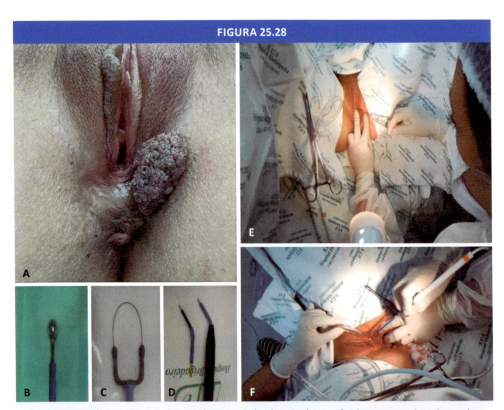

Condiloma grande em vulva e períneo. Após anestesia local, excisado superficialmente com eletrodo em alça, radiofrequência linear contínua modo *blend* 3, potência de 30 W e vaporizada a base da lesão com eletrodo esférico de 3 mm e radiofrequência pulsada, 25 pulsos por segundo.

FIGURA 25.29

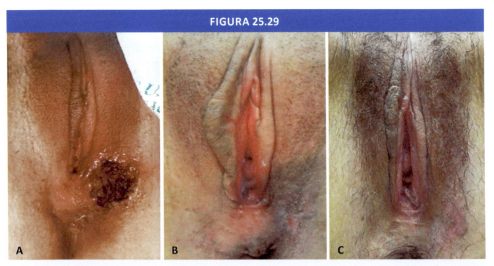

Imagem referente à Figura 25.28. **A.** Aplicado gel hemostático de percloreto férrico a 50%. **B.** Cicatrização após 21 dias (recomenda-se o uso de creme com antibiótico e cicatrizante local). **C.** Cicatrização completa com 30 dias de pós-operatório.

FIGURA 25.30

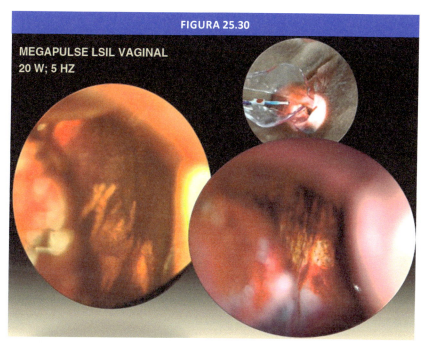

MEGAPULSE LSIL VAGINAL
20 W; 5 HZ

Vaporização com radiofrequência pulsada de LSIL vaginal persistente com eletrodo esférico de 3 mm, 5 pulsos por segundo, potência de 20 W, aparelho Wavetronic 6000. Imagens mostram neoplasia intraepitelial na parede vaginal lateral direita, delimitada com teste do lugol, e logo após a vaporização.

FIGURA 25.31

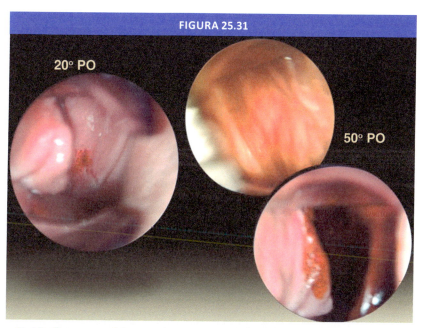

Cicatrização quase completa, com pequeno sangramento à manipulação com o espéculo vaginal; cicatrização completa sem marcas após 50 dias, teste do iodo negativo, sem lesão residual.

FIGURA 25.32

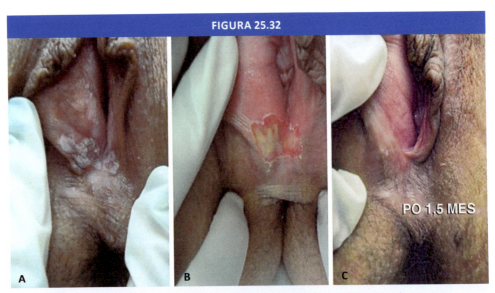

Lesão de alto grau (HSIL) vulvar no vestíbulo – introito. Toda lesão foi vaporizada com radiofrequência pulsada. Paciente livre de recidivas após 1,6 ano.

FIGURA 25.33

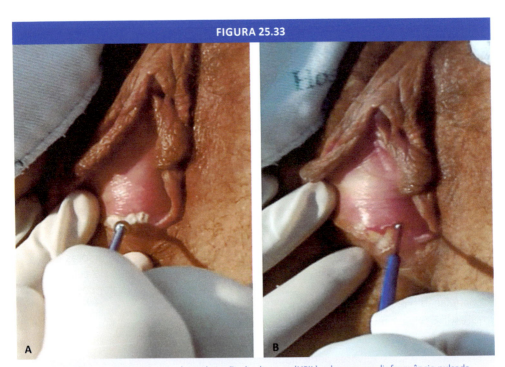

Vaporização em movimentos circulares da Lesão de alto grau (HSIL) vulvar com radiofrequência pulsada, 15 pulsos por segundo, potência de 30 Ww. Após a vaporização, remove-se o tecido destruído com uma gaze embebida em soro fisiológico e pode-se reaplicar a radiofrequência pulsada na lesão residual esbranquiçada visível na derme.

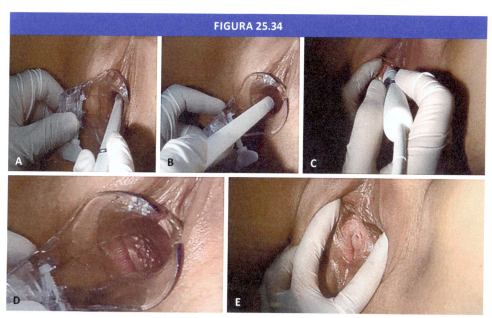

FIGURA 25.34

A e **B.** Aplicação do FRAXX vaginal e vestibular com eletrodo Linly®, Low Energy, Wavetronic 6000. **C.** Eletrodo de vulva para aplicação no vestíbulo. **D** e **E.** Microablações.

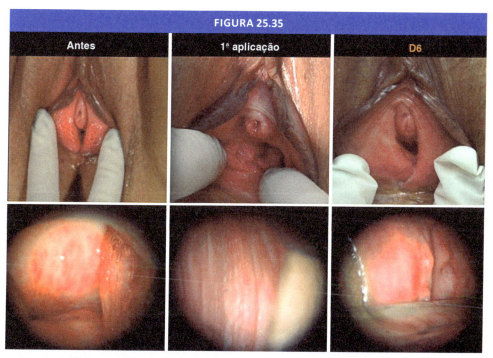

FIGURA 25.35

Antes | 1ª aplicação | D6

Paciente de 52 anos de idade com queixa de intenso ressecamento vaginal e dispareunia, com sinais clínicos de atrofia moderada no vestíbulo e nas paredes vaginais. Fotos antes, após aplicação do FRAXX na vagina e no vestíbulo e, no 6º dia pós-operatóorio, após a 1ª aplicação, com melhora clínica do trofismo.

FIGURA 25.36

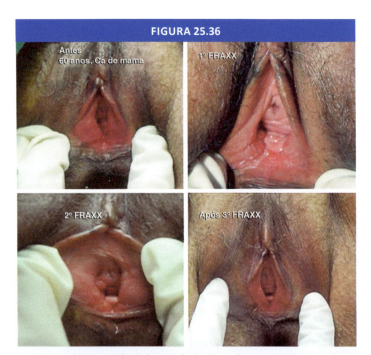

Paciente de 60 anos de idade, tratada de câncer de mama há 5 anos e não usuária de terapia hormonal tópica. Realizou 3 sessões de FRAXX vaginal e no vestíbulo vulvar, com 30 dias de intervalo entre cada sessão.

FIGURA 25.37

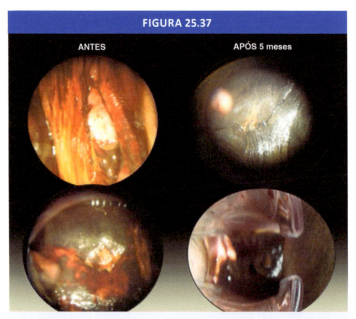

Paciente da Figura 25.36, apresentava antes do tratamento uma hipocaptação do teste do iodo nas paredes vaginais. Após 5 meses do início do tratamento, além da melhora dos sintomas, observou-se captação uniforme do iodo, demonstrando melhora da maturação do epitélio.

FIGURA 25.38

Aplicação na vulva

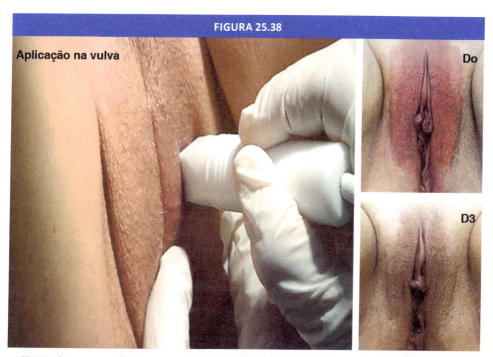

FRAXX vulvar com aparelho Wavetronic 6000 para melhora estética da flacidez dos grandes lábios. Pode usar os modos Low Energy (tempo de dissipação da energia no tecido biológico em 40 milissegundos) ou Mediun Energy (60 milissegundos), a depender da textura da pele mais fina ou mais espessa. Entre 5 e 15 minutos após a aplicação, podem aparecer discreto edema e eritema, mais intenso nos fototipos mais baixos, que duram entre 3 a 5 horas. No dia seguinte, notam-se microcrostas na pele que desaparecem em 5 a 7 dias.

FIGURA 25.39

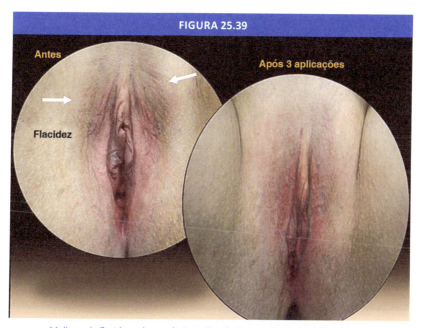

Melhora da flacidez vulvar após 3 sessões de FRAXX com 30 dias de intervalo.

FIGURA 25.40

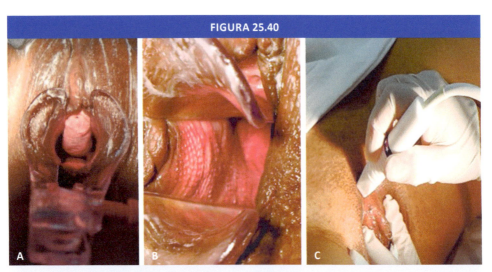

Paciente de 50 anos de idade, com síndrome geniturinária da menopausa e discreta flacidez dos grandes lábios. Anestesia externa nos grandes lábios com creme anestésico e no vestíbulo com lidocaína *spray* a 10%; a vagina não necessita de anestesia. Realizado FRAXX vaginal, vestibular, em sulcos interlabiais, prepúcio do clitóris e grandes lábios.

FIGURA 25.41

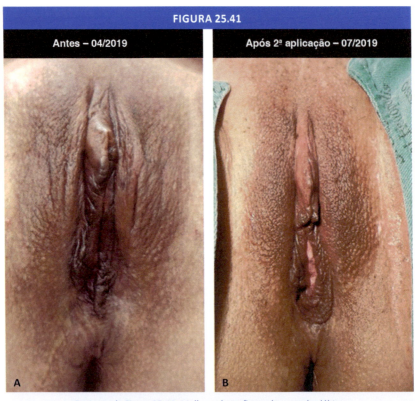

Paciente da Figura 25.40. Melhora do trofismo dos grandes lábios após a segunda aplicação do FRAXX.

FIGURA 25.42

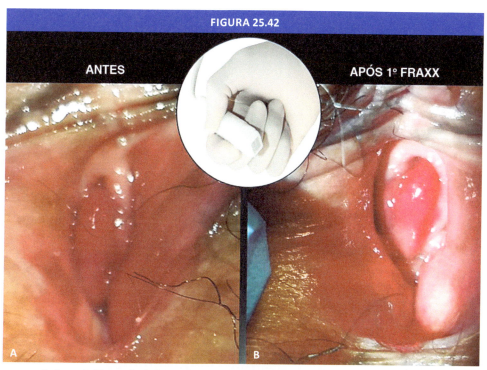

Paciente de 59 anos de idade com líquen escleroso e atrofia vulvovaginal com carúncula uretral. Diminuição da carúncula após a primeira aplicação do FRAXX.

FIGURA 25.43

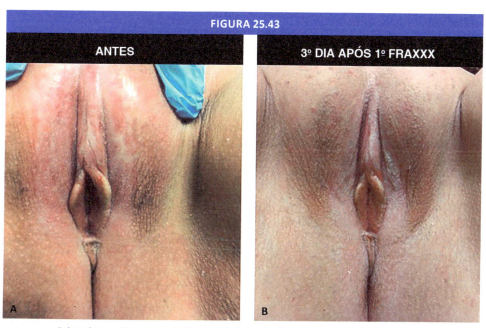

Relato de caso de paciente de 62 anos de idade com líquen escleroso vulvar sintomático. Melhora acentuada dos sintomas de prurido e ressecamento após a primeira aplicação do FRAXX.

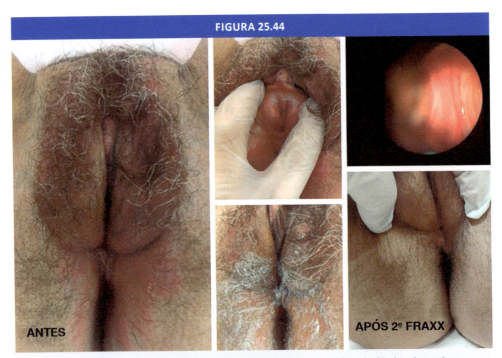

FIGURA 25.44

Relato de caso de paciente com síndrome geniturinária da menopausa (SGM) e história de psoríases perineal e perianal persistentes. Aplicado FRAXX vaginal, vestibular e perianal. Apresentou melhora rápida e duradoura há 6 meses da lesão psoriática, além da melhora dos sintomas da SGM.

Alguns tópicos a respeito da principal indicação da RRFMA como opção terapêutica na atrofia vulvovaginal (AVV) serão abordados a seguir.

♦ Como definir e quais as causas da atrofia vulvovaginal?

A terminologia atrofia vulvovaginal é frequentemente utilizada para retratar sintomas e sinais com alta prevalência entre mulheres no climatério, envolvendo alterações vulvares, vaginais, de uretra e bexiga, decorrentes da diminuição do estrogênio e outros esteroides sexuais. Porém pode ocorrer em outras situações de hipoestrogenismo como menopausa cirúrgica, uso de antiestrogênicos no tratamento do câncer de mama, de miomas e endometriose, por exemplo, e em situações que danifiquem o tecido ovariano ou o epitélio e a vascularização vaginais, como a radioterapia e quimioterapia; pode ocorrer de forma temporária no período pós-parto e de lactação. Nos vestíbulos vulvar e vaginal, o epitélio apresenta-se mais fino e pálido, ocorre diminuição do pregueamento e da elasticidade das paredes vaginais, e pode chegar à restrição do introito e encurtamento vaginal. Alteração da microbiota vaginal com corrimentos persistentes também pode ser uma manifestação da atrofia. Um ou mais sintomas associados podem ocorrer e, às vezes, iniciam-se antes da detecção clínica da atrofia.

O termo síndrome geniturinária da menopausa também vem sendo utilizado para incluir sintomas que ocorrem no trato geniturinário no período pós-menopausa, tais como: sintomas genitais (ressecamento na vagina e no vestíbulo vulvar, queimação, ardor e irritação vulvovaginal); sintomas sexuais (falta de lubrificação, dispareunia ou desconforto, levando a uma função coital prejudicada); e sintomas urinários (urgência miccional, polaciúria, disúria e infecções urinárias recorrentes).

♦ Quais são as formas habituais de tratamento?

A primeira linha é a terapia estrogênica local de baixa dose (no Brasil, são usados os cremes vaginais de estriol ou promestrieno), pois os trabalhos mostram que a terapêutica hormonal sistêmica pode falhar em até 30% na melhora dos sintomas genitais. Neste caso, existem fatores a serem considerados: a melhora, em algumas mulheres, pode não ser completa apenas com o uso do hormônio; necessita de uso contínuo (manutenção com uma a duas aplicações semanais), nem sempre seguido por muitas mulheres; e existe situação de contraindicação do uso de hormônios naquelas com história de câncer de mama. No tratamento alternativo com hidratante vaginal, também é necessário o uso contínuo e pode ter melhora limitada; lubrificante tem apenas ação de alívio temporário.

A terapêutica microablativa fracionada aplicada tanto na região vaginal como na vulvar estimula proteínas de choque térmico e, como consequência, a neocolagênese, neoelastogênese, com melhora do trofismo dos tecidos genitais de forma prolongada. De modo muito semelhante, a RFFMA, através da emissão de ondas eletromagnéticas, poderá desencadear os mesmos estímulos térmicos e produzir os mesmos efeitos descritos pela ação do *laser*.

♦ Técnica desenvolvida no Hospital Heliópolis nos procedimentos de RFFMA vaginal utilizando o FRAXX

O procedimento é simples e indolor, ou apenas com leve desconforto. É realizado em ambiente ambulatorial/consultório, com duração média de 15 a 20 minutos, possibilitando o retorno imediato às atividades habituais, com recomendação para abstinência sexual por sete dias. Utiliza-se anestesia tópica com lidocaína *spray* a 10% ou em gel apenas no vestíbulo vulvar, 2 a 3 minutos antes do procedimento. Não é necessária aplicação do anestésico local nas paredes vaginais, mas pode ser utilizada em alguns casos para diminuir o desconforto durante o estímulo térmico. O procedimento é realizado com espéculo vaginal descartável, que proporciona visão direta, tornando possível estimular todas as paredes vaginais com segurança. Imediatamente após esse processo, ocasionalmente pode ocorrer leve ardor no introito vaginal por algumas horas, que pode ser atenuado com uso de cremes hidratantes e reepitelizante (dexpantenol ou pantenol) ou soro fisiológico gelado. A aplicação do FRAXX nos grandes lábios e no monte pubiano necessita de creme anestésico local por mais tempo (40 a 60 minutos).

Um estudo piloto – *New therapeutic option in genitourinary syndrome of menopause: pilot study using microablative fractional radiofrequency* – realizado por Kamilos et al. no Hospital Heliópolis, da Secretaria Estadual de Saúde (incluiu 14 pacientes, cujos critérios de inclusão elegiam mulheres com sintomas da SGM que não utilizassem terapias hormonais locais nem sistêmicas nos 6 meses que precediam o início do estudo, que estivessem com exame de citologia oncológica válido e sem queixas ou sinais de infecção do trato genital inferior. Elas foram submetidas a 3 sessões de FRAXX vaginal e no vestíbulo vulvar, com intervalo programado entre 30 e 40 dias. As pacientes foram avaliadas através de questionários de qualidade de vida em geral, qualidade de atividade sexual e de satisfação após o procedimento, além de exame físico/ginecológico.

Resultados práticos obtidos com o estudo piloto

Como resultado, apesar do número reduzido de pacientes incluídas no estudo, a RFFMA mostrou-se efetiva em tratar sintomas de ressecamento vaginal e dispareunia, proporcionou a eliminação do uso de lubrificantes para o coito durante o período observado e não provocou complicações ou efeitos adversos significativos. Mais estudos serão necessários para melhor avaliar os efeitos da radiofrequência a longo prazo no tecido vaginal.

A melhora clínica das pacientes foi importante no aspecto da mucosa e da vascularização. O acompanhamento dessas pacientes mostrou que a maioria (79 a 86%) sentia-se muito satisfeita ou satisfeita, e curada ou muito melhor em 6 a 13 meses após o tratamento. Em 3 casos, houve retorno dos sintomas após 4 a 6 meses, sendo situações de atrofia moderada a grave previamente ao tratamento; lembrando que essas pacientes continuavam sem uso de hormonioterapia.

Observa-se que, em casos de atrofia inicial sintomática, a melhora é efetiva muitas vezes desde a primeira aplicação e mantém-se por mais tempo, 1 ano ou mais, principalmente nas mulheres que têm atividade sexual regular.

Nos casos de atrofia moderada e intensa, a associação à terapia estrogênica local antes e após o procedimento, na ausência de contraindicação, proporciona melhora significativa. Neste estudo, 30% das pacientes apresentavam sintomas urinários (urgência miccional, infecção urinária pós-coito, noctúria e incontinência urinária leve) e houve melhora significativa com o tratamento.

◆ Outras aplicações da RF fracionada em Ginecologia

Na vulva, além da atrofia do vestíbulo, que está relacionada à alteração funcional, pode ocorrer flacidez e perda do tecido adiposo dos grandes lábios e do monte pubiano, com repercussão estética. As aplicações de FRAXX nessas regiões melhora o trofismo com resultados estéticos significativos apenas com duas a três sessões. Outro uso bastante estimulador, com melhora clínica interessante, mas ainda apenas na condição de relato de casos, é no líquen escleroso vulvar, que ocorre uma atrofia diferente da fisiológica, com um componente destrutivo da matriz extracelular e diminuição acentuada das fibras elásticas, além do uso em fissuras vulvares e carúncula uretral.

Existem estudos randomizados em andamento em outras instituições de ensino e pesquisa sobre o uso do FRAXX na incontinência urinária de esforço, entre eles um comparativo FRAXX *versus laser* fracionado de CO_2 *versus* controle, como o da Dra. Zsuzsanna Ilona Katalin de Jármy Di Bella e colaboradores na Unifesp, e outro comparativo da SGM com FRAXX *versus* hormonioterapia vaginal *versus* controle, que analisa Índice de Saúde Vaginal, pH vaginal, incremento de lactobacilos e de células superficiais, conduzido pela Dra. Ana Katherine da Silveira Gonçalves e colaboradores na UFRN, com resultados parciais favoráveis.

◆ Resumo das principais indicações e vantagens do FRAXX vulvar e vaginal

A técnica é indicada nos casos de: atrofia e sintomas como ressecamento vaginal, dor ou desconforto na relação sexual, ardor e irritação vulvovaginais e corrimentos persistentes após a menopausa; sintomas urinários como disúria, urgência miccional, urgeincontinência, incontinência urinária, infecções frequentes do trato urinário associadas à atrofia; carúnculas uretrais; fissuras vulvares; casos selecionados de prurido vulvar crônicos (líquen escleroso), entre outros. Em alguns casos, há melhora significativa dos sintomas desde a primeira sessão; em outros, apenas terão o efeito máximo 2 a 3 meses após a segunda ou terceira sessão, devendo-se individualizar o tratamento, devido à variabilidade no tempo de resposta tecidual regenerativa. Pacientes com leve grau de atrofia ou com sintomas iniciais geralmente são beneficiadas com uma única aplicação e reforço do FRAXX em 6 a 12 ou 18 meses.

Como vantagens, ressalta-se que o método é aplicado com visão direta, o que possibilita uma avaliação minuciosa da contemplação de todas as paredes vaginais e evita aplicações excessivas em um mesmo local. A curva de aprendizado é curta, procedimento ambulatorial ou em consultório. O método é indolor, de rápida recuperação e com resultados positivos desde a primeira aplicação. É uma técnica factível que se aplica a todas as categorias de atendimento, seja no setor público ou privado.

◆ Bibliografia

Archer DF. Efficacy and tolerability of local estrogen therapy for urogenital atrophy. Menopause. 2010; 17:194-203.

Bachmann GA, Cheng RJ, Rovner E. Vulvovaginal complaints. In: Lobo RA (Ed.). Treatment of the Postmenopausal Woman: Basic and Clinical Aspects. 3rd ed. Burlington, MA: Academic Press; 2007: 263-70.

Berlin AL, Hussain M, Phelps R, Goldberg DJ. A prospective study of fractional scanned nonsequential carbon dioxide laser resurfacing: a clinical and histopathologic evaluation. Dermatol Surg. 2009; 35:222-8.

Casabona G, Presti C, Manzini M, Machado Filho CDS. Radiofrequência ablativa fracionada: um estudo piloto com vinte casos para rejuvenescimento da pálpebra inferior. Surg Cosmt Dermatol. 2014; 6(1):505.

Domyati et al. Radiofrequency facial rejuvenation: evidence-based effect. J Am Derm. 2011; 64(3):524-35.

Gambacciani M, Lenacini M, Cervigne M. Vaginal erbium laser: the second-generation thermotherapy for the genitourinary syndrome of menopause. Climateric. 2015; 18:757-63.

Goretti FC, Rodrigo MVS, Joaquim JTMF et al. Avaliação dos efeitos da radiofrequência no tecido conjuntivo. RBM. 2011; 68:10-25.

Kamilos MF, Borrelli CL. New therapeutic option in genitourinary syndrome of menopause: pilot study using micro-ablative fractional radiofrequency. Einstein (Sao Paulo). 2017; 15(4):445-51.

Kamilos MF et al. May electrosurgery fulguration be better procedure for the Bartholin's gland cyst? [In press] RAMB 2020.

Karcher C, Sadick N. Vaginal rejuvenation using energy-based devices. Int Jourl of Women's Dermat. 2016; 2(3):85-8. Disponível em: http://dx.doi.org/10.1016/j.ijwd.2016.05.003. Acesso em: 19 de dezembro de 2019.

Levine KB, Williams RE, Hartmann KE. Atrofia vulvovaginal é fortemente associada com disfunção sexual feminina entre sexualmente mulheres ativas na pós-menopausa. Menopause. 2008; 15(4 Pt 1):661-6.

Machado C, Lima EA. IPCA® Indução Percutânea de Colágeno com Agulhas. Ed. Guanabara Koogan Ltda. 2016; 26:179-84.

Management of symptomatic vulvovaginal atrophy: 2013 position statement of The North American Menopause Society. Menopause. 2013; 20:888-902.

Maness WL, Rober FW, Clark RE, Cataldo E, Haddad AW. Tissue damage from electrosurgical power output variations in hamster tongues. J Prosthet Dent. 1979; 42(4):456-60.

Maness WL, Roeber FW, Clark RE et al. Histologic evaluation of electrosurgery with varying frequency and wave form. J Prosthet Dent. 1978; 40(3):304-8.

Manstein D, Herron S, Sink K et all. Fractional photothermolysis: a new concept for cutaneous remodeling using microscopic patterns of thermal injury. Lasers Surg Med. 2004; 34(5):426-38.

Mulholland RS et al. Fractional ablative radio-frequency resurfacing in asian and caucasian skin. a novel method for deep radiofrequency fractional skin rejuvenation. Jour of Cosm Derm Scien and Applic. 2012; 2:144-50.

Nappi RE, Kokot-Kierepa M. Vaginal health: insights, views & attitudes (VIVA): results from an international survey. Climacteric. 2012; 15:36-44.

Palacios S. Managing urogenital atrophy. Maturitas. 2009; 63:315-8.

Patriota R. Estudo do laser erbium glass fracionado não ablativo no tratamento do fotoenvelhecimento cutâneo: avaliação clínica, histopatológica, microscopia eletrônica e imuno-histoquímica. Tese de doutorado. Faculdade de Medicina da Universidade de São Paulo. Programa de Dermatologia. Nov 2011, versão corrigida 2013. USP/FM/DBD 250/13.

Portman D, Margery LS. Genitourinary syndrome of menopause: new terminology for vulvovaginal atrophy from the Internacional Soc for the Study of Women's Sex Health and The North Am Menop Society. Menopause. 2014; 21:1-6.

Salvatore S et al. Fractional CO_2 laser to treat vaginal atrophy. Jour of Endometriosis and Pelvic Pain disorders. 2014; 6(3):150-6.

Salvatore S, Maggiore U, Ahanasiou S at al. Histological study on the effects of microablative fractional CO_2 laser on atrophic vaginal tissue: an ex vivo study. Menopause. 2015; 22(8):845-9.

Salvatore S, Nappi R, Parma M. Sexual function after fractional microablative CO_2 laser in women with vulvovaginal atrophy. Climateric. 2014;17:1-7.

Salvatore S, Nappi RE, Zerbinati N et al. A 12-week treatment with fractional CO_2 laser for vulvovaginal atrophy: a pilot study. Climacteric. 2014; 17:363.

Taheri A, Mansoori P, Sandoval LF et al. Electrosurgery: part I. Basic and principles. J Am Acad Dermatol. 2014; 70(4):591.el/591e14.

Tanzi EL, Alster TS. Single-pass carbon dioxide versus multiple-pass Er: YAG laser skin resurfacing: a comparison of postoperative wound healing and side-effect rates. Dermatol Surg. 2003; 29(1):80-4.

The 2012 hormone terapy position statement of: The North American Menopause Society. Menopause 2012; 19:257-71.

Tierney EP, Hanke CW. Fracionated carbono dioxide laser treatment of photoaging: prospective study in 45 patients and review of the literature. Dermatol surg. 2011; 37(9):1279-990.

Terapias Fotônicas em Patologia Vulvar

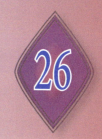

Renata Aparecida Belotto

♦ Introdução

A utilização de luz com finalidades curativas é descrita desde a Antiguidade. No antigo Egito, na China e na Índia, doenças de pele, câncer, raquitismo, entre outras, eram tratadas com luz solar. Nos séculos XVIII e XIX, na França, há relatos de tratamentos de enfermidades como tuberculose, escorbuto, paralisia e reumatismo. Entretanto, no alvorecer do século XX, Nils R. Finsen recebeu o 3º prêmio Nobel em Medicina ao propor o tratamento do *lupus vulgaris* e tuberculose cutânea com radiação ultravioleta, além do desenvolvimento do arco de carbono.

Em 1900, Oscar Raab descreveu os efeitos fototóxicos do corante acridina e da luz solar para a inativação do *Paramecium*. Seguindo esses princípios, em 1905, von Tappeiner e Josionek usaram eosina a 1% e luz solar para tratar câncer de pele. Em 1912, Friedrich Meyer-Betz demonstrou o uso, em humanos, da hematoporfirina, agente químico fotossensibilizante, que em 1960 foi utilizado por Lipson e Schwartz em tumores, e observada a formação de fluorescência tecidual. Foi verificado também que essa substância podia ser ativada com luz vermelha, resultando em terapia fotodinâmica (PDT).

Outros estudos importantes foram descritos na década de 1970 por Dougherty et al., que postularam o mecanismo citotóxico associado à PDT, descrevendo a ação do oxigênio singleto ($^1O_2$) e oxigênio tripleto, que causava morte celular fotoinduzida, sendo indicada em tumores. Em 1980, a aplicação de PDT em câncer de pulmão, esôfago e bexiga foi descrita no Japão, assim como em 1999 a Food and Drug Administration (FDA) reconhece o uso do derivado porfirínico – o ácido aminolevulínico (ALA) – como agente químico fotossensibilizante a ser aplicado em queratose actínica.

A fotobiomodulação (PBM), por sua vez, surgiu com Endre Mester em 1966, e os *lasers* terapêuticos mais utilizados nas décadas de 1970 e 1980 foram os de emissão de radiação vermelha do espectro eletromagnético. Atualmente, as PBM mais utilizada são os *lasers* de diodo, assim como as fontes não coerentes de diodos emissores de luz (LED), e as faixas espectrais mais estudadas são a vermelha (600 a 700 nm) e a infravermelha próxima (700 a 1.000 nm).

As terapias fotônicas (TF) agem na célula como cromóforos endógenos (PBM) ou exógenos (PDT).

A PDT é uma técnica fotoquímica e tem sido opção de tratamento para algumas doenças ginecológicas e dermatológicas. Consiste, primordialmente, na associação de um fotossensibilizante que interage com uma fonte de luz ressoante opticamente, além da presença do O_2 molecular. Essa reação promoverá espécies reativas de O_2, em particular o $^1O_2$. Tais reações serão responsáveis pelo dano e, subsequentemente, pela morte celular. Além dessa ação, ocorre também fotodano da membrana lipídica, com liberação maciça de fragmentos lipídicos e metabólitos do ácido araquidônico, que são potentes mediadores inflamatórios.

A PBM, por sua vez, tem aplicabilidade em várias condições clínicas, como no controle de dor e úlceras devido ao seu efeito anti-inflamatório e na regeneração tecidual. Esta apresenta um mecanismo de ação que irá resultar em fotobiomodulação, através da biorregulação de organelas celulares, e provocar uma reação fotofísico-química localizada dentro da célula, especialmente com luz no comprimento do vermelho, do espectro eletromagnético. De acordo com Karu, os efeitos da PBM envolvem mecanismos moleculares (efeito bioelétrico, bioenergético, bioquímico); celulares (efeitos antiedematosos, anti-inflamatórios e analgésicos) e sistêmicos (estímulos à microcirculação). São descritos efeitos no reparo tecidual, ação anti-inflamatória, proliferação de fibroblastos, síntese de colágeno, além dos efeitos de imunomodulação.

Em virtude dos mecanismos propostos pelas TF, suas ações anti-inflamatória, reparativa, antitumoral, antimicrobiana ebioestimuladora incentivam os estudos em patologias do trato genital inferior; neste capítulo, mais especificamente em doenças vulvares.

Entre as possibilidades citadas, uma das aplicações previstas seria em dermatoses vulvares.

♦ TF em líquen escleroso vulvar

O líquen escleroso vulvar (LEV) é uma dermatose crônica inflamatória, não neoplásica, não infecciosa, provavelmente de origem autoimune, que afeta a região anogenital e causa prurido intenso, aspecto esbranquiçado da pele e estenose genital. Por esses motivos, pode limitar a vida sexual, sobretudo devido à dispareunia. O LEV é considerado a causa mais frequente de doença crônica vulvar com reiteradas recorrências.

Sua patogênese é desconhecida, porém a teoria mais aceita considera a enfermidade como autoimune, conforme apontado em recentes estudos, e por essa razão o tratamento padrão baseia-se em aplicação de corticosteroide tópico ultrapotente, considerando esquema de aplicação por tempo limitado ou prolongado. A longo prazo, os efeitos colaterais desse tipo de corticosteroide incentivam a aplicação das TF em LEV. Estudos envolvendo ALA-PDT em LEV são descritos na literatura e os apontam como redutores do prurido e da infiltração leucocitária, e promotores do aumento da densidade de microvasos.

O trabalho realizado por Belotto et al., utilizando 8 aplicações de *laser* de diodo (λ = 660 ± 10 nm), energia radiante de 20 J/cm^2 e potência de 100 mW, teve como objetivo aplicar a PBM (Figura 26.1) e a PDT, condição em que foi aplicado o azul de metileno a 1% como agente fotossensibilizante e utilizados os mesmos parâmetros dosimétricos estipulados para a PBM (Figura 26.2). Nesse estudo, foi possível observar mudanças do padrão histológico, redução do processo inflamatório, melhora do trofismo local, melhora do prurido, modificações na morfologia epitelial, além de espaçamento das recorrências. O aspecto da pele vulvar antes e após o tratamento com PBM pode ser observado nas Figuras 26.3 e 26.4, assim como o tratamento com PDT, demonstrado nas Figuras 26.5 e 26.6.

FIGURA 26.1

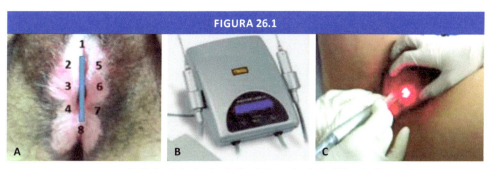

Laser de diodo. **A.** Pontos irradiados. **B.** *Laser* de diodo. **C.** Irradiação.
Fonte: acervo da Dra. Renata Aparecida Belotto.

FIGURA 26.2

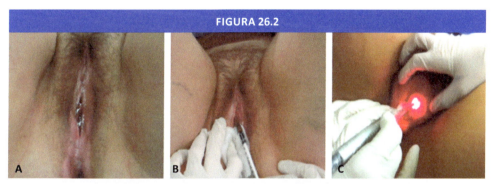

Terapia fotodinâmica. **A** e **C.** Pontos de irradiação. **B.** Aplicação do azul de metileno.
Fonte: acervo da Dra. Renata Aparecida Belotto.

FIGURA 26.3

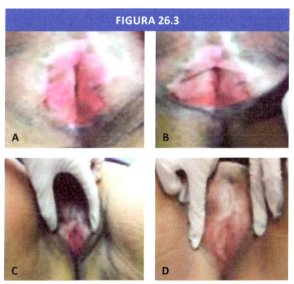

Fotobiomodulação (PBM): pré-tratamento (**A**) e
pós-tratamento (**B**). Aspecto clínico da lesão
após tratamento com PBM.
Fonte: acervo da Dra. Renata Aparecida Belotto.

FIGURA 26.4

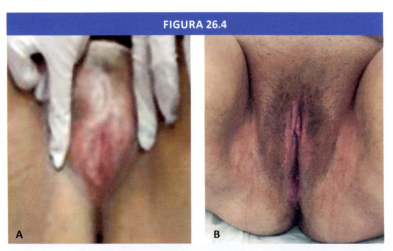

Aspecto clínico da lesão 12 meses antes da fotobiomodulação e depois dela.
Fonte: acervo da Dra. Renata Aparecida Belotto.

FIGURA 26.5

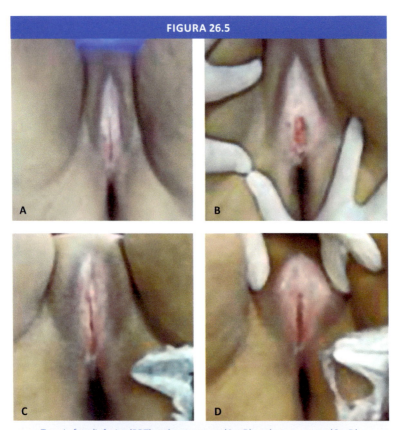

Terapia fotodinâmica (PDT): pré-tratamento (**A** e **B**) e pós-tratamento (**C** e **D**).
Aspecto clínico da lesão após tratamento com PDT.
Fonte: acervo da Dra. Renata Aparecida Belotto.

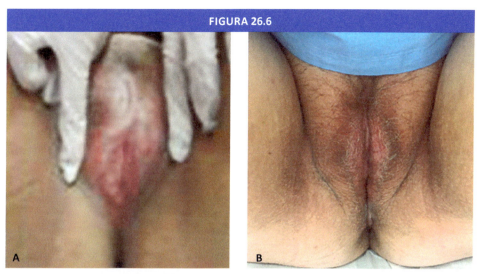

Aspecto clínico da lesão 12 meses antes e após terapia fotodinâmica.
Fonte: acervo da Dra. Renata Aparecida Belotto.

◆ PDT em condilomatose e neoplasia intraepitelial de alto grau de vulva

A infecção pelo papilomavírus humano (HPV) representa a infecção sexualmente transmissível (IST) mais frequente entre a população sexualmente ativa, e o condiloma acuminado é a forma de apresentação clínica mais comum, podendo surgir como pequenas pápulas até grandes lesões que podem causar obstrução do canal genital, provocando desconforto, dor, sangramento, infecções secundárias e dispareunia. Entre os tratamentos descritos, estão métodos imunomoduladores, ablativos e excisionais, sendo o *laser* de CO_2 responsável pela destruição tecidual de forma precisa promovendo taxas de remissão de até 100% em 1 ano, porém com recorrência de até 45%.

Estudos envolvendo PDT são descritos em verruga genital, com taxas de clareamento ao redor de 95,3% e redução significativa das taxas de recorrência. Em nossa prática, o uso de derivado porfirínico (metilaminolevulinato creme a 20%) e a utilização de LED com comprimento de onda (λ) de 630 nm, em até 4 aplicações, pudemos observar a remissão das lesões em 10 pacientes, conforme demonstrado na Figura 26.7.

A neoplasia intraepitelial vulvar (NIV) de alto grau tem aumentado sua incidência nos últimos 13 anos por causa da associação ao HPV, com um potencial de malignização ao redor de 9% para casos não tratados e 3,3% para os tratados. Entre as modalidades de tratamento pelo *laser* de CO_2, a escolha pela vaporização ou excisão respeita critérios como idade, multicentricidade e multifocalidade, tipo histológico, tamanho da lesão e localização (zona pilosa ou não).

A PDT também é descrita em NIV, sendo a preferência por ALA-PDT, que ocasionará redução da carga viral e do aporte local de células imunes. Em nosso estudo, observamos que MAL-PDT, utilizando LED (λ = 630 nm), com 5 sessões, demonstrou a regressão da lesão em 85%, sem qualquer efeito colateral, conforme demonstrado na Figura 26.8.

FIGURA 26.7

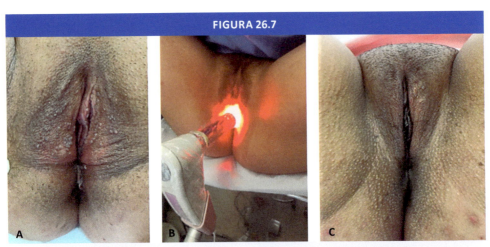

Aspecto clínico de condilomatose vulvar antes e após terapia fotodinâmica.
Fonte: acervo da Dra. Renata Aparecida Belotto.

FIGURA 26.8

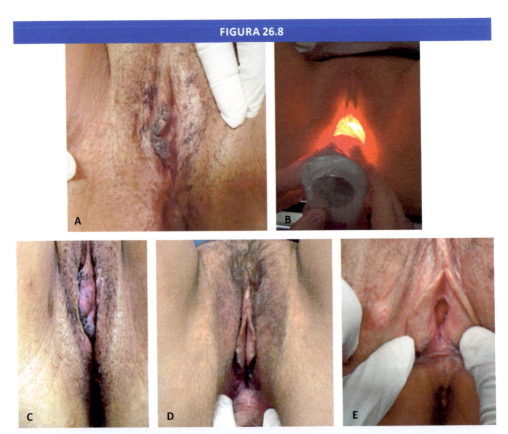

Aspecto clínico de neoplasia intraepitelial vulvar de alto grau antes e após terapia fotodinâmica.
Fonte: acervo da Dra. Renata Aparecida Belotto.

♦ PDT em hidradenite supurativa

A hidradenite supurativa ou "acne inversa" é uma doença crônica, debilitante, com obstrução e inflamação das glândulas apócrinas gerando abscessos, tratos sinusais e cicatrizes, podendo perdurar por anos. A etiopatogenia não é elucidada, mas consideram-se a disfunção da unidade pilossebácea, alterações imunológicas, genéticas e hormonais. O tratamento visa a controle da dor, redução de nódulos inflamados e prevenção da progressão da doença e suas complicações. Dessa forma, são indicados contraceptivos antiandrogênicos, antibióticos, peróxido de benzoíla tópico, isotretinoína, dexametasona, inibidores biológicos de fator de necrose tumoral alfa (TNF-α), drenagem dos abscessos, *laser* de CO_2, exérese ampla e profunda, enxertos de pele e hospitalização prolongada.

Em estudo desenvolvido por nosso grupo envolvendo utilização de azul de metileno a 1% e aplicação de *laser* de diodo (λ de 660 nm), foi possível observar, após 8 aplicações, inativação bacteriana em hidradenite supurativa grau II de Hurley, espaçamento dos surtos e melhora da qualidade de vida das pacientes comprometidas. Na Figura 26.9, pode-se observar o aspecto pós-PDT.

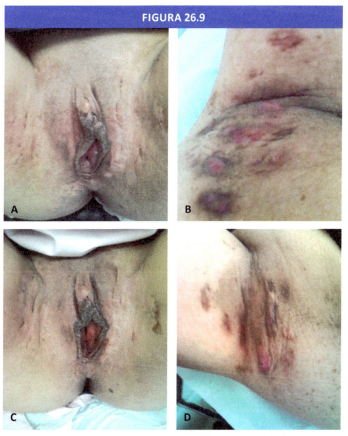

FIGURA 26.9

Aspecto clínico de hidradenite supurativa antes (imagens superiores) e após tratamento com terapia fotodinâmica (imagens inferiores).
Fonte: acervo da Dra. Renata Aparecida Belotto.

♦ PDT em linfangioma cutâneo de vulva

O linfangioma vulvar cutâneo (CVL) é considerado uma proliferação rara e benigna de vasos linfáticos na derme profunda e na área subcutânea, correspondendo a 4% de todas as malformações vasculares. A forma adquirida da doença pode estar associada à ruptura da superfície dos canais linfáticos da pele, impedindo-os de alcançar os canais periféricos de drenagem nas camadas profundas. Essa condição pode ocorrer como resultado de cirurgias prévias, radioterapia, tuberculose genital, linfedema crônico, doença de Crohn, obesidade e infecções locais. A literatura revela que a cirurgia é o tratamento preferencial, seguido de criocauterização ou eletrocauterização e, recentemente, vaporização por *laser* de CO_2, argônio ou Nd:YAG.

A proposta de Belotto et al. foi aplicar PDT utilizando azul de metileno a 2% como agente químico fotossensibilizante e associando o uso de *laser* de diodo (λ de 660 nm), densidade de potência de 100 mW/cm², energia radiante de 20 J/cm², em um total de 5 sessões. O resultado foi a remissão total do edema (Figura 26.10). Não foram relatados prurido, desconforto ou dor no local tratado. Assim, consideramos a PDT como uma alternativa para o tratamento dessa condição clínica.

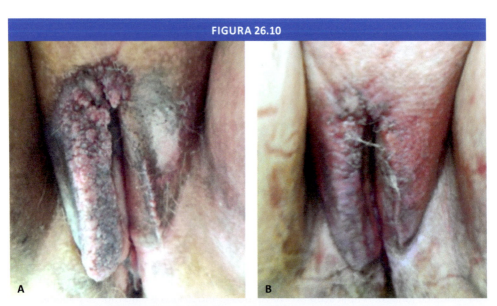

FIGURA 26.10

Aspecto clínico do linfangioma antes e após terapia fotodinâmica.
Fonte: acervo da Dra. Renata Aparecida Belotto.

♦ Bibliografia

Abdel-Hady ES, Martin-Hirsch P, Duggan-Keen M, Stern PL, Moore JV, Corbitt G et al. Immunological and viral factors associated with the response of vulval intraepithelial neoplasia to photodynamic therapy. Cancer Res. 2001; 61(1):192-6.

Ackroyd R, Kelty C, Brownn N, Reed M. The history of photodetection and photodynamic therapy. Photochemistry and Photobiology. 2001; 74(5):656-69.

Belotto RA, Chavantes MC, Tardivo JP, Santos RE, Fernandes RCM, Horliana ACRT et al. Therapeutic comparison between treatments for vulvar lichen sclerosus: study protocol of a randomized prospective and controlled trial. BMC Womens Health. 2017; 17:1-8.

Belotto RA, Santos RE, Tardivo JP, Fernandes R, Baptista MS, Itri R. Photodynamic therapy in vulvar lymphangioma: case report. Photodiagnosis Photodyn Ther. 2019; 25:84-6.

Celli JP, Spring BQ, Rizvi I, Evans CL, Samkoe KS, Verma S et al. Imaging and photodynamic therapy: mechanisms, monitoring and pptimization. Chem Rev. 2010; 110(5):2795-838.

Chavantes MC. Laser em Bio-Medicina – Princípios e Prática. Atheneu; 2008. 281p.

Gambichler T, Kammann S, Tigges C, Kobus S, Skyygan M, Meier JJ et al. Cell cycle regulation and proliferation in lichen sclerosus. Regulatory Peptides. 2011; 167:209-14.

Gáspar L. Professor Endre Mester, the father of photobiomodulation. J Laser Dent. 2009; 17(3):146-8.

Goldburg SR, Strober BE, Payette MJ. Current and emerging treatments for hidradenitis suppurativa. J Am Acad Dermatol. 2019; pii: S0190-9622(19)32826-9.

Hillemanns P, Wang X, Staehle S, Michels W, Dannecker C. Evaluation of different treatment modalities for vulvar intraepithelial neoplasia (VIN): CO2 laser vaporization, photodynamic therapy, excision and vulvectomy. Gynecologic Oncology. 2005; 100(2):271-5.

Karu TI. Photobiological fundamental of low power laser therapy. Quantum Electron. 1987; 23:1703-17.

Karu TI. Photobiology of low power laser effects. Health Physics. 1989; 56(5):691-704.

Machado AEH. Terapia fotodinâmica: princípios, potencial de aplicação e perspectivas. Química Nova. 2000; 23(2):237-43.

Monsálvez V, Rivera R, Vanaclocha F. Lichen sclerosus. Actas Sifiliográficas. 2010; 101(1):31-8.

Murphy R. Lichen sclerosus. Dermatol Clin. 2010; 28:707-15.

Olejek A, Steplewska K, Gabriel A, Kozak-Darmas I, Jarek A, Kellas-Sleczka S et al. Efficacy of photodynamic therapy in vulvar lichen sclerosus treatment based on immunohistochemical analysis of CD34, CD44, myelin basic protein, and Ki67 antibodies. Int J Gynecol Cancer. 2010; 20(5):879-87.

Prodromidou A, Chatziioannou E, Daskalakis G, Stergios K, Pergialiotis V. Photodynamic therapy for vulvar lichen sclerosus-a systematic review. J Low Genit Tract Dis. 2018; 22(1):58-65

Simplício FI, Maionchi F, Hioka N. Terapia fotodinâmica: aspectos farmacológicos, aplicações e desenvolvimento de medicamentos. Química Nova. 2002; 25(5):801-7.

Scheinfeld N, Lehman DS. An evidence-based review of medical and surgical treatments of genital warts. Dermatol Online J. 2006; 12(3):5.

Terlou A, Santegoets LAM, van der Meijden W, Antonissen CH, Swagemakers SMA, Spek PJ et al. An autoimmune phenotype in vulvar lichen sclerosus and lichen planus : a th1 response and high levels of microRNA-155. J Invest Dermatol. 2012; 132:658-66.

Vlastos AT, Malpica A, Follen M. Lymphangioma circunscriptum of the vulva: a review of the literature. Obstetrics & Gynecology. 2003; 101(5):946-54.

Ying Z, Li X, Dang H. 5-aminolevulinic acid-based photodynamic therapy for the treatment of condylomata acuminata in Chinese patients: a meta-analysis. Photodermatol Photoimmunol Photomed. 2013; 29(3):149-59.

Zervoudis SIG, Peitsidis P, Peitsidou A, Papandonopolos L, Nikolopoulou MK, Papadopoulos VR. Complementary treatment with oral pidotimod plus vitamin C after laser vaporization for female genital warts: a prospective study. Journal of Medicine and Life. 2010; 3(3):286-8.

Zhang Z, Lu XN, Liang J, Tang H, Yang YS, Zhu XH et al. Evaluation of photodynamic therapy using topical aminolevulinic acid hydrochloride in the treatment of condylomata acuminate. Int J Clin Exp Med. 2015; 8(4):6517-21.

Zhu JW, Lu ZF, Zheng M. Acquired progressive lymphangioma in the inguinal area mimicking giant condyloma acuminatum, Cutis. 2014; 93:316-9.

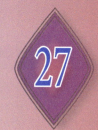

Higiene Genital

Paulo Cesar Giraldo
Helena P. Giraldo Souza
José Eleutério Junior
Joziani Beghini
Rose Luce Gomes do Amaral

♦ **Introdução**

O crescente avanço na procura de melhor qualidade de vida da mulher tem proporcionado mais empregabilidade e maiores ganhos financeiros, mas ao mesmo tempo, impõe certas dificuldades em relação ao seu próprio corpo. As muitas horas dedicadas ao trabalho e as diferentes condições de estresse diário promovem aumento da transpiração, da descamação celular e da proliferação bacteriana em áreas com grande oclusão, atritos constantes e com falta de aeração natural. A área genital, em particular, por estar localizada na raiz das coxas, ter muitas dobras, concentrar grande quantidade de glândulas sudoríparas e sebáceas, serve de campo propício para a proliferação bacteriana e, consequentemente, desenvolvimento de odores, irritações cutâneas e coceira localizada, sem haver necessariamente infecções instaladas. Existe, portanto, uma busca constante de novos produtos que possam promover alívio na sintomatologia ou que possam prevenir situações desagradáveis. As mulheres querem contar com inovações que as façam sentir refrescadas e ao mesmo tempo seguras quanto à área genital, fato que pode interferir favoravelmente em sua sexualidade.

Pesquisa recente feita com mulheres canadenses maiores de 18 anos de idade evidenciou que mais de 95% das correspondentes (1.435) já haviam usado pelo menos um produto de higiene na área genital (umidificantes vaginal/genital, cremes anticoceira, lenços femininos de limpeza, supositórios, *sprays*, talco, cera e lâminas para depilação genital).

Os produtos de higiene (limpeza, absorventes menstruais, vestuário íntimo etc.) têm crescido em número e em qualidade, não há dúvidas. Alguns autores, entretanto, mesmo sem terem argumentos convincentes, vêm nos produtos de higiene genital um possível fator de desenvolvimento de vaginose bacteriana.

Por outro lado, existem evidências de que produtos de higiene têm um grande impacto na qualidade de vida das mulheres. Produtos de higiene feminina e educação para menstruação transformaram a vida das mulheres em todo o mundo. Há também evidências de que o uso de produtos de higiene pode diminuir as taxas de recorrências de vaginose bacteriana. Apesar do estudo não ter sido randomizado, alguns autores apontaram que o uso de sabonete líquido com ácido láctico e *lactoserum* líquido na área genital externa possa ser uma opção para prevenção da vaginose bacteriana após o tratamento e a cura com metronidazol oral.

Revisão sistemática sobre o uso de absorvente higiênico intermenstruais evidenciou que não houve aumento de quadros irritativos ou infecções genitais e ao mesmo tempo trouxe conforto e higiene para as usuárias. As evidências científicas a respeito da higiene genital feminina ainda são escassas na literatura médica, entretanto, o bom senso deixa clara a sua importância. No homem, a higiene genital é fundamental e tem um papel preponderante na gênese do câncer de pênis.

A higiene genital não se presta a tratar infecções vulvovaginais já instaladas ou promover esterilização bacteriana e/ou fúngica do aparelho genital feminino. Deve ser praticada diariamente, com frequência variável, por todas as mulheres.

◆ Conceito

Higiene genital feminina (HGF) é o conjunto de ações que visam remover o excesso de resíduos (células mortas, secreções, oleosidade, sangue menstrual, lubrificantes, espermatozoides, restos de urina, papel e fezes) na área genital feminina com a finalidade de promover bem-estar e conforto, além de prevenir infecções genitais. A higiene genital deve ser executada para prevenir infecções e não para tratá-las. A mulher que apresenta corrimento vaginal acompanhado ou não por odor desagradável e/ou prurido deverá procurar um ginecologista para fazer o diagnóstico do problema e tratá-lo adequadamente. Não se deve mascarar a doença usando a higiene genital como alternativa ao tratamento correto.

Portanto, percebe-se que a HGF é muito mais que simplesmente lavar a área genital, é, antes de tudo, o cuidado que toda mulher deve ter com a sua área genital. Uma HGF inadequada pode resultar em desequilíbrio do ecossistema vulvovaginal e, consequentemente, promover desajustes da comunidade bacteriana residente, mudanças da produção das glândulas sudoríparas e sebáceas, aumento da descamação de células da pele que reveste a vulva e as regiões perineal e perianal.

O conjunto de ações relacionadas à HGF são:
- Lavar a área genital
- Remover a umidade excessiva da região
- Usar produtos específicos de higiene íntima
- Usar absorvente no período menstrual
- Usar absorvente íntimo respirável no período intermenstrual
- Cuidar do tamanho e da disposição dos pelos pubianos e genitais
- Usar roupas íntimas apropriadas que não apertem a área genital ou que bloqueiem a transpiração da pele vulvoperineal
- Conhecer o manuseio das roupas íntimas (lavagem e secagem).

O conjunto de ações indiretamente relacionados à HGF são:
- Cuidados com as próprias unhas
- Cuidados com as mãos do parceiro sexual (graxa, infecções, calosidades etc.)
- Avaliação de substâncias usadas no ato sexual (lubrificantes, cremes e pomadas erógenas, *sex-toys* etc.)

- Avaliação dos efeitos de medicamentos de uso vaginal
- Avaliação das roupas que mantenham contato direto com a área genital (desprendimento de tintas, tecidos com alta aspereza, costuras marcantes).

A HGF não tem a finalidade de esterilizar a vulva e a vagina. Pelo contrário, a colonização da área genital é saudável e deve conter uma grande variedade de bactérias residentes e transitórias. Portanto, usar produtos bactericidas não é algo desejável, pois pode selecionar microrganismos nocivos e favorecer infecções.

Da mesma forma, os produtos de higiene não necessitam ser estéreis, porém é recomendável que tenham baixa taxa de microrganismos e que estes não tenham alto potencial de patogenicidade. Em recente pesquisa, Briancesco et al. verificaram que a análise microbiológica de tampões vaginais tinha baixa concentração microbiana em 93% das amostras, porém sem potencial patogênico.

◆ Importância do procedimento

A higiene corporal já foi sobejamente demonstrada como sendo uma ótima oportunidade para prevenir e minimizar infecções. Situações em que a higiene demonstrou-se notoriamente benéfica: higiene da cavidade oral; higiene corporal do recém-nascido; higiene pré-operatória; higiene das cicatrizes cirúrgicas; higiene do ambiente hospitalar; higiene das mãos no trato com os pacientes; higiene no ato sexual (uso de camisinha).

O mau hábito higiênico, muitas vezes em decorrência de uma rotina inadequada, aumenta a irritação vulvar e institui a procura à assistência ginecológica com extrema frequência para solucionar problemas que, na verdade, não são infecções, mas sim consequências da higiene inadequada.

É frequente haver acúmulo de material orgânico na região genital feminina em decorrência de diferentes fatores ligados ao cotidiano da mulher e que não implicam doenças. Existe, sem que a mulher perceba, o acúmulo de substâncias na vulva, devido a saída de sangue, corrimento vaginal, perda de urina, transpiração e descamação celular. O excesso destas secreções acumuladas ao longo do dia, o desprendimento de pelos e a má higiene contribuem para o aumento do número de bactérias no trato genital feminino e para a formação de odores desagradáveis que devem ser combatidos. Estes fatores geram insegurança nas mulheres em relação ao mau cheiro e ao fluxo genital que, além de impregnar o ambiente, podem manchar as vestes íntimas e as externas.

A higiene genital inadequada pode ser compreendida como a falta ou o excesso de higiene e interfere negativamente na saúde genital. É praticada frequentemente por inúmeras mulheres sem que elas percebam o mal que estão provocando aos seus tecidos. A falta de higiene caracterizada pelo acúmulo na região genital de pedaços de papel, resíduos de fezes, transpiração e secreções genitais colabora para a proliferação de microrganismos causando mau cheiro, coceira e, possivelmente, o desenvolvimento de infecções (Figura 27.1).

Os microrganismos encontrados na área genital, quando em grandes concentrações, promoverão a degradação dos resíduos orgânicos, que produzirão aminas aromáticas voláteis, responsáveis pelo mau cheiro, liberação de substâncias que causarão inflamação (pró-inflamatórias), além de grande quantidade de histamina, potente promotor de coceira.

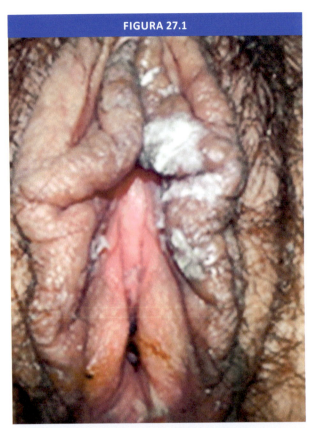

Vulva com excessivas dobras e restos de papel.
Fonte: acervo dos Drs. Paulo Cesar Giraldo, Helena P. Giraldo Souza, José Eleutério Junior, Joziani Beghini e Rose Luce Gomes do Amaral.

Além disso, outro fator que causa mau cheiro é o material produzido pelas glândulas sudoríparas do tipo "apócrinas" que se concentram em maior quantidade em regiões como axilas, sulco inframamário e genitália. Em geral, o suor produzido por estas glândulas não tem odor, porém seu contato prolongado com a pele sofrerá metabolização pelas bactérias locais gerando um odor desagradável, característico da transpiração.

A pele do corpo humano, e em especial da área genital, tem importante função de barreira, protegendo o corpo contra agressões. Ela é constituída por diferentes camadas, sendo o epitélio (camada mais externa) formado pela união de inúmeras células queratinizadas ligadas entre si por substância lipídica (gordura), que determinará a sua resistência e hidratação. Desta forma, existe a formação de um manto ácido cutâneo (acidez) que ajuda na contenção da proliferação bacteriana e no equilíbrio da homeostase local (função de defesa).

O excesso de limpeza e o uso de produtos inadequados na região vulvar podem promover a desestruturação deste manto ácido, favorecendo a fragilidade da barreira cutânea. Os sabonetes com pH alcalino alteram a acidez natural da pele e modificam suas funções fisiológicas. A abrasão ou a fricção realizadas no momento de higienização por falta de orientação adequada da mulher também contribuem para a irritação vulvoperineal.

A limpeza da área genital apenas com água remove somente 60% da sujidade que se acumula entre as dobras de pele da região. Por outro lado, utilizar sabonetes que formam muita espuma, ou seja, com alto poder de detergência, irá remover excessivamente a gordura da pele, sendo também prejudicial. Para uma higiene adequada, há necessidade de que os produtos de limpeza sejam veiculados por água corrente e que tenham leve poder de detergência para remover apenas o excesso de gordura que se acumula em meio aos resíduos.

O excesso de higiene promove ressecamento cutâneo, especialmente na vulva, que é uma área mais sensível, abafada e de difícil acesso anatômico. A pele ressecada torna-se desvitalizada e facilita a formação de fissuras, coceira e, consequentemente, a introdução de bactérias aos planos mais profundos do tecido (Figura 27.2).

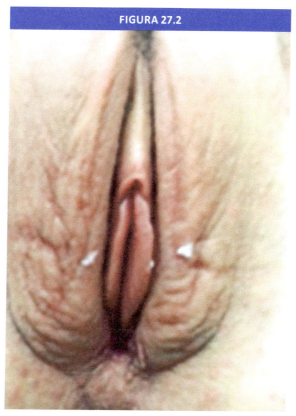

FIGURA 27.2

Vulva ressecada por excesso de limpeza.
Fonte: acervo dos Drs. Paulo Cesar Giraldo, Helena P. Giraldo Souza, José Eleutério Junior, Joziani Beghini e Rose Luce Gomes do Amaral.

♦ Conhecimento sobre o procedimento

Muitas mulheres deixam de fazer adequadamente a higiene genital por muitos mitos que existem no meio leigo e mesmo entre ginecologistas. Principais mitos:
- Não se deve tocar nos genitais, pois isto significa que a sua sexualidade está exacerbada

- A área genital não necessita de limpeza
- Limpar a vulva todos os dias pode causar infecção
- Jogar água na vagina é contraindicado
- Os produtos de limpeza íntima são todos iguais
- Só os produtos "neutros" deveriam ser usados na área genitais
- As calcinhas só podem ser de algodão
- A depilação genital é prejudicial para a saúde feminina.

Na prática, existem muitos outros mitos que deveriam ser desmascarados

"Não se deve tocar nos genitais, pois isto significa que a sua sexualidade está exacerbada." Tocar nos genitais é uma necessidade, assim como em qualquer outra parte do corpo. Como a vulva tem muitas dobras, é necessário limpar o excesso de material que fica depositado entre os pequenos e grandes lábios, nas regiões periclitoridiana e sob o prepúcio do clitóris. É muito comum encontrar esmegma (secreções de glândulas), restos de papel, urina e até restos invisíveis de fezes nestas regiões. A permanência destes materiais pode promover mau cheiro, coceira e microfissuras. Tocar nos genitais deveria ser entendido como algo fisiológico, e não apenas como estímulo sexual.

"A área genital não necessita de limpeza." Obviamente a área genital necessita de limpeza constante, assim como todo o resto do nosso corpo, pois existe uma contínua produção de substâncias decorrente do nosso metabolismo, além da descamação natural das células epiteliais. O acúmulo deste material pode servir de nutrição para aumentar a proliferação desordenada de bactérias, sofrer degradação e, consequentemente, promover odores ruins e até infecções.

"Limpar a vulva todos os dias pode causar infecção." Pelo contrário, é a falta de limpeza que pode incrementar as possibilidades da instalação de infecção nos genitais. Obviamente, o excesso de limpeza também pode ser um fator nocivo.

"Jogar água na vagina é contraindicado." Jogar água na vulva e no introito vulvar é, sim, a maneira mais prática, elegante e apropriada de fazer higiene genital. Não estamos recomendando a introdução de água no interior da vagina. A vagina começa a partir da membrana himenal, portanto, toda região externa a esta membrana deve ser higienizada.

"Os produtos de limpeza íntima são todos iguais." Isto não é verdade. Sabe-se que a indústria farmacêutica vem constantemente apresentando evolução no desenvolvimento de novas tecnologias. Desta maneira, os produtos de limpeza das áreas mais sensíveis do nosso corpo são desenvolvidos com tecnologia que tem o objetivo de preservar as características naturais do tecido orgânico. Existem diferentes produtos com diferentes formulações, justamente desenvolvidos com esta finalidade. O mesmo tem ocorrido com o desenvolvimento dos absorventes higiênicos. Não há comparações entre os produtos atuais e os produtos de décadas passadas.

"Só os produtos 'neutros' deveriam ser usados na área genital." Este é outro mito que não procede. Sabe-se que nossa pele tem um pH levemente ácido (< 7), portanto, os produtos neutros que têm pH igual a 7 podem desequilibrar a acidez cutânea normal.

"As calcinhas só podem ser de algodão." As calcinhas de algodão têm uma trama de fios que propiciam a aeração por terem as fibras mais distantes umas das outras, contudo, na prática isto tem pouca importância porque, no decorrer das jornadas diárias de trabalho, as mulheres acabam vestindo outros tecidos por cima das calcinhas (meias de seda, calças Jeans, casacos etc.) que inutilizam esta característica. Ficar sem calcinha à noite, apesar de recomendável, também não resolve o problema da falta de aeração vulvar nas longas jornadas de mais de 8 h diárias da vida das mulheres. Além do mais, calcinhas de algodão podem reter produtos de higiene em sua trama de fibras, por terem sido mal enxaguadas. Passar a calcinha com ferro quente para matar as bactérias tem pouco valor, pois a genitália feminina tem milhões de bactérias em condições normais. Preocupa muito mais o uso de roupas íntimas apertadas e que promovam "isquemia tecidual" (falta de circulação sanguínea) do que propriamente a aeração.

"A depilação genital é prejudicial para a saúde feminina." A depilação é uma moda universal. A antiga crença de que os pelos protegem contra possíveis agressores já não tem mais sentido prático. Há uma tendência mundial a reduzir a quantidade de pelos distribuídos pelo corpo por poderem aumentar os odores e dificultar a higienização. Atualmente, as roupas, independentemente da moda, substituíram os pelos na proteção dos tecidos cutâneos contra os raios solares e contra insetos. Claro que a depilação, quando malfeita, pode promover irritação cutânea e infeção secundária, contudo, se evitado o excesso de trauma local (uso de lâminas) e aplicando-se substâncias naturais calmantes (chá de camomila) no ato da depilação e, logo a seguir, muitos dos inconvenientes poderão ser minimizados.

Infelizmente, a falta de entendimento sobre o assunto, a falta de pesquisas científica e a falta de bom senso fazem deste campo de conhecimento algo nebuloso e "terra de ninguém", dando margem a muitas especulações sem embasamento científico, perpetuando a ignorância sobre o tema.

Uma confusão muito frequente que as pessoas leigas e até médicos ginecologistas fazem é o de não entender que higiene íntima é diferente de higiene interna. Este fato desorienta a compreensão da necessidade de que a higiene genital deva ser feita cotidianamente e, em alguns casos, várias vezes por dia. A literatura médica é concorde em que não se deve fazer duchas vaginais (higiene Interna), por outro lado, a higiene íntima se faz em toda a região que seja externa à membrana himenal, ou seja, introito vulvar, interior dos pequenos lábios, clitóris e seu prepúcio, grandes lábios, monte de Vênus, raiz das coxas e região perianal.

◆ Procedimento adequado

Com base na literatura vigente na época e no bom senso de ginecologistas e dermatologistas, em 2009 foi criado e publicado o primeiro Guia de Higiene Genital Feminina pela Federação Brasileira das Associações de Ginecologia e Obstetrícia (FEBRASGO), disponível no site: https://missali.site.med.br/fmfiles/index.asp/::XPR3638::/Guia_de_Higiene_Feminina.pdf.

Este guia foi copiado e adaptado para uso em toda a América Latina e nos países do Oriente Médio. Posteriormente, o livro *Higiene Genital Feminina – Orientação para a Mulher Moderna* veio complementar o assunto com novas informações e aportes científicos de teses sobre HGF, podendo ser acessado no *site*: www.higienegenitalfeminina.com.br.

Técnicas de higiene genital

Higienizar a área genital (compartimento externo e intermediário) com água corrente e com os produtos de higiene apropriados para favorecer a remoção mecânica dos resíduos.

Fazer movimentos circulares não abrasivos evitando trazer o conteúdo da região perianal para a região vulvar. A higiene deve alcançar todas as dobras sem exceções. Secar cuidadosamente com toalha macia, seca e limpa, para não ferir a região. A secagem não pode ser abrasiva para a pele. Cuidado para não fazer movimentos de "raspagem" na vulva.

Frequência diária de higienização

Em climas quentes ou quando há grande atividade física durante o dia, higienizar a região genital uma a três vezes por dia. Em climas frios, fazer a higiene pelo menos 1 vez ao dia. Esta recomendação também deverá levar em consideração o biótipo da mulher, o tipo de atividade física a cada dia, o tipo de pele (ressecada ou oleosa) e a história de transpiração excessiva. Considerar ainda o tipo de tecido das roupas usadas, o número de camadas de roupa e o grau de compressão que as mesmas exercem no genital. Roupas apertadas podem ser usadas apenas por pequenos períodos do dia, pois por longas horas podem dificultar a circulação de sangue e a ventilação local.

Tempo de higienização

A duração da higiene não deverá exceder dois a três minutos (para evitar o ressecamento local). A pele vulvar em condição normal pode ser higienizada com água em qualquer temperatura, porém, quando houver um quadro irritativo vulvar, a água fria é mais recomendada.

Tipo de produto

O produto deverá ter pH levemente ácido (4 a 5,9), detergência suave para não remover excessivamente a oleosidade cutânea, ser hipoalergênico e líquido para não ser reutilizável como os produtos sólidos. O pH ácido propicia a manutenção da acidez cutânea responsável pelo importante "manto ácido" da pele que tem, entre outras, a função de coibir o crescimento das bactérias ruins que podem afetar negativamente seu equilíbrio da pele do corpo e, em especial, da área genital feminina.

O uso de produtos de higiene com detergência suave permite a emulsificação da gordura, facilitando sua remoção, sem, contudo, remover excessivamente a camada gordurosa que protege a pele. Desta forma, é possível a eliminação dos resíduos e da oleosidade sem causar ressecamento vulvar. A utilização apenas de água não é eficaz na remoção de partículas sólidas e menos ainda na remoção de gordura.

É primordial que o produto seja hipoalergênico. Algumas substâncias utilizadas na composição do produto para estabilizar, modificar a textura ou mesmo para conferir um cheiro agradável, são irritantes cutâneos graves. Estas substâncias podem fazer uma boa limpeza, mas, por outro lado, causam irritações ou alergias cutâneas, causando complicações para a mulher.

◆ Dúvidas sobre a higiene genital feminina

Os sabonetes líquidos íntimos são aliados ou complicadores da saúde genital da mulher?

Assim como em outras partes do corpo, a região íntima também demanda cuidado e atenção especial na higienização. Além da periodicidade da limpeza, é importante escolher os produtos corretos e ideais para essa finalidade. Os sabonetes íntimos são testados e indicados exclusivamente para essa área. Segundo o Guia FEBRASGO, a melhor opção são os produtos hipoalergênicos, apropriados para a higiene íntima, que reduzem a chance de ocorrência de quadros irritativos. Deve-se dar preferência aos líquidos, com pH ácido (pH entre 4,2 e 5,9) e que produzam pouca espuma.

Os sabonetes bactericidas são os melhores para a higiene da mulher, pois matam as bactérias da área genital?

Pelo contrário. A área genital é colonizada por muitas bactérias (protetoras) e não deve ser esterilizada (ausência total de bactérias), sob o risco de selecionar bactérias resistentes e prejudiciais. Os sabonetes bactericidas são extremamente alcalinos (pH entre 11 e 12) e têm a tendência de eliminar a microbiota bacteriana residente da região genital. Quando um produto desse tipo é usado na região íntima, a defesa natural pode ser comprometida. Devem-se evitar também os produtos que contenham substâncias antissépticas (como triclosan e clorexidina), porque a higiene genital tem apenas a finalidade de remover o excesso de resíduos e não deve atacar a comunidade bacteriana natural da região íntima.

Sempre usei sabonete normal (comum em barra) em todas as partes do meu corpo. Por que os produtos íntimos devem ser preferidos?

Já está claro que a as diferentes partes do nosso corpo podem se beneficiar de produtos de higiene específicos para cada área. Portanto, os *shampoos* são diferentes e apropriados para cada tipo de cabelo (oleoso, ressecado ou misto). Existem *shampoos* para a raiz do cabelo e para as pontas dos cabelos contendo quantidades maiores ou menores de ceramidas, vitaminas etc. Obviamente, a qualidade de cada um depende da sua forma de produção, do material empregado e dos conhecimentos a respeito de ação de cada produto. A mesma coisa acontece com os produtos de beleza e produtos dentários. Se não forem feitos apropriadamente podem resultar em dano dos tecidos, alergias e irritações.

A pele da vulva tem pH ácido ($\approx 5,9$) que controla o crescimento exacerbado de bactérias nocivas e, consequentemente, o desprendimento de odores desagradáveis. A maioria dos sabonetes comuns (em barra) tem pH alcalino (o contrário de ácido), que é diferente do ambiente natural da região íntima. Produtos como esses podem prejudicar a camada ácida natural da região que serve como proteção contra germes indesejáveis. O uso diário desses produtos também pode ser irritante, por ter alta detergência, e agredir uma região sensível. Além disso, os sabonetes em barras podem sofrer contaminações pelo uso de várias pessoas. Sendo a região íntima uma área bastante delicada e sensível, dê preferência a produtos testados exclusivamente para essa área, de acordo com as recomendações da FEBRASGO.

Só posso usar os sabonetes líquidos íntimos duas vezes por semana?

Pelo contrário. Os sabonetes líquidos íntimos podem e devem ser utilizados diariamente, pois a finalidade é promover a higiene genital. Á área genital produz e acumula resíduos orgânicos continuamente, que devem ser removidos regularmente. A remoção exagerada pode ser prejudicial, mas a falta da remoção pode propiciar o aparecimento de irritações, coceiras, mau odor e até infecções. Certifique-se de que seu sabonete íntimo feminino seja líquido, suave, levemente ácido, com baixa detergência e tenha ingredientes naturais. Segundo a FEBRASGO, você deve usar sabonete íntimo de 1 a 3 vezes por dia em clima quente e pelo menos 1 vez ao dia em temperaturas mais frias.

Fazer a higiene íntima com chuveirinho é menos higiênico do que limpar com papel higiênico?

A limpeza com água corrente e sabonetes adequados é o ideal para a remoção dos resíduos orgânicos (gordura, células descamadas, bactérias, urina e fezes). Portanto, água e o sabonete íntimo são muito mais apropriados para a higiene genital do que o papel higiênico, que, além de não retirar todo o resíduo acumulado, ainda pode irritar a pele da vulva por causa do atrito que promove, e deixar pequenas partículas na área higienizada. Ao utilizar o chuveirinho, lembre-se que seu uso deve ser direcional (de cima para baixo), para não haver entrada da água no interior da vagina.

Devo usar lenços umedecidos na região íntima só em casos extremos?

O uso de lenços umedecidos é uma alternativa interessante e válida ao papel higiênico comum, especialmente em situações que o acesso à água corrente é precário (escritórios, lojas, escolas, viagens etc.). Dê preferência aos lenços umedecidos sem perfume e base alcoólica. Existe grande variedade de lenços próprios para a higiene íntima feminina no comércio que supre bem as necessidades em situações especiais.

No período menstrual, devo intensificar a higienização?

Durante a menstruação, a área genital fica mais úmida e mais sensível, o que pode causar desequilíbrio no pH vaginal e irritações. A higiene íntima com água corrente e produtos suaves colabora para o equilíbrio e o menor contato da semimucosa vulvar com o fluxo menstrual. Tenha o cuidado de secar a região com toalha delicada e que não seja áspera. No período menstrual, recomenda-se realizar a higiene com maior frequência que o habitual, principalmente quando o fluxo é intenso. A troca de absorvente é recomendada a cada quatro horas, no máximo, portanto, neste momento deve-se aproveitar para higienizar o local. O uso de lenços umedecidos é recomendado para higiene quando estiver fora de casa. Já é do conhecimento de todos que se deve lavar as mãos antes e depois de realizar a higiene genital. Ressalta-se que este ato é muito importante, especialmente para a troca do absorvente menstrual interno.

Meu namorado pode usar sabonete líquido íntimo?

Sim. Os sabonetes líquidos íntimos são indicados para as mulheres e podem ser usados pelos homens, especialmente aqueles com prepúcio (pele que recobre a ponta do pênis) muito longo. Não há contraindicação de uso dos sabonetes líquidos pelos homens.

Protetores diários íntimos (absorventes usados no período intermenstrual) podem ser prejudiciais à saúde?

O uso constante de absorventes diários sem estar menstruada pode provocar o abafamento da região vulvovaginal, aumentando a umidade e calor, fato que pode favorecer a instalação de fungos e bactérias causadores de infecções. No entanto, existem versões respiráveis (sem plástico) que, além de não aumentarem a temperatura local, ainda retiram a umidade. Estes não são contraindicados. Existem evidências científicas de que estes absorventes não aumentam infecções (candidíase e vaginose bacteriana) e não causam irritações vulvares em mulheres normais.

Quando estou com algum sinal de problema ginecológico devo intensificar o uso de sabonete líquido íntimo?

Não. Os sabonetes íntimos têm a finalidade de promover bem-estar, sensação de frescor e pode prevenir infecções. Porém, não devem ser usados como tratamento de problemas ginecológicos, como as infecções genitais (p. ex., candidíase vaginal e vaginose bacteriana). Estes produtos não agem sozinhos para curar qualquer problema ginecológico, sendo indicados única e exclusivamente para higiene, como prevenção. Pacientes com corrimento vaginal intenso acompanhado ou não de coceira e/ou mau odor devem procurar um médico. Ele é o profissional indicado para avaliar cada caso e indicar o tratamento correto.

Quais são os principais cuidados que devemos ter com a roupa íntima?

As lingeries devem ser lavadas normalmente, mas é importante estar atenta ao enxágue delas, para evitar que fiquem resíduos de sabão, o que pode provocar alergias ou irritações. Elas podem ser lavadas no chuveiro, durante o banho, ou separadamente durante a lavagem das roupas. Devem ser secadas ao ar livre e de preferência ao sol. Deve-se evitar deixar a calcinha pendurada no chuveiro, pois o ambiente úmido favorece a proliferação de bactérias e, principalmente, de fungos. Não basta ter cuidado com as roupas íntimas, deve-se ter cuidado e atenção especial com a região íntima feminina (raízes das coxas, vulva, períneo e região perianal. Quando a higiene não é realizada da forma correta e com a frequência adequada, pode haver ruptura da integridade dos tecidos cutâneos, uma vez que a umidade, o trauma e a oclusão promovidos pelas roupas e a atividade física promoverão acúmulo de substâncias e de resíduos de urina e papel higiênico que são fatores desencadeadores de mau odor e irritação (coceira) genital.

Como a região íntima é delicada e sensível, os sabonetes íntimos são testados exclusivamente para essa área. A FEBRASGO recomenda que eles sejam hipoalergênicos, pois reduzem a chance de ocorrência de quadros irritativos, tenham pH ácido e baixa detergência (produzam pouca espuma) e que sejam preferencialmente líquidos.

♦ Informações adicionais

Coletor menstrual ou copinho menstrual

O coletor menstrual é um disposto cônico feito de silicone medicinal hipoalérgico e antibacteriano que serve para coletar o sangue menstrual. Mede aproximadamente 5,6 cm de comprimento e cerca de 4 cm de maior diâmetro. Ele adapta-se ao interior da cavidade vaginal impedindo a entrada de ar e evitando vazamento menstrual. Esta propriedade de fazer compressão na parede vaginal, pode, eventualmente, diminuir a microcirculação do fluxo sanguíneo para a parede vaginal e promover sucção significativa na sua remoção.

O uso do copo menstrual pode servir favoravelmente para evitar irritação e quadros alérgicos vulvares observados em algumas mulheres em decorrência do uso dos absorventes externos. Por outro lado, como todo corpo estranho colocado em cavidades naturais (vagina), o coletor, assim como os absorventes internos, não deve permanecer por longos períodos. Sugerimos retirá-lo a cada 4 horas para esvaziá-lo e higienizá-lo, mesmo nos dias de menor fluxo, reduzindo, assim, a proliferação bacteriana no sangue coletado e melhorando a microcirculação sanguínea na parede vaginal. A higienização do coletor é feita lavando-o com água corrente. Não é aconselhável ter relações sexuais quando o copo menstrual está no interior da cavidade vaginal, pela possibilidade do aumento do trauma da mucosa vaginal e do pênis.

Duchinha higiênica

A duchinha higiênica, que fica acoplada ao vaso sanitário ou a do chuveiro, pode ser usada regularmente se for adequadamente posicionada para higienização do genital. Ao usar a duchinha higiênica, direcioná-la de cima para baixo, de frente para trás. Não direcione de baixo para cima para evitar que a água entre na vagina. Não introduza a parte distal da duchinha higiênica ou outros objetos no interior da vagina.

♦ Bibliografia

Aydin M, Derici MÇ, Keskek SO, Demir YI, Yeler D. Instant and freshness effect of mouth rinses on type 1 (oral) halitosis. Acta Odontol Latinoam. 2019; 32(2):79-87.

Bahamondes MV1, Portugal PM, Brolazo EM, Simões JA, Bahamondes L. Use of a lactic acid plus lactoserum intimate liquid soap for external hygiene in the prevention of bacterial vaginosis recurrence after metronidazole oral treatment. Rev Assoc Med Bras (1992). 2011; 57(4):415-20.

Bakir H, Hadi M, Jurdi M. Towards a renewed public health regulatory and surveillance role in water, sanitation and hygiene (Editorial). East Mediterr Health J. 2017; 23(8):525-6.

Bilardi JE, Walker SM, Temple-Smith MJ, McNair RP, Mooney-Somers J, Vodstrcil LA et al. Women view key sexual behaviours as the trigger for the onset and recurrence of bacterial vaginosis. PLoS One. 2017; 12(3):e0173637.

Briancesco R, Paduano S, Semproni M, Bonadonna L. A study on the microbial quality of sealed products for feminine hygiene. J Prev Med Hyg. 2018; 59(3):E2269.

Crann SE, Cunningham S, Albert A, Money DM, O'Doherty KC. Vaginal health and hygiene practices and product use in Canada: a national cross-sectional survey. BMC Womens Health. 2018; 18(1):52.

de Souza KW, dos Reis PE, Gomes IP, de Carvalho EC. Prevention strategies for testicular and penile cancer: an integrative review. Rev Esc Enferm USP. 2011; 45(1):277-82.

Emilio S, Luigi V, Riccardo B, Carlo G. Lifestyle in urology: Cancer. Urologia. 2019; 86(3):105-14.

Federação Brasileira das Associações de Ginecologia e Obstetrícia (FEBRASGO). Guia prático de condutas sobre higiene genital feminina. 2009. Giraldo PC, Eleutério Junior J, Pires MC, Antas Neves N, Amaral R, Reis V. Acesso em: 12/11/2019.

Giraldo PC, Beghini J. Higiene Genital Feminina - "Orientação para a Mulher Moderna". Rio de Janeiro: RQV; 2015.

vol. 1. 196p.

Giraldo PC. Site sobre Higiene Genital Feminina. Disponível em: www.higienegenitalfeminina.com.br. Acesso em: 3 de dezembro de 2019.

Karayilmaz H, Yalcin-Erman H, Erken-Gungor O, Ozturk Z, Felek R, Kupesiz A. Evaluation the oral hygiene conditions, oral Candida colonization and salivary Streptococcus mutans and Lactobacilli density in a group of β-thalassemic children and adolescence. Med Oral Patol Oral Cir Bucal. 2019; 24(6):e712-8.

Pontes AC, Amaral RL, Giraldo PC, Beghini J, Giraldo HP, Cordeiro ES. A systematic review of the effect of daily panty liner use on the vulvovaginal environment. Int J Gynaecol Obstet. 2014; 127(1):1-5.

Rutala WA, Weber DJ. Disinfection, sterilization, and antisepsis: An overview. Am J Infect Control. 2016; 44(5 Suppl):e1-6.

Tzeghai GE1, Ajayi FO, Miller KW, Imbescheid F, Sobel JD, Farage MA. A feminine care clinical research program transforms women's lives. Glob J Health Sci. 2012; 7(4):45-59.

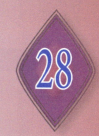

Depilação, *Piercing* e Tatuagens

Jefferson Alfredo de Barros
Anelise Damiani da Silva Citrin
Carla Rabello de Freitas

♦ **Depilação**

A retirada de pelos da região vulvar é uma prática bastante comum entre as mulheres, sendo importante sua compreensão entre os profissionais da saúde. Muitas vezes, a depilação é vista como sinal de atratividade, feminilidade, limpeza e sexualidade. A técnica utilizada para esse propósito varia conforme costumes regionais e poder aquisitivo. Ela pode ser dividida em:

- *Curta duração:* lâmina, tesoura e creme depilatório
- *Média duração:* cera, depilação com linha, barbeador elétrico
- *Longa duração: laser*, luz intensa pulsada (LIP) e eletrólise.

As técnicas de curta e média duração são bastante usadas em virtude de baixo custo e fácil acesso, mas pouco práticas pela necessidade de repetição regular. A eletrólise é uma técnica em desuso devido à dor e ao maior risco de discromia e cicatrizes inestéticas.

A remoção por meio do *laser* e da LIP ocorre pelo princípio de fototermólise seletiva, quando os fótons são absorvidos pelo cromóforo-alvo, no caso, a melanina do bulbo e a haste capilar. O primeiro trabalha com alta intensidade, colimação, coerência e luz monocromática, já a segunda, luz policromática não coerente. A luz emitida é convertida em calor e este, por efeito térmico, gera destruição das células-tronco do bulbo capilar, prevenindo o crescimento futuro, tornando as técnicas de longa duração ou, muitas vezes, definitivas. A seleção correta dos pacientes é importante, sendo avaliados fototipo, cor e diâmetro dos pelos, ausência de bronzeamento e história de doenças fotossensibilizantes ou risco de fenômeno de Koebner (como o vitiligo, por exemplo). Com base no princípio da fototermólise seletiva, e sendo a melanina o cromóforo-alvo, pessoas com fotótipo mais baixo e pelos mais escuros respondem melhor a essas técnicas (Figura 28.1), que são bem indicadas para pacientes que apresentam pelos encravados e foliculites de repetição (Figuras 28.2 e 28.3).

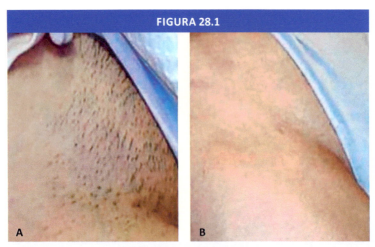

Depilação com *laser*: antes (**A**) e depois (**B**).
Fonte: acervo dos Drs. Jefferson Alfredo Barros,
Anelise Damiani da Silva Citrin e Carla Rabello de Freitas.

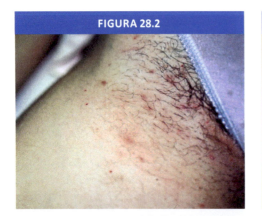

Paciente com foliculite.
Fonte: acervo dos Drs. Jefferson Alfredo Barros, Anelise
Damiani da Silva Citrin e Carla Rabello de Freitas.

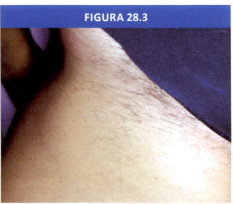

Paciente da Figura 28.2 após aplicação de *laser*.
Fonte: acervo dos Drs. Jefferson Alfredo Barros, Anelise
Damiani da Silva Citrin e Carla Rabello de Freitas.

Dentre os métodos de longa duração, tem-se:
- *Laser* rubi (694 nm): ideal para fotótipos I a III
- *Laser* alexandrite (755 nm): ideal para fotótipos I a III
- *Laser* diodo (810 nm): mais usado, ideal para fotótipos I a V
- *Laser* Nd:Yag (1064 nm): ideal para fotótipo I a VI
- Luz intensa pulsada (400 a 1400 nm): ideal para fotótipo I a III.

Nenhuma técnica de depilação é isenta de riscos, e a execução de maneira adequada é importante para minimizá-los. Dentre os efeitos adversos mais frequentes nas técnicas de curta e média duração, têm-se: o eritema e a ardência local, que costumam ser temporários, os pelos encravados e a foliculite (Figura 28.4). Os primeiros podem

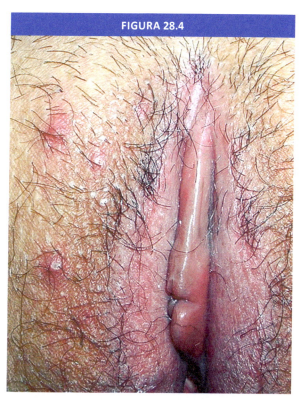

Foliculite após depilação com cera.
Fonte: acervo dos Drs. Jefferson Alfredo Barros,
Anelise Damiani da Silva Citrin e Carla Rabello de Freitas.

ser aliviados com cremes cicatrizantes e compressas de camomila, os seguintes, com mudança da técnica depilatória e uso de antibióticos tópicos ou sistêmicos. A dermatite de contato e a hiperpigmentação pós-inflamatória também são observadas, devendo ser tratadas com corticosteroide e clareadores, respectivamente. A infecção local é incomum, mas não inexistente, dependendo dos cuidados pós-depilação, especialmente após retirada de pelos total ou dos lábios maiores. Outra associação incomum é a presença de cistos e abscessos, caracterizadas por dor local recorrente. Nesses casos, o tratamento pode ser feito com calor local, uso de antibióticos, aspiração, excisão e marsupialização, conforme gravidade. Há também relatos de hipocromia, hipercromia e cicatrizes inestéticas no uso de técnicas de longa duração, principalmente quando realizada por profissionais não capacitados ou sem a correta seleção dos pacientes.

♦ *Piercing* genital

O uso de *piercing* genital (Figura 28.5) é uma prática emergente entre adolescentes e adultos jovens. Em alguns países, considera-se uma forma de mutilação e não é legalmente liberado. Apesar disso, o uso é cada vez mais frequente e torna importante o conhecimento médico sobre o tema. A procura por este ornamento visa a questões estéticas, aumento do prazer sexual e, em alguns casos, mascara traumas como abuso sexual.

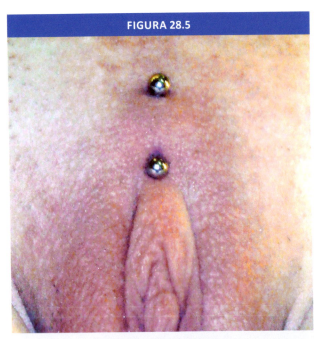

Piercing genital em adolescente.
Fonte: acervo dos Drs. Jefferson Alfredo Barros,
Anelise Damiani da Silva Citrin e Carla Rabello de Freitas.

Para sua colocação, costuma-se utilizar anestésico tópico para melhor conforto. Orienta-se limpeza diária e abstinência sexual por 2 semanas. Os materiais mais utilizados para a joia são titânio, aço inoxidável e nióbio. É sempre importante questionar se a "cliente" tem alergia a metais e tendência a sangramento antes do procedimento.

Os tipos de *piercing* femininos descritos são:
- *Christina:* perfuração vertical onde lábios maiores encontram-se; abaixo do monte pubiano. Tem pouca aceitação devido à dificuldade para estimulação sexual e maior tempo de cicatrização (cerca de 3 a 4 meses)
- *Fourchette:* perfuração entre períneo e abertura vaginal inferior, onde é necessário excesso de tecido para fixação. Tem maior risco de a pele ser lacerada e a joia entrar no canal vaginal durante o intercurso. A cicatrização leva cerca de 8 a 12 semanas
- *Clitoriano horizontal:* melhor aceitação estética, com cicatrização entre 6 e 8 semanas
- *Clitoriano vertical:* opção fácil e associada a maior estímulo local, com menor tempo de cicatrização – entre 4 e 6 semanas
- *Pequenos lábios:* esteticamente bem aceito, usado de forma única ou múltipla, com cicatrização entre 2 e 6 semanas
- *Grandes lábios:* usado uni ou bilateralmente, com peça única ou múltipla. Tem maior risco de rejeição e atrito, especialmente com o vestiário. A cicatrização ocorre entre 2 e 4 semanas

- *Triângulo:* colocado abaixo do prepúcio clitoriano, aumentando o estímulo local. Tem cicatrização entre 8 e 12 semanas
- *Princesa Albertina:* perfuração da uretra à parte superior da vagina, necessitando de meato uretral largo para sua colocação.

Com o aumento da demanda e, muitas vezes, colocação por profissionais despreparados, já há relatos de complicações relacionadas a essa prática. Considerando o aumento do dano à mucosa e da lesão traumática pelo intercurso sexual ou vestimentas, é descrito maior risco de transmissão do vírus da imunodeficiência humana (HIV) e dos vírus da hepatite tipos B (HBV) e C (HCV) em usuárias, bem como o retardo na cicatrização quando comparados ao *piercing* em outras áreas do corpo. Hemorragia, infecções, queloides, alteração da inervação local, endocardite e dermatites (especialmente em pacientes com alergia a metal) também podem ocorrer. Frente a um caso de infecção, é importante a limpeza com produtos antissépticos, uso de antibióticos tópicos ou orais e manutenção do *piercing* no primeiro tempo, uma vez que a retirada deste aumenta o risco de formação de abscesso.

É imprescindível higienização local diária para evitar acúmulo de resíduos orgânicos, assim como o uso de roupas confortáveis diminuindo seu atrito.

♦ Tatuagem

Estudos recentes revelam que a arte de tatuar, escarificar e adornar a região genital teria iniciado na era Paleolítica. A técnica da tatuagem cutânea foi utilizada por muitas tribos como um estigma para proteção cósmica ou com conotação erótica. Atualmente, cerca de 29% da população dos EUA possui tatuagem.

Tipos de tatuagem:
- *Profissional:* realizada por um dispositivo que entrega o pigmento uniformemente na derme durante a injeção. Geralmente a tintura é composta por pigmentos orgânico-metálicos misturados de forma a criar um amplo espectro de cores
- *Amadora:* utilizam-se agulhas que injetam tinta da Índia ou carbono em inúmeras profundidades na pele. São tatuagens mais facilmente removíveis
- *Cosmética:* utilizada para maquiagem definitiva em sobrancelhas, pálpebras e lábios. Frequentemente contém dióxido de titânio e Ferro nos pigmentos, o que dificulta a sua remoção por promover reações oxidativas que escurecem o local quando irradiadas com *laser*
- *Iatrogênica:* marca de coloração acinzentada ou preto-azulada, localizada em áreas designadas para radioterapia. São similares às tatuagens amadoras, tipicamente composta por esparsos pigmentos com tintura da Índia ou carbono
- *Traumática:* causada por depósitos de partículas de corpo estranho, como metal, vidro, sujidade e carbono. Usualmente ocorre após trauma local.

As tatuagens permanentes são compostas por pigmentos e aditivos derivados de animais, plantas e/ou metais. Nesse sentido, a injeção intradérmica de tais substâncias pode causar complicações, como:
- Infecções virais (HIV, hepatite tipos B e C)
- Infecções bacterianas

- Reações de hipersensibilidade/fototoxicidade: os pigmentos vermelhos (sulfato de mercúrio e "cinnabar") são os mais implicados em reações de hipersensibilidade mediadas por células, geralmente causando lesões eczematosas e/ou reações fototóxicas locais, que podem ocorrer meses ou anos após a realização da tatuagem (Figura 28.6)
- Linfadenopatia: as partículas da tintura da tatuagem podem migrar para linfonodos, simulando melanoma metastático, tanto em exame de palpação inguinal quanto histologicamente. Tal evento ocorre principalmente em tatuagens semipermanentes que duram 1 a 3 anos e são metabolizadas e drenadas para os linfonodos por se tratarem de depósito de partículas menores
- Cicatrizes inestéticas.

Apesar da popularidade, os pigmentos utilizados para realização das tatuagens não costumam ser testados pela United States Food and Drug Administration (FDA-US) nos EUA. A Comissão Europeia, ao contrário, rotineiramente analisa e divulga informações de produtos cosméticos potencialmente perigosos.

A remoção de tatuagem a *laser* é baseada no conceito de fototermólise seletiva, e as diferentes cores de pigmento são denominados cromóforos-alvo. Portanto, cada coloração da tatuagem possui um espectro de onda específico de absorção do *laser* e deve ser avaliada no momento de indicar laserterapia para remoção. Além disso, os *lasers* denominados *Quality-switched* (QS) emitem o feixe de luz selecionado em uma duração

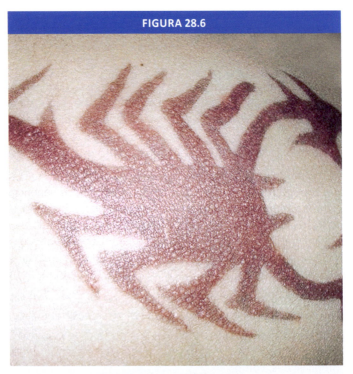

FIGURA 28.6

Eczema agudo associado à tatuagem.
Fonte: acervo dos Drs. Jefferson Alfredo Barros,
Anelise Damiani da Silva Citrin e Carla Rabello de Freitas.

de pulso em nanossegundos (10^{-9} s) entregando uma determinada energia em um menor espaço de tempo, o que torna mais efetiva a destruição das partículas de pigmento. Recentemente vêm sendo utilizados *lasers* em picossegundos (10^{-12} s), o que permitiria, com menor energia, um dano termal ainda mais intenso ao pigmento, pulverizando-o.

Com relação aos pigmentos, o preto e o azul respondem à maioria dos sistemas de *laser* (Figura 28.7), o verde é moderadamente resistente, o vermelho resistente e o amarelo dificilmente responde a qualquer sistema disponível (Figuras 28.8 e 28.9).

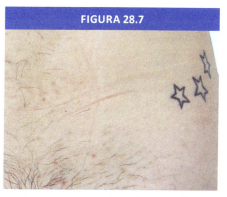

FIGURA 28.7

Tatuagem com pigmentos azul e negro. Ótima indicação para retirada com *laser*.
Fonte: acervo dos Drs. Jefferson Alfredo Barros, Anelise Damiani da Silva Citrin e Carla Rabello de Freitas.

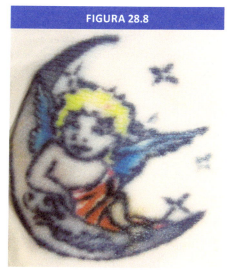

FIGURA 28.8

Tatuagem com cores variadas.
Fonte: acervo dos Drs. Jefferson Alfredo Barros, Anelise Damiani da Silva Citrin e Carla Rabello de Freitas.

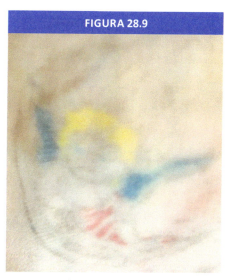

FIGURA 28.9

Paciente da Figura 28.8 após 3 sessões de *laser*. Pigmentos mais claros (principalmente o amarelo) respondem mais lentamente ao tratamento, necessitando de um número maior de aplicações.
Fonte: acervo dos Drs. Jefferson Alfredo Barros, Anelise Damiani da Silva Citrin e Carla Rabello de Freitas.

Nas tatuagens amadoras, é possível obter-se clareamento significativo ou completo com poucas aplicações (2 a 3 sessões); já nas profissionais, mesmo com várias sessões, em cerca de 1/3 dos casos, o clareamento é incompleto.

♦ Bibliografia

Anderson W, Summerton D, Sharma D, Holmes S. The urologists guide to genital piercing. BJU International. 2003; 91(3):245-51.

Angulo JC, García-Díez M, Martínez M. Phallic decoration in paleolithic art: genital scarification, piercing and tattoos. The Journal Of Urology. 2011; (186):2498-503.

Beavis A, Amneus M, Aoyama C, Holschneider CH. Tattoo pigment lymphadenopathy mimicking metastasis in vulvar cancer. Obstet Gynecol 2012; 120:442-4.

Butler SM, Smith NK, Collazo E, Caltabiano L, Herbenick D. Pubic hair preferences, reasons for removal, and associated genital symptoms: comparisons between men and women. J Sex Med. 2015; 12(1):48-58.

De Maria AL, Berenson AB. Prevalence and correlates of pubic hair grooming among low-income Hispanic, Black, and White women. Body Image. 2013; 10(2):226-31.

Hayes M, Harkness G. Body piercing as a risk factor for viral hepatitis: an integrative research review. Am J Infect Control. 2001; 29:271-4.

Maarouf M, Saberian C, Segal RJ, Shi VY. A new era for tattoos, with new potential complications. J Clin Aesthet Dermatol. 2019; 12(2):37-8.

Millner VS, Eichold 2nd BH, Sharpe TH, Lynn Jr. SC. First glimpse of the functional benefits of clitoral hood piercings. Am J Obstet Gynecol. 2005; 193(3 Pt 1):675-6.

Naga LI, Alster TS. Laser tattoo removal: an update. Am J Clin Dermatol. 2017; 18(1):59-65.

Pugatch D. Possible transmission of human immunodeficiency virus type i from body piercing. Clin Infect Dis. 1998; 26:767-8.

Quaranta A, Napoli C, Fasano F, Montagna C, Caggiano G, Montagna MT. Body piercing and tattoos: a survey on young adults knowledge of the risks and practices in body art. BMC Public Health. 2011; 11(1).

Schild-Suhren M, Soliman AA, Malik E. Pubic hair shaving is correlated to vulvar dysplasia and inflammation: a case-control study. Infect Dis Obstet Gynecol. 2017; 2017:9350307.

Stenson AL, Leclair C. To shave or not to shave? A series of periclitoral masses associated with depilatory techniques and a review of the literature. J Low Genit Tract Dis. 2018; 22(4):412-4.

Thomas MM, Houreld NN. The "in's and outs" of laser hair removal: a mini review. J Cosmet Laser Ther. 2019; 21(6):316-22.

van der Meer GT, Schultz WC, Nijman JM. Intimate body piercings in women. J Psychosom Obstet Gynaecol. 2008; 29(4):235-9.

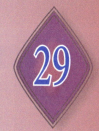

Hipertrofia de Pequenos Lábios

Ana Carolina Silva Chuery
Neila Maria de Góis Speck

♦ Introdução

Hipertrofia dos pequenos lábios é condição pouco frequente e pode aparecer em qualquer idade, especialmente em adolescentes até os 20 anos de idade. Os pequenos lábios consistem em duas finas pregas cutâneas na vulva e apresentam tamanho e morfologia variáveis. O tamanho modifica-se ao longo do tempo, sendo o aumento mais evidente durante a puberdade, quando os pequenos lábios alcançam o tamanho final da idade adulta, ou com estímulo exógeno.

A hipertrofia dos pequenos lábios é definida, quando há protrusão labial além dos grandes lábios. Não existe consenso entre ginecologistas, pediatras e cirurgiões plásticos a respeito da definição exata da hipertrofia. Alguns autores consideram hipertrofia, quando a distância da base até a borda do pequeno lábio é maior que 4 a 5 cm, podendo alcançar tamanho superior a 10 cm em alguns casos. Outros autores propõem medidas mais curtas – de 3 a 4 cm. A hipertrofia pode ser uni ou bilateral, simétrica (Figura 29.1) ou assimétrica, sendo mais frequente o achado de hipertrofia dos lábios assimétrica.

♦ Etiologia

A hipertrofia pode ser congênita ou adquirida, mas sua etiologia é geralmente idiopática. Em alguns casos, há fatores que podem favorecer o desenvolvimento da hipertrofia, como administração de androgênios durante a infância, mulheres com atividade sexual em idade precoce ou com hábito de masturbação frequente, mulheres ciclistas, traumas, manipulação manual (por alongamento e compressão), processos infecciosos associados ao linfedema labial e processos inflamatórios crônicos da região genital.

Na literatura, a hipertrofia dos pequenos lábios foi descrita em pacientes com doenças como mielodisplasia, linfangioma, doença de Crohn, endometriose, varicosidade vulvar e síndrome de Laron, caracterizada por resistência ao hormônio de crescimento e subsequente deficiência do fator de crescimento semelhante à insulina tipo 1 (IGF-1), o qual é considerado essencial para o desenvolvimento dos pequenos lábios.

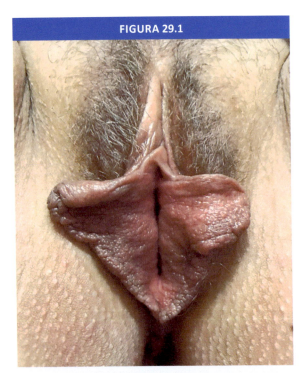

Hipertrofia simétrica dos pequenos lábios em paciente jovem.
Fonte: acervo da Dra. Neila Maria de Góis Speck.

◆ Quadro clínico

Clinicamente, a hipertrofia dos pequenos lábios pode ser assintomática ou ocasionar irritação local; sensação de desconforto ao caminhar, sentar ou fazer outras atividades; dispareunia; dor vulvar; aumento da frequência de infecções; além do impacto negativo na vida pessoal, social e sexual das pacientes. O impacto psicológico inclui frustação, sofrimento emocional, ansiedade e diminuição da autoestima. Vários trabalhos destacam que a percepção da vulva normal é variável em diferentes populações e particularmente meninas e mulheres jovens podem dar mais importância à aparência física, incluindo a da região genital.

◆ Diagnóstico

O diagnóstico compreende a história clínica e o exame da vulva. Como não há definição anatômica do tamanho dos pequenos lábios, é aceito, como padrão de normalidade e observado na paciente em posição anatômica, que os pequenos lábios devem estar cobertos pelos grandes lábios, que devem confluir na região anterior e recobrir parcialmente o clitóris. Na literatura, são propostas classificações de acordo com o grau e a localização da hipertrofia dos pequenos lábios. Cunha et al. (2011) classificam essa hipertrofia em três tipos: tipo I – excesso de pele em região posterior/inferior, adjacente ao introito vaginal; tipo II – excesso de pele que se estende laterossuperiormente ao clitóris; tipo III – excesso de pele em toda a área, incluindo o prepúcio do clitóris.

Colaneri (2018) propôs classificação mais abrangente (Tabela 29.1), que também auxilia a escolha da técnica cirúrgica.

Tabela 29.1
Classificação da hipertrofia de pequenos lábios (Colaneri, 2018)

Graus da hipertrofia	Extensão da hipertrofia
Grau 0: ≤ 1 cm; ausência de hipertrofia	A: acomete apenas as ninfas, abaixo do clitóris
Grau 1: > 1 cm e ≤ 3 cm; grau leve de hipertrofia	
Grau 2: > 3 cm e ≤ 5 cm; hipertrofia moderada	B: acomete também acima do clitóris, estendendo-se para o prepúcio
Grau 3: > 5 cm; grande hipertrofia, provavelmente com pequenos lábios grossos e base larga	

◆ Tratamento

A solicitação da ninfoplastia pela maioria das mulheres decorre principalmente da preocupação com questões estéticas quanto ao tamanho dos pequenos lábios, que podem, do ponto de vista médico, ser considerados variações anatômicas normais. Não há critérios totalmente estabelecidos para a intervenção cirúrgica. Alguns autores recomendam o tratamento cirúrgico, quando a hipertrofia dos pequenos lábios é superior a 4 cm; outros comentam que a ninfoplastia pode ser considerada, se houver impacto na autoestima da paciente. Os principais motivos para a procura da correção cirúrgica da hipertrofia dos pequenos lábios são melhora exclusivamente estética, apenas comprometimento funcional ou ambos.

Devido à possibilidade de crescimento dos pequenos lábios durante a puberdade, alguns autores aconselham que a idade mínima para a realização da ninfoplastia em adolescentes seja de 15 a 16 anos de idade. Por outro lado, o Royal College of Obstetricians and Gynaecologists não recomenda a realização do procedimento em adolescentes até os 18 anos de idade.

O American College of Obstetricians and Gynecologists orienta que as adolescentes primeiramente devem receber educação e aconselhamento sobre variação na anatomia, crescimento e desenvolvimento dos pequenos lábios. Também recomenda medidas cosméticas e não cirúrgicas para aliviar possíveis queixas, como utilizar emolientes, orientações sobre higiene pessoal, vestuário adequado e acomodar os pequenos lábios antes do exercício. Na persistência dos sintomas ou do desconforto emocional, a correção cirúrgica pode ser considerada. Destaca-se que a decisão em realizar a ninfoplastia em adolescente sempre deve envolver os pais ou responsáveis.

As técnicas descritas para a ninfoplastia incluem: ressecção em cunha (central, inferior ou posterior), excisão marginal, desepitelização central, ressecção personalizada em balão, ressecção em W, ressecção em Z, redução composta, fenestração, excisão por *laser*. Em geral, todas apresentam resultados satisfatórios, sendo as mais utilizadas a excisão linear da borda, a ressecção em cunha e a desepitelização central.

A excisão marginal (ressecção direta) foi a primeira técnica descrita para a ninfoplastia e ainda é feita com frequência. Consiste em retirar a pele em excesso ao longo de toda a extensão dos pequenos lábios. Complicações são relacionadas à remoção excessiva do tecido, resultando em amputação completa do pequeno lábio ou encurtamento central com formação de *dog ears* nas regiões anterior e inferior. Em pacientes com capuz do clitóris proeminente no pré-operatório, a protrusão persistente e o volume do capuz do clitóris podem ser uma complicação.

A ressecção em cunha foi introduzida em 1998 e tem como principal indicação a protrusão do pequeno lábio estendendo-se pelo menos 2 cm além da fúrcula. A excisão em V é realizada na parte mais protuberante do pequeno lábio, com aproximação das bordas livres. A técnica proporciona diminuição dos lábios e manutenção da borda natural.

A desepitelização central consiste na remoção de pequena parte de tecido na região central, desde que o contorno labial esteja preservado, e reaproximação da porção central com conservação do suprimento neurovascular até a borda. É mais indicada para pacientes com mínima hipertrofia.

A excisão a *laser* pode ser utilizada para a ninfoplastia, mas ainda não existem estudos com grande número de pacientes. A técnica proporciona esvaziamento do tecido interno dos pequenos lábios, e alguns autores relatam que o procedimento é mais fácil de ser realizado que a excisão com bisturi. Pode ser utilizado o *laser* de CO_2, com anestesia local ou regional. As Figuras 29.2 a 29.6 mostram o caso da paciente apresentada na Figura 29.1, submetida à ninfoplastia a *laser*. As Figuras 29.7 a 29.10 mostram o caso de outra jovem submetida à ninfoplastia a *laser*. Eletrocoagulação de vasos pode ser necessária para o controle do sangramento. A taxa de satisfação é elevada, em torno de 90%, e a de complicações é baixa.

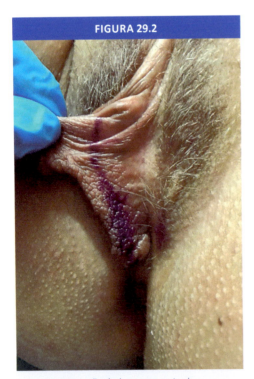

FIGURA 29.2

Marcação da área a ser excisada.
Fonte: acervo da Dra. Neila Maria de Góis Speck.

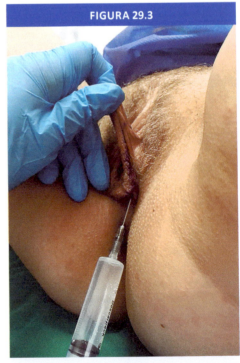

FIGURA 29.3

Anestesia local.
Fonte: acervo da Dra. Neila Maria de Góis Speck.

FIGURA 29.4

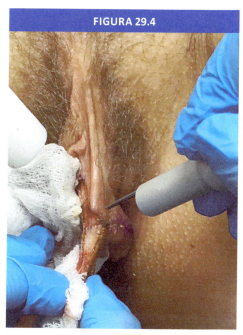

Excisão utilizando a ponteira de *laser* de CO_2.
Nota-se a pequena quantidade de sangramento.
Fonte: acervo da Dra. Neila Maria de Góis Speck.

FIGURA 29.5

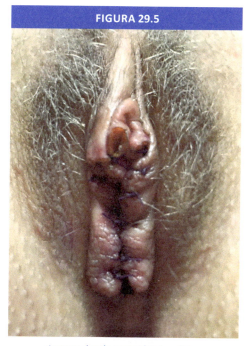

Aspecto do pós-operatório imediato.
Fonte: acervo da Dra. Neila Maria de Góis Speck.

FIGURA 29.6

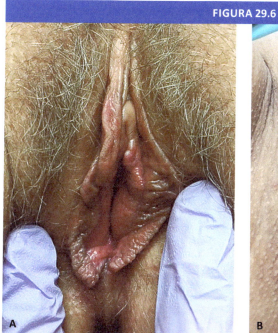

A B

Aspecto após 30 dias do procedimento.
Fonte: acervo da Dra. Neila Maria de Góis Speck.

Hipertrofia de Pequenos Lábios Capítulo 29

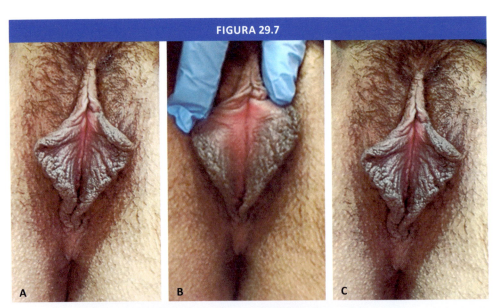

FIGURA 29.7

A B C

Hipertrofia simétrica de pequenos lábios, pré-operatório.
Fonte: acervo da Dra. Neila Maria de Góis Speck.

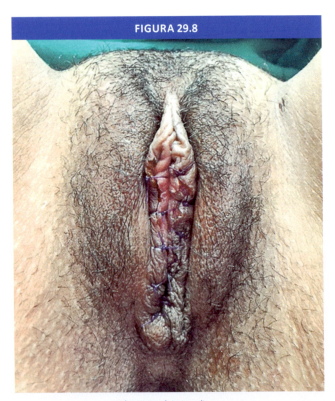

FIGURA 29.8

Pós-operatório imediato.
Fonte: acervo da Dra. Neila Maria de Góis Speck.

FIGURA 29.9

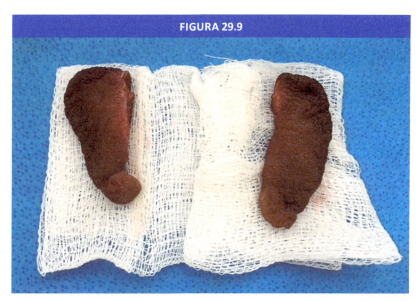

Amostras removidas de cada pequeno lábio.
Fonte: acervo da Dra. Neila Maria de Góis Speck.

FIGURA 29.10

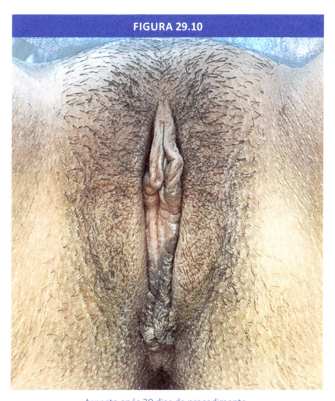

Aspecto após 30 dias do procedimento.
Fonte: acervo da Dra. Neila Maria de Góis Speck.

O conhecimento das técnicas cirúrgicas e da existência de diferenças anatômicas entre as mulheres é importante para se obterem melhores resultados com a ninfoplastia. Cada caso deve ser avaliado individualmente para a adequação cirúrgica da correção a ser realizada. As técnicas têm como objetivo remover o excesso do tecido e reaproximar as bordas. Contudo, se as diferenças anatômicas não forem respeitadas, pode ocorrer hipertrofia do prepúcio do clitóris associada a aumento dos pequenos lábios, gerando sequelas estéticas e funcionais.

Segundo a classificação de Colaneri (2018), as possibilidades de tratamento são: grau 0 – não deve ser operado; grau 1 – são mais indicadas a ressecção direta ou a desepitelização, a ressecção em cunha não é indicada; grau 2 – ressecção em cunha e ressecção direta são indicadas, a desepitelização não deve ser realizada; grau 3 – são indicadas ressecção em cunha e rotação de retalhos. Se for escolhida a ressecção direta, deve ser realizada a *laser*, o que possibilita deixar os pequenos lábios mais finos. Nos casos classificados como B em extensão, a ressecção deve ser estendida ao capuz e/ou prepúcio do clitóris.

Para se obterem melhores resultados, recomenda-se, durante o procedimento, contornar, remodelar e remover a menor quantidade possível do tecido labial; manter o suprimento neurovascular; não deixar cicatriz visível na borda externa, a fim de diminuir o risco de complicações; deixar os lábios com a pigmentação natural, permanecendo a borda externa algumas vezes mais escura que o tecido ao redor; preservar o introito.

O índice de complicações com a ninfoplastia é baixo, em torno de 3%, sendo a maioria relacionada a problemas de cicatriz estética. Nos estudos, a taxa de satisfação é elevada, superior a 90%. Complicações da ninfoplastia incluem: sangramento excessivo, deiscências, dor vulvar crônica, cicatrizes hipertróficas, infecções, dispareunia e, raramente, diminuição do prazer sexual por dano neural. É importante lembrar que a paciente também pode não ficar totalmente satisfeita com o resultado cosmético obtido com a ninfoplastia. A taxa de recidiva é de aproximadamente 9%.

Dependendo do tipo de técnica utilizada, o tempo de procedimento é, em média, de 30 minutos. Hematoma, edema e dor após a ninfoplastia duram geralmente menos de duas a quatro semanas. Recomenda-se acompanhamento em duas semanas após o procedimento, evitar exercícios físicos por duas semanas e retornar à atividade sexual após três a quatro semanas. Pela alta incidência de edema e hipersensibilidade local, podem ser utilizadas compressas frias nos primeiros dois dias de pós-operatório e anti-inflamatório não hormonal.

♦ Bibliografia

Barrett MM, Carlson JA. A clinicopathologic study of labia minora hypertrophy: signs of localized lymphedema were universal. J Low Genit Tract Dis. 2013; 18(1):13-20.

Colaneri AGF. Nova classificação para hipertrofia dos pequenos lábios vaginais e correlação com as técnicas cirúrgicas indicadas. Rev Bras Cir Plást. 2018; 33(1):64-7.

Cunha FI, Silva LM, Costa LA, Vasconcelos FRP, Amaral GT. Ninfoplastia: classificação e refinamentos técnicos. Rev Bras Cir Plást. 2011; 26(3):507-11.

Dornelas MT, Correa MPD, Melo ALR, Cunha MB, Nicolato AL, Correa LD et al. Plástica de pequenos lábios e suas possibilidades atuais. Rev Bras Cir Plást. 2016; 31(4):534-9.

Gulia C, Zangari A, Briganti V, Bateni ZH, Porrello A, Piergentili R. Labia minora hypertrophy: causes, impact on women's health, and treatment options. Int Urogynecol J. 2017; 28(10):1453-61.

Hamori CA. Teen labiaplasty: a response to the may 2016 American College of Obstetricians and Gynecologists (ACOG) recommendations on labiaplasty in adolescents. Aesthet Surg J. 2016; 36(7):807-9.

Oranges CM, Sisti A, Sisti G. Labia minora reduction techniques: a comprehensive literature review. Aesthet Surg J. 2015; 35(4):419-31.

Reddy J, Laufer MR. Hypertrophic labia minora. J Pediatr Adolesc Gynecol. 2010; 23(1):3-6.

Rodriguez SS, Aguirre AT, Zarabozo EE, Velasco RA, Ossorio JIS. Labia minora hypertrophy in the puberty. Cir Pediatr. 2009; 22:109-1.

Royal College of Obstetricians and Gynaecologists, Ethical Opinion Paper. 2013. Ethical considerations in relation to female genital cosmetic surgery (FGCS), Disponível em: https://www.rcog.org.uk/globalassets/documents/guidelines/ethics-issues-and-resources/rcog-fgcs-ethical-opinion-paper.pdf. Acesso em: 10 de novembro de 2019.

Tepper OM, Wulkan M, Matarasso A. Labioplasty: anatomy, etiology, and a new surgical approach. Aesthet Surg J. 2011; 31(5):511-8.

The American College of Obstetricians and Gynecologists. Breast and labial surgery in adolescents. Committee Opinion no. 662. Obstet Gynecol. 2016; 127:e138-40.

Aspectos Éticos da Cosmiatria Vulvar

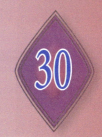

André Luis Ferreira Santos
Érico Pampado Di Santis
Denise Reis Longhi Steiner

◆ Introdução

A Cosmiatria é a área da medicina que estuda e trata da beleza de forma ampla, ética e profissional. A autoestima e a qualidade de vida estão intimamente relacionadas com a sensação de se considerar belo e atraente, muito embora o conceito de beleza dependa da cultura, da época e dos valores relacionados ao ser humano. Na medicina, a busca pela beleza é histórica, com passagens que antecedem a Cristo. Durante a Idade Média, associar o corpo ao prazer era proibido, mas durante o renascimento, corpos mais cheios eram valorizados, pois esse biótipo era sinônimo de riqueza (ostentação de alimentação farta).

O padrão do que é considerado belo foi se modificando ao longo do tempo. A noção de beleza necessita de parâmetros, de comparação. A face, nos tempos atuais, foi detentora dos cuidados estéticos. O corpo, com as mamas, o abdome e os membros também receberam atenção e "cobranças". A confrontação e os modelos de beleza tendem a padronizar a beleza. O nariz mais bonito, os lábios mais atraentes e o corpo mais esbelto necessitam de parâmetros e características peculiares que lhes concedam esses adjetivos.

A cosmiatria vulvar surge em crescimento exponencial nesses últimos anos. A mais recente estatística fornecida pela International Society of Aesthetic Plastic Surgery (ISAPS) mostra que no ano de 2017 a procura de procedimentos para melhoria da cosmética genital feminina apresentou um aumento de 22%, quando comparada ao ano de 2016. Esta mesma sociedade médica mostra que o crescimento de todos os procedimentos estéticos juntos, em comparação a esses mesmos anos, foi de 5%. Em 2017, foram realizados no mundo mais de 200.000 procedimentos estéticos genitais.

Ainda, segundo a ISAPS, foram realizadas 11.492 labioplastias nos EUA e 21.835 no Brasil. Em todo o mundo, foram registrados 138.765 procedimentos. Quanto às cirurgias para melhoria do canal vaginal, foram 8.568 nos EUA, 6.490 no Brasil e 68.081 no mundo. A labioplastia ocupa a 15ª posição no *ranking* dos procedimentos estéticos mais realizados no mundo. Até 2013, esta sociedade contabilizava 114.135 de intervenções no canal vaginal com intuito cosmético.

Mostra-se, portanto, um promissor "mercado" até mesmo aos olhos de um inexperiente investidor. Porém, no item XX do capítulo I do Código de Ética Médica, a descrição é clara: "A natureza personalíssima da atuação profissional do médico não caracteriza relação de consumo". O artigo 58, contido no capítulo VIII, que rege a remuneração profissional, veda ao médico exercer a medicina de forma mercantilista. Consequentemente, a cosmiatria vulvar deve balizar-se na prestação de serviço à saúde da população. Uma linha tênue divide a prática mercantil da medicina voltada à estética da medicina ancorada nos princípios éticos exigidos dessa profissão.

Chibnall et al. realizaram importante estudo na Austrália, no qual pesquisaram *sites* que ofereciam cirurgias cosméticas genitais femininas, e perceberam que o conceito da cirurgia foi construído como uma solução simples, capacitadora, que melhorava o conforto, a higiene e a autoestima, além de revigorar a qualidade das relações sexuais. Isto parece uma atenção comercial e parcamente ética. Os *sites* pesquisados, em sua maioria, estimulavam as mulheres a buscar essas cirurgias plásticas, convencendo-as da existência de um padrão estético de vulva, mas não considerando a diversidade anatômica entre as vulvas, tão bem representada na obra do escultor Jamie McCartney, "O Grande Muro de Vaginas" (*The Great Wall of Vagina*). Dos 31 *sites* pesquisados, 22 mencionavam os riscos ou efeitos colaterais dos procedimentos, no entanto descreviam-nos como raros e sem os detalhes. Apenas dois sítios eletrônicos alertavam sobre a possibilidade de perda da sensibilidade ou efeitos adversos crônicos da cicatriz. Um deles chegou a afirmar que a labioplastia não pode causar perda da sensibilidade, quando feita corretamente, minimizando assim um dano potencial da cirurgia. Os médicos devem ser desencorajados à publicidade antiética.

Qual o padrão estético da vulva? Qual a cor ideal, o formato e a proporção entre os grandes e pequenos lábios? Qual critério tem definido esse padrão? Consultas a *sites* pornográficos, *selfies* íntimos e redes sociais tendem a criar "vulvas ideais". A queixa da paciente é subjetiva, e a conduta dependerá da avaliação médica criteriosa. Pela ausência de consenso, o que se espera é o bom senso do médico.

Qual o parâmetro da paciente ao desejar que se realizem procedimentos estéticos em sua vulva? Segundo Truong et al. 23,5% das mulheres nunca realizam autoexame da vulva; 12,7%, menos de uma vez ao ano; 13,6%, anualmente; 13,3%, poucas vezes ao ano; 7,8%, mensalmente; 15,4%, semanalmente; e 12,3%, quase diariamente.

A informação que as mulheres recebem quando crianças sobre suas vulvas nem sempre são positivas. Veale descreve que 30% delas foram educadas com a informação de que tocar a vagina era sujo e desagradável. Konin realizou pesquisa com estudantes de medicina na Holanda, e 71% das entrevistadas consideravam suas vulvas normais, outrossim, uma grande proporção considerava realizar procedimento cirúrgico para diminuir os pequenos lábios. Segundo Yurteri e Kaplan, aproximadamente 82% das mulheres por eles entrevistadas manifestavam satisfação com a aparência de suas vulvas, sendo assim, cerca de 19% tinham queixas em relação as suas vulvas.

Os lábios menores são um par de dobras de pele, mucocutâneas e porção cutânea glabra, providas de glândulas sebáceas. Os grandes lábios são duas dobras de pele pilificados. Em 1899, Waldeyer realizou as primeiras medições registradas dos lábios vaginais. Estudos mais recentes mostram que o tamanho médio dos pequenos lábios é de 2 cm, porém, com grandes variações: entre 7 mm e 5 cm. Os lábios menores têm como função manter a lubrificação vaginal e direcionar o fluxo urinário, e para isso, necessitam de aproximadamente 1 cm.

Entre as causas de hipertrofia dos lábios menores, destacam-se:
- Aquisição congênita
- Uso de hormônios androgênicos
- Irritação crônica
- Pós-gestacional
- Envelhecimento.

Existem ainda os mitos, como excesso de masturbação ou de atividade sexual. Esses mitos colaboram com a culpa, sentimento comum nos obsessivos, transtorno relacionado com a busca pelo corpo perfeito, peso perfeito e, agora, vulva perfeita. A labioplastia pode ser indicada em casos de irritação ou queimação, que podem piorar com a prática de exercícios físicos, como ciclismo, cavalgadas e ato sexual, queixas higiênicas e queixas estéticas constrangedoras, como impossibilidade em usar roupas apertadas ou "coladas" ao corpo, como roupas de banho.

O que preocupa as autoridades médicas e o exercício ético da profissão é a combinação da dismorfofobia corporal com práticas antiéticas. Trata-se de dois ingredientes de risco para população. De um lado, a paciente com desejos inalcançáveis, munida de expectativas irreais, e do outro, profissionais com afã mercantil, que infringem a boa prática e a ética da profissão médica. Para esses casos, há o código de ética e o Conselho de Medicina, que nos assiste, e quando cabível, o processo ético profissional (PEP).

Este capítulo poderia ser desnecessário bem como todos os 14 capítulos e os 118 artigos do código de ética médica. No entanto, a literatura e as penas C, D e E, do PEP, que são penas públicas, mostram que entre os médicos existem infelizmente os infratores éticos. Nosso intuito é a salvaguarda da população e a orientação aos jovens médicos para que desenvolvam a medicina de forma ética, com foco na saúde do paciente e da população.

Com esses critérios, pode-se exercer a cosmiatria vulvar e, assim, tratar da beleza de forma ampla e profissional, conceitual de cosmiatria. Melhorar a autoestima das pacientes faz parte da função médica, aliás, da obrigação profissional. A indicação adequada, as orientações e os esclarecimentos pertinentes, e a atenção às contraindicações para o procedimento, quando se julga não ser o melhor para a paciente, dividirão os tratamentos cosméticos vulvares nos grupos dos bem indicados, com remuneração justa, daqueles indicados em demasia, com interesse puramente mercantilista.

Podemos considerar os bem indicados, os diagnosticados clinicamente como: hipertrofias de lábios menores e que tragam algum desconforto às pacientes, os casos de incômodo estético puro, ressecamento vaginal, os casos de disfunções sexuais, em que o tratamento com tecnologia possa se mostrar um meio terapêutico benéfico, casos após abusos sexuais, além de alguns casos de incontinência urinária e síndrome do relaxamento pélvico, com o positivo efeito do *laser* melhorando a tenacidade dos ligamentos da região pélvica.

A investigação criteriosa da queixa, se está compatível com o exame clínico, se existem doenças associadas, o histórico medicamentoso, a história de cirurgias prévias e o padrão de atividade sexual constituem avaliações necessárias. Deve-se atentar especialmente ao padrão estético de pacientes portadores de transtornos psicológicos e/ou psiquiátricos, como dismorfofobia corporal; transtornos alimentares; obsessão; e os casos de dúvidas. Nestas circunstâncias, devem ser solicitadas avaliações de psicólogos ou psiquiatras. E como qualquer outro procedimento cirúrgico, solicitadas as devidas avaliações pré-operatórias.

O colégio Americano de Obstetrícia e Ginecologia opina em comitê que a solicitação da paciente para realização de um procedimento estético na vulva deve ser cuidadosamente avaliada. Outrossim, contraindicam-se preenchimentos labiais superiores e inferiores, se a queixa da paciente não corresponder aos critérios pessoais do médico, tanto a labioplastia ou qualquer outro procedimento genital, seja ele com tecnologias por *laser* e radiofrequência ou preenchimentos de lábios maiores com ácido hialurônico, *peelings* ou microagulhamento.

Parte da sociedade se posicionou contra os procedimentos cosmiátricos vulvares, as feministas se uniram e manifestaram insatisfação com a tendência da cirurgia cosmética genital. Os casos de mutilação genital na África traumatizaram a população. A mutilação genital feminina é crime de violação dos direitos humanos das mulheres. Até mesmo o *piercing* genital (no clitóris) pode ser tipificado como crime (Tabela 30.1).

Tabela 30.1
Mutilação da genitália feminina, segundo a classificação da Organização Mundial da Saúde (2007)

Tipo I
Remoção parcial ou total do clitóris e/ou do prepúcio (clitoridectomia)
Tipo Ia: remoção do capuz do clitóris ou apenas do prepúcio
Tipo Ib: remoção do clitóris e do prepúcio
Tipo II
Remoção total ou parcial do clitóris e dos lábios menores, com ou sem excisão dos lábios maiores
Tipo IIa: remoção apenas dos lábios menores
Tipo IIb: remoção total ou parcial do clitóris e dos lábios menores
Tipo IIc: remoção total ou parcial do clitóris, dos lábios menores e dos lábios maiores
Tipo III
Estreitamento do orifício vaginal com a criação de uma cobertura por corte e aposição dos lábios menores e/ou dos lábios maiores. Unir-se formando um selo. Com ou sem excisão do clitóris
Tipo IIIa: remoção e aposição dos lábios menores
Tipo IIIb: remoção e aposição dos lábios maiores
Tipo IV
Qualquer outro procedimento prejudicial na genitália feminina com propósito não médico, por exemplo: picadas, *piercing*, incisão, raspagem e cauterização

Fonte: Eliminating Female genital mutilation – An interagency statement [OHCHR, UNAIDS, UNDP, UNECA, UNESCO, UNFPA, UNHCR, UNICEF, UNIFEM, WHO]; WHO. 2008.

Com o aumento do tempo de vida da população, há maior atenção com a qualidade da vida sexual nas faixas etárias mais avançadas. No homem, os efeitos clínicos da andropausa manifestam-se mais tardiamente, e os tratamentos para impotência crescem no *ranking* dos medicamentos mais vendidos. O Viagra® (sildenafila) foi aprovado pela Food and Drugs Administration (FDA) americana na data de 27 de março de 1998 e, há mais de 20 anos, permanece entre os medicamentos de grande sucesso de vendas. Nos anos em que a patente lhe conferia exclusividade, venderam-se mais de 7 milhões de comprimidos de sildenafila por ano, segundo a Associação Brasileira de Medicamentos Genéricos.

As mulheres convivem com os sinais e sintomas da menopausa por cerca de 1/3 de suas vidas. A expectativa de vida no Brasil, no ano de 2017 para as mulheres, estava em torno dos 79 anos de idade. As pesquisam buscam medicamentos que melhorem o desempenho sexual das mulheres. Elas convivem com a atrofia e o ressecamento vaginal, diminuição da libido, ganho de peso, alterações da genitália externa, a canície nos lábios maiores, entre outras alterações próprias dessa fase, que as afastam das relações sexuais e afetam negativamente sua qualidade de vida.

A melhora estética da vulva faz parte do rol de procedimentos médicos e, se bem indicados, podem melhorar a autoestima e a qualidade de vida das pacientes. O que a medicina, com suas boas práticas, não aceitará é o surgimento de médicos "*designers* de vulva", aproveitando-se de exposição publicitária, com o objetivo de confundir o desejo das pacientes e buscar as inexistentes vulvas ideais.

♦ Bibliografia

Eliminating Female genital mutilation – An interagency statement (OHCHR, UNAIDS, UNDP, UNECA, UNESCO, UNFPA, UNHCR, UNICEF, UNIFEM, WHO), WHO. 2008.

Abdulcadir J, Margairaz C, Boulvain M, Irion O. Care of women with female genital mutilation/cutting. Swiss Med Wkly. 2011; 140:w13137.

Agência do Instituto Brasileiro de Geografia e Estatística de notícias (IBGE). Rio de Janeiro: Estatísticas Sociais; 2018]. Disponível em: https://agenciadenoticias.ibge.gov.br/agencia-sala-de-imprensa/2013-agencia-de-noticias/releases/23200-em-2017-expectativa-de-vida-era-de-76-anos. Acesso em: 25 de setembro de 2019.

Ashong AC1, Batta HE. Sensationalising the female pudenda: an examination of public communication of aesthetic genital surgery. Glob J Health Sci. 2012; 26; 5(2):153-65.

Capraro VJ. Congenital anomalies. Clin Obstet Gynecol. 1971; 14:988-1012.

Chavis WM, LaFerla JJ, Niccolini R. Plastic repair of elongated, hypertrophic labia minora. A case report. J Reprod Med. 1989; 34:373-5.

Chibnall K, McDonald K, Kirkman M. Pathologising diversity: medical websites offering female genital cosmetic surgery in Australia. Cult Health Sex. 2019; 22:1-17.

Clerico C, Lari A, Mojallal A, Boucher F. Anatomy and aesthetics of the labia minora: the ideal vulva? Aesthetic Plast Surg. 2017; 41(3):714-9.

Colson MH. Female cosmetic genital surgery: point-counterpoint. Gynécologie, Obstétrique & Fertilité. 2012; 40:445-8.

Kato K, Kondo A, Gotoh M, Tanaka J, Saitoh M, Namiki Y. Hypertrophy of labia minora in myelodysplastic women. Labioplasty to ease clean intermittent catheterization. Urology. 1988; 31:294-9.

Liao LM, Taghinejadi N, Creighton SM. An analysis of the content and clinical implications of online advertisements for female genital cosmetic surgery. BMJ Open. 2012; 2(6):e001908.

Lloyd J, Crouch NS, Minto CL, Liao LSM, Creighton SM. Female genital appearance: "normality" unfolds. BJOG Int J Obstet Gynaecol. 2005; 112:643-6.

Mahran MA, Rashid M, Leather A. Exploring the psychosexual drive, before genital cosmetic surgery. Eur J Obstet Gynecol Reprod Biol. 2011; 158:369-70.

Moran C. Selling genital cosmetic surgery to healthy women: a multimodal discourse analysis of Australian surgical websites. Critical Discourse Studies. 2013; 10(4):373-91.

Solanki NS, Tejero-Trujeque R, Stevens-King A, Malata CM. Aesthetic and functional reduction of the labia minora using the Maas and Hage technique. J Plast Reconstr Aesthet. 2010; 63:1181-5.

Truong C, Amaya S, Yazdany T. Women's perception of their vulvar appearance in a predominantly low-income, minority population. Female Pelvic Medicine & Reconstructive Surgery. 2017; 23(6):417-9.

Veale D, Eshkevari E, Ellison N, Costa A, Robinson D, Kavouni A et al. A comparison of risk factors for women seeking labiaplasty compared to those not seeking labiaplasty. Body Image. 2014; 11(1):57-62.

Yurteri-Kaplan LA, Antosh DD, Sokol A, Park AJ, Gutman RE, Kingsberg SA et al. Interest in cosmetic vulvar surgery and perception of vulvar appearance. Am J Obstet Gynecol. 2012; 207(5):428.e1-7.

Zwier S. What motivates her: motivations for considering labial reduction surgery as recounted on women's online communities and surgeons' websites. Sexual Medicine. 2014; 2(1):16-23.

Vulva do Transgênero Feminino

Rodrigo Itocazo Rocha
Marcia Fuzaro Terra Cardial

♦ Introdução

Pacientes com disforia de gênero podem ter necessidade de intervenção médica para a adequação do fenótipo ao gênero em que se reconhecem. Nesse cenário, a legislação brasileira recomenda o tratamento multiprofissional envolvendo inicialmente psicólogo, psiquiatra, endocrinologista e assistente social para acompanhamento, hormonização e confirmação ou afastamento da necessidade de intervenção cirúrgica. Quando o diagnóstico de transexualismo é confirmado, são indicadas cirurgias para adequar a anatomia sexual ao sexo psíquico. Na paciente transexual feminina, ou seja, no indivíduo que tem cariótipo 46,XY e anatomia sexual masculina desenvolvida, há indicação de procedimentos cirúrgicos para alterar as características sexuais primárias e secundárias para a anatomia feminina. Essas pacientes são referidas habitualmente como "trans femininas" ou "mulheres trans".

Além da cirurgia de redesignação genital, são descritos procedimentos envolvendo feminização da face, redução do pomo de Adão, colocação de implantes mamários de silicone, cirurgia para aumento do timbre vocal e cirurgias de contorno corporal. Nesse contexto, as decisões em fazer terapia hormonal e/ou realizar um procedimento cirúrgico ou uma consulta de rotina exigem que a paciente agende, compareça à consulta médica, aguarde na sala de espera e, ao interagir com os profissionais de saúde, podem surgir problemas, pelo despreparo do profissional que a atende. Todos os funcionários de todos os setores devem ser treinados adequadamente para que nenhum tipo de discriminação ou isolamento deste indivíduo ocorra nas dependências do serviço de saúde.

Assim, cabe ao ginecologista observar de maneira peculiar a história médica daquela paciente trans feminina já operada, com especial atenção à administração hormonal empregada e à técnica cirúrgica realizada e que deu origem a uma nova anatomia genital. Inicialmente, cabe ao ginecologista considerar a possibilidade da existência de experiências negativas anteriores na assistência médica prestada às pacientes transexuais, incluindo discriminação e abuso físico e emocional. Ao realizar a consulta, deve-se utilizar uma abordagem de afirmação de gênero, o que inclui referir a paciente pelo nome e prenome corretos durante toda a consulta, utilizar terminologia geral para partes do corpo ou questionar à paciente se ela tem preferência por algum termo a ser utilizado.

É importante ressaltar que algumas dessas questões são direitos já consagrados em legislação brasileira e, considerando que o nome de registro civil pode estar de acordo com o sexo biológico (documento de identidade) e discordante da identidade de gênero da paciente e que a pessoa transexual ou travesti tem o direito de requerer o uso do nome social a qualquer tempo (Presidência da República - Casa Civil: Decreto nº 8.727 de 28 de abril de 2016), é imprescindível a adequação antecipada por meio da criação de um protocolo único de atendimento que contemple as necessidades e demandas do atendimento às pessoas trans.

Também é importante observar que as características sexuais secundárias podem apresentar-se em espectro de desenvolvimento devido à hormonização, como desenvolvimento mamário parcial, redistribuição da gordura corporal, massa muscular diminuída e alterações na pilificação e na textura da pele. As pacientes trans femininas já submetidas à cirurgia genital para afirmação de gênero podem apresentar achados variados no exame físico, com relação direta com a técnica empregada e com as complicações e limitações de resultado eventualmente presentes. A assistência feita pelo ginecologista a essas pacientes pode ter importante função, pois inclui avaliação quanto à manutenção da saúde genital, dispareunia, libido, distúrbios do assoalho pélvico, vigilância oncológica e questões de reprodução.

Há barreiras a serem transpostas em todos esses níveis que impactam fortemente na adesão aos cuidados em saúde. Meyer et al. documentaram e categorizaram os tipos mais comuns de expectativas não atendidas na dinâmica social dos prestadores de serviços de saúde a 27 pacientes trans nos EUA que são, em geral, a sondagem vesical, o encaminhamento para médicos especialistas, a postura estigmatizante e o tratamento pelo nome de maneira incorreta.

A consulta médica deve ser desprovida de qualquer julgamento e aberta a uma anamnese que contemple identificação e rastreamento de doenças e de situações de risco para o vírus da imunodeficiência humana (HIV) e outras infecções sexualmente transmissíveis (IST). Estes indivíduos podem estar sob o risco de contaminação de HIV e devem ser orientados sobre o uso do medicamento prevenção pré-exposição (PrEP). Em 2015, nos EUA, um serviço de saúde pública iniciou o programa de PrEP que incluía rastreamento gratuito de infecções por HIV/transmissão sexual, seguido de encaminhamento dos homens que fazem sexo com homens (HSH). Dos 196 pacientes encaminhados, 117 se apresentaram para consultas iniciais, 43% fizeram um tratamento, 38% persistiram no atendimento por > 3 meses e 30% relataram mais de 90% de adesão no acompanhamento. Entre os que se apresentaram para consultas iniciais (n = 117), a maioria era HSH (n = 95, 81%) e afrodescendente (n = 62, 53%); enquanto 21 (18%) eram latinos e 9 (8%) eram pessoas trans. Quase metade (n = 55) não tinha seguro saúde. Foram encontradas diferenças estatisticamente significativas entre os iniciadores da PrEP *versus* os não iniciantes, com base em raça/etnia (p = 0,02), *status* de seguro (p = 0,05) e história de atividade sexual (p = 0,05). Em conclusão, esse modelo colaborativo de atendimento da PrEP foi capaz de alcançar predominantemente HSH negros e latinos no sul dos EUA. Embora sustentáveis, os programas com estratégias de atendimento que incluam a PrEP são vitais nessa população.

Os exames clínico e laboratorial propiciam o acesso à prevenção de doenças. Neste sentido, o rastreamento oncológico deve ser realizado especialmente para próstata e mama, mas também o exame das novas vulva e vagina são fundamentais. Uma importante questão, de cunho administrativo, é a solicitação de testes laboratoriais típicos de um sexo biológico para pacientes do gênero oposto, por exemplo, a solicitação de antígeno prostático específico (PSA) para mulheres trans (que continuam tendo próstata) e/ou mesmo o exame de vulva para as que já realizaram a adequação sexual. Assim como testes para detectar:

- Câncer da próstata: pacientes trans femininas, mesmo as que fizeram a cirurgia de adequação genital, têm a próstata mantida. Portanto, são necessárias a avaliação urológica e a dosagem de PSA, que após os 50 anos de idade deve ser anual
- Câncer de mama: pacientes trans femininas são tratadas com estrogênios e devem ser monitoradas quanto ao risco de câncer da mama. O risco dos homens trans que realizam mastectomia bilateral se reduz proporcionalmente, mas o rastreamento deve ser mantido.

Eventualmente, pode ser necessária uma adequação das rotinas de aprovação para a realização de determinados procedimentos no âmbito da saúde suplementar e que são característicos do sexo biológico da paciente. O *check up* das mulheres trans deve incluir avaliação de risco cardiovascular e de osteoporose com a avaliação médica e os exames de rotina. A avaliação laboratorial consta de hemograma, função renal, eletrólitos, função hepática, glicemia de jejum, insulina, hemoglobina glicada (diabéticos ou pré-diabéticos), perfil lipídico, HbsAg, anti-Hbs, anti-Hbc, anti-HCV, anti-HIV, VDRL, FTA-Abs, FSH, LH, estradiol, testosterona total, prolactina. O exame ginecológico deve incluir o exame das novas vulva e vagina.

♦ Exame da vulva

O exame da vulva da mulher trans operada segue a mesma sequência do exame da paciente cisgênero, porém, deve-se atentar para algumas particularidades, já que a grande variação de técnicas cirúrgicas para adequação genital interfere diretamente no exame físico específico.

Em linhas gerais, serão realizados amputação da haste peniana, orquiectomia, criação de um canal vaginal, encurtamento da uretra e confecção dos grandes lábios com utilização da pele escrotal. Então, as diferentes técnicas de adequação genital masculina para feminina têm em comum: (1) a necessidade de criação de um canal vaginal que se situará entre o sistema urinário (uretra e bexiga) e o reto (Figura 31.1); (2) a retirada dos testículos; (3) o encurtamento da uretra; (4) A utilização da pele e o reposicionamento do tecido subcutâneo do escroto para conformação dos grandes lábios.

As diferenças principais entre as técnicas são quanto ao tipo de tecido utilizado para revestir a neovagina e ao tratamento dado à glande, tecido com maior sensibilidade genital. Com relação ao revestimento da neovagina, há descrições de uso de pele da haste peniana e parte da bolsa escrotal, seja como enxerto (Figura 31.2) ou um retalho (Figuras 31.3 a 31.14), ou ainda o uso de tecido mucoso, que pode ser proveniente de um segmento de alça intestinal ou de mucosa oral. Com relação à maneira como a glande do pênis é tratada, ela pode ser levada ao fundo do canal vaginal junto com a pele da haste peniana (ver Figuras 31.3 a 31.12), mimetizando o colo do útero, ou então reduzida e posicionada na região habitual do clitóris (ver Figuras 31.13 e 31.14).

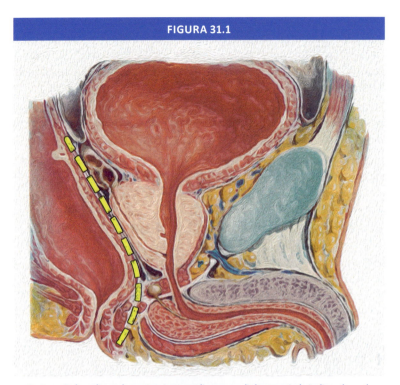

FIGURA 31.1

Corte sagital mediano da anatomia masculina com a linha tracejada indicando onde será aberto o espaço para a neovagina entre o reto e o sistema urinário.

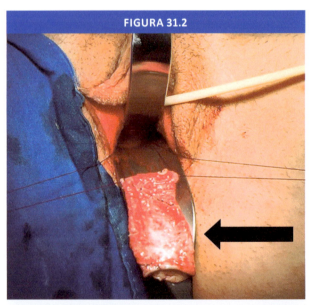

FIGURA 31.2

Enxerto de pele (*seta*) com o epitélio voltado internamente para revestir o canal vaginal.
Fonte: acervo do Dr. Rodrigo Itocazo Rocha.

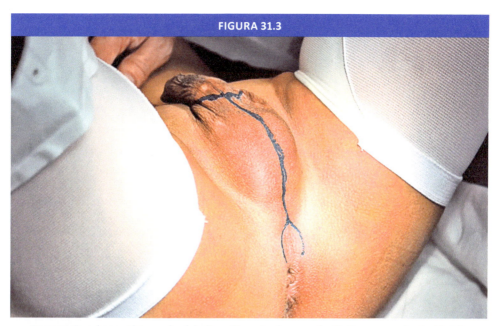

Demarcação pré-operatória com local de dissecção perineal para confecção do novo canal vaginal (*seta*).
Fonte: acervo do Dr. Rodrigo Itocazo Rocha.

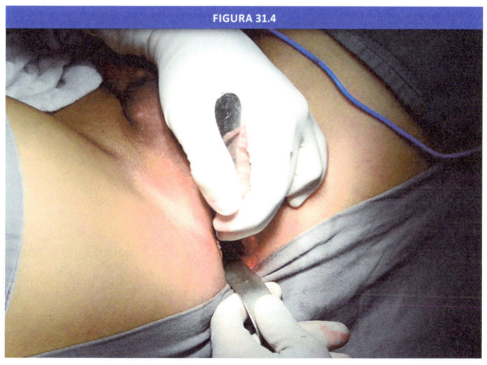

Canal da neovagina dissecado.
Fonte: acervo do Dr. Rodrigo Itocazo Rocha.

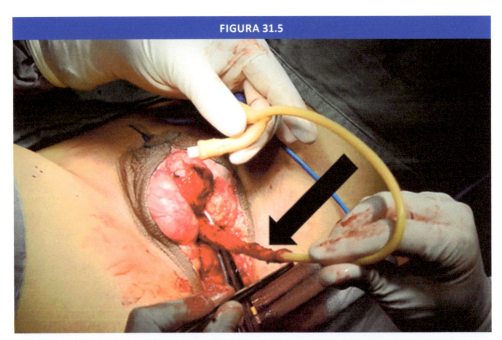

FIGURA 31.5

Uretra peniana (*seta*) separada da haste peniana.
Fonte: acervo do Dr. Rodrigo Itocazo Rocha.

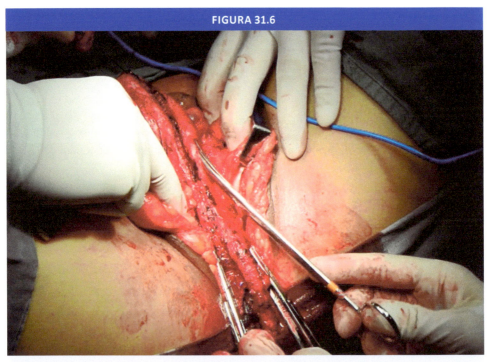

FIGURA 31.6

Abertura da túnica albugínea para acesso ao tecido cavernoso.
Fonte: acervo do Dr. Rodrigo Itocazo Rocha.

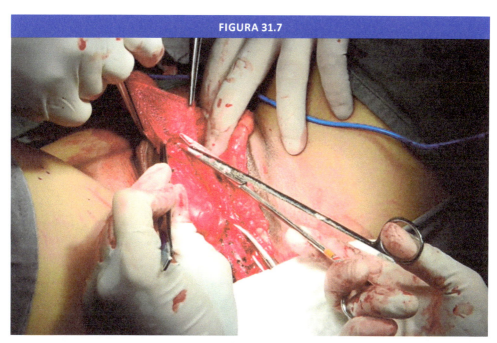

Ressecção do tecido cavernoso.
Fonte: acervo do Dr. Rodrigo Itocazo Rocha.

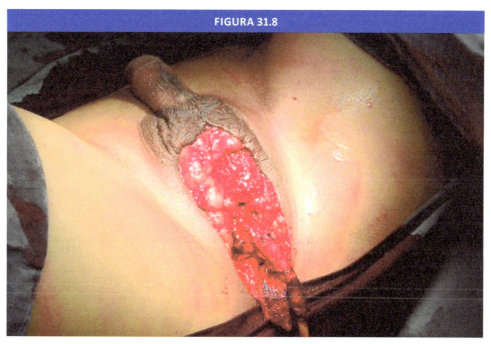

Aspecto após separação da uretra, ressecção do tecido erétil e orquiectomia, restando um retalho peniano contendo pele e glande.
Fonte: acervo do Dr. Rodrigo Itocazo Rocha.

FIGURA 31.9

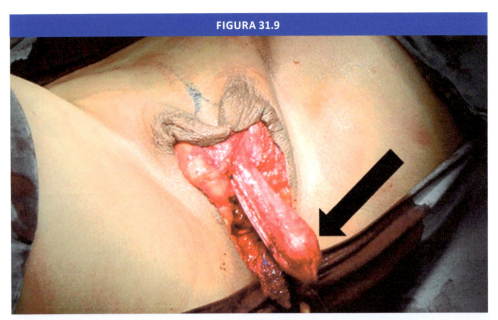

Inversão da pele peniana com a glande localizada internamente ao tecido invertido (*seta*).
Fonte: acervo do Dr. Rodrigo Itocazo Rocha.

FIGURA 31.10

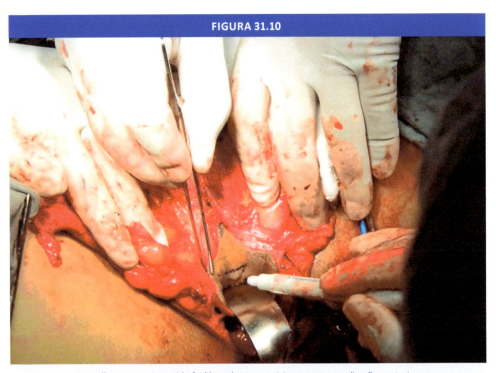

O retalho peniano invertido foi liberado para posicionamento em direção posterior.
A demarcação cirúrgica indica local de contra-abertura para a uretra.
Fonte: acervo do Dr. Rodrigo Itocazo Rocha.

FIGURA 31.11

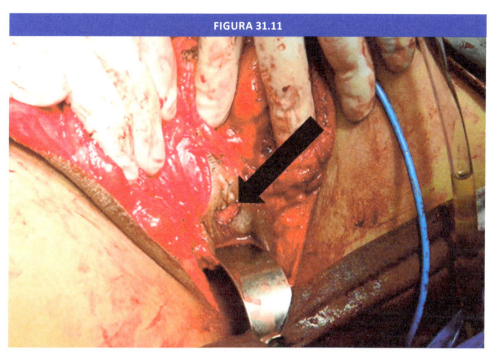

Após transposição da uretra pela contra-abertura e seu encurtamento, foi realizada maturação do novo meato uretral (*seta*).
Fonte: acervo do Dr. Rodrigo Itocazo Rocha.

FIGURA 31.12

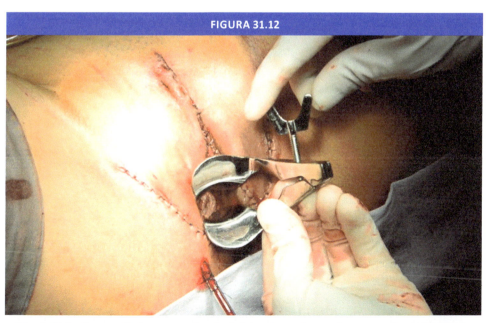

Aspecto final após ressecção dos excessos de pele, fechamento por planos e drenagem a vácuo, evidenciando com espéculo o revestimento da pele do pênis no novo canal vaginal.
Fonte: acervo do Dr. Rodrigo Itocazo Rocha.

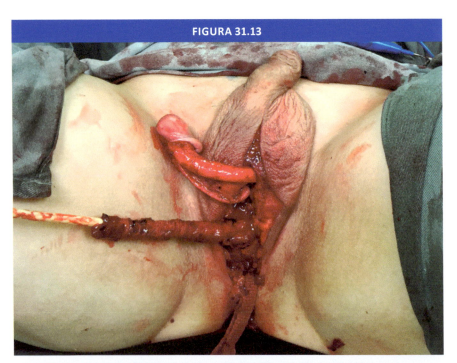

FIGURA 31.13

Técnica com separação de uretra peniana, pele peniana e glande. A pele será invertida e utilizada para revestir a neovagina, a uretra será encurtada e a glande será reduzida para dar origem a uma estrutura similar ao clitóris.
Fonte: acervo do Dr. Rodrigo Itocazo Rocha.

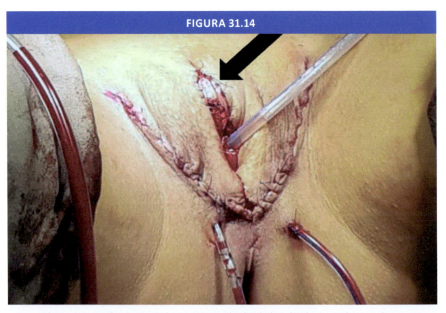

FIGURA 31.14

Técnica com confecção do clitóris com parte da glande (*seta*): pós-operatório imediato.
Fonte: acervo do Dr. Rodrigo Itocazo Rocha.

Capítulo 31   Vulva do Transgênero Feminino

Inspeção estática

Realizada com a mulher em posição ginecológica, com a região genital exposta e adequadamente iluminada. Deve-se iniciar pela região púbica, depois por grandes lábios, vestíbulo, fúrcula e regiões perineal e perianal. A vulva apresenta variações anatômicas de acordo com a técnica cirúrgica utilizada (Figuras 31.15 e 31.16). As variações mais comuns no aspecto normal da vulva incluem: pigmentação, tamanho e assimetria, tamanho da abertura vaginal, tamanho e densidade dos pelos pubianos e tamanho do meato uretral. A capacidade do especialista para definir o que é normal no exame será determinada pela sua experiência clínica.

As principais anormalidades que devem ser observadas são: alterações da cicatrização, existência de pontos de deiscência (Figura 31.17), liquenificação pelo uso de dilatadores vaginais, eritemas, fissuras, erosões, úlceras, petéquias, alterações da cor, liquenificações, atrofias, dermatites e dermatoses, estenoses ou fístulas da uretra, prolapsos de uretra (Figura 31.18) ou de glande (Figura 31.19). Dentre elas, o líquen simples crônico merece destaque, uma vez que o atrito e os dilatadores alteram a pele local.

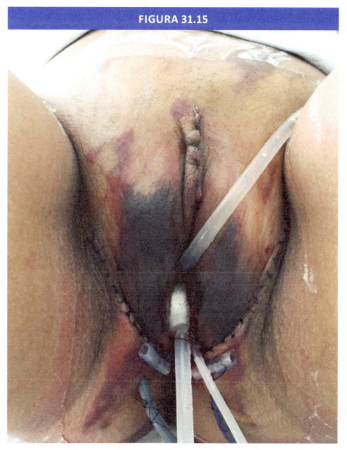

FIGURA 31.15

Pós-operatório recente.
Fonte: acervo do Dr. Rodrigo Itocazo Rocha.

FIGURA 31.16

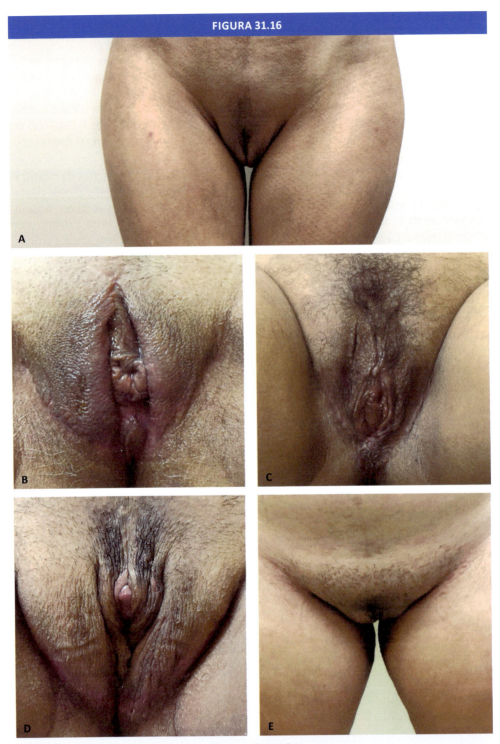

Pós-operatório tardio.
Fonte: acervo do Dr. Rodrigo Itocazo Rocha.

FIGURA 31.17

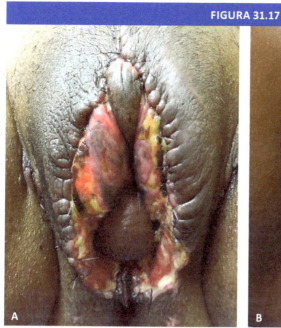
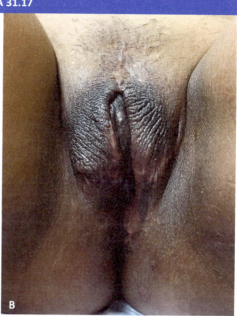

Deiscência em sutura dos grandes lábios (**A**) e discreta assimetria após cicatrização por segunda intenção (**B**).
Fonte: acervo do Dr. Rodrigo Itocazo Rocha.

FIGURA 31.18

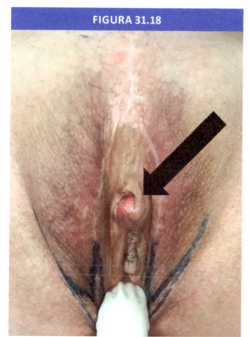

Prolapso da uretra (*seta*).
Fonte: acervo do Dr. Rodrigo Itocazo Rocha.

FIGURA 31.19

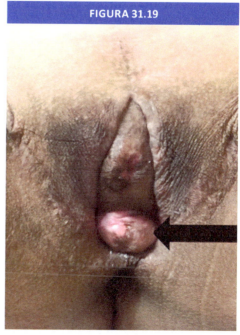

Prolapso da glande (*seta*).
Fonte: acervo do Dr. Rodrigo Itocazo Rocha.

Vulva do Transgênero Feminino

Capítulo 31

O exame deve avaliar as seguintes estruturas:

- *Região púbica:* a distribuição de gordura e a presença de cicatrizes nessa região podem apresentar grandes variações e interferir no aspecto geral genital. A distribuição dos pelos também sofre essas interferências cirúrgicas, mas, em linhas gerais, há um aspecto bastante harmonioso
- *Grandes lábios:* são originados da pele da bolsa escrotal e do reposicionamento gorduroso na cirurgia de adequação genital. Assim, é comum haver persistência funcional do músculo dartos com contração da pele dos grandes lábios conforme variação da temperatura. A presença de pequenos lábios e de estrutura similar ao clitóris vai depender da técnica utilizada
- *Vestíbulo:* na metade anterior, encontra-se o meato da uretra, mais saliente, que pode ter forma variada, dependendo de como foi feita a sua maturação durante a cirurgia. Na metade posterior, localiza-se o óstio da vagina, que deve ser avaliado quanto ao diâmetro, já que a cicatrização pode levar ao estreitamento do introito vaginal. As dimensões do novo canal vaginal podem variar bastante, mas profundidades de 20 cm e diâmetros de 4 cm podem estar presentes, devido à busca pelo conforto ao coito, uma vez que a elasticidade do canal e o espaço pélvico são diferentes daqueles observados nas pacientes cisgênero (Figura 31.20). Apesar da preservação das vesículas seminais nesse tipo de cirurgia, a

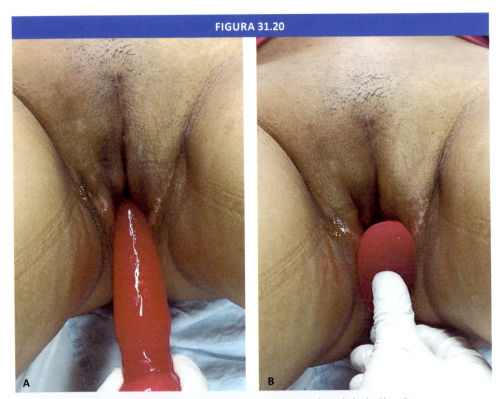

FIGURA 31.20

Molde de 16 cm × 3,5 cm introduzido na neovagina após período de dilatação.
Fonte: acervo do Dr. Rodrigo Itocazo Rocha.

inexistência das glândulas parauretrais ou de Skene e das glândulas vestibulares maiores ou de Bartholin reforçam a necessidade constante do uso de lubrificante no ato sexual
- *Regiões perineal e perianal:* verificar presença de lacerações, rupturas, cicatrizes patológicas e coloração da pele

Inspeção dinâmica

Entreabrir o óstio vulvar com o polegar e o indicador, ou dedo médio, são manobras que proporcionam uma visualização mais completa das estruturas vulvares. Realizar manobra de Valsalva (esforço ou prensa abdominal), para evidenciar distopias.

Palpação

A sensibilidade genital deve ser avaliada, principalmente por se tratar de uma anatomia nova à paciente devido ao reposicionamento das estruturas anatômicas, ao processo de cicatrização e ao remodelamento do canal vaginal. É Importante notar que o tecido proveniente da glande, que pode tanto estar na posição do clitóris quanto no fundo do canal vaginal, antes representava um local de aversão ao toque para as pacientes e passou a representar um tecido destinado ao estímulo sexual devido à sensibilidade erógena que possui. Isso pode levar a dificuldades para o progresso da sexualidade da mulher trans operada e somado à nova conformação anatômica genital como um todo, essas questões devem ser analisadas quanto à necessidade de suporte e orientação para que a paciente tenha maior segurança, autoconfiança e qualidade de vida sexual adequada.

A região deve ser palpada para avaliar se há nodulações, cistos, abscessos, hematomas, seromas e queloides. Quando presentes, devem ser analisadas quanto a número, localização, dimensões, consistência, mobilidade e sensibilidade. Nos casos de dor vulvar, é importante localizar exatamente os pontos dolorosos através do toque com o dedo ou com uma haste com ponta de algodão.

♦ Exame especular

Complementa a avaliação específica genital e, considerando as dimensões das neovaginas, pode ser dificultado e demandar aparelhagem adequada para a total visualização do canal vaginal. A orientação do canal pode ser discretamente mais posterior em relação à vagina da mulher cisgênero. Portanto, a utilização de um anuscópio descartável de acrílico pode facilitar o exame e a adequada observação da neovagina, com inserção do dispositivo, retirada do êmbolo e visualização do colapso progressivo das paredes da neovagina conforme o anuscópio é retirado (Figura 31.21). Isso permite avaliar as condições de higiene e do revestimento interno vaginal, a sensibilidade e a presença de dor, estenoses do canal, fistulizações com os sistemas urinário ou digestório, prolapsos tanto dos tecidos do canal quanto do reto ou da bexiga. Há ainda a necessidade de observar possíveis lesões infecciosas, inflamatórias ou neoplásicas, e as eventuais extensões e correlações com a vulva.

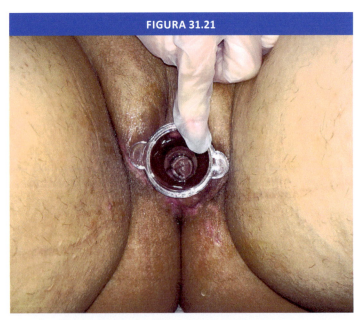

FIGURA 31.21

Anuscópio de acrílico utilizado para exame da neovagina.
Fonte: acervo do Dr. Rodrigo Itocazo Rocha.

♦ Bibliografia

Bowman C, Goldberg J. Care of the patient undergoing sex reassignment surgery (SRS). Vancouver Coastal Health, Transcend Transgender Support & Education Society, and the Canadian Rainbow Health Coalition. 2006.

Clement ME, Johnston BE, Eagle C, Taylor D, Rosengren AL, Goldstein BAet al. Advancing the HIV Pre-Exposure Prophylaxis continuum: a collaboration between a Public Health Department and a Federally Qualified Health Center in the Southern United States. AIDS Patient Care STDS. 2019; 33(8):366-71.

Conselho Federal de Medicina. Resolução CFM no 1.955/2010. Dispõe sobre a cirurgia de transgenitalismo e revoga a Resolução CFM no 1.652/02.

Dutton L, Koenig K, Fennie K. Gynecologic care of the female-to-male transgender man. J Midwifery Womens Health. 2008; 53(4):331-7.

Feldman JL, Goldberg JM. Transgender primary medical care. Int J Transgenderism. 2006; 9(34):3-34.

Gillies H, Millard Jr. RD. Genitalia. In: The Principles and Art of Plastic Surgery. London, UK: Butterworth; 1957. p. 369-88.

Grant JM, Mottet LA, Tanis J, Harrison J, Herman J, Keisling M. National transgender discrimination survey; report on health and healthcare (http://transequality.org/issues/us-trans-survey)[Washington, DC: National Center for Transgender Equality and National Gay and Lesbian Task Force; 2010 Oct [cited 2016 Mar 10] p.1-23.

Meyer HM, Morcarski R, Holt NR, Hope DA, King RE, Woodruff N. Unmet expectations in health care settings: experiences of transgender and gender diverse adults in the central great plains. Qual Health Res. 2019; 30(3):409-22.

Perovic SV, Stanojevic DS, Djordjevic MLJ. Vaginoplasty in male transsexuals using penile skin and a urethral flap. The British Journal of Urology International.2000; 86(7):843-50.

Presidência da República, Subchefia para Assuntos Jurídicos. Decreto no 8.727, de 28 de abril de 2016. Dispõe sobre o uso do nome social e o reconhecimento da identidade de gênero de pessoas travestis e transexuais no âmbito da administração pública federal direta, autárquica e fundacional.

Sevelius JM. Gender affirmation: a framework for conceptualizing risk behavior among transgender women of color. Sex Roles. 2013; 68(11-12):675-89.

Unger CA. Care of the transgender patient: the role of the gynecologist. American Journal of Obstetrics & Gynecology. 2014; 210(1):16-26.

Wesp L Transgender patients and the physical examination. University of California, San Francisco. Transgender Care. Disponível em: https://transcare.ucsf.edu/guidelines/physical-examination. Acesso em: 25 de outubro de 2019.

Vulvodínia

Paulo Cesar Giraldo
Marcela Grigol Bardim
Rose Luce Gomes do Amaral
Ana Katherine Gonçalves
José Eleutério Junior

◆ Introdução

A vulvodínia (VVD), principal causa das dores vulvares crônicas, tem impacto negativo na qualidade de vida das mulheres e do casal. O diagnóstico e tratamento dessa condição constituem desafios constantes para as pacientes e também para o profissional de saúde.

A VVD é definida pela Sociedade Internacional de Estudos das Doenças Vulvovaginais (International Society for the Study of Vulvovaginal Disease [ISSVD]) como um desconforto vulvar "geralmente descrito como dor em queimação e/ou ardor, que ocorre na ausência de achados relevantemente visíveis, específicos, clinicamente identificáveis, mas que pode vir acompanhada de outras comorbidades associadas".

A dor pélvica crônica feminina é definida pela Sociedade Internacional de Dor Pélvica (International Pelvic Pain Society [IPPS]) como uma manifestação álgica localizada na pelve e que tenha duração de três ou mais meses.

A VVD possui etiologia multifatorial e pode ser de difícil diagnóstico, embora apresente alta prevalência. Pode manifestar-se apenas na região perineal e ter impacto negativo na função sexual. Várias doenças podem determinar dor pélvica crônica na região genitoperineal, sendo a VVD uma das mais frequentes causas álgicas.

A despeito de frequentemente ser subdiagnosticada, a VVD é apontada como uma das principais causas de dor vulvar crônica em mulheres que buscam auxílio médico-ginecológico e chega a atingir pelo menos 200.000 mulheres norte-americanas. Segundo dados do National Institute of Health (NIH), pode alcançar frequência de 16%, afetando principalmente mulheres brancas, em idades variadas e sexualmente ativas. No Brasil, ainda não existe estudo epidemiológico que tenha avaliado a prevalência da VVD, no entanto, estudos realizados em mulheres sul-americanas sugerem que as mulheres de origem latina apresentam risco elevado de apresentar esta condição.

Estudos realizados na Europa e América do Norte apontam que apenas metade das mulheres com sintoma de dor vulvar crônica procuram ajuda médica. Entre elas, sabe-se que muitas não recebem o diagnóstico correto. O atraso no diagnóstico e na abordagem terapêutica contribui para a exacerbação da dor crônica, potencializando o impacto das consequências negativas associadas à VVD, tais como disfunção sexual, aumento da ansiedade, depressão, problemas no relacionamento conjugal e impacto sobre a qualidade de vida.

♦ Causas da vulvodínia

A etiopatogenia desta entidade ainda é incerta, porém sabe-se que esta não se limita a um único fator. Diversas teorias relacionadas a sua etiopatogenia (Tabela 32.1) têm sido exploradas:
- Teoria embriogênica
- Teoria do aumento de oxalato na urina

Tabela 32.1
Fatores potencialmente associados e teorias etiopatogênicas da vulvodínia (VVD)

Fator desencadeante	Fisiopatologia
Fatores genéticos e teoria embriogênica	Polimorfismos em genes que codificam neurotransmissores e receptores, citocinas inflamatórias e fator de crescimento neural
Fatores psicoemocionais	Fatores psicoemocionais influenciam na intensidade da dor, e o estresse está associado à predisposição da evolução da dor aguda para crônica. Traumas sociais como abuso sexual e *bullying* estão associados à prevalência de VVD
Sono	A privação do sono está associada ao aumento da ansiedade e à hiperalgesia
	A qualidade do sono influencia a dor e a sensibilização do sistema nervoso
Comorbidades	As comorbidades mais comumente encontradas em pacientes com VVD são: endometriose, cistite intersticial, fibromialgia, síndrome da fadiga crônica, enxaqueca e lombalgia crônica
Fatores periféricos	A sensibilidade periférica aumentada é atribuída a diferentes motivos:
	Resposta imune local exacerbada (p. ex., mulheres com quadros anteriores de candidíase)
	Fator hormonal (o estrogênio diminui a ativação de receptores opioides e tem efeito antidopamina. Os achados são discordantes sobre a associação direta de maior prevalência de VVD em usuárias de hormônio sintético)
	Trauma vulvar recorrente ou extenso (p. ex., episiotomia)
Hipertonia dos MAP	Elevação do tônus dos MAP relatada na maioria das mulheres com VVD. Esse fator pode estar associado ao início e/ou perpetuação da dor vulvar
Teoria do oxalato	O oxalato (encontrado em castanha, espinafre, chocolate) excretado pela urina poderia agravar o prurido e ardência vulvar. No entanto, a literatura científica não confirma essa teoria
Cuidados pessoais	Orientação de higiene genital para que tais práticas previnam os disparos álgicos e/ou inflamatórios locais
	Encostar delicadamente o papel na região genital para absorver o resíduo de urina, lavar a área com água e não utilizar secador nessa região Evitar o uso de produtos irritantes (conservantes, tinta, perfume, álcool) e de vestimentas que apertem a vulva

MAP: músculos do assoalho pélvico.

- Teoria psicogênica
- Teoria genética
- Teoria imunológica, teoria histológica
- Teoria hormonal
- Teoria inflamatória
- Teoria neuropática
- Teoria que atribui a hipertonia dos músculos do assoalho pélvico (MAP).

Sabe-se que a dor tem um importante papel de proteção na integridade dos tecidos corpóreos, sendo ativada pelo sistema nervoso, quando há um estímulo com potencial de lesão.

A hipertonicidade dos músculos do assoalho pélvico, com sua baixa capacidade de contração/relaxamento, é talvez o fator que acomete o maior número de mulheres com VVD. Esta teoria tem sido bem aceita pela literatura médico-científica e acredita-se que a hipertonicidade dos MAP esteja envolvida na iniciação do quadro álgico que causa vulvodínia, na perpetuação da afecção, ou em ambos.

Sugere-se, portanto, que a tensão muscular sustentada possa induzir um mecanismo de resposta inflamatória devido ao dano tecidual (iniciado na área da placa motora) por isquemia dos capilares sanguíneos e consequente diminuição de oxigênio e nutrientes para a demanda local. Dessa forma, o dano seria sinalizado e enviado como resposta álgica ao corno dorsal da medula. Mecanicamente, o MAP tenso diminui o introito vaginal, dificultando a penetração vaginal, promovendo fissuras e mais dor, características comuns às mulheres com VVD.

◆ Diagnóstico

Anamnese

É imprescindível que a paciente relate histórico de dor vulvovaginal por pelo menos três meses. Há pouco tempo, a ausência de queixa de dor vaginal ao toque ou associada à relação sexual era um dos pontos imprescindíveis para excluir a possibilidade diagnóstica da VVD. No entanto, a ISSVD e outras instituições médicas de estudo da dor vulvar crônica incluíram recentemente as possibilidades diagnósticas relacionadas à dor pós-coito, denominada "atrasada" (*delayed*) na descrição sobre padrão temporal da dor.

Teste do cotonete

O teste do cotonete, amplamente utilizado para identificação do segundo passo descrito, foi proposto também por Friedrich e compreende em tocar por meio de um *swab* primeiramente a pele normal, como comparativo, e depois diferentes pontos na genitália externa (Figura 32.1).

A paciente deve graduar a intensidade da dor para cada ponto testado imediatamente após o toque, segundo a escala analógica visual da dor (EAV). Nas mulheres com o diagnóstico positivo, a dor será provocada pelo toque suave, também classificado como alodínia, em que o estímulo inócuo provoca desconforto. A hiperalgesia pode ser pontual ou generalizada no vestíbulo.

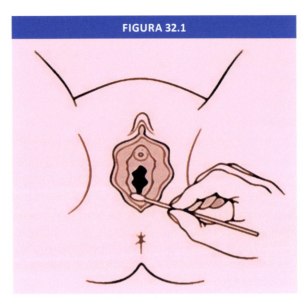

Teste do cotonete proposto por Friedrich.

Pouca ou nenhuma diferença é notada à inspeção visual da vulva de mulheres com VVD quando comparada a de sadias. No entanto, alguns sinais podem ser mais frequentes nessa população, tais como hiperemia (generalizada – vestíbulo; ou específica – glândulas de Bartholin e de Skene), fissuras e introito vaginal diminuído.

Ultrassonografia

Recentemente, a ultrassonografia tem sido utilizada para avaliar o MAP, por se tratar de um método simples, barato, sem efeitos colaterais e preciso. O *probe* ultrassonográfico é posicionado sobre a vulva (transperineal ou translabial), possibilitando um exame completo dos MAP e da dinâmica entre contração voluntária máxima (CVM) e repouso, sem provocar dor, o que agravaria e levaria à distorção da avaliação da hipertonia da MAP.

♦ Tratamento

Diante da fisiologia ainda multifatorial da VVD e, portanto, dos diferentes aspectos que podem interferir na interpretação e condução da dor, a terapêutica dessa doença ainda é controversa na literatura médica, uma vez que sua característica complexa requer o envolvimento de equipe multiprofissional e tempo terapêutico prolongado. Os tratamentos e as orientações para lidar com os sintomas da VVD são variados, porém insuficientes.

A Tabela 32.2 sumariza os tratamentos mais comumente prescritos e seus graus de recomendação. No entanto, como se pode notar, nenhum tratamento proposto apresenta recomendação grau A no manejo da VVD. Por outro lado, diversos tratamentos compartilham o grau de recomendação B, o que dificulta a seleção da melhor terapia ao eleger o tratamento para a paciente de VVD.

Tabela 32.2

Graus de recomendação dos tratamentos comumente prescritos para vulvodínia

Abordagem	Grau de recomendação
Psicoterapia	B
Fisioterapia para o assoalho pélvico	B
Acupuntura	C
Terapias alternativas	D
Lidocaína a longo prazo	B
Toxina botulínica	C
Corticosteroides	C
Anti-histamínicos	D
Hormônio (tópico e oral)	C
Gabapentina	C
Antidepressivo tricíclico	B
Vestibulectomia	B

O uso de lubrificantes durante a relação sexual, anestésicos tópicos (lidocaína a 2%) e estrogênio também podem ajudar na terapia. Classicamente, a administração de antidepressivos tricíclicos (p. ex., amitriptilina ou nortriptilina); anticonvulsivantes (p. ex., gabapentina) e injeções anestésicas locais têm sido as opções mais utilizadas no manejo dos casos de VVD. O uso da toxina botulínica e a cirurgia (vestibulectomia) são prescritas em casos especiais, contudo o tratamento conservador minimamente invasivo vem ganhando espaço.

Tratamento medicamentoso

Apesar dos tratamentos clássicos promoverem melhora do quadro álgico, quase sempre são paliativos e não obtêm cura ou remissão completa da VVD. Entre os medicamentos mais comumente empregados para o tratamento da VVD, destaca-se o uso de antidepressivos tricíclicos (ATC), que têm sido considerados a terapia farmacológica de primeira linha no manejo da dor crônica, de caráter neuropático. Pelo fato de serem medicamentos com menos efeitos colaterais, quando comparados a outros indicados no manejo da VVD (p. ex., a gabapentina), e apresentarem alívio significativo dos sintomas, a prescrição de ATC tem sido a preferência na conduta da maioria dos ginecologistas. Em outra diretriz de tratamento da VVD, proposta pela Sociedade Britânica para o Estudo de Doença Vulvar (British Society for the Study of Vulval Disease [BSSVD] – Guidelinc Group), o uso de ATC foi recomendado com grau B e nível de evidência IIb.

O mecanismo de ação principal dos ATC é o bloqueio da recaptação de serotonina e norepinefrina na fenda sináptica. Acredita-se que sua ação nessas monoaminas possibilita a interação das mesmas em seus respectivos receptores, localizados nos interneurônios inibitórios do corno dorsal da medula, intensificando o número de sinapses, o que leva ao consequente aumento do limiar de ativação dos neurônios secundários da via nociceptiva. Assim, a condução da dor ao tálamo torna-se prejudicada e o resultado é uma resposta menor ao estímulo álgico.

Este grupo de fármacos (p. ex., amitriptilina [Elavil±®; AstraZeneca Pharmaceuticals], noratriptilina [Pamelor®; Novartis Pharmaceuticals Corp.] e desipramina [Norpramin®]) tem sido utilizado para o tratamento dos diferentes tipos de VVD (generalizadas, localizadas e provocadas). No início do tratamento, preconiza-se a dose oral de 5 a 25 mg diariamente, e, se necessário, a cada semana, elevar a dose adicionando-se 10 a 25 mg, de acordo com a necessidade da paciente, sem que se exceda a dose final diária de 150 mg. Os efeitos colaterais mais frequentemente observados são: sono, ressecamento de boca e outras mucosas, taquicardia, entre outros. Outro fator a ser considerado é a interação do cloridrato de amitriptilina com outros fármacos (benzodiazepínicos, dissulfiram, guanetidina, barbitúricos, inibidores da monoaminoxidase e cisaprida). Normalmente, o alívio da dor vulvar é relatado a partir da quarta semana de uso de antidepressivo, preconizando-se o uso pelo tempo mínimo de oito semanas.

Fisioterapia

Cinesioterapia

A cinesioterapia aplicada ao assoalho pélvico tem a proposta de promover a função sadia da musculatura (contrair, alongar e relaxar). A contração perineal requer consciência corporal para que se consiga executar sua função de encurtamento muscular, contudo nem todas as mulheres possuem esta coordenação. O alongamento muscular é o deslizamento das fibras musculares no sentido oposto ao movimento da contração, aumentando o seu tamanho. O treino de alongamento muscular aumenta a flexibilidade do músculo, melhora a alavanca de deslizamento das fibras musculares e, portanto, aumenta a força muscular, além de melhorar o relaxamento, diminuir os nódulos musculares ou pontos-gatilho (*trigger points*), aumentar o comprimento dos tendões e dos componentes elásticos.

O relaxamento muscular deve ser realizado com facilidade por qualquer músculo saudável, evitando-se, assim, sua sobrecarga que geralmente está associada a dores e desconfortos, possivelmente explicados pelo acúmulo de metabólitos celulares locais, pressão mecânica sobre as terminações nervosas e desorganizações de suas miofibrilas com consecutiva formação de pontos-gatilho. Mulheres com VVD possuem hipertonia dos MAP com grande frequência e elevada dificuldade em relaxar os referidos músculos.

A cinesioterapia pode preparar os tecidos para suportar melhor os traumas de distensão do epitélio causados com a penetração vaginal (sexual ou instrumental, realizada durante exame ginecológico), minimizando os riscos de microfissuras, comumente encontradas em pacientes com VVD, além de propiciar a formação de novos vasos sanguíneos (neovascularização) por demanda contínua (microcirculação) e hipertrofia celular. Isto melhoraria o aporte de oxigênio às células, que necessitam realizar suas reações bioquímicas de maneira adequada sem que haja acúmulo de radicais livres. A formação de radicais nocivos ao metabolismo celular promoverá retardo no processamento das reações bioquímicas, dificultará a produção de proteínas e modificará o pH. Todas essas alterações podem contribuir para o mau funcionamento dos mecanismos naturais de proteção (resposta imune e artifícios de defesa contra as agressões), bem como perpetuar o disparo álgico local.

A relação entre a VVD e a disfunção do assoalho pélvico foi apontada por Polpeta et al., que relataram diferença na contração da musculatura do assoalho pélvico, quando comparou mulheres com VVD aos controles, apontando que as mulheres com VVD apresentam maior dificuldade em iniciar e manter a contração perineal. Uma revisão sobre achados anatômicos comuns às mulheres com VVD indicou hipertonia muscular acompanhada de tensão e dificuldade de relaxamento como uma característica nessa condição. É possível que a disfunção da musculatura perineal em mulheres com VVD – normalmente caracterizada por pouca distensibilidade tecidual, presença de pontos--gatilho da dor, hipertonia e mucosa friável – esteja associada à alteração da resposta inflamatória local e à possível diminuição da irrigação sanguínea perineal, uma vez que um dos principais papéis de um músculo ao contrair é auxiliar no bombeamento venoso e na perfusão sanguínea, e, portanto, contribuir com a manutenção de um adequado aporte de oxigenação tecidual.

Eletroterapia

Os avanços tecnológicos recentes contribuíram para o desenvolvimento dos aparelhos eletroterapêuticos, os quais podem ser encontrados em variadas correntes elétricas, cada uma com sua característica específica. Entre as correntes terapêuticas empregadas, as mais utilizadas são: neuroestimulação elétrica transcutânea (TENS), com o objetivo de reduzir dores; estimulação elétrica funcional (FES), com indicações de retornar ou melhorar uma função muscular específica que foi prejudicada; corrente russa, específica para aumentar ou recuperar a força muscular por motivos terapêuticos ou para melhoria de desempenho; corrente interferencial (CI), indicada para diminuir a dor, promover relaxamento muscular e melhorar a circulação sanguínea local.

Na área da ginecologia, alguns estudos mostraram a eficiência da corrente eletroterapêutica na melhora da dor vulvar em pacientes com VVD. Os estudos avaliaram diminuição da intensidade da dispareunia, melhora da função sexual, da dor vulvar ao toque e da função do MAP. No entanto, a maioria avaliou o uso da corrente concomitante à cinesioterapia do MAP, o que implica viés para confirmar diretamente o uso da corrente.

De modo geral, a eletroterapia é um método não invasivo, de baixo custo, seguro e de fácil aplicação, promovendo aumento da vascularização tecidual e, principalmente, diminuição importante do estímulo doloroso local, por promover dessensibilização.

A CI também é indicada na redução dos sintomas álgicos. Seu efeito analgésico, assim como ocorre na aplicação da corrente TENS, é explicado pela teoria do "fechamento das comportas", na qual os impulsos nos nervos sensoriais de amplo diâmetro (fibras Aβ) inibem os neurônios do corno dorsal, normalmente responsivos aos nervos aferentes nociceptivos (fibras C e Aδ), "fechando a comporta da dor". Assim, a sensação da dor não é percebida ou é sentida de maneira atenuada, e a duração desta analgesia pode perdurar de 12 a 24 h, de acordo com o tipo de aplicação. O aumento da circulação do sangue é citado também como efeito fisiológico da corrente, como consequência de uma leve contração muscular ou da ação no sistema nervoso autônomo, diminuindo o tônus dos vasos sanguíneos e favorecendo a eliminação de substâncias químicas responsáveis pelo processo inflamatório. Apesar de compartilhar do mesmo efeito terapêutico que a TENS, a CI difere-se em duas importantes características: possui alcance a tecidos mais profundos, com efeito mais duradouro, e é mais confortável à aplicação.

Laserterapia de baixa potência

Mais recentemente, tem sido aventada a possibilidade de tratar VVD com *laser* não ablativo (fracionado). Até o momento, não há recomendação oficial, visto que os estudos sobre essa técnica ainda estão em fase inicial.

Em 2017, Lev-Sagie, Kopitman e Brzezinski testaram o *laser* fracionado em 34 pacientes com VVD localizada provocada. Dezoito delas submeteram-se à terapia com *laser* e 16 receberam placebo. As pacientes foram tratadas duas vezes por semana, durante 6 semanas, em um total de 12 sessões aleatórias. No final do estudo, 14 dos 18 pacientes (78%) que se submeteram ao *laser* relataram melhora em comparação com 7 de 16 (44%) do grupo-placebo (P = 0,042). Esse efeito não foi aparente em outros resultados. Nenhum dos pacientes relatou efeitos colaterais durante o estudo. Em um ano de acompanhamento, oito pacientes (57%) relataram melhora duradoura. Os autores concluíram que a laserterapia, atualmente, não pode ser recomendada como tratamento para a vestibulodínia provocada (DVP – doença da vulva provocada) em função de ter sido um estudo piloto e mais estudos com uma população maior são necessários para definir quais pacientes podem beneficiar-se dessa terapia.

◆ Aspectos psicoemocionais envolvidos com a vulvodínia

No contato clínico com pacientes portadoras de VVD, é comum observar um componente emocional pronunciado, ficando, contudo, a dúvida se ele seria a causa ou a consequência da dor vulvoperineal. Seguramente, há sempre uma concomitância de problemas orgânicos e psíquicos, porém a relação de causa-efeito é difícil de ser estabelecida.

A maioria das mulheres portadoras da VVD apresenta uma longa história de dor de diferentes intensidades, que não havia sido identificada como doença específica, mas, sim, como sem causa aparente, fato que muito as frustra. A falta de diagnóstico causa angústias e incertezas. Criam-se falsas expectativas e desconfianças por parte do(a) parceiro(a) sexual e por si própria.

O fato é que as mulheres com VVD são frequentemente muito ansiosas, com baixa autoestima e com um grande componente de desconfiança sobre o tratamento. Muitas já receberam o diagnóstico de candidíase vaginal, infecção por papilomavírus humano, distúrbio neurovegetativo ou nenhum diagnóstico, uma vez que o exame ginecológico quase sempre não identifica lesões vulvovaginais. Leusink et al., em análise retrospectiva de todos os episódios de 1995 a 2008 em 784 mulheres entre 15 e 49 anos de idade, determinaram a probabilidade posterior de um diagnóstico selecionado na presença de sintomas vulvovaginais específicos sugestivos de vulvodínia provocada (PVD) expressos em uma razão de chances. Os resultados apontaram para o fato que mulheres com sintomas sugestivos de PVD tinham 4 a 7 vezes mais chances de serem diagnosticadas com candidíase vulvovaginal e 2 a 4 vezes mais chances de serem diagnosticadas com IBS. Alguns sintomas sugestivos de PVD tinham 1 a 3 vezes mais chances de serem diagnosticados com queixas de dor muscular, fraqueza geral, insônia, transtorno depressivo e ansiedade. Concluíram que os médicos de família diagnosticam candidíase vulvovaginal ou IBS com base apenas em manifestações clínicas em casos cujo diagnóstico de DVP seria mais apropriado.

Haugstad et al. estudaram a dor, o sofrimento psíquico e padrão motor em mulheres com DVP. Mostraram que mulheres com PVD apresentam redução da qualidade de movimento, especialmente para padrões de marcha e respiração, aumento do nível de ansiedade e altos escores médios de dor.

Dargie, Gilron e Pukall estudando mulheres com DVP, com neurite pós-herpética (NPH) e controles, mostraram que mulheres com DVP e NPH não diferiram em termos de dor catastrofizante ou ansiedade de dor, mas mulheres com NPH relataram maior incapacidade para dor do que aquelas com DVP. Os participantes de ambos os grupos de dor relataram significativamente mais sintomas de estresse, depressão, ansiedade e transtornos do sono do que os controles sem dor. Os grupos não diferiram no ajuste de relacionamento, mas os participantes com DVP relataram pior desempenho sexual do que os outros grupos.

Chisari e Chilcot estudaram 335 pacientes com VVD em estudo transversal *on-line* e concluíram que a angústia, a percepção da doença, a fadiga e os fatores cognitivo-comportamentais estão associados à gravidade e interferência da dor em pacientes com VVD, destacando a importância de se adotar uma abordagem biopsicossocial nesse cenário.

Lahaie et al. estudaram 50 mulheres com vaginismo, 50 mulheres com dispareunia/PVD e 43 controles para saber se o medo avaliado por medidas subjetivas, comportamentais e psicofisiológicas poderia diferenciar mulheres com vaginismo daquelas com dispareunia/DVP e controles. Verificaram também se a dor genital e a tensão dos músculos do assoalho pélvico diferiam entre vaginismo e dispareunia/portadores de PVD. Os resultados demonstraram que o medo e a tensão muscular vaginal foram significativamente maiores no grupo vaginismo em comparação com os grupos dispareunia/PVD e controle sem dor. Além disso, medidas comportamentais de medo e tensão muscular vaginal foram relatadas para discriminar o grupo vaginismo dos grupos dispareunia/PVD e controle sem dor. A dor genital não diferiu significativamente entre os grupos vaginismo e dispareunia/PVD. Apesar das diferenças estatisticamente significativas nas variáveis de medo e tensão da musculatura vaginal entre as mulheres que sofrem de vaginismo e dispareunia/PVD, uma grande sobreposição foi observada entre essas condições.

◆ Bibliografia

Bohm-Starke N. Medical and physical predictors of localized provoked vulvodynia. Acta Obstet Gynecol Scand. 2010; 89(12):1504-10.

Bornstein J, Goldschmid N, Sabo E. Hyperinnervation and mast cell activation may be used as histopathologic diagnostic criteria for vulvar vestibulitis. Gynecol Obstet Invest. 2004; 58(3):171-8.

Bornstein J, Goldstein AT, Stockdale CK, Bergeron S, Pukall C, Zolnoun Det al. Consensus Vulvar Pain Terminology Committee of the International Society for the Study of Vulvovaginal Disease, The International Society for the Study of Women's Sexual Health, The International Pelvic Pain Society. 2015 ISSVD, ISSWSH and IPPS Consensus Terminology and Classification of Persistent Vulvar Pain and Vulvodynia. Obstet Gynecol. 2016; 127:745-51.

Bouchard C, Brisson J, Fortier M, Morin C, Blanchette C. Use of oral contraceptive pills and vulvar vestibulitis: a case-control study. Am J Epidemiol. 2002; 156(3):254-61.

Brentano MA, Pinto RS. Adaptações neurais ao treino de força. Atividade Física e Saúde. 2001; 6(3):65-77.

Brotto LA, Yong P, Smith KB, Sadownik LA. Impact of a multidisciplinary vulvodynia program on sexual functioning and dyspareunia. J Sex Med. 2015; 12(1):238-47.

Cabello-Santamaría F, Río-Olvera FJ, Cabello-García MA. Sexual pain disorders. Curr Opin Psychiatry. 2015; 28(6):412-7.

Chisari C, Chilcot J. The experience of pain severity and pain interference in vulvodynia patients: The role of cognitive-behavioural factors, psychological distress and fatigue. J Psychosom Res. 2017; 93:83-9.

Dargie E, Gilron I, Pukall CF. Provoked vestibulodynia: a comparative examination of mental health, sleep, sexual functioning, and relationship adjustment. Clin J Pain. 2017; 33(10):870-6.

Dargie E, Gilron I, Pukall CF. Self-reported neuropathic pain characteristics of women with provoked vulvar pain: a preliminary investigation. J Sex Med. 2017; 14:577-91.

De Andres J, Sanchis-Lopez N, Asensio-Samper JM, Fabregat-Cid G, Villanueva-Perez VL, Monsalve Dolz V et al. Vulvodynia-an evidence-based literature review and proposed treatment algorithm. Pain Pract. 2016; 16(2):204-36.

Drewes AM. The physiology of pain. Ugeskrift for Laeger. 2006; 168(20):1941-3.

Edwards L. Vulvodynia. Clin Obstet Gynecol. 2015; 58(1):143-52.

Facci LM, Nowotny JP, Tormem F, Trevisani VFM. Effects of transcutaneous electrical nerve stimulation (TENS) and interferential currents (IFC) in patients with nonspecific chronic low back pain: randomized clinical trial. Sao Paulo Med J. 2011; 129(4):206-16.

Falik-Zaccai TC, Kalfon L, Azran A, Farajun Y, Tubin E, Hemo O et al. A novel genetic association for primary severe Localized Provoked Vestibulodynia. Abstract presented at ISSVD XXI World Congress. J Low Genit Tract Dis. 2011; 15(5).

Ferreira M, Santos P. Princípios da fisiologia do exercício no treino dos músculos do pavimento pélvico. Acta Urológica. 2009; 26:31-8.

Foster DC, Piekarz KH, Murant TI, LaPoint R, Haidaris CG, Phipps RP. Enhanced synthesis of proinflammatory cytokines by vulvar vestibular fibroblasts: implications for vulvar vestibulitis. Am J Obstet Gynecol. 2007; 196(4):346.e1-8.

Friedrich EGJ. Vulvar vestibulitis syndrome. Journal of Reproductive Medicine. 1987; 32:110-4.

Fuentes JP, Olivo SA, Magee DJ, Douglas P, Gross DP. Effectiveness of interferential current therapy in the management of musculoskeletal pain: a systematic review and meta-analysis. Phys Ther. 2010; 90:1219-38.

Gentilcore-Saulnier E, McLean L, Goldfinger C, Pukall CF, Chamberlain S. Pelvic floor muscle assessment outcomes in women with and without provoked vestibulodynia and the impact of a physical therapy program. J Sex Med. 2010; 7(2):1003-22.

Goldstein AT, Pukall CF, Brown C, Bergeron S, Stein A, Kellogg-Spadt S. Vulvodynia: assessment and treatment. J Sex Med. 2016; 13:572e590.

Gunter J. Vulvodynia: new thoughts on a devastating condition. Obstet Gynecol Surv. 2007; 62(12):812-9.

Haefner HK. Report of the International Society for the Study of Vulvovaginal Disease terminology and classification of vulvodynia. J Low Genit Tract Dis. 2007; 11(1):48-9.

Harlow BL, Stewart EG. A population-based assessment of chronic unexplained vulvar pain: have we underestimated the prevalence of vulvodynia? J Am Med Womens Assoc. (1972) 2003; 58(2):82-8.

Harlow BL, He W, Nguyen RH. Allergic reactions and risk of vulvodynia. Ann Epidemiol. 2009; 19(11):771-7.

Harlow BL, Kunitz CG, Nguyen RH, Rydell SA, Turner RM, Maclehose RF. Prevalence of symptoms consistent with a diagnosis of vulvodynia: population-based estimates from two geographical regions. Am J Obstet Gynecol. 2014; 210(1):1-16.

Hartmann D, Sarton J. Chronic pelvic floor dysfunction. Best Pract Res Clin Obstet Gynaecol. 2014; 28(7):977-90.

Haugstad GK, Wojniusz S, Kirste UM, Kirschner RS, Lilleheie I, Haugstad TS. Pain, psychological distress and motor pattern in women with provoked vestibulodynia (PVD)- symptom characteristics and therapy suggestions. Scand J Pain. 2018; 18(2):221-7.

Henzell H, Berzins K, Langford JP. Provoked vestibulodynia: current perspectives. International Journal of Women's Health. 2017; 9:631-42.

Hoffman D. Understanding multisymptom presentations in chronic pelvic pain: the inter-relationships between the viscera and myofascial pelvic floor dysfunction. Curr Pain Headache Rep. 2011; 15(5):343-6.

Itza F et al. [Update on the diagnosis and treatment of vulvodynia]. Actas Urol Esp. 2012; 36(7):431-8.

Khandker M, Brady SS, Vitonis AF, Maclehose RF, Stewart EG, Harlow BL. The influence of depression and anxiety on risk of adult onset vulvodynia. J Womens Health (Larchmt). 2011; 20(10):1445-51.

Lahaie MA, Amsel R, Khalifé S, Boyer S, Faaborg-Andersen M, Binik YM. Can fear, pain, and muscle tension discriminate vaginismus from dyspareunia/provoked vestibulodynia? Implications for the new DSM-5 diagnosis of genito--pelvic pain/penetration disorder. Arch Sex Behav. 2015; 44(6):1537-50.

Leusink P, Kaptheijns A, Laan E, van Boven K, Lagro-Janssen A. Comorbidities among women with vulvovaginal complaints in family practice. J Sex Med. 2016; 13(2):220-5.

Lev-Sagie A, Kopitman A, Brzezinski A. Low-level laser therapy for the treatment of provoked vestibulodynia-a randomized, placebo-controlled pilot trial. J Sex Med. 2017; 14(11):1403-11.

Mandal D, Nunns D, Byrne M, McLelland J, Rani R, Cullimore J et al. Guidelines for the management of vulvodynia. British Journal of Dermatology. 2010; 162:1180-5.

McKay M. Dysesthetic "essential" vulvodynia. Treatment with amitriptyline. J Reprod Med. 1993; 38:9-13.

Melmed HM. A low calcium oxalate diet and calcium citrate administration are effective treatments for vulvar pain syndrome. J Gynecol Surg. 1996; 12:217-8.

Morin M, Bergeron S, Khalifé S, Mayrand MH, Binik YM. Morphometry of pelvic floor muscles in women with and without provokes vestibulodyna using 4D ultrasound. J Sex Med. 2014; 11(3):776-85.

Morin M, Binik YM, Bourbonnais D, Khalifé S, Ouellet S, Bergeron S. Heightened pelvic floor muscle tone and altered contractility in women with provoked vestibulodynia. J Sex Med. 2017; 14(4):592-600.

Morin M, Carroll M-S, Bergeron S. Systematic review of the effectiveness of physical therapy modalities in women with provoked vestibulodynia. Sex Med Rev. 2017; 5(3):295-322.

Munday PE. Response to treatment in dysaesthetic vulvodynia. J Obstet Gynecol. 2001; 6:610-3.

Nyirjesy P, Halpern M. Medical management of vulvar vestibulitis: results of a sequential treatment plan. Infect Dis Obstet Gynecol. 1996; 3:193-7.

Onghena P, van Houdenhove BV. Antidepressant-induced analgesia in chronic nonmalignant pain: a meta-analysis of 39 placebo controlled studies. Pain. 1992; 49:205-19.

Palmer S, Martin D. Corrente interferencial para controle da dor. In: Kitchen S. Eletroterapia – Prática baseada em evidências. São Paulo; 2003.

Petersen CD, Lundvall L, Kristensen E, Giraldi A. Vulvodynia. Definition, diagnosis and treatment. Acta Obstet Gynecol Scand. 2008; 87(9):893-901.

Polpeta NC, Giraldo PC, Juliato CR, Yoshida LP, do Amaral RL, Eleutério Jr. J. Electromyography and vaginal pressure of the pelvic floor muscles in women with recurrent vulvovaginal candidiasis and vulvodynia. J Reprod Med. 2012; 57(3-4):141-7.

Reed BD, Caron AM, Gorenflo DW et al. Treatment of vulvodynia with tricyclic antidepressants: Efficacy and associated factors. J Lower Genital Tract Dis. 2006; 10:245-51.

Reed BD, Haefner HK, Edwards L. A survey on diagnosis and treatment of vulvodynia among vulvodynia researchers and members of the International Society for the Study of Vulvovaginal Disease. J Reprod Med. 2008; 53(12):921-9.

Reed BD, Harlow SD, Sen A, Legocki LJ, Edwards RM, Arato N et al. Prevalence and demographic characteristics of vulvodynia in a population-based sample. Am J Obstet Gynecol. 2012; 206:170-9.

Sadownik LA. Etiology, diagnosis, and clinical management of vulvodynia. Int J Womens Health. 2014; 6:437-49.

Shek KL, Dietz HP. Pelvic floor ultrasonography: an update. Minerva Ginecol. 2013; 65(1):1-20.

Sluka KA, Walsh D. Transcutaneous electrical nerve stimulation: basic science mechanisms and clinical effectiveness. The Journal of Pain. 2003; 4:109-21.

Thibault-Gagnon S, McLean L, Goldfinger C, Pukall C, Chamberlain S. Differences in the biometry of the levator hiatus at rest, during contraction and during Valsalva maneuver between women with and without provoked vestibulodynia assessed by transperineal ultrasound imaging. J of Sex Med. 2016; 13(2):243-52.

Thøfner LB, Kristensen E, Petersen CD. Multidisciplinary treatment on vulvodynia- where is the evidence? Ugeskr Laeger. 2014; 176(52). pii: V05140310.

Updike GM. Wiesenfeld HC. Insight into the treatment of vulvar pain: a survey of clinicians. Am J Obstet Gynecol. 2005; 193:1404-9.

Vallinga MS, Spoelstra SK, Hemel IL, van de Wiel HB, Weijmar Schultz WC. Transcutaneous electrical nerve stimulation as an additional treatment for women suffering from therapy-resistant provoked vestibulodynia: a feasibility study. J Sex Med. 2015; 12(1):228-37.

Ventolini G, Barhan S, Duke J. Vulvodynia, a step-wise therapeutic prospective cohort study. J Obstet Gynaecol. 2009; 29:648-50.

Watson T. The role of electrotherapy in contemporary physiotherapy practice. Man Ther. 2000; 5:132-41.

Weström LV, Willén R. Vestibular nerve fiber proliferation in vulvar vestibulitis syndrome. Obstet Gynecol. 1998; 91(4):572-6.

Índice Remissivo

Obs.: números em *itálico* indicam figuras e números em **negrito** indicam tabelas e quadros.

18q *deletion syndrome*, 65
5-fluorouracila, 195

A

Abscesso
    condução de casos de, 223
    da glândula de Bartholin, 161, *162*
    ductal da glândula de Bartholin, 219, *220,*
      223
Acantose *nigricans,* 147
    associada a acrocórdons em região axilar, *148*
    com acrocórdons associados, *148*
Acetorreação em lábios manores, menores e
    região perineal, *45*
Ácido acético, 42
    após aplicação de, *44*
Acne inversa, 349
Acrocórdon, *50*, 202
    no monte pubiano, excisão de pequeno, *325*
Afta oral, *181*
Aftose bipolar, 181
Agenesia de clitóris, 65
Alcalinização, 305
Anestesia
    infiltrativa
      da superfície da mucosa do vestíbulo, *226*
      local, *326*
    local, *378*
    por bloqueio do pudendo, 225
    raquidiana, 225

Angioqueratoma, 211
    agrupados em grandes lábios
      bilateralmente, *154*
    de vulva, 302, *303*
    em lábio maior, múltiplos, 212
    em vulva de paciente na pós-menopausa,
      múltiplas, *212*
Anomalia de fúrcula vaginal, 64
Antibióticos, 224
Antibioticoterapia, 224
Anuscópio de acrílico utilizado para exame da
    neovagina, *406*
Aplicação do FRAXX, *333*
    vaginal e vestibular com eletrodo Linly, *333*
Arquitetura vulvar, alterações por líquen
    plano, *121*
Atrofia
    dos pequenos lábios, *96*
    genital, 305
    urogenital, 305
    vulvovaginal, 305, 308
      como definir e quais as causas, 338
Azul de metileno, aplicação, *345*

B

Bartholinectomia, 225, 232
Bartholinite
    com drenagem crônica de secreção
      purulenta, *223*
    condução de casos de, 223

Biópsia
    de colo do útero, vagina e vulva com
        eletrodos em alça pequena, *322*
    de condiloma extenso e persistente após
        tratamentos químicos, *322*
Bulbo do vestíbulo, 5
Butóxido de piperonila, 164

C
Canal da neovagina dissecado, *395*
Câncer
    da próstata, 393
    de mama, 393
    de vulva em pacientes com líquen
        escleroso, *37, 101*
    vulvar epitelial
        acompanhamento, 287
        diagnóstico, 284
        estadiamento, 284
        incidência, 281
        quadro clínico, 281
        tratamento, 284, 286
Cancro mole, 174
    agente etiológico, **168**
Cancroide, 174
Candida
    albicans, 157
    glabrata, 157
Candidíase, 71, 157
    vulvar, *158*
        recorrente, *158*
    vulvovaginal, 157
Carcinoma
    da glândula de Bartholin, 292
    em vulva, *283*
    epidermoide
        diferenciado superficialmente, *236*
        superficialmente invasivo, *236*
    espinocelular da vulva, 281, *282*
    espinocelular em região clitoridiana
        associado à doença de Paget da
        vulva, *290*
Carúncula(s)
    himenais, *3*, 300
    uretral, 299, 300
        na infância, 88
Cauterização
    capsular com radiofrequência, 228
    químicas, 232
Celulite, 159
    vulvar, 159

Ceratose seborreica, 55, 152
    em lábio maior direito, *153*
    em região de coxa, *153*
Cervicite herpética, 170
Charge syndrome, 65
Chlamydia trachomatis, 219
Cicatriz ulvar, 165
Cicatrização quase completa, com pequeno
    sangramento à manipulação com o
    espéculo vaginal, *331*
Cinesioterapia aplicada ao assoalho
    pélvico, 412
Cirurgia
    de alta frequência, 228, *327*
        de Bartholin, *229, 230*
    de redesignação genital, 391
Cisto(s)
    Bartholin, obstrução do, *220*
    bilaterais ductais das glândulas de
        Bartholin, *221*
    com conteúdo
      crônico, sanguinolento, *223*
      incolor, não infectado, *222*
    da(e) glândula de Bartholin
        complicado, *302*
        volumoso à direita, *216*
    de conteúdo crônico, condução de
        casos de, *222*
    de Skene, 216
    dos ductos das glândulas de
        Bartholin, 216
    ductal da glândula de Bartholin, 219, *220*
    endometriótico, condução de
        casos de, *222*
    epidérmico
        à direita, *207*
        de coloração amarelada em vulva, *207*
        em vulva, múltiplos, *207*
        múltiplos, *209*
        submetidos à destruição local,
          múltiplos, *207*
        volumoso em fúrcula, de coloração
          amarelada, *207*
    epidérmicos, 206
    epidérmicos, de coloração amarelada em
        vulva, *207*
    mucoso da vulva, 217
    sebáceo, 206
    simples, condução de casos de, 222
Climatério, vulva no, 16
Clitóris, exame, 39
Coalescência de terço de lábios menores, *78*

Coletor menstrual, 364
Colo
sepultado em paciente com líquen
plano, *125*
uterino, erosão em, *123*
Comissura labial, *3*
Condiloma(s), 302
acuminado, *50, 53*, 187-198, 253
diagnóstico, 190
diagnósticos diferenciais, 192
na infância, 75
quadro clínico, 188
tratamento, 193
anais associados a exulcerações por
herpes-vírus genital, *188*
em vulva e períneo, *330*
perianal
em paciente com vitiligo, *191*
pequenos, *191*
plano da sífilis secundária, *192*
Condilomatose vulvar
após terapia fotodinâmica, *348*
aspecto clínico de, *348*
Conteúdo cístico crônico, *223*
Copinho menstrual, 364
Corpo perineal, *2, 3*
Corynebacterium minutissimum, 162
Cosmiatria vulvar, aspectos éticos da, 385-390
Craurose vulvar, 81
Criança, pólipo himenal em, *89*
Crioterapia, 195
Cultura, 174

D
Deiscência em sutura dos grandes lábios, *403*
Depilação, 367
com *laser* antes e depois, *368*
Deposição de células adiposas, 38
Dermatite(s)
artefacta, 297
atópica
em menina de 10 anos de idade, *26*
em região de virilhas, *132*
de contato, 131, 133
aguda por estrogênio tópico, *135*
crônica por incontinência urinária, *134*
pruriginosas, 131
seborreica, 132, *133*
Dermatofitose, 163
Dermatose
bolhosas autoimunes, 137
pênfigo vulgar, 137

penfigoide
benigno, 140
bolhoso, 138
inflamatória crônica associada à
predisposição genética, 135
vulvares, classificação, **48**
Desordem(ns)
dermatológicas
dermatoses bolhosas autoimunes, 137
eczemas, 131
lesões hipocrômicas, 141
vulvares
classificação das, 47
edema, 59
erosões e úlceras, 57
lesões
brancas, 53
da cor da pele, 49
de cores escuras, 55
vermelhas, 51
vesicobolhosas, 56
Dilatação
molde de 16 cm × 3,5 cm introduzido na
neovagina após período de, *404*
venosas, 298
Dissecção perineal para confecção do novo
canal vaginal, *395*
Distrofia vulvar, 81
Doença(s)
da mancha branca, 91
de Behçet, 182
antes e após tratamento, *182*
na infância, 75
de Crohn, 183
de Fordyce, paciente com, *210*
de Laugier, 149
de Paget
extramamária, *51*
lesão eczematosa em virilha esquerda
compatível com, *260*
microinvasora, *291*
de Paget *in situ*, 257
diagnóstico, 257
tratamento, 261
de Paget
invasiva da vulva, 289
vulvar, 257, *261*
eczematosas, **51**
infecciosa sistêmica causada pelo
Treponema pallidum, 172
inflamatória crônica de tendência
hereditária, 131

Índice Remissivo

inflamatória dermatológica, 164

liquenificadas, **51**

vulvares na infância, 69-90

Dog ears, 378

Donovanose, 175

agente etiológico, **168**

Drenagem simples, *224*, 226

simples, 226

Dual deep power, 319

Duchinha higiênica, 364

Ducto

de Müller, 61

de Wolff, 61

Dúvidas sobre a higiene genital feminina, 361

E

Ectoderma, 1

Eczema, 131

agudo associado à tatuagem, *372*

atópico, 131

de contato, 133

psoríase, 135

seborreico, 132

Edema, 295

da cor da pele, **59**

de cor

rosa, **59**

vermelha, **59**

de vulva, 59

importante de lábios, *73*

Efeito *lifting,* 307

Eletrodo

agulha, incisão com, *228*

descartável de pele, *319*

vaginal Linly® descartável, *319*

Eletroterapia, 413

Endoderma, 1

Enfeites locais da vulva, *24*

Enfermidade sistêmica com manifestações

na vulva, 303

Enxerto de pele com o epitélio voltado

internamente para revestir o canal

vaginal, *394*

Epispadias, 64

Equimose

na vulva, *301*

no períneo, *100*

Erisipela, 159

vulvar, *160*

Eritema

pigmentar fixo, 149

em região vulvar, *149*

vítreo, *119*

em pacientes com líquen plano, *119*

vulvar, *23*

Eritrasma, 162, *163*

Erosão, *57, 183*

em face interna de pequenas lábios, *57*

em fórnice lateral esquerdo, *124*

em pacientes com líquen plano, *119*

Escoriação profunda, 297

Esquema ABCDE, 268

Estadiamento

de Clark e Breslow para melanoma, **272**

do câncer vulvar, **285**

Estimulação elétrica funcional, 413

Estímulo estrogênico, 10

Estria de Wickham, 117

Exame

da genitália externa

de criança de 6 anos de idade, *10*

de adolescente de 14 anos de idade, *12*

vulvoscópico, passos de um, *43*

Excisão com radiofrequência pulsada, *328*

de nevo melanocítico intradérmico, *328*

Exérese zona de transformação, *323*

F

Fasciíte necrosante, 159

Fibroma, 213

mole, *31*, 202

volumoso de vulva, *214*

Filariose, 296

Fissura(s), *100,* 184

da fúrcula posterior, 184

no suco interlabial, 185

vulvar em fúrcula, *184*

Fistulização, 226

com cateter de Word, 226, *228*

Flacidez vulvar, melhora da, *335*

Foliculite, 160

após depilação com cera, *369*

paciente com, *368*

vulvar, *161*

Fossa navicular, *3*

Fotobiomodulação, 343, *345*

aspecto clínico da lesão 12 meses

antes da, *346*

FRAXX

vulvar com aparelho Wavetronic 6000, *335*

vulvar e vaginal, indicações e

vantagens, 340

Frênulo do clitóris, *2*

Fúrcula vaginal, anomalias de, 64

G

Gangrena de Fournier, 159

Ganuloma inguinal, agente etiológico, **168**

Genitália

   ambígua, 65

     com micropênis, *66*

   externa

     de adolescente de 14 anos, exame da, *12*

     de criança de 6 anos de idade, exame

       da, *10*

     de recém-nascida, *8*

Gestante com lesão polipoide, *215*

Glândula

   de Skene, 216

   sebáceas aumentadas, *23*

   vestibulares, 4

Grande lábio, *2*

Grânulo de Fordyce, *23,* 209

Granuloma

   fissuratum, 184

   inguinal, 175

   piogênico, 215

H

Haemophilus ducreyi, 174

Hemangioma

   em grande lábio direito, *154*

   infantil, 301

   vulvar, 301

     na infância, 75

Hematoma vulvar, 300, *301*

Herpes

   genital, *170*

     em mulher portadora do vírus da

       imunodeficiência humana, *171*

     primário, *170*

   gestacional, 139

Herpes-vírus

   antivirais para o tratamento dos episódios de

     recorrência de, **172**

   genital

     na infância, 88

     agente etiológico, **168**

     simples, 169

   tratamento para o primeiro episódio de, **171**

Hidradenite, *164*

   supurativa, *52,* 164, *164,* 349

Hidradenoma, 206

   papilífero, 208

   tubular, 208

Higiene

   corporal, 355

   genital, 355

     conceito, 354

     conhecimento sobre o procedimento, 357

     feminina, 354

       dúvidas sobre, 361

     importância do procedimento, 355

     mitos, 357

     procedimento adequado, 359

   produtos de, 353

Hímen, 4

   cribiforme, 62

   imperfurado, 62

     após tratamento com incisão transversa

       feita com *laser* de CO_2, *64*

     após tratamento com incisão transversal

       com *laser* de CO_2, *63*

     exame da vulva evidenciando, *62*

   microperfurado, 62

   na adolescente, 11

   septado, 62

Hipercromia

   fisiológica, 145

   residual, 145

     após processo inflamatório, *146*

     após vaporização com *laser* de CO_2, *146, 147*

Hiperestímulo ovariano, 295

Hipertonicidade dos músculos do assoalho

   pélvico, 409

Hipertrofia

   da hipertrofia de pequenos lábios

     classificação, **377**

   de pequenos lábios

     diagnóstico, 376

     etiologia, 375

     quadro clínico, 376

     tratamento, 377

   simétrica de pequenos lábios, *376*

     amostras removidas, *381*

     aspecto após 30 dias do

       procedimento, *381*

     pré-operatório, *380*

Hipocaptação do teste do iodo nas paredes

   vaginais, 334

Hipocromia pós-inflamatória, 142, *142*

Hipoestrogenismo fisiológico, *9,70*

   fisiológico, *9*

Hipoplasia de clitóris, 65

Hormônio liberador de gonadotrofina, 10

I

Imagem em oito, 95

Imiquimode, 196, 262

Índice Remissivo

aplicação de, *264*
resposta parcial ao, *249*
Índice da função sexual feminina, 311
Infância
doenças vulvares na, 69-90
vulva na, 7
Infecção(ões)
causada pelo poxvírus, 158
contagioso
em HIV positiva, *159*
em vulva, *158*
fúngica, *51*
pelo papilomavírus humano, 347
sexualmente transmissíveis, características
clínicas das úlceras genitais causadas
por, **168**
vulvar
abscesso da glândula de Bartholin, 161
candidíase, 157
celulite, 159
dermatofitose, 163
erisipela, 159
eritrasma, 162
fasciíte necrosante, 159
foliculite, 160
hidradenite supurativa, 164
molusco contagioso, 158
pediculosis pubis, 164
Inspeção
dinâmica, 405
estática, 401
Inversão da pele peniana, *398*

L
Labioplastia, *324*
aspecto antes e após 3 meses do
procedimento, *325*
redutora de pequenos lábios, *324*
Lâmpada de Wood, 163
Laser, 231
de CO$_2$, excisão utilizando a ponteira de, *379*
de CO$_2$ fracionado, 306
aplicação, *307*
em vagina e vulva, *308*
aspecto da vulva antes e após 30 dias da
terapia, *310*
exame da vulva antes e imediatamente
após a, *310*
para tratamento da atrofia vaginal, *308*
de diodo, *345*
Laserterapia de baixa potência, 414
Leiomiomas, 211

Lentigo simples, *29*, 149, *150*
em região perineal, *150*
em região superior de lábio maior direito, *150*
Lesão(ões)
acetorreagente em região inferior de
pequeno lábio esquerdo, *44*
após vulvectomia, *249*
avermelhada(s)
de 2 cm em região de lábio maior, *209*
bilateralmente compatíveis com psoríase, *27*
brancas, 53, **53**
compatíveis com
líquen simples crônico, *28*
queratose seborreica em púbis, *201*
condilomatosa
em fúrcula e períneo, *189*
em paciente transplantada dos
rins, *194*
em região perianal de criança, *84*
exuberante em paciente com transplante
renal, *190*
pediculadas, *189*
vaporização de, *329*
condilomatosa, *189*
após aplicação de ácido
tricloroacético 70%, *196*
em região perianal de criança, *84, 85*
perianal, resultados após 3 semanas de
aplicação de *laser* de CO$_2$ em, *195*
da cor da pele, 49
de alto grau vulvar no vestíbulo, *332*
de baixo grau, condilomatosa, *329*
de cores escuras, 55, **55**
de líquen plano, corte histológico de, *126*
de Paget, *263*
de Paget em lábio maior, *263*
eczematosa
à esquerda compatível com doença de
Paget, *27*
em virilha esquerda compatível com
doença de Paget, 260
sobrelevada, *260*
em fissura vulvar, *173*
eritêmato-descamativa em lábio, *260*
erosivas em mucosa vulvar compatível com
líquen plano erosivo, *28*
escurecida
de 1,5 cm em região perianal, *200*
de 2,5 cm em região pubiana, *200*
extensa de Paget, paciente na menopausa
com, **260**
hipercrômicas, 145

acantose *nigricans,* 147
ceratose seborreica, 152
eritema pigmentar fixo, 149
hipercromia
fisiológica, 145
residual, 145
lentigo simples, 149
melanose, 151
nevo melanocítico, 151
hipocrômica(s)
bilaterais em vulva compatíveis com
vitiligo, *30*
bilateral vulvar, *80*
em criança, 81, *81*
condilomatosas em sulco interglúteo, *191*
hipocromia pós-inflamatória, 142
inicial vulvar em clitóris e introito de
criança, *79 80*
vitiligo, 141,
intraepitelial de alto grau, *239, 243, 245*
acinzentada extensa em paciente
imunossuprimida, *241*
avermelhada, 248
bilateral, *241*
com componente hipercrômico e
hiperqueratose ao lado de lesões
condilomatosas em paciente
eutrófica, *242*
com componente hipercrômico extenso
em toda a vulva, *242*
com componente hipercrômico e
hipocrômico ao lado de lesão
condilomatosa, *241*
com componentes hipercrômico e
hipocrômico, *251*
em clitóris com acetorreação, *238*
em paciente com sarcoma uterino, *240*
em paciente imunossuprimida com
múltiplas lesões hipercrômicas
dispersas, *240*
extensa com componentes
hipercrômico/hipocrômico, *242*
na fúrcula com acetorreação mais
intensa, *239*
na fúrcula em paciente de 74 anos de
idade, *242*
tipo histológico, 248
intraepitelial de alto grau e neoplasia
intraepitelial vulvar diferenciada,
características diferenciais entre, **237**
intraepitelial de alto grau e da neoplasia
intraepitelial vulvar diferenciada,
características diagnósticas da, **238**

intraepitelial de baixo grau em fúrcula
vulvar, 238
intraepitelial vulvar de alto grau
após destruição imediata com *laser, 249*
em paciente imunossuprimida, *249*
intraepitelial vulvar diferenciada, *243*
de alto grau multifocal em paciente de 20
anos de idade, *253*
intraepiteliais escamosas, 235-256
tratamento, 246
pediculada em região perineal, *31*
periuretral em criança, *87*
pigmentadas maculares da pele da
vulva, *29*
pigmentadas vulvares, 267
polipoide única em introito de criança, *83*
remissão total após tratamento com
imiquimode, *248*
ulcerosas, múltiplas compatíveis com
herpes-vírus, *251*
ulcerovegetante com material
necrótico, *58*
umbilicada e circulares em coxa, *88*
vermelhas, 41, 52, **52**
verrucosa em clitóris e lábios menores de
criança, *84*
verrucosa e prurido, paciente de 60 anos
com, *201*
verrucosas em vulva de criança, *83*
vesicobolhosas, 56, **56**
vulvar de alto grau em paciente submetida a
tratamento com *laser, 250*
Leucoplasia, 91
Linfangioma, *56,* 215, 296
antes e após terapia fotodinâmica, *350*
cutâneo de vulva, terapia fotodinâmica
em, 350
vulvar extenso que acomete púbis, *216*
Linfedema, 296
vulvar, *296*
Linha de Hart, 39, *40*
que limita o vestíbulo, *41*
Lipomas, 213
Líquen
crônico, 110
em criança, *109*
bilateral em grandes lábios, *110*
escleroso, 32, 33, 54, 100, 112, 113
associado a vitiligo, *36*
características clínicas, 95
com apagamento dos pequenos lábios e
do clitóris, *97*

Índice Remissivo

com encarceramento do clitóris, *99*
com eritema vestibular e hipocromia, *96*
com erosões, fissuras, púrpura e
equimoses e estenose de introito, *99*
com placa hipocrômica na região do
clitóris, *97*
com vitiligo, *95*
com vitiligo, associação de, *92-94*
diagnóstico diferencial, 102
em criança de 9 anos de idade com
hiperemia e hipocromia vulvar, *101*
em fase inicial, com eritema e
hipocromia em vulva e períneo, *96*
em menina de 11 anos de idade, *100*
epidemiologia, 91
etiopatogenia, 91
paciente com, *243*
prognóstico, 102
sintomas, 95
tratamento, 102
vulvar, *81,* 91, 344
vulvar sintomático, *337*
escleroso e atrofia vulvovaginal com
carúncula uretral, *337*
intraepitelial
de alto grau plana, *244*
vulvar diferenciada em lábio
esquerdo associada a líquen
escleroso, *244*
plano, 117, *123*
aspectos histológicos, 126
em vagina, *124*
incidência, 117
quadro clínico, 117
tratamento, 127
plano erosivo, *57, 120*
lesões erosivas em mucosa vulvar
compatível, *28*
plano papuloescamoso, *54, 118*
em grande lábio esquerdo, *118*
simples crônico, *106, 107, 108*
acampanhamento, 114
bilateral, *108*
diagnóstico, 111
e vitiligo, *109*
em paciente com eczema atópico, *108*
etiopatogenia, 105
lesões compatíveis com, *28*
quadro clínico, 106
tratamento, 111
Liquen albus, 91
Luz com finalidades curativas, 343

M
Máculas
acrômicas, *109*
cinza-azuladas, 164
Maculae caeruleae, 164
Malformação(ões)
genital, adolescente de 15 anos com, *13*
himenais, 62
Mancha, 51, **53, 57**
acrômica de limites definidos, *53*
Marcação da área a ser excisada, *378*
Marsupialização, 226
do cisto ductal da glândula de
Bartholin, *227*
Mau hábito higiênico, 355
Melanoma
estadiamento de Clark e Breslow
para, **272**
in situ e invasor da vulva, 267
diagnóstico, 269
diagnósticos diferenciais, 273
prognóstico, 271
quadro clínico, 267
tratamento, 271
invasivo, aspecto histológico, *271*
vulvar, 267, *268, 274*
aspecto histológico, *274*
difuso, *269*
Melanose, 151
em região perineal, *151*
vulvar, *29*
extensa, *151*
Membrana
cloacal, 1
himenal, 62, 300, 358-359
Mesoderma, 1
Método SWETZ de excisão com eletrodo
agulha, *323*
Microablação
em pele e mucosas vulvar e vaginal, *320*
no vestíbulo vulvar, *321*
Micropapilomatose fisiológica em paciente
após ninfoplastia, *192*
Microscopia direta, 174
Microsporum canis, 163
Molluscum pendulum, 213
Molusco contagioso, *26,* 158
na infância, 88
Monte
de Vênus, *2*
do púbis, 4
Movimentação iônica intracelular, *316*

Mucosa
    genital, 98
    vaginal, 305
Mulheres trans, 391
Mutilação da genitália feminina, **388**

N

Neisseria gonorrhoeae, 219
Neoplasia intraepitelial vulvar, *154*
    de alto grau, 347
    de alto grau, antes e após terapia
        fotodinâmica, *348*
    classificação das, **236**
    do tipo HSL, *278*
    em paciente imunossuprimida, *192*
Neovagina, canal dissecado, *395*
Nervo pudendo, 5
Neuroestimulação elétrica
    transcutânea, 413
Neurofibromatose generalizada em
    paciente de 23 anos de idade, *210*
Nevo
    melanocítico, 151, *275*
        aspecto histológico, *276*
        atípico, aspecto histológico, *276*
        intradérmico, *152*
    vulvar, 275
Nódulo, **52, 53, 55**

O

Obesidade, 164
Onda *blend*, 315
Oscilação entre aparelhos de alta e baixa
    frequência, diferença de, *316*

P

Paciente
    de 59 anos de idade com lesão de
        Paget, *259*
    de 60 anos de idade com queixa de
        prurido vulvar, *258*
    de 72 anos de idade com queixa de
        prurido valvar e manchas avermelhadas
        em vulva, *258*
    de 79 anos de idade com queixa de
        prurido valvar e manchas avermelhadas
        em vulva, *259*
    menopausada com lesão extensa de
        Paget, *259*
    transplantada renal, *240*
Palpação, 405

Papilomatose
    do vestíbulo em face interna dos pequenos
        lábios, *50*
    fisiológica vulvar, *22*
    vestibular, 204
Papilomavírus humano, 82, 270
    em criança de 2 anos de idade, *82*
Pápula(s), **52, 53, 55**
    amolecida, *50*
    com umbilicação central, *26*
    confluentes em grande lábio direito, *193*
    hipercrômicas confluentes em grandes
        lábios, *189*
    normocrômica
        em grande lábio direito, *189*
        em grandes lábios e períneo, *188*
Patch test, 134
PCR *multiplex*, 174
Pediculosis pubis, 164
Pele vulvar, aspecto *cellophane like* na, 95
Pênfigo
    vegetante, *138*
    vulgar, 137, *137*
Penfigoide
    benigno de mucosas, 140, *140*
    bolhoso, 138, *139*
Pequeno(s) lábio(s), *2*
    exame do, 39
    tamanho variados e assimétricos, *20*
Perimenopausa, 16
Piercing
    genital, 369
        em adolescente, *370*
    tipos de, 370
Pilificação exuberante em vulva, *39*
Pimecrolimo, 127
Pioderma gangrenoso, 297
Placa(s), 51, **53**
    condilomatosa hipercrômica em paciente
        portadora de HIV, *190*
    esbranquiçada em face interna de grandes
        lábios, *54*
    esbranquiçada unilateral, *107*
    escurecida em região de lábios
        maiores, *192*
    hipocrômica, *54*
    hipocrômica liquenificada em região
        perineal, *113*
    hipopigmentada liquenificada em grande
        lábio esquerdo, *107*
    liquenificada, acinzentada, *106*
Podofilina, 195

Podofilotoxina, 195
Pólipo(s)
epiteliais aglomerados em região de coxa
direita, *202*
epitelial, *31*
aglomerado em região de coxa
direita, *202*
fibroepitelial(is), 202
de 3 cm em lábio maioar esquerdo, *202*
em lábio maior esquerdo, *203*
escurecidos em vulva, *203*
ulcerado vulvar, *325*
volumoso em lábio maior direito, *203*
volumoso em lábio maior
esquerdo, *203*
volumoso em vulva, dois, *204*
gigante da vulva, *204*
himenal
em criança, *89*
na infância, 88
Prepúcio
do clitóris, *2*
vaporização de condiloma no, *326*
Procedimento adequado de higiene genital
frequência diária de higienização, 360
técnicas, 360
tempo de higienização, 360
tipo de produto, 360
Produtos de higiene, 353
Programa *Smart Shoot* de randomização dos
disparos, *320*
Prolapso
da glande, *403*
da uretra, 86, *403*
de mucosa uretral, *299*
de uretra em criança, *87*
uretral, 299
Propionato de clobetasol, 128
Proteína *heat shock protein*, 307
Prurido, 98
Pseudocistos preenchidos por queratina, 209
Psoríase, 135
extensa em vulva, *136*
vulvar na infância, 88
Pubarca, 10
Puérpera com lesão polipoide em região
perineal, *215*
Pústula, **56**

Q
Quality-switched, 372
Queratose seborreica, 199, *277*

R
Rabb, Oscar, 343
Radiofrequência, 315
em ginecologia, 340
fracionada microablativa, 317, 327
fracionada microablativa e seu efeito
térmico, *318*
linear contínua, 315, 321
exérese da zona de transformação
com, *323*
ondas de, tipos, *317*
pulsada, 327
excisão com, *328*
possibilitando o tempo de relaxamento
térmico, *318*
Rash macular, 163
Reabsorção parcial de pequenos lábios
em paciente com líquen plano, *119*
Recém-nascida, genitália externa de, 8
Região vestibular, *3*
Ressecção
da lesão de Paget, *26, 262*
do tecido cavernoso, *397*
dos excessos de pele, *399*
Retalho peniano invertido foi liberado para
posicionamento em direção posterior, *398*
Rima
do pudendo, 2
vulvar, 2
Robinow syndrome, 65

S
Secura vulvovaginal, 306
Sedação noturna, 114
Septo urorretal, 1
Sequela de necrólise epidérmica tóxica, *25*
Shigella, 71
Sífilis, 172
agente etiológico, **168**
primária, *173*
em região perineal, *173*
Sinal de Jacquemier-Kluge, 15
Síndrome
do choque tóxico, 160
geniturinária da menopausa e discreta
flacidez dos grandes lábios, *336*
geniturinária da menopausa e prolapso
uretral, *312*
geniturinária da menopausa, 305, *338*
Sinéquia(s)
de pequenos lábios em criança de 3 anos de
idade, *78*

de pequenos lábios na infância, 75
vulvares, *25*
Siringoma, 206
vulvar extenso, *208*
Sistema de estadiamento do AJCC, 272
Skinning vulvectomia, 254
Staphylococcus sp., 219
Streptococcus, 219
beta-hemolíticos do grupo A, 71

T

Tabagismo, 164
Tacrolimo, 127
Tatuagem, 371
com cores variadas, *373*
com pigmentos azul e negro, *373*
tipos, 371
Tecido
cavernoso, ressecção do, *397*
vulvar, 295
Técnica(s)
com confecção do clitóris com parte da
glande, *400*
com separação de uretra peniana, pele
peniana e glande, *400*
de higiene genital, mitos, 360
desenvolvida no Hospital Heliópolis nos
procedimentos de RFFMA vaginal
utilizando o FRAXX, 339
desenvolvida pela equipe de PTGI no
Hospital Heliópolis, 228
Telarca, 10
Tempo de relaxamento térmico, 317
Terapia(s)
estrogênica local de baixa dose, 339
fotodinâmica, *345, 346*
em condilomatose, 347
aspecto clínico da lesão 12 meses antes
e após, *347*
em hidradenite supurativa, 349
em linfangioma cutâneo de vulva, 350
em neoplasia intraepitelial de alto grau
de vulva, 347
fotônicas em patologia vulvar, 343
microablativa fracionada, 339
Teste
de Collins, 42
positivo, *45*
de contato, 134
do cotonete, 409
proposto por Friedrich, *410*
Tínea *cruris,* 162

Trans feminina, 391
Transgênero feminino
exame da vulva da, 393
exame especular, 405
vulva do, 391
Trauma(s), 297
externo não reconhecido, 298
externo reconhecido, 297
valvares na infância, 88
vulvar por queda a cavaleiro antes e depois
da sutura, *89*
Tricomicose, 163
Trofismo dos grandes lábios, *336*
Tubérculo genital, 1
Tumor(es)
benigno, 199-217
benigno da pele, 199
císticos da vulva, 216
da glândula de Bartholin, 292
epiteliais escamosos
cistos epidérmicos, 206
papilomatose vestibular, 204
pólipos fibroepiteliais, 202
queratose seborreica, 199
epiteliais glandulares
grânulos de Fordyce, 209
hidradenoma papilífero, 208
siringoma, 206
epitelial da vulva, *282*
mesenquimais, 209
não vulvar observados na vulva, 301
sólidos da vulva, 199
vascular benigno, 86
vasculares, 214
Túnica albugínea para acesso ao tecido
cavernoso, abertura da, *396*

U

Úlcera
adolescente com muitas, *75*
de causa infecciosa sexualmente
transmissível, 167
de Lipschütz, *58,* 73
em adolescente, *73, 74*
em criança de 2 anos de idade, *73*
face interna dos lábios menores, *73*
genital(is)
causadas pela *Klebsiella granulomatis*, 175
de transmissão sexual, 167
e orais recorrentes, *182*
profunda decorrente de Lipschütz em
adolescente, *74*

múltiplas de paciente com cancro mole, *174*
não infecciosa, *167*
oral na paciente com doença de Behçet, *76*
traumática pós-coito, *167*
única de paciente com donovanose, *175*
valvar de etiologia infecciosa, 167-176
    cancro mole, 174
    diagnóstico, 168
    granuloma inguinal, 175
    herpes-vírus simples, 169
    sífilis, 172
vulvar, *181*
vulvar de etiologia infecciosa, 167-176
    cancro mole, 174
    diagnóstico, 168
    granuloma inguinal, 175
    herpes-vírus simples, 169
    sífilis, 172
vulvar de etiologia não infecciosa, 177-185
    erosões, 183
    fissuras, 184
vulvar profunda em paciente adolescente, *76*
vulvar profunda à direita em paciente de 16
    anos com doença de Behçet, *77*
Uretra, *3*
peniana separada da haste peniana, *396*
separação da, aspecto após, *397*
transposição pela contra-abertura e seu
    encurtamento, *399*

V

Vagina
comprometimento da, *122*
líquen plano em, *123, 124*
Vaginite
atrófica , 16
atrófica grave adquirindo caráter
    descamativo, 306
inflamatória descamativa, *309*
Vaporização
com *laser*, 231
com radiofrequência pulsada, 250
com radiofrequência pulsada de LSIL
    vaginal, *331*
da lesão com *megapulse*, pós-operatório
    imediato após, *251*
de condiloma no prepúcio, *326*
em movimentos circulares da lesão de
    alto grau vulvar com radiofrequência
    pulsada, *332*
imediata com radiofrequência
    pulsada, *253*

Varizes vulvares, 298
Vasculite sistêmica, *75*
Vasos linfáticos, 5
Veias pudendas, 5
Verrugas anogenitais, 187
Vesícula, **56**
Vestíbulo, 4
exame, 39
Vitiligo, *53*, 141
áreas hipocrômicas em vulva, sem
    hiperqueratose local, *141*
lesões hipocrômicas bilaterais em culva
    compatíveis com, *30*
Vulva
anatomia, 2
angioqueratomas de, 303
anomalias congênitas da, 61
após aplicação de ácido acético, *44*
carúnculas himenais, *3*
cistos epidérmicos de coloração amarelada
    em, *207*
com cistos sebáceos, 24
com diversas papilas fisiológicas, *205*
com excessivas dobras e restos de papel, *356*
com micropapilomatose fisiológica de
    vestíbulo e lábios menores, *205*
comissura labial, *3*
corpo perineal, *2, 3*
de adolescente de 19 anos de idade, *13*
de criança
    de 2 dias de vida, *8*
    de 3 anos de idade, 9, *70*
    no início da puberdade, 11
de mulher de 30 anos de idade, *14*
de mulher de 45 anos de idade, *14*
de gestante com 16 semanas de idade
    gestacional, *15*
de gestante com 26 semanas de idade
    gestacional, *15*
de paciente de 50 anos de idade, *17*
de paciente de 58 anos de idade, *17*
de paciente de 72 anos de idade, *18*
do transgênero feminino, 391
embiologia, 1
enfeites locais, 24
exame da, 19
    clitóris, 39
    etapas, 19
    inspeção
        dinâmica, 41
        estática, 19
    palpação, 41

pequenos lábios, 39
vestíbulo, 39
vulvoscopia, 42
fossa navicular, *3*
grande lábio, *2*
histologia, 5
inervação, 5
irrigação vascular, 5
lesão intraepitelial escamosa de alto grau
da, *54*
monte de Vênus, *2*
na infância, 7
na puberdade e fase adulta, 10
nas diferentes fases da vida, 7-18
no climatério, 16
pequeno lábio, *2*
pilificação exuberante em, *39*
prepúcio e frênulo do clitóris, *2*
quadro de psoríase extensa em, *136*
região vestibular, *3*
ressecada por excesso de limpeza, *357*
uretra, *3*

Vulvectomia, peça cirúrgica de, *282*
Vulvodínia
aspectos psicoemocionais envolvidos com
a, 414
causas, 408
diagnóstico, 409
fatores potencialmente associados e teorias
etiopatogênicas da, **408**
graus de recomendação dos tratamentos
comumente prescritos para, **411**
tratamento, 410
Vulvoscopia, 42
de paciente na pós-menopausa, *16*
de paciente no menacme, *44*
Vulvovaginite
causada pelo *Enterobius vermicularis*, 70
com saída de secreção amarelada em
criança, *71*
na infância, 70
por *Candida*
em adolescente, *72*
em criança no início da puiberdade, *72*

Índice Remissivo